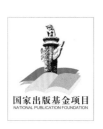

国家出版基金项目
NATIONAL PUBLICATION FOUNDATION

中国中药资源大典

「十三五」国家重点出版物出版规划项目

U0177151

中国中药资源大典

江西德兴卷

4

黄璐琦 / 总主编

陈武军　曹　岚 / 主　编

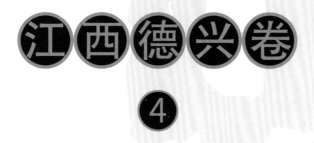

北京科学技术出版社

图书在版编目（CIP）数据

中国中药资源大典 . 江西德兴卷 . 4 / 陈武军，曹岚主编 . — 北京：北京科学技术出版社，2023.3
　　ISBN 978-7-5714-2698-9

　　Ⅰ . ①中… Ⅱ . ①陈… ②曹… Ⅲ . ①中药资源－资源调查－德兴 Ⅳ . ①R281.4

中国版本图书馆 CIP 数据核字（2022）第 253417 号

责任编辑：侍　伟　李兆弟　尤竞爽
责任校对：贾　荣
图文制作：樊润琴
责任印制：李　茗
出　版　人：曾庆宇
出版发行：北京科学技术出版社
社　　　址：北京西直门南大街16号
邮政编码：100035
电　　　话：0086-10-66135495（总编室）　　0086-10-66113227（发行部）
网　　　址：www.bkydw.cn
印　　　刷：北京博海升彩色印刷有限公司
开　　　本：889 mm×1 194 mm　　1/16
字　　　数：1 131千字
印　　　张：51
版　　　次：2023年3月第1版
印　　　次：2023年3月第1次印刷
ISBN 978-7-5714-2698-9

定　　价：790.00元

京科版图书，版权所有，侵权必究。
京科版图书，印装差错，负责退换。

目录 Contents

被子植物

小二仙草科 Haloragidaceae 小二仙草属 Haloragis

小二仙草 *Haloragis micrantha* (Thunb.) R. Br. ex Sieb. et Zucc.

| **药 材 名** | 小二仙草（药用部位：全草）。

| **形态特征** | 多年生纤弱分枝草本，高 15 ~ 40 cm。茎直立或下部平卧，具纵槽，多少粗糙。叶小，具短柄，对生，通常呈卵形或圆形，长 0.7 ~ 1.2 cm，宽 0.4 ~ 0.8 cm，边缘具锯齿，通常无毛，茎上部叶有时互生。圆锥花序顶生，由细的总状花序组成；花两性，极小，直径约 0.1 cm，基部具 1 苞片与 2 小苞片；花萼 4 深裂，萼筒较短，裂片三角形；花瓣 4，红色；雄蕊 8；子房下位，花柱 4，内弯。核果极小，近球形，无毛，有 8 钝棱。

| **生境分布** | 生于荒山草丛中。德兴各地均有分布。

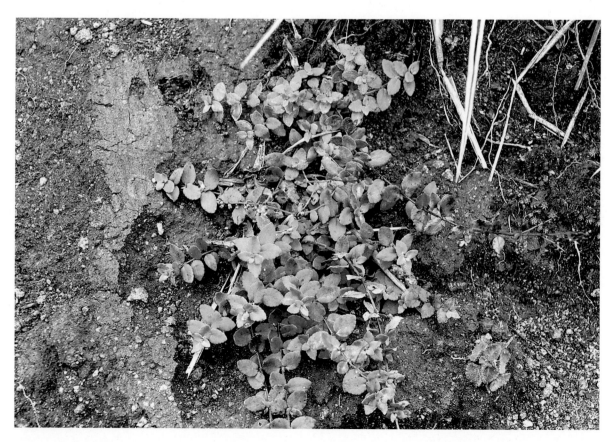

| 资源情况 | 野生资源丰富。药材来源于野生。

| 采收加工 | 夏季采收，洗净，鲜用或晒干。

| 药材性状 | 本品长 15 ~ 40 cm。茎纤弱，赤褐色，直径约 0.2 cm，具 4 棱，棱上被疏短硬毛，茎节处有须根。叶对生，上部间有互生，叶片皱缩，展平后呈阔卵形或卵形，长 0.7 ~ 1.2 cm，宽 0.4 ~ 0.8 cm，淡绿色，有的带紫褐色，先端尖或钝，基部圆形，质薄而软，叶柄极短或近无柄。常见残留穗状小花，直径约 0.1 cm。气微，味微苦。

| 功能主治 | 苦、涩，凉。归肺、大肠、膀胱、肝经。止咳平喘，清热利湿，调经活血。用于咳嗽，哮喘，热淋，便秘，痢疾，月经不调，跌打损伤，疔疮，乳痈，烫伤，毒蛇咬伤。

| 用法用量 | 内服煎汤，10 ~ 20 g，鲜品 20 ~ 60 g；或捣绞汁。外用适量，研末调敷；或鲜品捣敷。

| 附　　方 | （1）治赤白痢：鲜小二仙草 60 g，红糖为引。煎汤内服。
（2）治血崩：小二仙草 60 g，金樱子根 30 g，精肉 120 g。炖服。［方（1）~（2）出自《草药手册》（江西）］

| 附　　注 | 本种异名：*Gonocarpus micranthus* Thunberg、*Gonocarpus depressus* A. Cunningham、*Gonocarpus citriodorus* A. Cunningham、*Haloragis minima* Colenso、*Haloragis citriodora* (A. Cunningham) Walpers。

八角枫科 Alangiaceae 八角枫属 Alangium

八角枫 *Alangium chinense* (Lour.) Harms

| 植物别名 | 八角金盘、八角梧桐、八角枫树。

| 药材名 | 八角枫（药用部位：侧根及须根。别名：八角枫根）、八角枫叶（药用部位：叶）、八角枫花（药用部位：花）。

| 形态特征 | 落叶灌木或小乔木。树皮淡灰色，平滑；枝有黄色疏柔毛。叶互生，纸质，卵形或圆形，长 8 ~ 16 cm，稀达 20 cm，宽 7 ~ 10 cm，先端渐尖，基部心形，两侧偏斜，全缘或 2 ~ 3 裂，幼时两面均有疏柔毛，后仅脉腋有丛毛和沿叶脉有短柔毛；主脉 4 ~ 6。花 8 ~ 30 组成腋生 2 歧聚伞花序；花萼 6 ~ 8 裂，生疏柔毛；花瓣 6 ~ 8，白色，条形，长 1.1 ~ 1.4 cm，常外卷；雄蕊 6 ~ 8，花丝短而扁，有柔毛，花药长为花丝的 4 倍。核果卵圆形，长 0.5 ~ 0.7 cm，成熟时黑色。

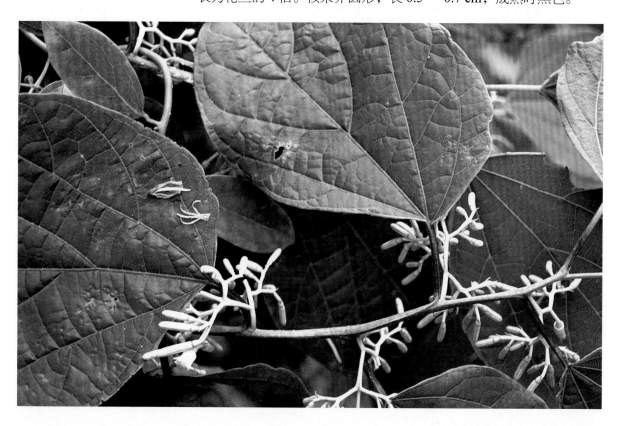

| 生境分布 | 生于海拔 1 800 m 以下的山地或疏林中。德兴各地均有分布。

| 资源情况 | 野生资源丰富。药材来源于野生。

| 采收加工 | 八角枫：夏、秋季采挖，除去泥沙，晒干。
八角枫叶：夏季采收，鲜用或晒干研末。
八角枫花：5 ～ 7 月采收，晒干。

| 药材性状 | 八角枫：本品呈圆柱形，略呈波状弯曲，长短不一，长者可至 1 m 以上，直径
0.2 ～ 0.8 cm，有分枝及众多纤细须根或其残基。表面灰黄色至棕黄色，栓皮
纵裂，有时剥离；质坚脆，折断面不平坦，黄白色，粉性。气微，味淡。

| 功能主治 | 八角枫：辛、苦，微温；有小毒。归肝、肾、心经。祛风除湿，舒筋活络，散
瘀止痛。用于风湿痹痛，四肢麻木，跌打损伤。
八角枫叶：苦、辛，平；有小毒。归肝、肾经。化瘀接骨，解毒杀虫。用于跌
打瘀肿，骨折，疮肿，乳痈，乳头皲裂，漆疮，疥癣，外伤出血。
八角枫花：辛，平；有小毒。归肝、胃经。散风，理气，止痛。用于头风头痛，
胸腹胀痛。

| 用法用量 | 八角枫：内服煎汤，须根 1 ～ 3 g，根 3 ～ 9 g；或浸酒；内服不宜过量，孕妇
禁服，小儿及年老体弱者慎服。外用适量，捣敷；或煎汤洗。
八角枫叶：外用适量，鲜品捣敷；或煎汤洗；或研末撒。
八角枫花：内服煎汤，3 ～ 10 g；或研末。

| 附　注 | 本种异名：*Stylidium chinense* Lour.、*Marlea begoniifolia* Roxb.、*Alangium begonii-folium* (Roxb.) Baill.、*Alangium taiwanianum* Masam.、*Alangium platanifolium* (Sieb.
et Zucc.) Harms var. *genuinum* Wangerin。
药材八角枫，为本种的干燥侧根及须根，《中华人民共和国药典》（1977 年版）、
《江西省中药材标准》（2014 年版）、《贵州省中药材、民族药材质量标准》（2003
年版）、《贵州省中药材质量标准》（1988 年版）、《湖北省中药材质量标准》
（2009 年版、2018 年版）、《广西壮族自治区瑶药材质量标准·第一卷》（2014
年版）、《广东省中药材标准》（2004 年版）中有收载。文献中记载的八角枫
的基原还包括瓜木 *Alangium platanifolium* (Sieb. et Zucc.) Harms ［《江西省中药
材标准》（2014 年版）］。
本种的 IUCN 评估等级为 LC 级。本种为河北省保护植物。

八角枫科 Alangiaceae 八角枫属 Alangium

毛八角枫 *Alangium kurzii* Craib

| **植物别名** | 毛八角金盘、毛八角梧桐。

| **药 材 名** | 毛八角枫（药用部位：侧根、须根）。

| **形态特征** | 落叶灌木或小乔木。小枝褐黄色，密生黄色绒毛。叶互生，纸质，卵形或卵圆形，长 8 ~ 14 cm，宽 4 ~ 7 cm，先端渐尖，基部截形或心形，常不对称，全缘或稀具齿，下面密生黄色丝状绒毛；主脉 3 ~ 5；叶柄密生黄色柔毛。花 5 ~ 9 组成腋生的聚伞花序；总花梗和花梗均有黄色柔毛；花萼 5 ~ 6 裂，外面有黄色短柔毛；花瓣 5 ~ 6，条形，白色，反卷，长 1.5 ~ 2 cm，外面密生黄色短柔毛；雄蕊与花瓣同数而稍短，花丝短，长为花药的一半，有毛，花药内面有黄色粗毛。核果矩圆形，成熟后黑色，长约 1 cm，花萼宿存。

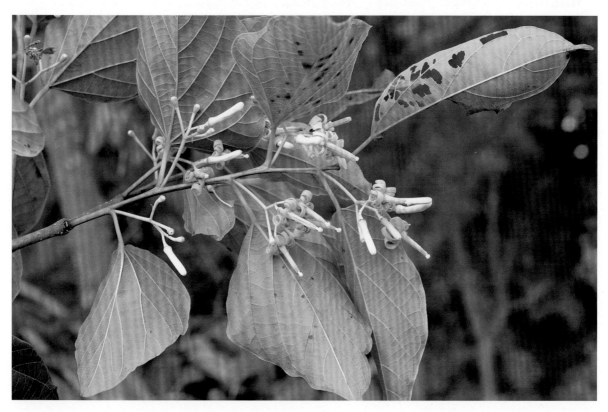

| 生境分布 | 常生于海拔 600 ~ 1 600 m 的疏林中。德兴各地均有分布。

| 资源情况 | 野生资源一般。药材来源于野生。

| 采收加工 | 夏、秋季采挖，洗净，鲜用或晒干。

| 功能主治 | 辛，温；有毒。舒筋活血，散瘀止痛。用于跌打瘀肿，骨折。

| 用法用量 | 内服煎汤，5 ~ 10 g；孕妇禁服。外用适量，鲜品捣敷；或研末调敷。

| 附　　注 | 本种异名：*Alangium kurzii* Craib var. *umbellatum* (Yang) Fang、*Alangium kurzii* Craib var. *laxifolium* (Y. C. Wu) Fang、*Alangium umbellatum* Y. C. Yang、*Alangium chungii* H. L. Li、*Alangium begoniifolia subtomentosum* (Blume) Palm。

八角枫科 Alangiaceae 八角枫属 Alangium

瓜木

Alangium platanifolium (Sieb. et Zucc.) Harms

| 药 材 名 | 八角枫（药用部位：侧根及须根。别名：八角枫根）、八角枫叶（药用部位：叶）、八角枫花（药用部位：花）。

| 形态特征 | 落叶小乔木或灌木。树皮光滑，浅灰色；小枝绿色，有短柔毛。叶互生，纸质，近圆形，长7～17 cm，宽6～14 cm，常3～5裂，稀7裂，先端渐尖，基部近心形或宽楔形，幼时两面均有柔毛，后仅下面叶脉及脉腋有柔毛；主脉常3～5。花1～7组成腋生的聚伞花序，花萼6～7裂，花瓣白色或黄白色，芳香，条形，长2.5～3.5 cm；花丝微扁，长0.75 cm，密生短柔毛，花药黄色，长1.4 cm。核果卵形，长0.9～1.2（～1.5）cm，花萼宿存。

| 生境分布 | 生于海拔2 000 m以下的土质比较疏松而肥沃的向阳山坡或疏林中。

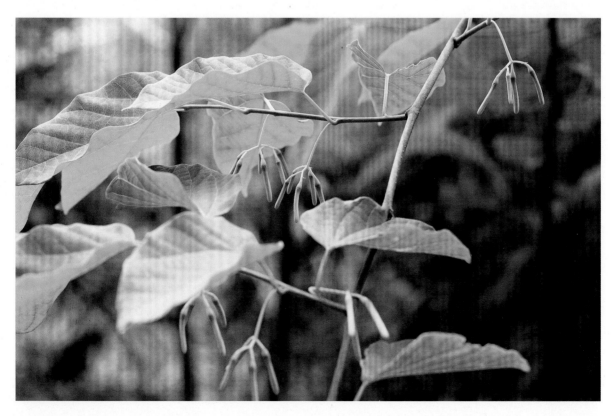

德兴各地均有分布。

| 资源情况 | 野生资源丰富。药材来源于野生。

| 采收加工 | 八角枫：夏、秋季采挖，除去泥沙，晒干。
八角枫叶：夏季采收，鲜用或晒干研末。
八角枫花：5 ~ 7 月采收，晒干。

| 药材性状 | 八角枫：本品细根呈圆柱形，略呈波状弯曲，长短不一，长者可至 1 m 以上，直径 0.2 ~ 0.8 cm，有分枝及众多纤细须根或其残基。表面灰黄色至棕黄色，栓皮纵裂，有时剥离；质坚脆，折断面不平坦，黄白色，粉性。气微，味淡。

| 功能主治 | 八角枫：辛、苦，微温；有小毒。归肝、肾、心经。祛风除湿，舒筋活络，散瘀止痛。用于风湿痹痛，四肢麻木，跌打损伤。
八角枫叶：苦、辛，平；有小毒。归肝、肾经。化瘀接骨，解毒杀虫。用于跌打瘀肿，骨折，疮肿，乳痈，乳头皲裂，漆疮，疥癣，外伤出血。
八角枫花：辛，平；有小毒。归肝、胃经。散风，理气，止痛。用于头风头痛，胸腹胀痛。

| 用法用量 | 八角枫：内服煎汤，须根 1 ~ 3 g，根 3 ~ 9 g；或浸酒；内服不宜过量，孕妇禁服，小儿及年老体弱者慎服。外用适量，捣敷；或煎汤洗。
八角枫叶：外用适量，鲜品捣敷；或煎汤洗；或研末撒。
八角枫花：内服煎汤，3 ~ 10 g；或研末。

| 附　注 | 本种异名：*Marlea platanifolia* Siebold & Zuccarini。
药材八角枫，为本种的干燥侧根及须根，《江西省中药材标准》（2014 年版）、《贵州省中药材、民族药材质量标准》（2003 年版）中有收载。

蓝果树科 Nyssaceae 喜树属 Camptotheca

喜树
Camptotheca acuminata Decne.

| 药 材 名 | 喜树果（药用部位：果实）、喜树叶（药用部位：叶）、喜树皮（药用部位：树皮）。

| 形态特征 | 落叶乔木。树皮灰色。叶互生，纸质，长卵形，长 12 ~ 28 cm，宽 6 ~ 12 cm，全缘或微呈波状，下面疏生短柔毛，脉上较密。花单性同株，多数排成球形头状花序，雌花顶生，雄花腋生；苞片 3，两面被短柔毛；花萼 5 裂，边缘有纤毛；花瓣 5，淡绿色，外面密被短柔毛；花盘微裂；雄花有雄蕊 10，2 轮，外轮较长；雌花子房下位，花柱 2 ~ 3 裂。瘦果窄矩圆形，长 2 ~ 2.5 cm，先端有宿存花柱，有窄翅。

| 生境分布 | 德兴各地均有栽培。

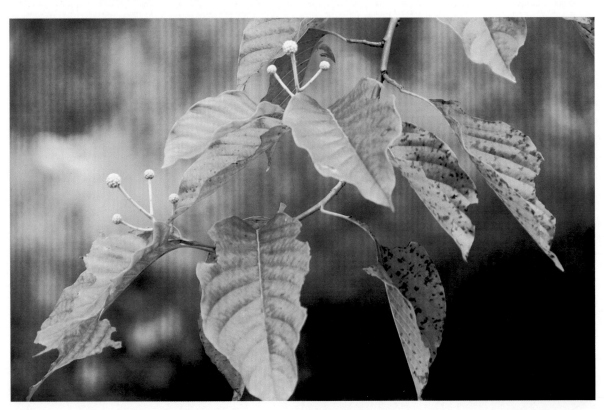

| 资源情况 | 栽培资源丰富。药材来源于栽培。

| 采收加工 | 喜树果：10 ～ 11 月果实成熟尚未脱落时采收，除去杂质，晒干。

喜树叶：夏、秋季采收，鲜用。

喜树皮：全年均可采收，切碎，晒干。

| 药材性状 | 喜树果：本品呈披针形，长 2 ～ 2.5 cm，宽 0.5 ～ 0.7 cm，先端尖，有柱头残基；基部变狭，可见着生在花盘上的椭圆形凹点痕，两边有翅。表面棕色至棕黑色，微有光泽，有纵皱纹，有时可见数条角棱和黑色斑点。质韧，不易折断，断面纤维性，内有种子 1，干缩成细条状。气微，味苦。

| 功能主治 | 喜树果：苦、涩，寒；有毒。归脾、胃、肝经。破血化瘀，消肿散结。用于癥瘕积聚，胁下痞块，痈疖肿毒，顽癣。

喜树叶：苦，寒；有小毒。归心、肝经。清热解毒，祛风止痒。用于痈疮疖肿，牛皮癣。

喜树皮：苦，寒；有小毒。归肝经。清热解毒，祛风止痒。用于牛皮癣。

| 用法用量 | 喜树果：内服煎汤，3 ～ 6 g；或研末吞服，0.9 ～ 1.8 g。外用适量，研末涂患处。体弱者及孕妇忌用。

喜树叶：外用适量，鲜品捣敷；或煎汤洗。

喜树皮：内服煎汤，15 ～ 30 g；忌用铁器煎煮、调制。外用适量，煎汤洗；或煎汤浓缩调涂。

| 附　　注 | 本种异名：*Camptotheca acuminata* Decne. var. *tenuifolia* Fang et Soong、*Camptotheca yunnanensis* Dode、*Camptotheca acuminata* Decne. var. *rotundifolia* B. M. Yang et L. D. Duan。

药材喜树果，为本种的干燥成熟果实，《广西省中药材标准》（1990 年版）、《广西壮族自治区壮药质量标准·第一卷》（2008 年版）、《广西壮族自治区瑶药材质量标准·第一卷》（2014 年版）、《贵州省中药材、民族药材质量标准》（2003 年版）、《四川省中药材标准》（2010 年版）、《宁夏中药材标准》（2018 年版）、《湖北省中药材质量标准》（2018 年版）中有收载。

本种为国家 Ⅱ 级保护植物、极小种群保护物种、中国特有植物，IUCN 评估等级为 LC 级。

蓝果树科 Nyssaceae 蓝果树属 Nyssa

蓝果树 *Nyssa sinensis Oliv.*

| 药 材 名 | 蓝果树（药用部位：根、果实、叶）。

| 形态特征 | 乔木。树皮粗糙，呈薄片状脱落；幼枝紫绿色；老枝褐色，有明显皮孔。叶互生，纸质，椭圆形或长卵形，长 12 ~ 15 cm，宽 5 ~ 6 cm，边缘波状，下面疏生微柔毛；叶柄长 1.5 ~ 2 cm，有短柔毛。雌雄异株，聚伞状短总状花序，总花梗长 3 ~ 5 cm，有柔毛；花梗长约0.2 cm；花萼 5 裂，裂片小；花瓣 5；雄蕊 5 ~ 10，着生于肉质花盘周围；雌花有小苞片，子房无毛或基部有毛，花柱细长。核果矩圆形或倒卵形，紫绿色至暗褐色。

| 生境分布 | 常生于海拔 300 ~ 1 700 m 的山谷或溪边潮湿混交林中。分布于德兴大茅山、三清山北麓等。

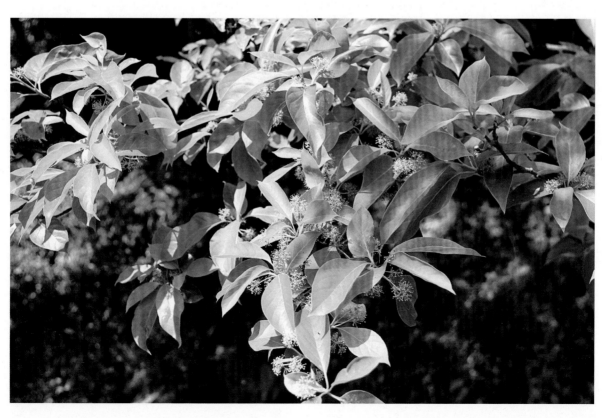

| **资源情况** | 野生资源一般。药材来源于野生。

| **采收加工** | 全年均可采收根，但以秋季采剥为佳，除去外层粗皮，晒干或烘干；夏、秋季采收叶，干燥；9 月采收果实，干燥。

| **功能主治** | 抗肿瘤。

| **用法用量** | 常作为提取物原料。

| **附　　注** | 本种异名：*Microrhamnus bodinieri* H. Lévl.、*Daphniphyllum cavaleriei* H. Lévl.。本种的 IUCN 评估等级为 LC 级。本种为江西省Ⅲ级保护植物。

███ 山茱萸科 ███ Cornaceae ███ 灯台树属 ███ *Bothrocaryum*

灯台树 *Bothrocaryum controversum* (Hemsl.) Pojark.

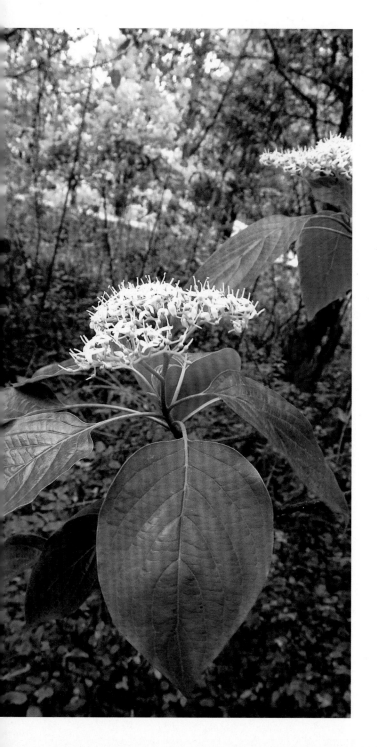

| 药 材 名 |

灯台树（药用部位：树皮、根皮或叶）、灯台树果（药用部位：果实）。

| 形态特征 |

落叶乔木。树皮暗灰色；枝条紫红色，无毛。叶互生，宽卵形或宽椭圆形，长 6 ~ 13 cm，宽 3.5 ~ 9 cm，先端渐尖，基部圆形，上面深绿色，下面灰绿色，疏生贴伏的柔毛，侧脉 6 ~ 7 对；叶柄长 2 ~ 6.5 cm。伞房状聚伞花序顶生，稍被贴伏的短柔毛；花小，白色；萼齿三角形；花瓣 4，长披针形；雄蕊伸出，长 0.4 ~ 0.5 cm，无毛；子房下位，倒卵圆形，密被灰色贴伏的短柔毛。核果球形，紫红色至蓝黑色，直径 0.6 ~ 0.7 cm。

| 生境分布 |

生于海拔 250 m 以上的常绿阔叶林或针阔叶混交林中。德兴各地均有分布。

| 资源情况 |

野生资源丰富。药材来源于野生。

| 采收加工 | 灯台树：5～6月剥取树皮或根皮，晒干；全年均可采收叶，鲜用或晒干。
灯台树果：夏、秋季果实成熟时采摘，晒干。

| 功能主治 | 灯台树：微苦，凉。归肺经。清热平肝，消肿止痛。用于头痛，眩晕，咽喉肿痛，关节酸痛，跌打肿痛。
灯台树果：苦，凉。归胃、大肠经。清热解毒，润肠通便，驱蛔。用于肝炎，肠燥便秘，蛔虫病。

| 用法用量 | 灯台树：内服煎汤，6～15 g；或研末；或浸酒。外用适量，捣敷。
灯台树果：内服煎汤，3～10 g。

| 附　　注 | 本种异名：*Cornus controversa* Hemsl.、*Cornus brachypoda* C. A. Mey.、*Cornus sanguinea* Thunb.、*Cornus obovata* Thunb.、*Cornus controversa* Hemsl. var. *angustifolia* Wangerin、*Swida controversa* (Hemsl.) Soják。

山茱萸科 Cornaceae 四照花属 Dendrobenthamia

尖叶四照花

Dendrobenthamia angustata (Chun) Fang

| 药 材 名 | 野荔枝（药用部位：花、叶）、野荔枝果（药用部位：果实）。

| 形态特征 | 常绿乔木或灌木。幼枝纤细，被白色伏生短柔毛；老枝灰褐色，近无毛。叶薄革质或革质，椭圆形或长椭圆形，长 5 ~ 12 cm，先端渐尖或尾状渐尖，幼时上面被伏生白色短柔毛，后变无毛，下面密被伏生白色短柔毛，脉腋具簇生白色细柔毛；叶柄长 0.4 ~ 1.2 cm。顶生球形头状花序常由 56 ~ 90 花组成，直径 0.8 ~ 0.9 cm；总苞片椭圆形或倒卵形，长 2.5 ~ 5 cm，两面被白色伏生毛；花萼管状，两面密被毛，4 浅裂；花瓣宽椭圆形，长 0.22 ~ 0.28 cm，背面被白毛；雄蕊短于花瓣；花柱粗壮，密被白色丝状毛。球形果序，成熟时红色，直径约 2.5 cm，被白色细伏毛；果序柄纤细，长 6 ~ 10.5 cm，微被毛。

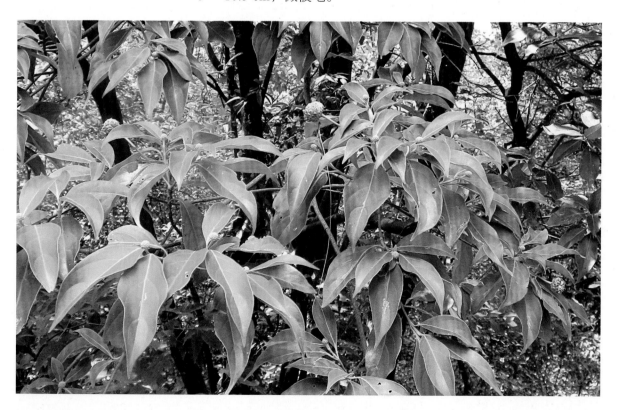

| 生境分布 | 生于海拔 340 ～ 1 400 m 的密林内或混交林中。分布于德兴梧风洞等。

| 资源情况 | 野生资源较丰富。药材来源于野生。

| 采收加工 | **野荔枝**：6 ～ 7 月采摘开放的花朵，干燥；全年均可采收叶，鲜用或晒干。
野荔枝果：秋季果实成熟时采摘，除去种子，取果肉，鲜用或干燥。

| 功能主治 | **野荔枝**：涩、苦，平。归肝、脾、大肠经。清热解毒，收敛止血。用于痢疾，外伤出血，骨折。
野荔枝果：苦、甘，凉。清热利湿，驱蛔，止血。用于湿热黄疸，蛔虫病，外伤出血。

| 用法用量 | **野荔枝**：内服煎汤，9 ～ 15 g。外用适量，鲜品捣敷；或研末调敷。
野荔枝果：内服煎汤，30 ～ 60 g。外用适量，捣敷。

| 附　注 | 本种异名：*Cornus elliptica* (Pojarkova) Q. Y. Xiang & Boufford、*Cornus angustata* (Chun) T. R. Dudley、*Cornus ellipticum* Pojarkova、*Cornus capitata* Wall. var. *angustata* (Chun) W. P. Fang、*Cornus kousa* F. Buerger ex Hance var. *angustata* Chun。
本种的成熟果实可作水果食用。

山茱萸科 Cornaceae 四照花属 *Dendrobenthamia*

四照花 *Dendrobenthamia japonica* (DC.) Fang var. *chinensis* (Osborn) Fang

| 药 材 名 | 四照花（药用部位：叶、花）、四照花皮（药用部位：树皮、根皮）、四照花果（药用部位：果实）。

| 形态特征 | 落叶小乔木。嫩枝被白色柔毛。叶对生，纸质，卵形或卵状椭圆形，长 5.5 ~ 12 cm，先端渐尖，基部圆形或宽楔形，上面绿色，疏被白柔毛，下面粉绿色，除被白柔毛外，在脉腋有时具簇生的白色或黄色髯毛；侧脉 4 ~ 5 对；叶柄被毛。头状花序近球形，具 4 白色花瓣状总苞片，总苞片卵形或卵状披针形；花萼筒状，4 裂；花瓣 4，黄色；雄蕊 4。果序球形，紫红色；总果柄纤细，长 5.5 ~ 6.5 cm。

| 生境分布 | 生于海拔 600 m 以上的森林中。分布于德兴大茅山、三清山北麓等。

| 资源情况 | 野生资源较丰富。药材来源于野生。

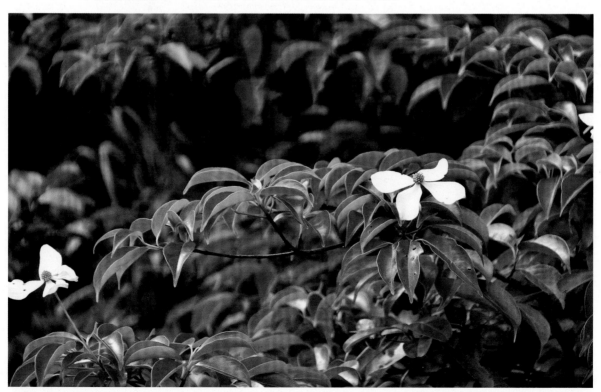

| **采收加工** | 四照花：夏、秋季采摘，鲜用或晒干。

四照花皮：全年均可采收，洗净，切片，晒干。

四照花果：秋季采摘，晒干。

| **功能主治** | 四照花：苦、涩，凉。清热解毒，收敛止血。用于痢疾，肝炎，烫火伤，外伤出血。

四照花皮：苦、涩，平。清热解毒。用于痢疾，肺热咳嗽。

四照花果：甘、苦，平。驱蛔，消积。用于蛔虫腹痛，饮食积滞。

| **用法用量** | 四照花：内服煎汤，9 ～ 15 g。外用适量，捣敷；研末撒或调敷。

四照花皮：内服煎汤，9 ～ 15 g，大剂量可用至 30 ～ 60 g。

四照花果：内服煎汤，6 ～ 15 g。

| **附　注** | 本种异名：*Cornus kousa* F. Buerger ex Hance var. *chinensis* Osborn、*Cornus kousa* var. *leucotricha* (W. P. Fang et Y. T. Hsieh) Q. Y. Xiang、*Dendrobenthamia japonica* (DC.) Fang var. *leucotricha* Fang et Hsieh、*Dendrobenthamia japonica* (DC.) Fang var. *huaxiensis* Fang et W. K. Hu、*Benthamidia japonica* (Siebold & Zucc.) H. Hara var. *chinensis* (Osborn) H. Hara。

本种的成熟果实可作水果食用。

本种的 IUCN 评估等级为 LC 级。本种为山西省保护植物。

山茱萸科 Cornaceae 青荚叶属 Helwingia

青荚叶

Helwingia japonica (Thunb.) Dietr.

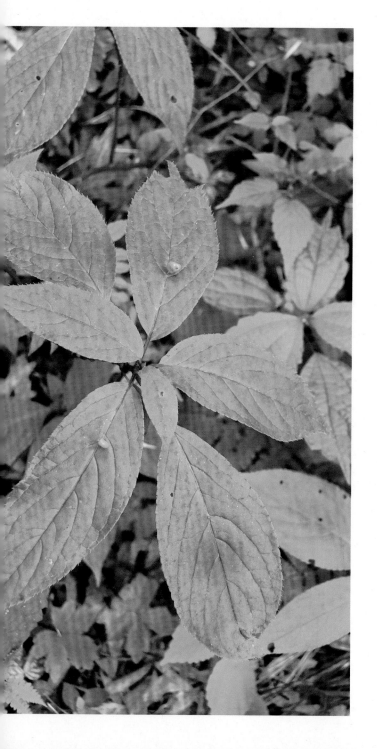

| 药 材 名 |

叶上珠（药用部位：叶、果实）、叶上果根
（药用部位：根）、青荚叶茎髓（药用部位：
茎髓。别名：小通草、青荚叶小通草）。

| 形态特征 |

落叶灌木。嫩枝紫绿色。叶互生，革质或
近革质，条状披针形或卵状披针形，长
3.5 ~ 14.5 cm，宽 0.8 ~ 2 cm，先端尖尾状，
基部楔形，边缘有疏锯齿，齿尖腺质，侧脉
6 ~ 8 对；托叶边缘具细锯齿。雌雄异株；
雄花 6 ~ 12，组成密聚伞花序，生于叶上
面的中脉上，或生于嫩枝上；雌花 1 ~ 3，
无梗，着生于叶上面中脉基部；花瓣 3 ~ 5，
卵形；雄花具雄蕊 3 ~ 5；雌花子房下位，
2 室，柱头 3 ~ 5 裂。核果黑色。

| 生境分布 |

常生于林中或林缘较阴湿处，喜阴湿及肥沃
的土壤。德兴各地均有分布。

| 资源情况 |

野生资源一般。药材来源于野生。

采收加工	**叶上珠**：夏季或初秋叶片未枯黄前，将果实连叶采摘，鲜用或晒干。

叶上果根：全年均可采挖，洗净，切片，晒干。

青荚叶茎髓：秋季割取茎，截成段，趁鲜取出髓部，理直，晒干。

药材性状	**叶上珠**：本品叶呈卵状或卵状椭圆形，长 3 ~ 12 cm，宽 1.5 ~ 2 cm。先端渐尖，基部楔形，边缘有细锯齿，上表面主脉处，有的可见球形黑褐色果实，具 3 ~ 5 棱；下表面主脉明显。质较脆。气微，味微涩。

青荚叶茎髓：本品呈细圆柱形，长短不一，直径 0.4 ~ 1 cm。银白色或微黄色，表面有浅纵条纹。体轻，质较硬，可弯曲，以指捏之不易变形。断面银白色，有光泽，无空心。水浸后，外表及断面均无黏滑感。气微，味淡。

功能主治	**叶上珠**：苦、辛，平。归肺、心经。祛风除湿，活血解毒。用于感冒咳嗽，风湿痹痛，胃痛，痢疾，便血，月经不调，跌打瘀肿，骨折，痈疖疮毒，毒蛇咬伤。

叶上果根：辛、微甘，平。归肺、脾、肝经。止咳平喘，活血通络。用于久咳虚喘，劳伤腰痛，风湿痹痛，跌打肿痛，胃痛，月经不调，产后腹痛。

青荚叶茎髓：甘、淡，寒。归肺、胃经。清热，利尿，下乳。用于尿路感染，小便黄赤，尿闭或尿少，热病口渴，乳汁不通。

用法用量	**叶上珠**：内服煎汤，9 ~ 15 g。外用适量，鲜品捣敷。

叶上果根：内服煎汤，6 ~ 15 g；或浸酒。外用适量，鲜品捣敷。

青荚叶茎髓：内服煎汤，3 ~ 9 g；气虚无湿热者及孕妇慎服。

附 注	本种异名：*Helwingia rusciflora* Willd.、*Helwingia szechuanensis* W. P. Fang、*Helwingia japonica* (Thunb.) Dietr. var. *szechuanensis* (W. P. Fang) Fang et Soong、*Osyris japonica* Thunb. ex Murray、*Osyris szechuanensis* W. P. Fang。

药材青荚叶茎髓，为本种的干燥茎髓，《中华本草》《中药大辞典》中有收载；《中华人民共和国药典》（1977 年版、1990 年版至 2020 年版）、《贵州省中药材质量标准》（1988 年版）、《四川省中药材标准》（1987 年版、2010 年版）以"小通草"之名收载之。

山茱萸科 Cornaceae 梾木属 *Swida*

红瑞木 *Swida alba* Opiz

| 药 材 名 | 红瑞木（药用部位：树皮、枝叶）、红瑞木果（药用部位：果实）。

| 形态特征 | 落叶灌木，高3 m。枝血红色，无毛，常被白粉，髓部很宽，白色。叶对生，卵形至椭圆形，长4～9 cm，宽2.5～5.5 cm，侧脉5～6对；叶柄长1～2 cm。伞房状聚伞花序顶生；花小，黄白色；花萼坛状，齿三角形；花瓣卵状舌形；雄蕊4；子房近倒卵形，疏被贴伏的短柔毛。核果斜卵圆形，花柱宿存，成熟时白色或稍带蓝紫色。

| 生境分布 | 生于海拔600～1 700 m的杂木林或针阔叶混交林中。分布于德兴三清山北麓等。

| 资源情况 | 野生资源稀少。药材来源于野生。

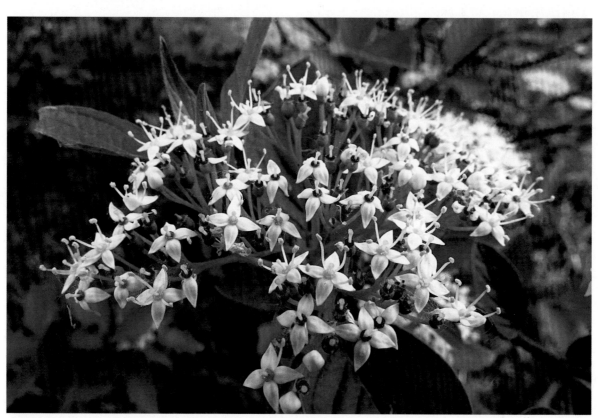

| 采收加工 | 红瑞木：全年均可采收，切段，晒干。
红瑞木果：秋季果实成熟时采收，晒干。

| 功能主治 | 红瑞木：苦、微涩，寒。清热解毒，止痢，止血。用于湿热痢疾，肾炎，风湿关节痛，目赤肿痛，中耳炎，咯血，便血。
红瑞木果：酸、涩，平。滋肾强壮。用于肾虚腰痛，体弱羸瘦。

| 用法用量 | 红瑞木：内服煎汤，6 ~ 9 g。外用适量，煎汤洗；或研末撒。
红瑞木果：内服煎汤，3 ~ 9 g；或浸酒；有郁火、湿热者慎服。

| 附　注 | 本种异名：*Cornus alba* Linnaeus。

山茱萸科 Cornaceae 梾木属 Swida

梾木

Swida macrophylla (Wall.) Soják

| 药 材 名 | 椋子木（药用部位：心材）、白对节子叶（药用部位：叶）、丁榔皮（药用部位：树皮）、梾木根（药用部位：根）。

| 形态特征 | 落叶乔木或灌木。一年生枝赤褐色，疏生柔毛，有棱。叶对生，椭圆状卵形至椭圆状矩圆形，长 8 ~ 16 cm，宽 4 ~ 8 cm，侧脉 5 ~ 7 对，弓状弯曲；叶柄长 1.5 ~ 5 cm，肥厚。二歧聚伞花序圆锥状，顶生，长 8 ~ 9 cm，宽 9 ~ 11 cm；花小，白色至黄色；萼齿三角形，外面被柔毛；花瓣矩圆形至矩圆状披针形；雄蕊 4；子房下位，花柱短，棍棒形，宿存。核果球形，蓝黑色。

| 生境分布 | 生于山谷森林中。德兴各地均有分布。

| 资源情况 | 野生资源一般。药材来源于野生。

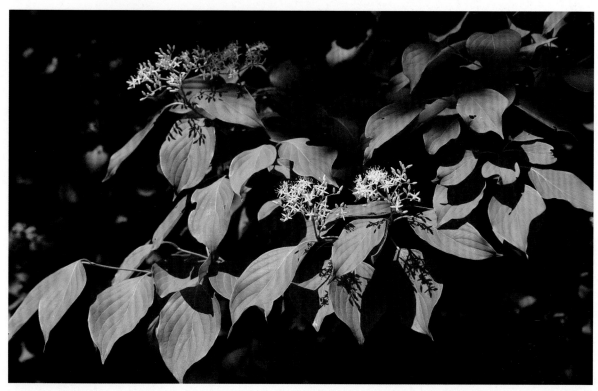

| 采收加工 | 椋子木：全年均可采收，晒干。
白对节子叶：春、夏季采收，晒干。
丁榔皮：全年均可采收，切段，晒干。
楝木根：秋后采挖，洗净，切片，晒干。

| 药材性状 | 丁榔皮：本品呈不规则的板片状，长宽不一，厚约 0.5 cm。外表面灰褐色，有纵沟纹及皮孔，内表面淡灰黄色，略光滑。质脆，易折断，断面淡黄白色。气无，味微苦。

| 功能主治 | 椋子木：甘、咸，平。活血止痛，养血安胎。用于跌打骨折，瘀血肿痛，血虚萎黄，胎动不安。
白对节子叶：苦、辛，平。祛风通络，疗疮止痒。用于风湿痛，中风瘫痪，疮疡，风疹。
丁榔皮：苦，平。归肝、肾经。祛风通络，利湿止泻。用于筋骨疼痛，肢体瘫痪，痢疾，水泻腹痛。
楝木根：甘、微苦，凉。清热平肝，活血通络。用于头痛，眩晕，咽喉肿痛，关节酸痛。

| 用法用量 | 椋子木：内服煎汤，3 ~ 10 g；或浸酒。
白对节子叶：内服煎汤，9 ~ 15 g；或浸酒。外用适量，煎汤洗。
丁榔皮：内服煎汤，6 ~ 15 g。
楝木根：内服煎汤，6 ~ 15 g；或浸酒；或研细末。

| 附　　注 | 本种异名：*Cornus macrophylla* Wallich、*Cornus longipedunculata* W. P. Fang et W. K. Hu、*Cornus longipetiolata* Hayata、*Cornus alpina* W. P. Fang et W. K. Hu、*Cornus taiwanensis* Kaneh.、*Cornus crispula* Hance。
本种的果实榨油可供食用。

山茱萸科 Cornaceae 梾木属 Swida

毛梾

Swida walteri (Wanger.) Soják

| **药 材 名** | 毛梾枝叶（药用部位：枝、叶）。 |

| **形态特征** | 落叶乔木。树皮黑灰色，常纵裂成长条。叶对生，椭圆形至长椭圆形，长 4 ~ 10 cm，宽 2.7 ~ 4.4 cm，上面具贴伏的柔毛，下面密生贴伏的短柔毛，淡绿色，侧脉 4 ~ 5 对；叶柄长 0.9 ~ 3 cm。伞房状聚伞花序顶生，长 5 cm；花白色，直径 1.2 cm；萼齿三角形；花瓣披针形；雄蕊 4，稍长于花瓣；子房下位，密被灰色短柔毛，花柱棍棒形。核果球形，黑色，直径 0.6 cm。 |

| **生境分布** | 生于海拔 300 ~ 1 800 m 的杂木林或密林下。分布于德兴三清山北麓等。 |

| **资源情况** | 野生资源一般。药材来源于野生。 |

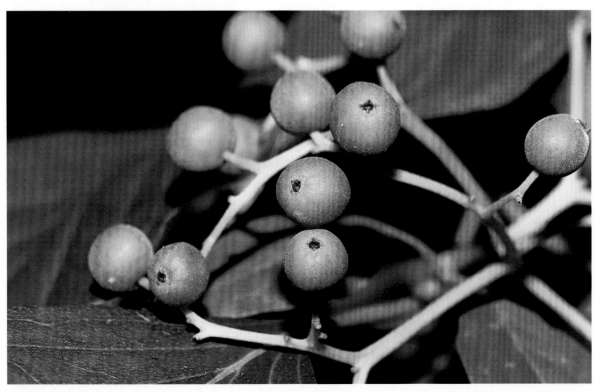

| 采收加工 | 春、夏季采收，鲜用或晒干。

| 功能主治 | 酸、涩，凉。归肺经。清热解毒，止痒。用于漆疮。

| 用法用量 | 外用适量，鲜品捣涂；或煎汤洗；或研末撒。

| 附　　注 | 本种异名：*Cornus walteri* Wangerin、*Cornus henryi* Hemsl. ex Wangerin、*Cornus yunnanensis* H. L. Li、*Cornus walteri* Wangerin var. *insignis* W. P. Fang et W. K. Hu、*Cornus walteri* Wangerin var. *confertiflora* W. P. Fang et W. K. Hu。
本种的果实榨油可供食用。

五加科 Araliaceae 五加属 Acanthopanax

吴茱萸五加
Acanthopanax evodiaefolius Franch.

| 药 材 名 | 吴萸叶五加（药用部位：根皮）。

| 形态特征 | 无刺灌木或乔木。叶有 3 小叶；叶柄长 5 ~ 10 cm，密生淡棕色短柔毛，后渐脱落；小叶片纸质至革质，长 6 ~ 12 cm，宽 3 ~ 6 cm，中央小叶片椭圆形至长圆状倒披针形，或卵形，两侧小叶片基部歪斜，较小，下面脉腋有簇毛，全缘或有锯齿，齿有刺尖；小叶无柄或有短柄。复伞形花序；总花梗长 2 ~ 8 cm；花梗长 0.8 ~ 1.5 cm；花萼长 0.1 ~ 0.15 cm；花瓣 5，长卵形，长约 0.2 cm，开花时反曲；雄蕊 5；花柱 2 ~ 4，基部合生，中部以上离生，反曲。果实近球形，直径 0.5 ~ 0.7 cm，黑色，有 2 ~ 4 浅棱，宿存花柱长约 0.2 cm。

| 生境分布 | 生于海拔 1 000 m 以上的森林中。分布于德兴梧风洞等。

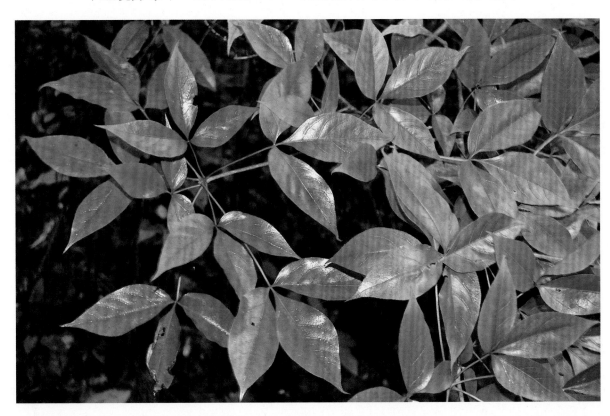

| 资源情况 | 野生资源稀少。药材来源于野生。

| 采收加工 | 夏、秋季采挖根，除去须根和泥沙，用木棒敲根，使木心与皮部分离，抽去木心，晒干。

| 功能主治 | 辛、微苦，温。祛风利湿，活血舒筋，理气化痰。用于风湿痹痛，腰膝酸痛，水肿，跌打损伤，劳伤咳嗽，哮喘，吐血。

| 用法用量 | 内服煎汤，6 ~ 9 g；或浸酒。

| 附　　注 | 本种异名：*Acanthopanax ehongensis* Z. T. Zhu、*Evodiopanax evodiifolius* (Franchet) Nakai、*Gamblea ciliata* C. B. Clarke var. *evodiifolia* (Franchet) C. B. Shang。

五加科 Araliaceae 五加属 Acanthopanax

五加
Acanthopanax gracilistylus W. W. Smith

| 药 材 名 | 五加皮（药用部位：根皮。别名：五加风、鸡脚风）、五加叶（药用部位：叶）、五加果（药用部位：果实）。

| 形态特征 | 灌木，有时蔓生状。枝无刺或在叶柄基部单生扁平的刺。掌状复叶在长枝上互生，在短枝上簇生；小叶5，稀3～4，中央1最大，倒卵形至披针形，长3～8 cm，宽1～3.5 cm，先端尖或短渐尖，基部楔形，边缘有钝细锯齿，两面无毛或沿脉疏生刚毛，下面脉腋有淡棕色毛。伞形花序腋生，或单生于短枝上；花黄绿色；花萼边缘有5齿；花瓣5；雄蕊5；花柱2（～3），丝状，分离，开展。果实近球形，侧扁，成熟时黑色，直径0.5～0.6 cm。

| 生境分布 | 生于灌丛、林缘、山坡路旁和村落中。分布于德兴大茅山等。

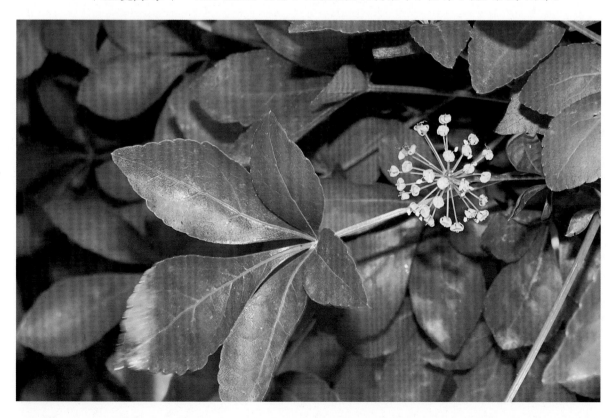

| 资源情况 | 野生资源较丰富。药材来源于野生。

| 采收加工 | 五加皮：夏、秋季采挖根部，洗净，剥取根皮，晒干。
五加叶：全年均可采收，鲜用或晒干。
五加果：秋季果实成熟时采收，晒干。

| 药材性状 | 五加皮：本品呈不规则卷筒状，长 5 ~ 15 cm，直径 0.4 ~ 1.4 cm，厚约 0.2 cm。外表面灰褐色，有稍扭曲的纵皱纹和横长皮孔样斑痕；内表面淡黄色或灰黄色，有细纵纹。体轻，质脆，易折断，断面不整齐，灰白色。气微香，味微辣而苦。

| 功能主治 | 五加皮：辛、苦，温。归肝、肾经。祛风除湿，补益肝肾，强筋壮骨，利水消肿。用于风湿痹病，筋骨痿软，小儿行迟，体虚乏力，水肿，脚气。
五加叶：辛，平。归肺、肝、肾经。散风除湿，活血止痛，清热解毒。用于皮肤风湿，跌打肿痛，丹毒。
五加果：甘、微苦，温。补肝肾，强筋骨。用于肝肾亏虚，小儿行迟，筋骨痿软。

| 用法用量 | 五加皮：内服煎汤，5 ~ 10 g，鲜品加倍；或浸酒；或入丸、散剂；阴虚火旺者慎服。外用适量，煎汤熏洗；或研末敷。
五加叶：内服煎汤，6 ~ 15 g；或研末；或浸酒。外用适量，研末调敷；或鲜品捣敷。
五加果：内服煎汤，6 ~ 12 g；或入丸、散剂。

| 附 注 | 本种异名：*Eleutherococcus nodiflorus* (Dunn) S. Y. Hu、*Eleutherococcus villosulus* (Harms) S. Y. Hu、*Eleutherococcus pubescens* (Pampanini) C. H. Kim & B. Y. Sun、*Eleutherococcus gracilistylus* (W. W. Smith) S. Y. Hu、*Eleutherococcus gracilistylus* (W. W. Smith) S. Y. Hu var. *nodiflorus* (Dunn) H. Ohashi。
药材五加皮，为本种的干燥根皮，《中华人民共和国药典》（1963 年版至 2020 年版）、《新疆维吾尔自治区药品标准·第二册》（1980 年版）等中有收载。
本种的嫩芽焯水后可凉拌或炒食。

五加科 Araliaceae 五加属 Acanthopanax

白簕

Acanthopanax trifoliatus (L.) Merr.

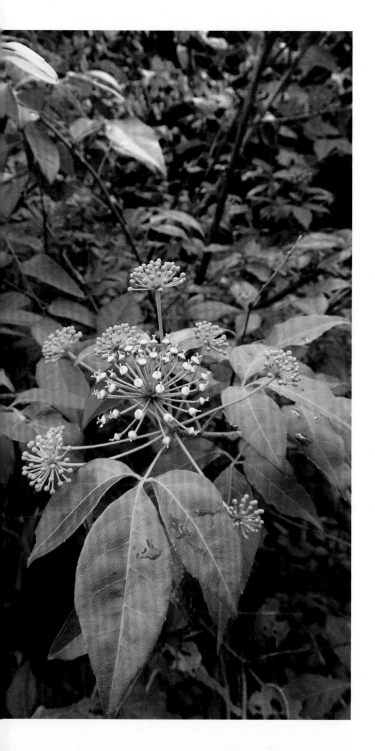

药材名

三加皮（药用部位：根皮。别名：三叶五加、刺三加、三叶枫）、白簕枝叶（药用部位：嫩枝叶）、三加花（药用部位：花）、三加（药用部位：根及茎）。

形态特征

攀缘状灌木。枝疏生扁平、先端钩状的下向刺。掌状复叶；小叶 3，稀 4 ~ 5，中央 1 最大，椭圆状卵形至椭圆状长椭圆形，稀倒卵形，长 4 ~ 10 cm，宽 3 ~ 6.5 cm，先端尖或短渐尖，基部楔形，边缘有细锯齿或疏钝齿，无毛或上面脉上疏生刚毛。伞形花序 3 ~ 10 或更多聚生成顶生圆锥花序；花黄绿色；花萼边缘有 5 齿；花瓣 5；雄蕊 5；子房下位，2 室；花柱 2，合生至中部，中部以上分离，开展。果实扁球形，成熟时黑色，直径约 0.5 cm。

生境分布

生于村落、山坡路旁、林缘和灌丛中。德兴各地均有分布。

资源情况

野生资源丰富。药材来源于野生。

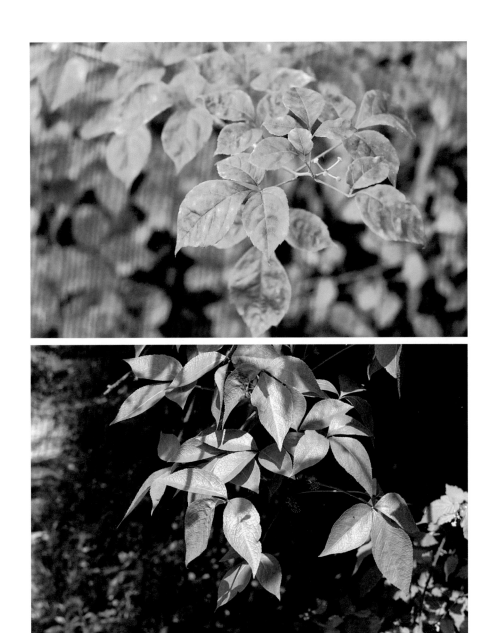

| 采收加工 | 三加皮：9～10 月采挖根，趁鲜时剥取根皮，晒干。
白簕枝叶：全年均可采收，鲜用或晒干。
三加花：8～11 月采摘，洗净，鲜用。
三加：全年均可采挖，除去泥沙、杂质，干燥。

| 药材性状 | 三加皮：本品呈不规则筒状或片状，长 27.5 cm，厚 0.05～0.15 cm。外表面灰红棕色，有纵皱纹，皮孔类圆形或略横向延长；内表面灰褐色，有细纵纹。体轻，质脆，折断面不平坦。气微香，味微苦、辛而涩。

三加：本品根呈类圆柱形，弯曲，直径 10 ~ 30 mm。表面灰棕色或棕褐色，具纵皱裂纹和横裂纹，皮孔横长。质稍脆，折断面稍平整，呈浅黄棕色；木部具密集的小孔。茎呈圆柱形，直径 5 ~ 30 mm。外表灰白色或灰褐色，具三角状或"丁"字状的凸刺；皮孔灰白色，呈点状，有细纵皱裂纹。质稍硬。切断面木部黄白色；直径粗的老茎断面呈放射状纹理；嫩茎髓大，白色。气微，味微苦。

| 功能主治 | 三加皮：辛、苦，凉。归肺、肝、肾经。清热解毒，祛风利湿，活血舒筋。用于感冒发热，咽痛，头痛，咳嗽胸痛，胃脘疼痛，泄泻，痢疾，胁痛，黄疸，石淋，带下，风湿痹痛，腰腿酸痛，筋骨拘挛麻木，跌打骨折，痄腮，乳痈，疮疡肿毒，蛇虫咬伤。

白簕枝叶：苦、辛，微寒。清热解毒，活血消肿，除湿敛疮。用于感冒发热，咳嗽胸痛，痢疾，风湿痹痛，跌打损伤，骨折，刀伤，痈疮疔疖，口疮，湿疹，疥疮，毒虫咬伤。

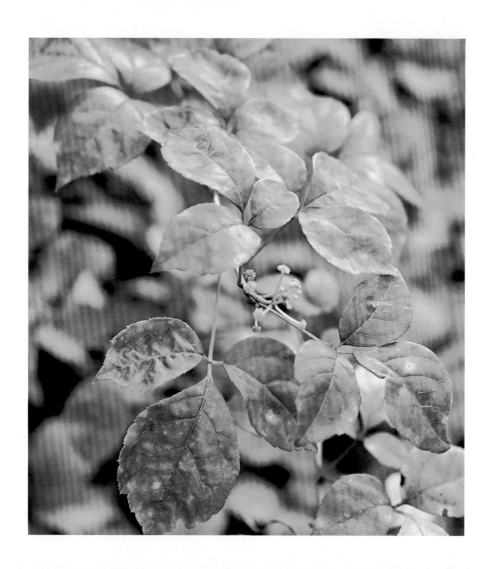

三加花：解毒敛疮。用于漆疮。

三加：苦、辛，凉。归肺、脾、肝经。清热解毒，祛风利湿，舒筋活血。用于感冒发热，咳痰带血，风湿性关节炎，黄疸，带下，月经不调，百日咳，尿路结石，跌打损伤，疖肿疮疡。

| 用法用量 |　三加皮：内服煎汤，15 ~ 30 g，大剂量可用至 60 g；或浸酒；孕妇慎服。外用适量，研末调敷；或捣敷；或煎汤洗。

白簕枝叶：内服煎汤，9 ~ 30 g；或开水泡服；孕妇慎服。外用适量，捣敷；或煎汤洗。

三加花：外用适量，煎汤洗。

三加：内服煎汤，10 ~ 30 g。外用适量，煎汤洗；或研末调敷；或捣敷。

| 附　　注 |　本种异名：*Eleutherococcus trifoliatus* (Linnaeus) S. Y. Hu、*Zanthoxylum trifoliatum* L.、*Panax aculeatus* Aiton、*Acanthopanax sepium* Seem.、*Acanthopanax aculeatus* (Aiton) Witte。

药材三加，为本种的干燥根及茎，《广西中药材标准·第二册》（1996 年版）、《广西壮族自治区壮药质量标准·第一卷》（2008 年版）中有收载。

药材三加皮，为本种的干燥根皮，《广东省中药材标准》（2019 年版）中有收载；《贵州省中药材、民族药材质量标准》（2003 年版）以"刺三加"之名收载之。

本种的嫩芽焯水后可凉拌或炒食；是西双版纳各民族主要食用的野菜之一，在节日中常备以生食。

五加科 Araliaceae 楤木属 Aralia

楤木
Aralia elata (Miq.) Seem.

| 植物别名 | 猫儿刺、鸟不宿、红老虎刺。

| 药 材 名 | 楤木（药用部位：树皮。别名：刺老包、飞天蜈蚣）、鸟不宿（药
用部位：茎）、楤木叶（药用部位：嫩叶）、楤木花（药用部位：
花）、楤根（药用部位：根）。

| 形态特征 | 灌木或小乔木。树皮灰色。小枝灰棕色，疏生细刺，刺长 1 ~ 3 mm；
嫩枝上有长达 1.5 cm 的细长直刺。2 ~ 3 回羽状复叶，叶轴及羽
片基部被短刺；羽片具小叶 7 ~ 11，宽卵形或椭圆状卵形，长
5 ~ 15 cm，具细齿或疏生锯齿，两面无毛或沿脉疏被柔毛；叶柄长
20 ~ 40 cm，无毛，小叶柄长 3 ~ 5 mm，顶生者长达 3 cm。圆锥
花序伞房状，长达 45 cm，花序轴长 2 ~ 5 cm，密被灰色柔毛，花

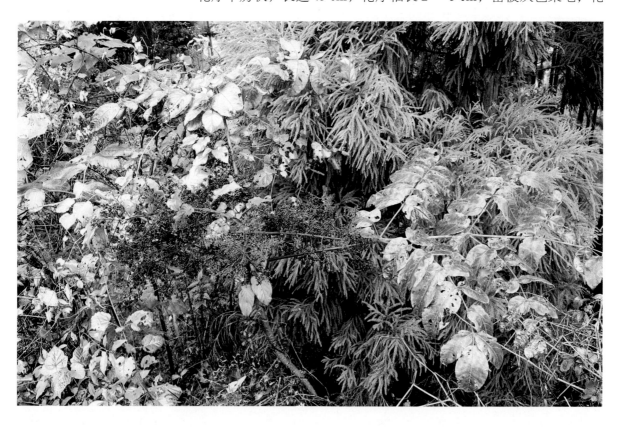

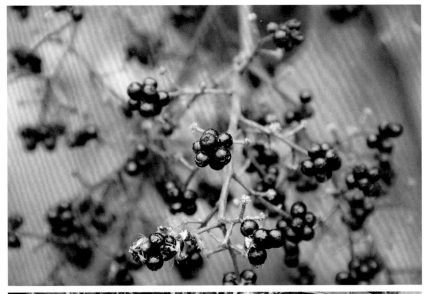

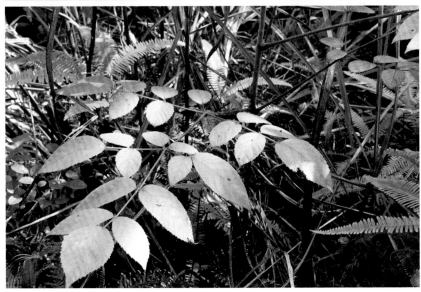

序直径 1 ~ 1.5 cm，花序梗长 0.4 ~ 4 cm；花梗长 6 ~ 7 mm；苞片及小苞片披针形；花萼长 1.5 mm，边缘有卵状三角形的小齿 5；花瓣 5，长 1.5 mm。果实球形，直径约 4 mm，黑色，具 5 棱。

| **生境分布** | 生于森林、灌丛或林缘路边。德兴各地均有分布。

| **资源情况** | 野生资源丰富。药材来源于野生。

| **采收加工** | 楤木：9 ~ 10 月挖根，剥取根皮，除去泥沙，干燥。

鸟不宿：全年均可采收，去叶，晒干或截段晒干。

楤木叶：春、夏季采收，鲜用或晒干。

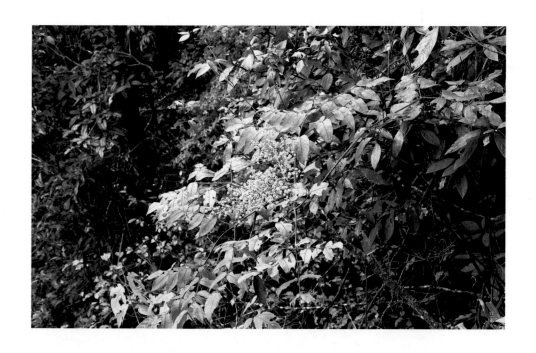

楤木花：7～9月花开时采收，阴干。

楤根：秋、冬季采挖，洗去泥沙，晒干，或剥取根皮，晒干。

| 药材性状 |　楤木：本品树皮呈剥落状，卷筒状，槽状或片状。外表面粗糙不平，灰褐色、灰白色或黄棕色，有纵皱纹及横纹，有的散有刺痕或断刺；内表面淡黄色、黄白色或深褐色。质坚脆，易折断，断面纤维性。气微香，味微苦，茎皮嚼之有黏性。

鸟不宿：本品呈长圆柱形，偶有分枝，直径0.8～2 cm。表面灰棕色至灰褐色，有细纵皱纹及宽"V"字形的叶痕；角状刺短小，不规则，散在嫩茎上者，易脱落，老茎上者刺尖大多脱落，残留刺为纵向的长椭圆形或狄状倒长卵形，灰棕色至灰褐色；皮孔圆点状或纵向延长，有时可见圆点状树脂渗出，质硬。断面皮部呈粗纤维状，木部灰黄色，老茎可见年轮，髓部松软，黄白色，约占直径的1/2，外缘处散有黄棕色的点状分泌道。气微，味淡。

楤木叶：本品常皱缩、破碎，小叶完整者展平呈卵形、宽卵形或长卵形，长5～12 cm或更长，宽3～8 cm，边缘有锯齿，上面疏生糙伏毛，下面有黄色或灰色短柔毛，沿脉更密。气微，味淡。

楤根：本品呈圆柱形，弯曲，粗细长短不一；表面淡棕黄色或灰褐黄色，具不规则纵皱纹，外皮向外翘起，并有横向棱状、一字状或点状皮孔，有的具支根痕。体轻，质坚硬，不易折断，断面稍呈纤维状。老根木部中央呈空洞状，有的呈朽木状。气微香，味苦。

| 功能主治 | 楤木：辛、苦，平。归肝、胃、肾经。祛风除湿，利水和中，活血解毒。用于风湿关节痛，腰腿酸痛，肾虚水肿，消渴，胃脘痛，跌打损伤，骨折，吐血，衄血，疟疾，漆疮，骨髓炎，深部脓疡。

鸟不宿：辛，平。归肝、胃、肾经。祛风，活血。用于风湿痹痛，跌扑损伤，胃痛。

楤木叶：甘、微苦，平。利水消肿，解毒止痢。用于肾炎水肿，鼓胀，腹泻，痢疾，疔疮肿毒。

楤木花：苦、涩，平。止血。用于吐血。

楤根：辛、苦，平。归肝、胃、肾经。祛风利湿，活血通经，解毒散结。用于风热感冒，咳嗽，风湿痹痛，腰膝酸痛，淋浊，水肿，鼓胀，黄疸，带下，痢疾，胃脘痛，跌打损伤，瘀血闭经，血崩，牙疳，阴疽。

| 用法用量 | 楤木：内服煎汤，15 ～ 30 g；或浸酒；孕妇慎服。外用适量，捣敷；或浸酒外涂。
鸟不宿：内服煎汤，9 ～ 12 g。
楤木叶：内服煎汤，15 ～ 30 g。外用适量，捣敷。
楤木花：内服煎汤，9 ～ 15 g。
楤根：内服煎汤，15 ～ 30 g；或浸酒；孕妇禁服。外用适量，捣敷；或用酒炒热敷；或研末调敷；或煎汤熏洗。

| 附　注 | 本种异名：*Aralia canescens* Siebold et Zucc.、*Aralia manchurica* Seem.、*Aralia spinosa* L. var. *canescens* (Siebold et Zucc.) Franch. et P. A. L. Savat.、*Aralia elata* (Miq.) Seem. var. *canescens* (Siebold et Zucc.) Pojark.、*Aralia elata* (Miq.) Seem. var. *subinermis* Ohwi。

药材楤木，为本种的干燥树皮（根皮、茎皮），《江西省中药材标准》（2014年版）、《云南省药品标准》（1996年版）、《湖南省中药材标准》（1993年版、2009年版）、《贵州省中药材、民族药材质量标准》（2003年版）中有收载；《湖北省中药材质量标准》（2009年版）以"刺老包"之名收载之，《陕西省药材标准》（2015年版）以"飞天蜈蚣"之名收载之。

药材鸟不宿，为本种的干燥茎，《上海市中药材标准》（1994年版）中有收载。

本种的嫩芽焯水后可凉拌或炒食。

五加科 Araliaceae 楤木属 Aralia

黄毛楤木 *Aralia chinensis* L.

| 药 材 名 | 鸟不企（药用部位：根。别名：鹰不扑）、鸟不企叶（药用部位：叶）。

| 形态特征 | 灌木，有稀少的刺和黄褐色绒毛。叶大，二回羽状复叶，叶轴各节均有 1 对小叶，羽片有小叶 7 ～ 11；小叶革质，上面有黄褐色绒毛，下面毛密，卵形至矩状卵形，长 8 ～ 15 cm，宽 4 ～ 8 cm，边缘有小锯齿，无柄至柄长 0.5 cm，顶生小叶柄长达 5 cm。花序为由许多伞形花序组成的大型顶生圆锥花序，有曲柔长绒毛，分枝长达 50 cm，伞形花序有花 30 ～ 50；总花梗长 3 ～ 4 cm，花梗长约 1 cm，有绒毛；花萼有 5 齿；花瓣 5；雄蕊 5；子房 5 室，花柱基部合生，上部分离。果实球形，有 5 棱。

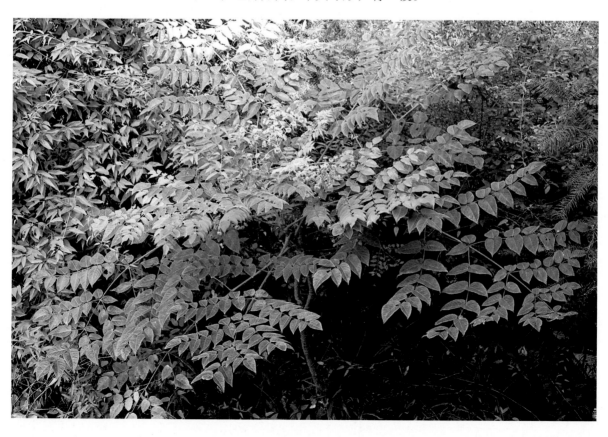

| 生境分布 | 生于海拔 1 000 m 以下的阳坡或疏林中。德兴各地均有分布。

| 资源情况 | 野生资源一般。药材来源于野生。

| 采收加工 | 鸟不企：秋后采收，洗净，鲜用，或切片，晒干。
鸟不企叶：全年均可采收，晒干。

| 药材性状 | 鸟不企：本品呈块片状，直径 0.5 ~ 4 cm，厚 0.6 ~ 1.2 cm，表面黄褐色或灰黄色，栓皮易脱落，脱落处呈暗褐色或灰褐色，有纵皱纹，具横向突起的皮孔和圆形的侧根痕。质硬，不易折断；断面皮部较厚，黄褐色，木部淡黄白色。气微，味微苦、辛。
鸟不企叶：本品常皱缩、破碎，小叶完整者展平呈卵形至矩状卵形，长 8 ~ 15 cm，宽 4 ~ 8 cm，边缘有小锯齿，革质，上面有黄褐色绒毛，下面毛密。气微，味淡。

| 功能主治 | 鸟不企：苦、辛，平。归心、肝经。祛风除湿，活血通经，解毒消肿。用于风热感冒头痛，咳嗽，风湿痹痛，腰腿酸痛，湿热黄疸，水肿，淋浊，带下，闭经，产后风痛，跌打肿痛，胃脘痛，咽喉肿痛，牙龈肿痛。
鸟不企叶：甘，平。平肝，解毒。用于头目眩晕，肿毒。

| 用法用量 | 鸟不企：内服煎汤，6 ~ 15 g；或浸酒；孕妇禁服。外用适量，捣敷。
鸟不企叶：内服煎汤，9 ~ 15 g。外用适量，捣敷。

| 附 注 | 药材鸟不企，为本种的干燥根，《广西壮族自治区壮药质量标准·第二卷》（2011年版）中有收载；《中华人民共和国药典·附录》（2000 年版至 2010 年版）、《广西中药材标准》（1990 年版）以 "鹰不扑" 之名收载之。文献中记载的鹰不扑的基原还包括虎刺楤木 *Aralia armata* (Wall.) Seem. [《广西中药材标准》（1990 年版）]。
本种的嫩芽焯水后可凉拌或炒食。

五加科 Araliaceae 楤木属 Aralia

棘茎楤木 *Aralia echinocaulis* Hand.-Mazz.

| **药材名** | 红楤木（药用部位：根或根皮）。 |

| **形态特征** | 小乔木。分枝密生细直的刺。二回羽状复叶，长 30 ~ 50 cm 或更长，无毛；羽片有小叶 5 ~ 7；小叶有白霜，膜质至纸质，卵状矩圆形至披针形，长 4 ~ 11.5 cm，宽 2 ~ 2.5 cm，侧生小叶基部歪斜，边缘有稀疏细锯齿，无柄或有短柄。花序为由许多伞形花序组成的顶生圆锥花序，长 30 ~ 50 cm，几无梗；伞形花序梗长 2 ~ 5 cm；伞形花序有花 12 ~ 20；花梗长 1.5 ~ 3 cm；花萼有 5 齿，齿三角状卵形；花瓣 5，卵状矩圆形；雄蕊 5；子房 5 室，花柱 5，分离。果实球形，有 5 棱，直径 0.2 ~ 0.3 cm，有反折的宿存花柱 5。 |

| **生境分布** | 生于海拔 2 600 m 以下的森林中。分布于德兴三清山北麓等。 |

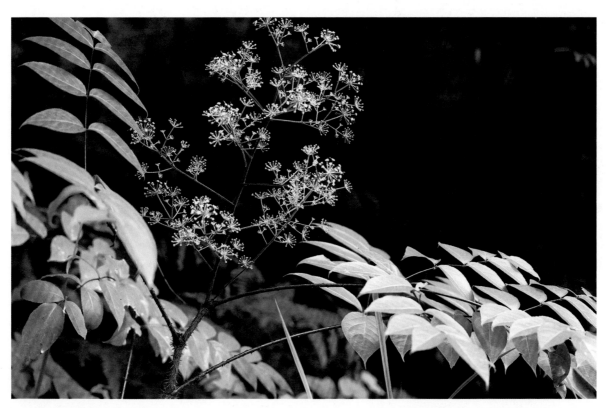

| 资源情况 | 野生资源一般。药材来源于野生。

| 采收加工 | 全年均可挖取根部，或剥取根皮，洗净，切片，鲜用或晒干。

| 药材性状 | 本品为类圆形的厚片。外表皮棕红色或棕褐色，具多数细直的小刺。切面淡棕黄色，纤维性，有的中央具髓。质韧。气微，味微苦。

| 功能主治 | 微苦、辛，平。祛风除湿，活血行气，解毒消肿。用于风湿痹痛，跌打肿痛，骨折，胃脘胀痛，疝气，崩漏，骨髓炎，痈疽，蛇咬伤。

| 用法用量 | 内服煎汤，9 ~ 15 g；或浸酒；孕妇慎服。外用适量，捣敷。

| 附   注 | 本种的嫩芽焯水后可凉拌或炒食。

树参

Dendropanax dentiger (Harms) Merr.

| **药 材 名** | 枫荷梨（药用部位：根、茎枝或树皮。别名：枫荷桂）。 |

| **形态特征** | 乔木或灌木。叶无毛，有许多半透明、红棕色的腺点，二型，不裂或掌状深裂；不裂叶椭圆形、长椭圆形、椭圆状披针形至披针形，长 7 ~ 10 cm，宽 1.5 ~ 4.5 cm；分裂叶倒三角形，2 ~ 3 掌状深裂；全缘或有锯齿，三出脉，两面网脉均隆起。伞形花序单个顶生或 2 ~ 5 组成复伞形花序；花萼边缘有 5 细齿；花瓣 5，淡绿白色；雄蕊 5；子房下位，5 室；花柱 5，基部合生，先端分离，果期离生的部分向外反曲。果实近球形，直径 0.5 ~ 0.6 cm，有 5 棱，每棱又有纵脊 3。 |

| **生境分布** | 生于海拔 1 800 m 以下的常绿阔叶林或灌丛中。德兴各地均有分布。 |

| **资源情况** | 野生资源较丰富。药材来源于野生。 |

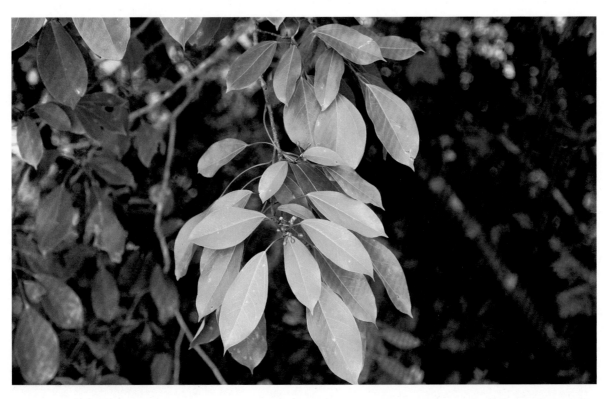

| 采收加工 | 秋、冬季采挖根部，砍取茎枝或剥取树皮，洗净，切片，鲜用或晒干。

| 药材性状 | 本品根呈圆柱形，稍弯曲或扭曲，多分枝，长 15 ~ 30 cm，直径 0.5 ~ 2.5 cm。表面浅棕黄色或浅灰棕色，有细纵皱纹，皮孔横向延长或类圆形。质坚脆，易折断，断面不平坦，皮部灰黄色，木部浅黄白色。气微香，味淡。茎呈圆柱形。嫩枝褐色，皮孔及叶痕明显。外表面灰白色或灰褐色，具细纵纹。质硬。切面皮部稍薄，棕黄色，易剥落；木部淡黄色，具同心性环纹，有细小密集的放射性纹理，横向断裂，层纹明显；髓部小，白色，稍松软，有的中空。气微，味甘、淡。

| 功能主治 | 甘、辛，温。归肝、肺经。祛风除湿，活血消肿。用于风湿痹痛，偏瘫，头痛，月经不调，跌打损伤，疮肿。

| 用法用量 | 内服煎汤，15 ~ 30 g，大剂量可用至 45 g；或浸酒；孕妇慎服。外用适量，捣敷；或煎汤洗。

| 附　方 | （1）治风湿痹痛：枫荷梨根、钩藤根各 30 g，牛藤根、桂枝各 9 g，红糖、米酒为引，煎汤代茶饮。连服 3 天，停药 2 天，此为 1 个疗程，连服 5 个疗程。
（2）治偏头痛：枫荷梨茎 60 g，煎汤去渣，煮鸡蛋 1 个，服汤食蛋。
（3）治月经不调：枫荷梨根 15 g，酒炒。煎汤空腹服，每日 1 剂。
（4）治风湿心脏病：枫荷梨根 90 g，瓜子金 18 g，柳叶白前、土党参根各 9 g，鸡矢藤、韩信草各 15 g，万年青 15 g。煎汤服，每日 1 剂。［方（1）~（4）出自《江西草药》］

| 附　注 | 本种异名：*Dendropanax inflatus* Li、*Dendropanax inflatus* Li f. *multiflorus* Tseng et Hoo、*Dendropanax inflatus* Li f. *paniculatus* Tseng et Hoo、*Dendropanax interedens* (Hand.-Mazz.) Merr.、*Dendropanax chevalieri* (Vig.) Merr. var. *dentigerus* (Harms) H. L. Li。
药材枫荷梨，为本种的干燥根、茎枝或树皮，《中华本草》《中药大辞典》中有收载；《广东省中药材标准》（2010 年版）以"白半枫荷"之名收载之，《中华人民共和国卫生部药品标准·中药成方制剂·第三册·附录》(1991 年版)、《广西壮族自治区瑶药材质量标准·第一卷》（2014 年版）以"枫荷桂"之名收载之。文献记载的白半枫荷的基原还包括变叶树参 *Dendropanax proteus* (Champ.) Benth.［《广东省中药材标准》（2010 年版）］。
本种的嫩芽焯水后可凉拌或炒食。

五加科 Araliaceae 树参属 Dendropanax

变叶树参 *Dendropanax proteus* (Champ.) Benth.

| 药 材 名 | 枫荷梨（药用部位：根、茎枝或树皮。别名：白半枫荷）。

| 形态特征 | 灌木。叶革质、纸质或薄纸质，无毛，无腺点，二型，不裂或掌状深裂；不裂叶椭圆形、卵状椭圆形、椭圆状披针形、条状披针形或狭披针形，长 2.5 ~ 12 cm，宽 1 ~ 7 cm，在近先端处有细齿 2 ~ 3，三出脉或 2 侧脉不明显，两面网脉均不明显；分裂叶倒三角形，掌状 3 深裂。伞形花序单生或 2 ~ 3 聚生；花绿色；花萼长 0.2 cm，边缘有 4 ~ 5 细齿；花瓣 4 ~ 5；雄蕊 4 ~ 5；子房下位，4 ~ 5 室，花柱全部合生成短柱状。果实球形，平滑，直径 0.5 ~ 0.6 cm。

| 生境分布 | 生于山谷溪边较阴湿的密林下、向阳山坡路旁。德兴各地均有分布。

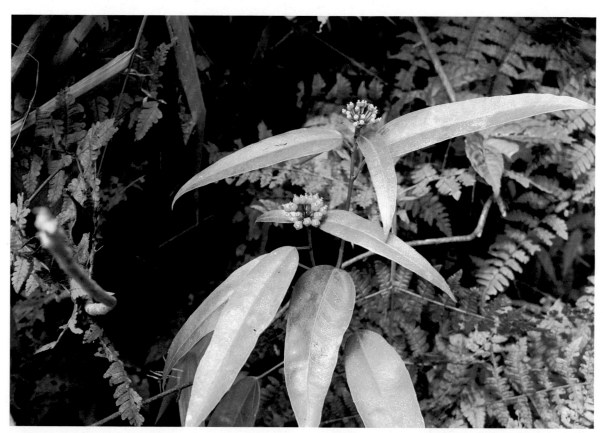

| 资源情况 | 野生资源一般。药材来源于野生。

| 采收加工 | 秋、冬季采挖根部，砍取茎枝或剥取树皮，洗净，切片，鲜用或晒干。

| 药材性状 | 本品根呈圆柱形，稍弯曲或扭曲，多分枝，长 15 ~ 30 cm，直径 0.5 ~ 2.5 cm。表面浅棕黄色或浅灰棕色，有细纵皱纹，皮孔横向延长或类圆形。质坚脆，易折断，断面不平坦，皮部灰黄色，木部浅黄白色。气微香，味淡。茎枝呈圆柱形，直径 0.5 ~ 3 cm；表面灰褐色至浅黄色，有纵皱纹及皮孔；质坚硬，不易折断，断面浅绿色，木部较白，同心环明显。味淡，微涩。

| 功能主治 | 甘、辛，温。归肝、肺经。祛风除湿，活血消肿。用于风湿痹痛，偏瘫，头痛，月经不调，跌打损伤，疮肿。

| 用法用量 | 内服煎汤，15 ~ 30 g，大剂量可用至 45 g；或浸酒；孕妇慎服。外用适量，捣敷；或煎汤洗。

| 附　　注 | 本种异名：*Dendropanax brevistylus* Ling、*Dendropanax gracilis* Tseng et Hoo、*Dendropanax angustilobus* (Hu) Merr.、*Dendropanax acuminatissimus* Merr.、*Dendropanax parviflorus* C. N. Ho、*Dendropanax parvifloroides* C. N. Ho var. *chartaceus* K. M. Feng et Y. R. Li。

药材枫荷梨，为本种的干燥根、茎枝或树皮，《中华本草》《中药大辞典》中有收载；《广东省中药材标准》（2010 年版）以"白半枫荷"之名收载之。文献中记载的白半枫荷的基原还包括树参 *Dendropanax dentiger* (Harms) Merr. [《广东省中药材标准》（2010 年版）]。

五加科 Araliaceae 常春藤属 Hedera

常春藤

Hedera nepalensis K. Koch var. *sinensis* (Tobl.) Rehd.

| 药 材 名 | 常春藤（药用部位：全株、地上部分或带叶茎藤。别名：三角风）、常春藤子（药用部位：果实）。

| 形态特征 | 常绿藤本。茎上有附生根，嫩枝有锈色鳞片。叶二型，营养枝上的叶为三角状卵形或戟形，长 5 ~ 12 cm，宽 3 ~ 10 cm，全缘或 3 裂；花枝上的叶椭圆状披针形、长椭圆状卵形或披针形，稀卵形或圆卵形，全缘；叶柄细长，有锈色鳞片。伞形花序单生或 2 ~ 7 顶生；花淡黄白色或淡绿白色，芳香；花萼近全缘，有棕色鳞片；花瓣 5；雄蕊 5；子房下位，5 室，花柱合生成柱状。果实球形，成熟时红色或黄色，直径约 1 cm。

| 生境分布 | 常攀缘于林缘树木、林下路旁、岩石和房屋墙壁上，庭园中也常栽培。德兴各地均有分布，银城有栽培。

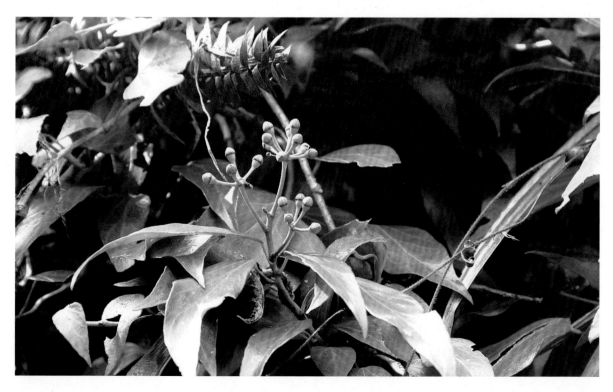

| 资源情况 | 野生资源一般，栽培资源一般。药材来源于野生。

| 采收加工 | **常春藤**：干用时宜在生长茂盛季节采收，切段，晒干；鲜用时可随采随用。
常春藤子：秋季果实成熟时采收，晒干。

| 药材性状 | **常春藤**：本品藤茎呈圆柱形，弯曲，有分枝，长短不等，直径 0.3 ～ 1.2 cm。表面淡黄棕色或灰褐色，有纵皱纹，一侧密生不定根。质硬而脆，易折断，折断面皮部薄，灰绿色或棕色，木部宽大，黄白色或淡棕色，用放大镜观察可见小孔洞（导管）。髓部细小，呈圆点状。单叶互生，有长柄。叶片革质，稍卷折，叶形多变，全缘或 3 裂，灰绿色或淡黄棕色。气微，味苦。
常春藤子：本品呈圆球形，黄色或红色。气微，味涩。

| 功能主治 | **常春藤**：辛、苦，平。归肝、脾、肺经。祛风，利湿，和血，解毒。用于风湿痹痛，瘫痪，口眼歪斜，衄血，月经不调，跌打损伤，咽喉肿痛，疔疖痈肿，肝炎，蛇虫咬伤。
常春藤子：甘、苦，温。补肝肾，强腰膝，行气止痛。用于体虚羸弱，腰膝酸软，血痹，脘腹冷痛。

| 用法用量 | **常春藤**：内服煎汤，6 ～ 15 g；或研末；或浸酒；或捣汁；脾虚便溏泄泻者慎服。外用适量，捣敷；或煎汤洗。
常春藤子：内服煎汤，3 ～ 9 g；或浸酒。

| 附　注 | 本种异名：*Hedera himalaica* Tobl.、*Hedera sinensis* Tobl.、*Hedera shensiensis* Pojark.、*Hedera robusta* Pojark.、*Hedera potaninii* Pojark.、*Hedera sinensis* Tobl. var. *leucotricha* Grushv. et Skvortsova。
药材常春藤，为本种的全株、地上部分或带叶茎藤，《湖北省中药材质量标准》（2009 年版、2018 年版）、《广西壮族自治区瑶药材质量标准·第一卷》（2014 年版）中有收载；《贵州省中药材、民族药材质量标准》（2003 年版）以"三角风"之名收载之。

五加科 Araliaceae 刺楸属 Kalopanax

刺楸
Kalopanax septemlobus (Thunb.) Koidz.

| **药 材 名** | 刺楸皮（药用部位：树皮。别名：刺楸树皮、川桐皮、海桐皮）、刺楸树根（药用部位：根或根皮）、刺楸茎（药用部位：茎）、刺楸树叶（药用部位：叶）。 |

| **形态特征** | 落叶乔木。叶在长枝上互生，在短枝上簇生，直径 9 ~ 25 cm 或更大，掌状 5 ~ 7 裂，裂片宽三角状卵形或长椭圆状卵形，先端渐尖，边缘有细锯齿，上面无毛，下面幼时有短柔毛。伞形花序聚生为顶生圆锥花序，长 15 ~ 25 cm；花白色或淡黄绿色；花萼边缘有 5 齿；花瓣 5；雄蕊 5，花丝较花瓣长 1 倍以上；子房下位，2 室；花柱 2，合生成柱状，先端分离。果实球形，成熟时蓝黑色，直径约 0.5 cm。 |

| **生境分布** | 生于向阳森林、灌木林中和林缘，以及水湿丰富、腐殖质较多的密 |

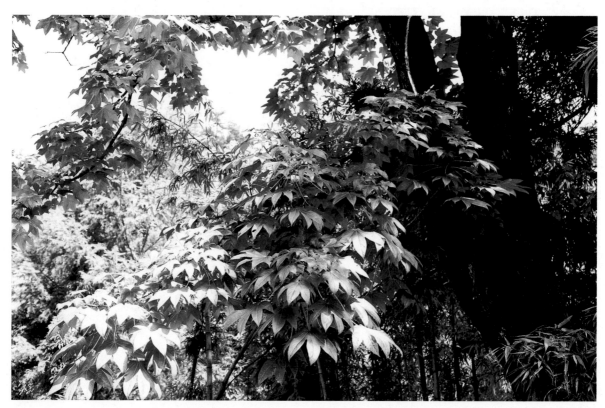

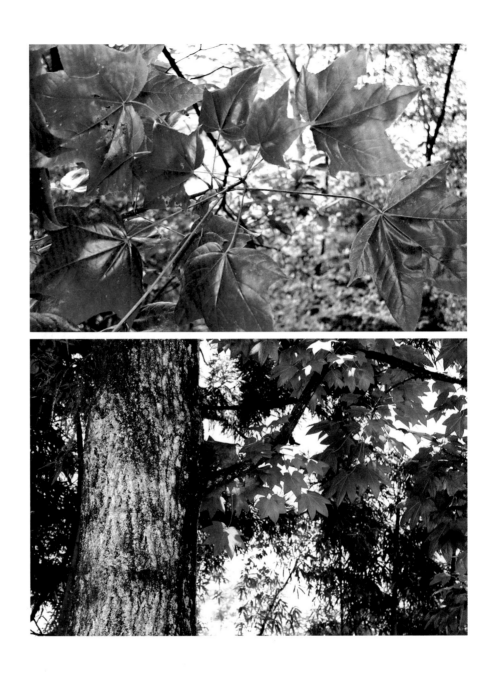

林中。分布于德兴大茅山、三清山北麓等。

| 资源情况 | 野生资源较少。药材来源于野生。

| 采收加工 | 刺楸皮：全年均可采剥，洗净，晒干。

刺楸树根：多于夏末秋初采挖根，洗净，切片，或剥取根皮，切片，鲜用或晒干。

刺楸茎：全年均可采收，洗净，切片，鲜用或晒干。

刺楸树叶：夏、秋季采收，多鲜用。

| 药材性状 | 刺楸皮：本品呈卷筒状或弧状弯曲的条块状，长宽不一，厚 0.13 ～ 0.35 cm。外

表面灰白色至灰褐色，粗糙，有灰黑色纵裂隙及横向裂纹，散生黄色圆点状皮孔，不明显；皮上有钉刺，长 1 ～ 3 cm，基部直径 1 ～ 1.7 cm，纵向延长成椭圆形，先端扁平尖锐，长约 0.3 cm，钉刺脱落后可露出黄色内皮。内表面棕黄色或紫褐色，光滑，有明显细纵纹。质坚韧，不易折断，折断面外部灰棕色，内部灰黄色，强纤维性，呈明显片层状。气微香，味苦。

刺楸茎：本品呈圆柱形，长 10 ～ 20 cm，直径 1 cm。表面灰色至灰棕色，有黄棕色圆点状皮孔和淡棕色的角状刺，刺尖锐，侧扁，基部扁而宽阔，呈长椭圆形，微有光泽。质坚硬，折断面木部纤维性或裂片状，中央可见白色髓部。气微，味淡。

| **功能主治** | **刺楸皮：**辛、苦，凉；有小毒。归脾、胃经。祛风除湿，活血止痛，杀虫止痒。用于风湿痹痛，肢体麻木，风火牙痛，跌打损伤，骨折，痈疽疮肿，口疮，痔肿，疥癣。

刺楸树根：苦、微辛，平。凉血散瘀，祛风除湿，解毒。用于肠风下血，风湿热痹，跌打损伤，骨折，周身浮肿，疮疡肿毒，瘰疬，痔疮。

刺楸茎：辛，平。祛风除湿，活血止痛。用于风湿痹痛，胃脘痛。

刺楸树叶：辛、微甘，平。解毒消肿，祛风止痒。用于疮疡肿痛或溃破，风疹瘙痒，风湿痛，跌打肿痛。

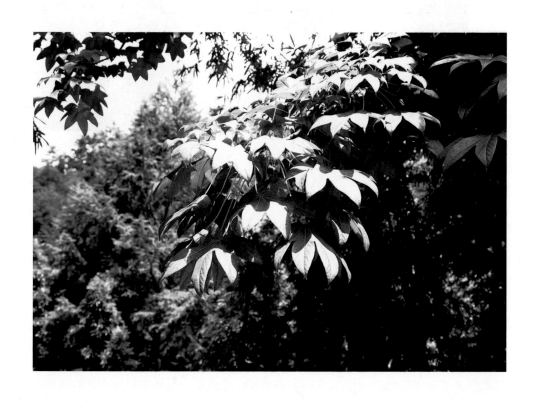

| 用法用量 | **刺楸皮**：内服煎汤，9 ~ 15 g；或浸酒；孕妇慎服。外用适量，煎汤洗；或捣敷；或研末调敷。

刺楸树根：内服煎汤，9 ~ 15 g；或浸酒；脾胃虚寒者及孕妇慎服。外用适量，捣敷；或煎汤洗。

刺楸茎：内服煎汤，9 ~ 15 g；孕妇慎服。外用适量，煎汤洗。

刺楸树叶：外用适量，煎汤洗；或捣烂炒热敷。

| 附　注 | 本种异名：*Panax ricinifolium* Sieb. & Zucc.、*Acanthopanax ricinifolium* Seem.、*Acanthopanax septemlobus* Koidz.、*Kalopanax ricinifolium* Miq.、*Kalopanax ricinifolium* Miq. var. *chinensis* Nakai。

药材刺楸皮，为本种的干燥树皮，《湖北省中药材质量标准》（2009 年版、2018 年版）、《贵州省中药材、民族药材质量标准》（2003 年版）中有收载；《中华人民共和国药典》（1977 年版）、《四川省中药材标准》（1987 年版、2010 年版、2021 年版）以"川桐皮"之名收载之，《贵州省中药材质量标准》（1988 年版）、《湖南省中药材标准》（1993 年版、2009 年版）以"海桐皮"之名收载之。

本种的嫩芽焯水后可凉拌或炒食。

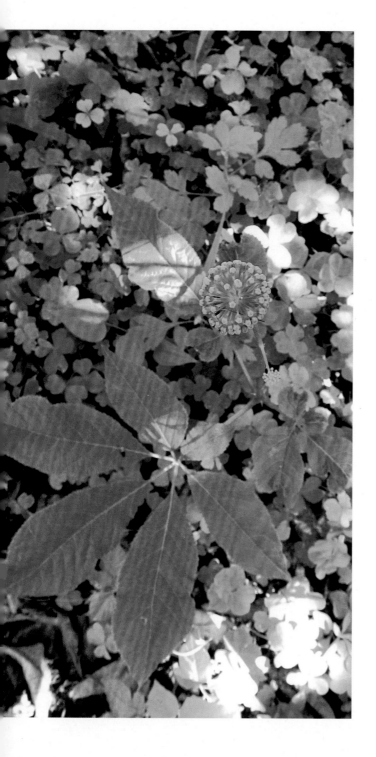

五加科 Araliaceae 人参属 Panax

大叶三七

Panax pseudo-ginseng Wall. var. *japonicus* (C. A. Mey.) Hoo & Tseng

| 药 材 名 |

珠儿参（药用部位：根茎）、参叶（药用部位：茎叶或叶。别名：珠儿参叶）。

| 形态特征 |

多年生草本，高可达 1 m。根茎细长，中间有结节，呈稀疏串珠状，或结节密生成竹鞭状，或同一根茎上兼有两种形状。掌状复叶，3 ~ 5 轮生于茎顶；小叶（3 ~）5 ~ 7，近椭圆形、椭圆状卵形或倒卵形，长 10 ~ 13（~ 25）cm，宽 5 ~ 6.5（~ 10）cm，两面散生刚毛，边缘有细或较粗的锯齿；小叶柄长 0.5 ~ 3.5 cm，有刚毛或无毛。伞形花序单生，有时多至 5，总花梗长 15 ~ 55 cm，花梗长 0.8 ~ 1.6（~ 2.5）cm；花多数；花萼边缘有 5 齿；花瓣 5；雄蕊 5；花柱 2（~ 4），分离，子房 2（~ 4）室。

| 生境分布 |

生于海拔 1 200 m 以上的森林或灌丛草坡。分布于德兴三清山北麓等。

| 资源情况 |

野生资源稀少。药材来源于野生。

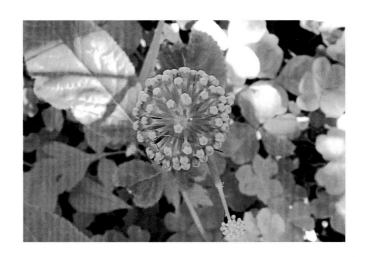

| 采收加工 | **珠儿参**：野生品花开前采挖，晒干。栽培品 9 月下旬至 10 月上旬地上茎叶枯萎时采收，晒干。

参叶：夏、秋季采收，鲜用或晒干。

| 药材性状 | **珠儿参**：本品略呈扁球形、圆锥形或不规则菱角形，偶有呈连珠状者，直径 0.5 ～ 2.8 cm。表面棕黄色或黄褐色，有明显的疣状突起及皱纹，偶有圆形凹陷的茎痕，有的一侧或两侧残存细的节间。质坚硬，断面不平坦，淡黄白色，粉性。气微，味苦、微甘，嚼之刺喉。蒸（煮）者断面黄白色或黄棕色，略呈角质样，味微苦、微甘，嚼之不刺喉。

参叶：本品常扎成小把，呈束状或扇状，多干枯稍皱缩，呈绿色或黄绿色。叶片展开后为掌状复叶，小叶 3 ～ 5 或 7，椭圆形、椭圆状卵形、倒卵状长圆形至倒卵状椭圆形或倒披针形，长 10 ～ 13 cm，宽 5 ～ 6 cm。先端渐尖或长渐尖，基部楔形、圆形或近心形，边缘具锯齿、重锯齿或缺刻状锯齿。上表面无毛或脉上疏具刚毛，下表面脉上疏生刚毛或密生柔毛，有的无毛。叶柄细长，长 0.5 ～ 3.5 cm，表面有纵向沟纹。质脆易碎。气微香，味微苦而甘。

| 功能主治 | **珠儿参**：苦、甘，寒。归肝、胃经。祛瘀生新，止痛止血。用于跌打损伤，风湿性关节炎，胃痛；外用于外伤出血。

参叶：苦、微甘，微寒。归肺、胃、心经。清热解暑，生津润喉。用于热伤津液，烦渴，骨蒸劳热，风火牙痛，咽喉干燥，声音嘶哑。

| 用法用量 | **珠儿参**：内服煎汤，9 ～ 15 g；或入丸、散剂；或浸酒；孕妇禁服。外用适量，研末干掺或调涂；或浸酒擦；或鲜品捣敷。

参叶：内服煎汤，3 ～ 12 g；或开水泡；虚寒者慎服。

| 附 注 | 本种异名：*Panax schin-seng* Nees var. *japonica* Nees、*Panax japoniicum* C. A. Mey.、*Panax repens* Maxim.、*Panax pseudo-ginseng* Will. var. *major* (Burkill) Li、*Panax wangianum* Sun、*Panax major* (Burkill) Ting。

药材参叶，为本种的干燥茎叶或叶，《中华人民共和国卫生部药品标准·中药材·第一册》（1992 年版）、《甘肃省中药材标准》（2008 年版、2009 年版）、《四川省中药材标准》（1987 年版、2010 年版）、《四川省中草药标准（试行稿）·第一批》（1977 年版）、《重庆市中药材质量标准》（2022 年版）中有收载。

五加科 Araliaceae 通脱木属 Tetrapanax

通脱木

Tetrapanax papyrifer (Hook.) K. Koch

| 药 材 名 | 通草（药用部位：茎髓）、通花根（药用部位：根）、通脱木（药用部位：茎枝）、通花花（药用部位：花蕾）、通脱木花上粉（药用部位：花粉）。

| 形态特征 | 无刺灌木或小乔木。茎髓大，白色，纸质。叶大，集生茎顶，直径50～70 cm，基部心形，掌状5～11裂，裂片浅或深达中部，每一裂片常又有2～3小裂片，全缘或有粗齿，上面无毛，下面有白色星状绒毛；叶柄粗壮，长30～50 cm；托叶膜质，锥形，基部合生，有星状厚绒毛。伞形花序聚生成顶生或近顶生大型复圆锥花序，长达50 cm以上；苞片披针形，密生星状绒毛；花白色；花萼密生星状绒毛，全缘或近全缘；花瓣4，稀5；雄蕊4，稀5；子房下位，2室；花柱2，分离。果实球形，成熟时紫黑色，直径约0.4 cm。

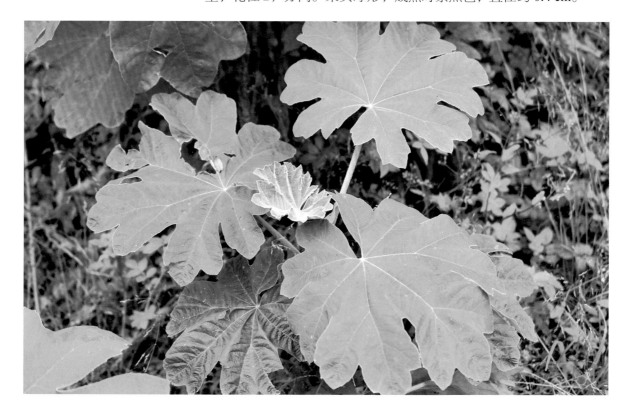

| 生境分布 | 生于向阳、肥沃的土壤中。分布于德兴大茅山等。

| 资源情况 | 野生资源稀少。药材来源于野生。

| 采收加工 | **通草**：秋季割取茎，截成段，趁鲜取出髓部，理直，晒干。
通花根：秋季采挖，除去茎叶，洗净，切片，晒干。
通脱木：全年均可采收，晒干。
通花花：8 ~ 9 月采收，除去杂质，晒干。
通脱木花上粉：秋季花开时采收，晒干。

| 药材性状 | **通草**：本品呈圆柱形，长 20 ~ 40 cm，直径 1 ~ 2.5 cm。表面白色或淡黄色，有浅纵沟纹。体轻，质松软，稍有弹性，易折断，断面平坦，显银白色光泽，中部有直径 0.3 ~ 1.5 cm、空心或半透明的薄膜，纵剖面呈梯状排列，实心者少见。气微，味淡。
通脱木：本品呈圆柱形，表面黄棕色、棕褐色，具细密的纵皱纹，皮孔明显，木栓层脱落可见明显纵纹。茎髓白色或中空，断面显银白色光泽，中部空心或有半透明的薄膜，纵剖面呈梯状排列，实心者少见。气无，味淡。

| 功能主治 | **通草**：甘、淡，微寒。归肺、胃经。清热利尿，通气下乳。用于湿热淋证，水肿尿少，乳汁不下。
通花根：淡、微苦，微寒。归肝、脾、肾经。清热利水，行气消食，活血下乳。用于水肿，淋证，食积饱胀，痞块，风湿痹痛，月经不调，乳汁不下。
通脱木：甘、淡，微寒。归胃、肺经。清热利水，通乳。用于肺热咳嗽，水肿，尿路感染，尿路结石，闭经，乳汁不下。
通花花：甘、平。归肝经。疏肝行气。用于疝气。
通脱木花上粉：苦、辛，平。归心、大肠经。解毒散结，祛腐生肌。用于痈肿，瘰疬，痔疮。

| 用法用量 | **通草**：内服煎汤，3 ~ 5 g；气阴两虚，内无湿热者及孕妇慎服。
通花根：内服煎汤，30 ~ 60 g；或浸酒；气虚无湿热者及孕妇忌服。外用适量，捣敷。
通脱木：内服煎汤，2 ~ 5 g。
通花花：内服煎汤，30 ~ 60 g。
通脱木花上粉：内服煎汤，2 ~ 5 g；或入丸、散剂。外用适量，撒敷。

| **附　注** | 本种异名：*Fatsia papyrifera* Benth. et Hook. f. ex F. B. Forbes et Hemsl.、*Didymopanax papyriferus* (Hook.) K. Koch、*Echinopanax papyriferus* (Hook.) Kuntze、*Aralia papyrifera* Hook.、*Aralia mairei* H. Lévl.。

药材通草，为本种的干燥茎髓，《中华人民共和国药典》（1963 年版至 2020 年版）、《新疆维吾尔自治区药品标准·第二册》（1980 年版）、《贵州省中药材标准规格·上集》（1965 年版）等中有收载。

药材通脱木，为本种的干燥茎枝，《广西壮族自治区瑶药材质量标准·第一卷》（2014 年版）中有收载。

鹿蹄草科 Pyrolaceae 水晶兰属 Monotropa

水晶兰 *Monotropa uniflora* Linn.

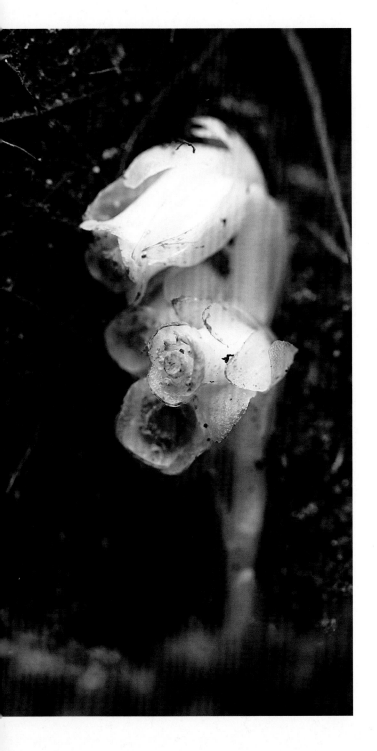

| 药 材 名 |

水晶兰（药用部位：全草或根。别名：鬼花）。

| 形态特征 |

多年生肉质腐生草本，白色，干后变黑。根系细而分枝密，交结成鸟巢状的一大团。地上茎直立，单一，圆柱状，高 10 ~ 30 cm。鳞片状叶近直立，互生，狭矩圆形或披针形，颇为肉质，白色，无毛或在花下面仅稍有毛。花顶生，单一，俯垂，筒状钟形，长约 2 cm，白色；萼片早落，鳞片状；花瓣 5 ~ 6，分离，肉质，楔形或倒卵状矩圆形，直立，上部有不整齐的牙齿，里面通常有密长糙毛，基部囊状，早落；雄蕊 10 ~ 12，花丝长达柱头，有糙毛，花药橙黄色；花盘有 10 齿；子房 5 室，花柱短，柱头膨大成漏斗状。蒴果椭圆状球形，直立向上，长约 1.2 cm。

| 生境分布 |

生于海拔 800 m 以上的山地林下。分布于德兴梧风洞等。

| 资源情况 |

野生资源稀少。药材来源于野生。

| 采收加工 | 夏季采收，多为鲜用。

| 功能主治 | 甘，平。归肺经。补肺止咳。用于肺虚咳嗽。

| 用法用量 | 内服煎汤，9 ~ 15 g；或炖肉食。

| 附　　注 | 本种为《中国生物多样性红色名录——高等植物卷》近危种，IUCN 评估等级为 NT 级。

鹿蹄草科 Pyrolaceae 鹿蹄草属 Pyrola

普通鹿蹄草 *Pyrola decorata* H. Andr.

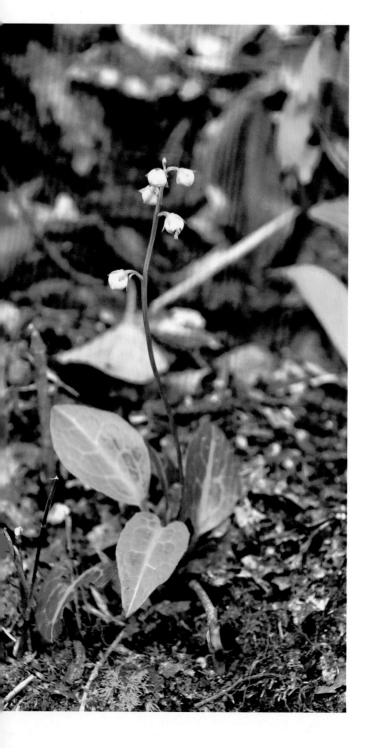

| 药 材 名 |

鹿衔草（药用部位：全草。别名：鹿含草）。

| 形态特征 |

多年生常绿草本，高达 35 cm。茎基部以上生叶 3 ~ 6，并有鳞片，鳞片披针形，长渐尖，长达 1.5 cm。叶薄革质，椭圆形或卵形，长 3.5 ~ 6 cm，宽 2.5 ~ 3.5 cm，边缘有稀疏、微凸起的小齿，上面深绿色，但叶脉呈淡绿白色，下面大都呈褐紫色。花葶高达 30 cm，有苞片 1 ~ 2；总状花序圆锥形，有花 5 ~ 8；苞片狭条形，长超过花梗；花俯垂，宽钟状，张开；萼片宽披针形，先端急尖或渐变急尖，长约 0.5 cm，为花瓣的 2/3 或更多，边缘色较浅；花瓣绿黄色，长 0.8 ~ 1 cm；花柱多少外露，斜向下，上部稍向上弯，有柱头盘（果期较大）。蒴果扁圆球形，直径达 1 cm。

| 生境分布 |

生于海拔 600 m 以上的山地阔叶林或灌丛下。德兴各地均有分布。

| 资源情况 |

野生资源一般。药材来源于野生。

| 采收加工 | 秋季采收，除去杂草，晒至发软，堆积发汗，盖麻袋等物，使叶片变紫红色或紫褐色后，晒干或炕干。

| 药材性状 | 本品根茎细长。茎圆柱形或具纵棱，长 10 ～ 30 cm。叶基生，长卵圆形或近圆形，长 3.5 ～ 6 cm，暗绿色或紫褐色，先端圆或稍尖，全缘或有稀疏的小锯齿，边缘略反卷，上表面有时沿脉具白色的斑纹，下表面有时具白粉。总状花序有花 5 ～ 8；花半下垂，萼片 5，舌形或卵状长圆形；花瓣 5，早落；雄蕊 10，花药基部有小角，顶孔开裂；花柱外露，有环状凸起的柱头盘。蒴果扁球形，直径 0.7 ～ 1 cm，5 纵裂，裂瓣边缘有蛛丝状毛。气微，味淡、微苦。

| 功能主治 | 甘、苦，温。归肝、肾经。祛风湿，强筋骨，止血，止咳。用于风湿痹痛，肾虚腰痛，腰膝乏力，月经过多，久咳劳嗽。

| 用法用量 | 内服煎汤，9 ～ 15 g；或研末，6 ～ 9 g；孕妇慎服。外用适量，捣敷；或研末敷；或煎汤洗。

| 附　注 | 本种异名：*Pyrola decorata* H. Andr. var. *alba* (H. Andr.) Y. L. Chou et R. C. Zhou、*Pyrola handeliana* Andres、*Pyrola alba* Andres、*Pyrola oreodoxa* Andres、*Pyrola alba* Andres var. *viridiflora* Andres。

药材鹿衔草，为本种的干燥全草，《中华人民共和国药典》（1977 年版至 2020 年版）、《四川省中药材标准》（1987 年版增补本）、《新疆维吾尔自治区药品标准·第二册》（1980 年版）中有收载。

《中华人民共和国药典》规定，按干燥品计算，鹿衔草含水晶兰苷（$C_{16}H_{22}O_{11}$）不得少于 0.10%。

伞形科 Umbelliferae 当归属 Angelica

紫花前胡
Angelica decursiva (Miq.) Franch. et Sav.

| 药 材 名 | 紫花前胡（药用部位：根。别名：鸭脚前胡）。

| 形态特征 | 多年生草本，高达 2 m。根具香味。茎常带紫色，无毛。叶 3 裂或 1 ~ 2 回羽裂，中间羽片和侧生羽片基部均下延成窄翅状羽轴；小裂片长卵形，长 5 ~ 15 cm，有白色软骨质锯齿，下面绿白色，中脉带紫色；叶柄长 13 ~ 36 cm，膨大成卵圆形的紫色叶鞘抱茎；茎上部叶鞘囊状，紫色。复伞形花序梗长 3 ~ 8 cm；伞幅 10 ~ 22，长 2 ~ 4 cm，总苞片 1 ~ 3，宽卵形，宽鞘状，反折，紫色，小总苞片 3 ~ 8，线形或披针形；伞幅及花梗有毛；萼齿三角状锥形；花瓣椭圆形，深紫色，渐尖内弯；花药暗紫色。果实长圆形，长 0.4 ~ 0.7 cm，无毛，背棱线形，尖锐，侧棱为较厚的窄翅。

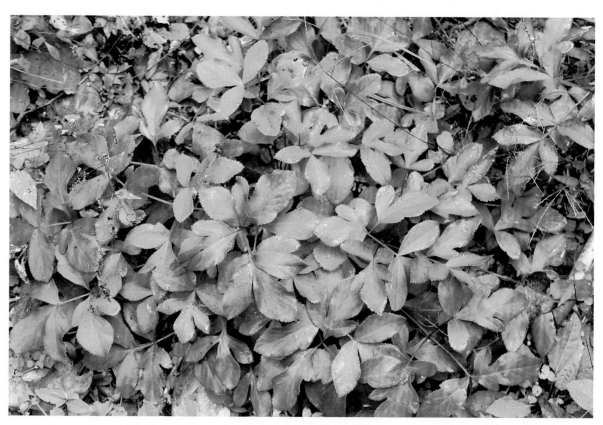

| 生境分布 | 生于山坡林缘、溪沟边或杂木林灌丛中。德兴各地均有分布。

| 资源情况 | 野生资源丰富。药材来源于野生。

| 采收加工 | 秋、冬季地上部分枯萎时采挖，除去须根，晒干。

| 药材性状 | 本品多呈不规则圆柱形、圆锥形或纺锤形，主根较细，有少数支根，长 3 ～ 15 cm，直径 0.8 ～ 1.7 cm。表面棕色至黑棕色，根头部偶有残留茎基和膜状叶鞘残基，有浅直细纵皱纹，可见灰白色横向皮孔样突起和点状须根痕。质硬，断面类白色，皮部较窄，散有少数黄色油点。气芳香，味微苦、辛。

| 功能主治 | 苦、辛，微寒。归肺经。降气化痰，散风清热。用于痰热喘满，咳痰黄稠，风热咳嗽痰多。

| 用法用量 | 内服煎汤，3 ～ 9 g；或入丸、散剂。

| 附　　注 | 本种异名：*Porphyroscias decursiva* Miq.、*Peucedanum decursivum* (Mig.) Maxim.、*Selinum melanotilingia* de Boiss.、*Peucedanum porphyroscias* (Miq.) Makino、*Peucedanum melanotilingia* (de Boiss.) de Boiss.。

药材紫花前胡，为本种的干燥根，《中华人民共和国药典》（2010 年版至 2020 年版）中有收载；《湖南省中药材标准》（2009 年版）以"前胡（紫花前胡）"之名收载之，《中华人民共和国药典》（1963 年版至 2000 年版）、《贵州省中药材、民族药材质量标准·副篇》（2003 年版）、《贵州省中药材标准规格·上集》（1965 年版）、《新疆维吾尔自治区药品标准·第二册》（1980 年版）等以"前胡"之名收载之，拉丁学名为 *Peucedanum decursivum* (Mig.) Maxim.。

《中华人民共和国药典》规定，按干燥品计算，紫花前胡含紫花前胡苷（$C_{20}H_{24}O_9$）不得少于 0.90%。

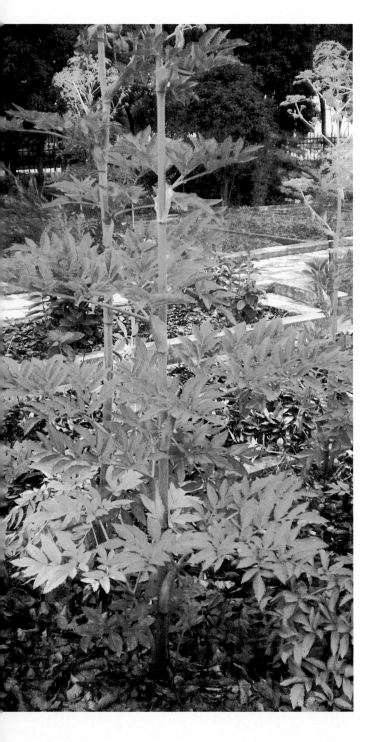

■伞形科■ Umbelliferae ■当归属■ Angelica

杭白芷

Angelica dahurica (Fisch. ex Hoffm.) Benth. et Hook. f. ex Franch. et Sav. 'Hangbaizhi'

| 药 材 名 |

白芷（药用部位：根）、白芷叶（药用部位：叶）。

| 形态特征 |

多年生草本，高 1 ~ 2 m。根圆锥形，具 4 棱。茎直径 4 ~ 7 cm，叶鞘黄绿色，近花序处密生柔毛。茎下部叶三角形，长达 30 cm，2 ~ 3 回羽状分裂，最终裂片卵形至长卵形，长 2 ~ 6 cm，宽 1 ~ 3 cm，叶柄长 3 ~ 6 cm，有大鞘；茎上部叶简化成鞘。复伞形花序密生短柔毛；无总苞或总苞 1 ~ 2，鞘状；伞幅 10 ~ 27；小总苞片多数，狭披针形，长约 0.5 cm，比花梗短；花梗多数；花黄绿色。双悬果椭圆形或圆形，长 0.5 ~ 0.6 cm，宽 0.35 ~ 0.5 cm，有疏毛。

| 生境分布 |

栽培种。德兴有栽培。

| 资源情况 |

栽培资源丰富。药材来源于栽培。

| 采收加工 |

白芷：夏、秋季叶黄时采挖，除去须根和泥

沙，晒干或低温干燥。

白芷叶：春、夏季采收，晒干。

| **药材性状** | 白芷：本品呈长圆锥形，长 10 ~ 25 cm，直径 1.5 ~ 2.5 cm。表面灰棕色或黄棕色，根头部钝四棱形或近圆形，具纵皱纹、支根痕及皮孔样的横向突起，有的排列成 4 纵行。先端有凹陷的茎痕。质坚实，断面白色或灰白色，粉性，形成层环棕色，近方形或近圆形，皮部散有多数棕色油点。气芳香，味辛、微苦。

| **功能主治** | 白芷：辛，温。归胃、大肠、肺经。解表散寒，祛风止痛，宣通鼻窍，燥湿止带，消肿排脓。用于感冒头痛，眉棱骨痛，鼻塞流涕，鼻衄，鼻渊，牙痛，带下，疮疡肿痛。

白芷叶：辛，平。祛风解毒。用于瘾疹，丹毒。

| **用法用量** | 白芷：内服煎汤，3 ~ 10 g；或入丸、散剂；血虚有热者、阴虚阳亢头痛者禁服。外用适量，研末撒；或调敷。

白芷叶：外用适量，煎汤洗；或研末扑。

| **附　　方** | （1）治烧伤：白芷、忍冬藤、白前、紫草、冰片共研末，香油调敷。
（2）治牙痛：白芷 3 g、冰片 0.9 g 共研末，吹入鼻腔内。对虫牙痛疗效较佳。
（3）治下肢溃疡：白芷、白及、枯矾、硫黄、炉甘石各 15 g，月石（硼砂）9 g 共研细末，桐油调搽，搽前用干葛煎汤洗。［方（1）~（3）出自《草药手册》（江西）］

| **附　　注** | 本种异名：*Angelica dahaurica* (Fisch. ex Hoffm.) Benth. et Hook. f. ex Franch. et Sav. var. *pai-chi* Kimura、*Angelica taiwaniana* de Boiss.、*Angelica dahurica* (Fisch. ex Hoffm.) Benth. et Hook. f. ex Franch. et Sav. var. *taiwaniana* (de Boiss.)、*Angelica dahurica* (Fisch. ex Hoffm.) Benth. et Hook. f. ex Franch. et Sav. var. *formosana* (de Boiss.) Shan et Yuan。

药材白芷，为本种的干燥根，《中华人民共和国药典》（1977 年版至 2020 年版）、《内蒙古蒙药材标准》（1986 年版）、《新疆维吾尔自治区药品标准·第二册》（1980 年版）中有收载。

《中华人民共和国药典》规定，按干燥品计算，白芷含欧前胡素（$C_{16}H_{24}O_4$）不得少于 0.080%。

伞形科 Umbelliferae 峨参属 Anthriscus

峨参
Anthriscus sylvestris (L.) Hoffm. Gen.

| 药 材 名 | 峨参（药用部位：根）、峨参叶（药用部位：叶）。

| 形态特征 | 二年生或多年生草本。茎高达 1.5 m，多分枝，近无毛或下部有细柔毛。基生叶有长柄，叶卵形，长 10 ~ 30 cm，2 回羽状分裂，小裂片卵形或椭圆状卵形，长 1 ~ 3 cm，宽 0.5 ~ 1.5 cm，有锯齿，下面疏生柔毛；茎生叶有短柄或无柄，基部鞘状，有时边缘有毛。复伞形花序直径 2.5 ~ 8 cm；伞幅 4 ~ 15，不等长；小总苞片 5 ~ 8，卵形或披针形，先端尖，反折；花白色，稍带绿色或黄色。果实长卵形或线状长圆形，长 0.5 ~ 1 cm，宽 0.1 ~ 0.15 cm，光滑或疏生小瘤点。

| 生境分布 | 生于山坡林下或路旁，以及山谷溪边石缝中，常栽培。分布于德兴

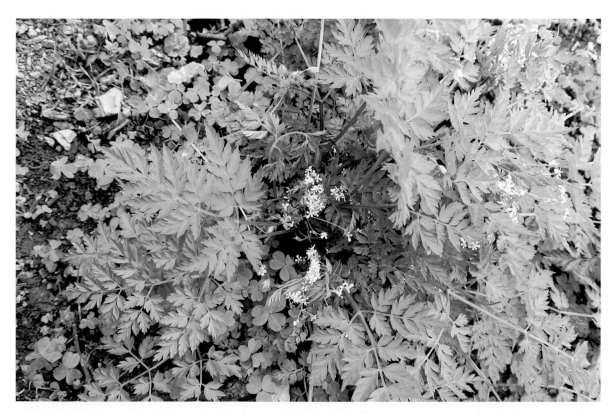

香屯等，香屯有栽培。

| 资源情况 | 野生资源一般，栽培资源少。药材主要来源于栽培。

| 采收加工 | **峨参**：栽后 2 ~ 3 年收获，春、秋季采挖，剪去须尾，刮去外皮，用沸水烫后，晒干，或微火炕干。

峨参叶：夏、秋季采收，鲜用或晒干。

| 药材性状 | **峨参**：本品呈圆锥形，略弯曲，多分叉，下部渐细，半透明，长 3 ~ 12 cm，中部直径 1 ~ 1.5 cm。外表黄棕色或灰色，有不规则的纵皱纹，上部有细密环纹，可见凸起的横长皮孔，有的侧面有疔疤。质坚实，沉重，断面黄色或黄棕色，角质样。气微，味微辛、微麻。

| 功能主治 | **峨参**：甘、辛，微温。归脾、胃、肺经。益气健脾，活血止痛。用于脾虚腹胀，乏力食少，肺虚咳喘，体虚自汗，老人夜尿频数，气虚水肿，劳伤腰痛，头痛，痛经，跌打瘀肿。

峨参叶：甘、辛，平。止血，消肿。用于创伤出血，肿痛。

| 用法用量 | **峨参**：内服煎汤，9 ~ 15 g；或浸酒；孕妇慎服。外用适量，研末调敷。

峨参叶：外用适量，鲜品捣敷；干品研末撒或调敷。

| 附　　注 | 本种异名：*Oreochorte yunnanensis* (W. W. Sm.) Koso-Polhansky、*Myrrhis chaerophylloides* Hance、*Chaerophyllum sylvestre* L.、*Chaerefolium sylvestre* (L.) Schinz et Thell.、*Anthriscus yunnanensis* W. W. Sm.。

药材峨参，为本种的干燥根，《湖南省中药材标准》（1993 年版、2009 年版）、《四川省中药材标准》（1987 年版、2010 年版）、《四川省中草药标准（试行稿）·第二批》（1979 年版）、《重庆市中药材质量标准》（2022 年版）中有收载。

伞形科 Umbelliferae 芹属 Apium

旱芹

Apium graveolens L.

| **药 材 名** | 旱芹（药用部位：带根全草。别名：旱芹菜、野芹菜、香芹）、芹菜子（药用部位：成熟果实）。

| **形态特征** | 一年生或二年生草本，高 50 ~ 150 cm，全体无毛。基生叶矩圆形至倒卵形，长 7 ~ 18 cm，1 ~ 2 回羽状全裂，裂片卵形或近圆形，长 2 ~ 4.5 cm，常 3 浅裂或深裂，小裂片近菱形，边缘有圆锯齿或锯齿，叶柄长 3 ~ 26 cm；茎生叶楔形，3 全裂。复伞形花序多数；总花梗缺或甚短；无总苞和小总苞；伞幅 7 ~ 16；花梗20 以上；花小，绿白色。双悬果近圆形至椭圆形，长 0.15 cm，宽0.15 ~ 0.2 cm，果棱尖锐，条形，花柱较花柱基长 1.5 倍。

| **生境分布** | 栽培种，德兴各地均有栽培。

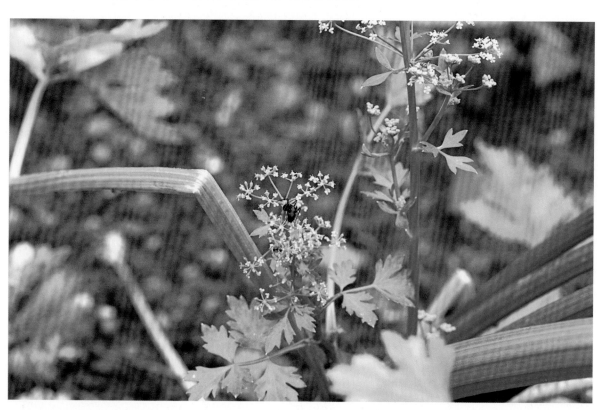

| **资源情况** | 栽培资源丰富。药材来源于栽培。

| **采收加工** | 旱芹：春、夏季采收，洗净，多为鲜用。
芹菜子：夏、秋季果实成熟时割取果序，晒干，打下果实。

| **药材性状** | 旱芹：本品为圆柱形而具棱角的段，直径 0.3 ~ 1 cm，长 1 ~ 1.5 cm。表面淡棕色，具多数突起的纵直粗棱，粗棱之间有细纵纹，有的可见残留的互生叶柄。切面略呈多角形，黄白色，有髓或中空。质坚。气微，味淡。
芹菜子：本品为双悬果，近球形至广卵形，细小，长 1 ~ 1.5 mm，宽 1 ~ 1.2 mm，灰绿色至棕黄绿色；分果卵圆形，先端稍尖，有花柱基残留，圆锥状，底端钝圆，微向腹面弯曲，背肋 3，微凸起，侧肋 2，均呈黄白色，横切面近五角形，肋间油管多为 1（稀为 2），结合面油管 2。气清香而具特异的芹菜气，味辛、微具麻舌感而甜。

| **功能主治** | 旱芹：甘、辛、微苦，凉。归肝、胃、肺经。平肝，清热，祛风，利水，止血，解毒。用于肝阳眩晕，风热头痛，咳嗽，黄疸，小便淋痛，尿血，崩漏，带下，疮疡肿毒。
芹菜子：散气，消肿，止痛，利尿，开通阻滞，降低血压。用于头痛头晕，高血压，关节炎，类风湿性关节炎，气滞性子宫炎，腹水，肾病。

| **用法用量** | 旱芹：内服煎汤，9 ~ 15 g，鲜品 30 ~ 60 g；或绞汁；或入丸剂；生疗癫者勿服。外用适量，捣敷；或煎汤洗。
芹菜子：内服煎汤，6 ~ 12 g；或入丸、散、膏剂。

| **附　注** | 本种异名：*Apium integrilobum* Hayata。
药材芹菜子，为本种的干燥成熟果实，《维吾尔药材标准·上册》（1993 年版）、《青海省藏药标准》（1992 年版）、《中华人民共和国卫生部药品标准·维吾尔药分册》（1999 年版）、《广东省中药材标准》（2004 年版）中有收载。
药材芹菜根，为本种的干燥根，《中华人民共和国卫生部药品标准·维吾尔药分册·附录》（1999 年版）中有收载。
本种为常见蔬菜，常与其他食材搭配炒食，或做包子、饺子馅料。

伞形科 Umbelliferae 积雪草属 Centella

积雪草 *Centella asiatica* (L.) Urban

| 药 材 名 | 积雪草（药用部位：全草。别名：荷包草）。

| 形态特征 | 多年生草本。茎匍匐，无毛或稍有毛。单叶互生，肾形或近圆形，直径 1 ~ 5 cm，基部深心形，边缘有宽钝齿，无毛或疏生柔毛，具掌状脉；叶柄长 5 ~ 15 cm，基部鞘状；无托叶。伞形花序单生或 2 ~ 3 腋生，每个花序有花 3 ~ 6，紫红色；总花梗长 0.2 ~ 0.8 cm；总苞片 2，卵形；花梗极短。双悬果扁圆形，长 0.2 ~ 0.25 cm，主棱和次棱极明显，主棱间有隆起的网纹相连。

| 生境分布 | 生于海拔 200 ~ 1 900 m 的阴湿草地或水沟边。德兴各地均有分布。

| 资源情况 | 野生资源丰富。药材来源于野生。

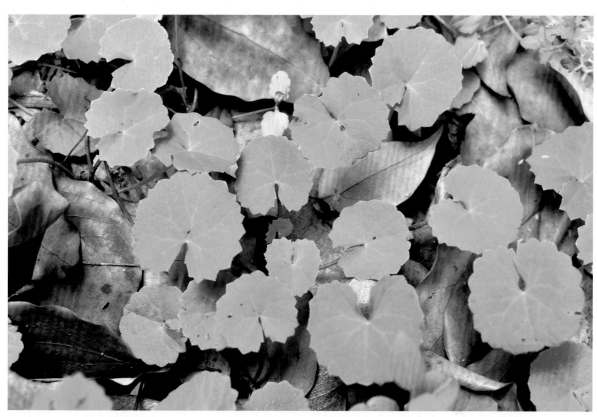

| 采收加工 | 夏、秋季采收，除去泥沙，鲜用或晒干。

| 药材性状 | 本品常卷缩成团状。根圆柱形，长 2 ～ 4 cm，直径 0.1 ～ 0.15 cm；表面浅黄色或灰黄色。茎细长，弯曲，黄棕色，有细纵皱纹，节上常着生须根。叶片多皱缩、破碎，完整者展平后呈近圆形或肾形，直径 1 ～ 4 cm；灰绿色，边缘有粗钝齿；叶柄长 3 ～ 6 cm，扭曲。伞形花序腋生，短小。双悬果扁圆形，有明显隆起的纵棱及细网纹，果柄甚短。气微，味淡。

| 功能主治 | 苦、辛，寒。归肝、脾、肾经。清热利湿，解毒消肿。用于湿热黄疸，中暑腹泻，石淋血淋，痈肿疮毒，跌打损伤。

| 用法用量 | 内服煎汤，15 ～ 30 g；或捣汁；脾胃虚寒者慎服。外用适量，捣敷；或绞汁涂。

| 附　　注 | 本种异名：*Hydrocotyle lurida* Hance、*Hydrocotyle asiatica* L.。
药材积雪草，为本种的干燥全草，《中华人民共和国药典》（1977 年版至 2020 年版）、《广西壮族自治区壮药质量标准·第一卷》（2008 年版）中有收载。
药材积雪草总苷，为本种全草经加工制成的总苷，《中华人民共和国药典》（2010 年版至 2020 年版）中有收载。
《中华人民共和国药典》规定，按干燥品计算，积雪草含积雪草苷（$C_{48}H_{78}O_{19}$）和羟基积雪草苷（$C_{48}H_{78}O_{20}$）的总量不得少于 0.80%。
本种的茎叶可炒食或煮汤。

伞形科 Umbelliferae 芫荽属 Coriandrum

芫荽
Coriandrum sativum L.

| 药 材 名 | 芫荽（药用部位：全草或地上部分。别名：胡荽、香荽、芫荽菜）、芫荽茎（药用部位：茎）、芫荽子（药用部位：成熟果实。别名：胡荽子）。

| 形态特征 | 一年生草本，高 30 ~ 100 cm，全体无毛，具强烈香气。基生叶1 ~ 2 回羽状全裂，裂片宽卵形或楔形，长 1 ~ 2 cm，边缘深裂或具缺刻；叶柄长 3 ~ 15 cm；茎生叶 2 ~ 3 回羽状深裂，最终裂片狭条形，长 0.2 ~ 1.5 cm，宽 0.05 ~ 0.15 cm，全缘。复伞形花序顶生；总花梗长 2 ~ 8 cm；无总苞；伞幅 2 ~ 8；小总苞片条形；花梗 4 ~ 10；花小，白色或淡紫色。双悬果近球形，直径 0.15 cm，光滑，果棱稍凸起。

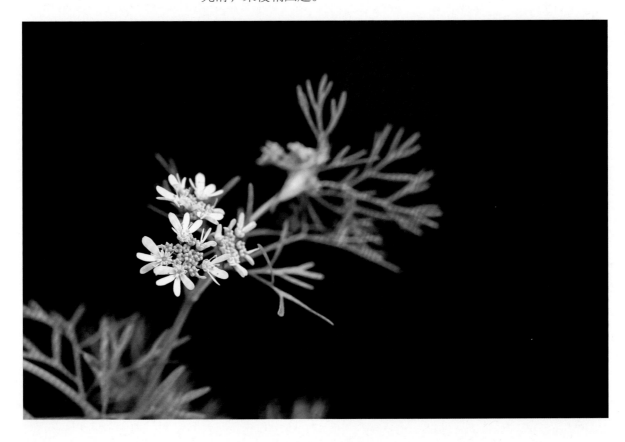

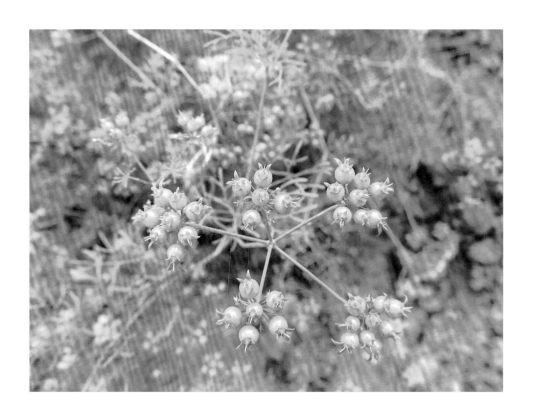

| 生境分布 | 德兴各地均有栽培。

| 资源情况 | 栽培资源丰富。药材来源于栽培。

| 采收加工 | 芫荽：春、夏季花开前采收，除去泥沙，晒干。

芫荽茎：春季采收，洗净，晒干。

芫荽子：8 ~ 9 月果实成熟时采收，晒干。

| 药材性状 | 芫荽：本品多卷缩成团，茎、叶枯绿色，干燥茎直径约 0.1 cm，叶多脱落或破碎，完整者 1 ~ 2 回羽状分裂。根呈须状或长圆锥形，表面类白色。具浓烈的特殊香气，味淡、微涩。

芫荽茎：本品直径约 0.1 cm。具浓烈的特殊香气，味淡、微涩。

芫荽子：本品为 2 小分果合生的双悬果，呈圆球形，直径约 0.15 cm。淡黄棕色至土黄棕色，先端可见极短的柱头残迹，多分裂为二，周围有残存的花萼 5。表面较粗糙，不甚明显的波状棱线 10 与明显的纵直棱线 12 相间排列。基部钝圆，有时可见小果柄或果柄痕。小分果背面隆起，腹面中央下凹，具 3 纵行的棱线，中央较直，两侧呈弧形弯曲，有时可见悬果柄。果实稍坚硬。气香，用手揉碎，散发出特殊而浓烈的香气，味微辣。

| 功能主治 | 芫荽：辛，温。归肺、脾、肝经。透疹发汗，消食开胃，止痛解毒。用于风寒感冒，麻疹、痘疹透发不畅，食积，脘腹胀痛，呕恶，头痛，牙痛，脱肛，丹毒，疮肿初起，蛇咬伤。

芫荽茎：辛，温。归肺、胃经。宽中健胃，透疹。用于胸脘胀闷，消化不良，麻疹不透。

芫荽子：辛、酸，平。归肺、胃、大肠经。健胃消积，理气止痛，透疹解毒。用于食积，食欲不振，胸膈满闷，脘腹胀痛，呕恶反胃，泻痢，肠风便血，脱肛，疝气，麻疹，痘疹不透，秃疮，头痛，牙痛，耳痈。

| 用法用量 | 芫荽：内服煎汤，9 ~ 15 g，鲜品 15 ~ 30 g；或捣汁；疹出已透，或虽未透出而热毒壅滞，非风寒外束者禁服。外用适量，煎汤洗；或捣敷；或绞汁涂。

芫荽茎：内服煎汤，3 ~ 9 g。外用适量，煎汤喷涂。

芫荽子：内服煎汤，6 ~ 12 g；或入丸、散剂；有火热者禁服。外用适量，煎汤含漱或熏洗。

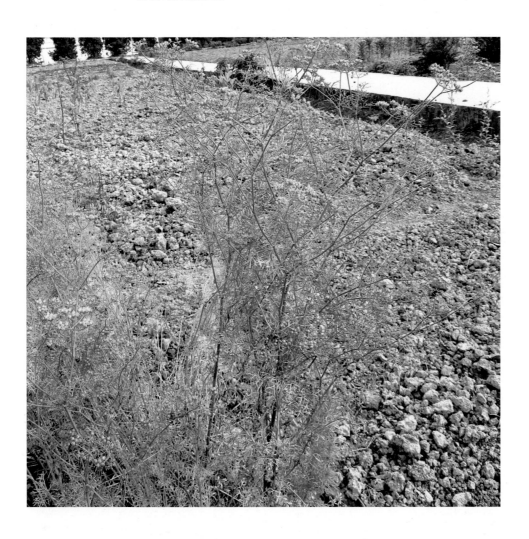

| 附　注 | 本种异名：*Selinum coriandrum* Krause。

药材芫荽，为本种的干燥全草或地上部分，《江西省中药材标准》（1996 年版、2014 年版）、《藏药标准》（1979 年版）中有收载；《上海市中药材标准》（1994 年版）以"芫荽草"之名收载之，《湖北省中药材质量标准》（2018 年版）以"芫荽菜"之名收载之。

药材芫荽子，为本种的干燥成熟果实，《中华人民共和国卫生部药品标准·中药材·第一册》（1992 年版）、《贵州省中药材、民族药材质量标准》（2003 年版）、《贵州省中药材质量标准》（1988 年版）、《贵州省中药材标准规格·上集》（1965 年版）、《江苏省中药材标准》（1989 年版、2016 年版）、《江苏省中药材标准（试行）·第二批》（1986 年版）、《内蒙古中药材标准》（1988 年版）、《内蒙古蒙药材标准》（1986 年版）、《吉林省药品标准（药材部分）》（1977 年版）中有收载；《青海省藏药标准》（1992 年版）以"芫荽"之名收载之，《中华人民共和国卫生部药品标准·藏药·第一册》（1995 年版）以"芫荽果"之名收载之。

本种为常见蔬菜，常作为调料与其他食材搭配，可煮火锅，或做包子、饺子馅料。

伞形科 Umbelliferae 鸭儿芹属 Cryptotaenia

鸭儿芹

Cryptotaenia japonica Hassk.

| 药 材 名 | 鸭儿芹（药用部位：茎叶。别名：鸭板芹）、鸭儿芹果（药用部位：果实）、鸭儿芹根（药用部位：根及根茎）。

| 形态特征 | 多年生草本，高 30 ~ 90 cm，全体无毛。茎具叉状分枝。基生叶及茎下部叶三角形，宽 2 ~ 10 cm，三出复叶，中间小叶菱状倒卵形，长 3 ~ 10 cm，侧生小叶歪卵形，边缘有不规则尖锐重锯齿或有时 2 ~ 3 浅裂，叶柄长 5 ~ 17 cm，基部成鞘抱茎；茎顶部的叶无柄，小叶披针形。复伞形花序疏松，不规则；总苞片及小总苞片各 1 ~ 3，条形，早落；伞幅 2 ~ 7，斜上；花梗 2 ~ 4；花白色。双悬果条状矩圆形或卵状矩圆形，长 0.35 ~ 0.65 cm，宽 0.1 ~ 0.2 cm。

| 生境分布 | 生于海拔 200 m 以上的山地、山沟及林下较阴湿处。德兴各地均有

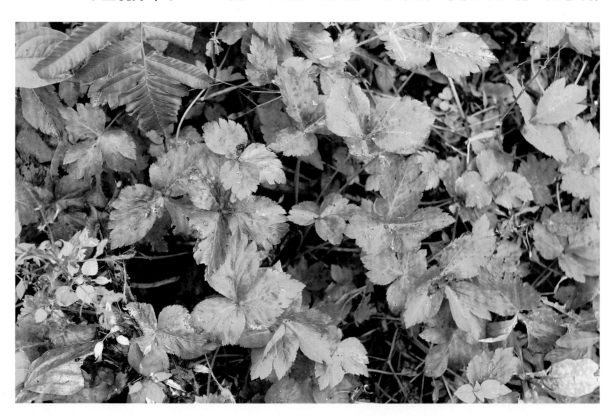

分布。

| **资源情况** | 野生资源丰富。药材来源于野生。

| **采收加工** | **鸭儿芹**：夏、秋季采收，鲜用或晒干。
鸭儿芹果：7 ~ 10 月采收成熟的果序，除去杂质，洗净，晒干。
鸭儿芹根：夏、秋季采挖，除去茎叶，洗净，晒干。

| **药材性状** | **鸭儿芹**：本品茎直立，具叉状分枝。叶互生，三出复叶，叶柄基部稍扩大，成膜质窄叶鞘而抱茎，小叶无柄；中间小叶菱状倒卵形，长 3 ~ 10 cm，边缘有不整齐重锯齿，基部下延，侧生小叶歪卵形，有时 2 ~ 3 浅裂。
鸭儿芹果：本品为双悬果，长椭圆形，分果常圆而不扁，有 5 棱，主棱发达，次棱不显，每棱间有油管 3，结合面有油管 3 ~ 4。
鸭儿芹根：本品根茎很短；根细长，密生。

| **功能主治** | **鸭儿芹**：辛、苦，平。归心、肺经。祛风止咳，利湿解毒，化瘀止痛。用于感冒咳嗽，肺痈，淋痛，疝气，月经不调，风火牙痛，目赤翳障，痈疽疮肿，皮肤瘙痒，跌打肿痛，蛇虫咬伤。
鸭儿芹果：辛，温。归脾、胃经。消积顺气。用于食积腹胀。
鸭儿芹根：辛，温。归肺经。发表散寒，止咳化痰，活血止痛。用于风寒感冒，咳嗽，跌打肿痛。

| **用法用量** | **鸭儿芹**：内服煎汤，15 ~ 30 g。外用适量，捣敷；或研末撒；或煎汤洗。
鸭儿芹果：内服煎汤，3 ~ 9 g；或研末。
鸭儿芹根：内服煎汤，9 ~ 30 g；或研末。

| **附　注** | 本种异名：*Cryptotaenia canadensis* (L.) DC. var. *japonica* (Hassk.) Makino、*Cryptotaenia canadensis* (L.) DC. subsp. *japonica* (Hassk.) Hand.-Mazz.。
本种的嫩茎叶焯水后可凉拌或炒食。

伞形科 Umbelliferae 胡萝卜属 Daucus

野胡萝卜 *Daucus carota* L.

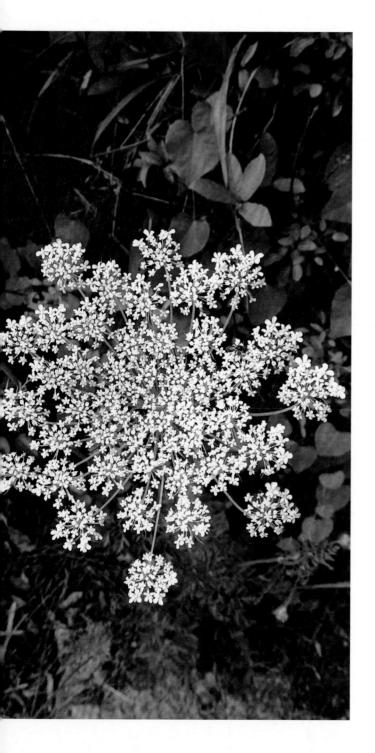

| 药 材 名 |

南鹤虱（药用部位：成熟果实）、鹤虱风（药用部位：地上部分）、野胡萝卜根（药用部位：根）。

| 形态特征 |

二年生草本，高 20 ~ 120 cm，全体有粗硬毛。根肉质，小圆锥形，近白色。基生叶矩圆形，2 ~ 3 回羽状全裂，最终裂片条形至披针形，长 0.2 ~ 1.5 cm，宽 0.05 ~ 0.2 cm。复伞形花序顶生；总花梗长 10 ~ 60 cm；总苞片多数，叶状，羽状分裂，裂片条形，反折；伞幅多数；小总苞片 5 ~ 7，条形，不裂或羽状分裂；花梗多数；花白色或淡红色。双悬果矩圆形，长 0.3 ~ 0.4 cm，4 棱有翅，翅上具短钩刺。

| 生境分布 |

生于山坡路旁、旷野或田间。德兴各地均有分布。

| 资源情况 |

野生资源丰富。药材来源于野生。

| 采收加工 | 南鹤虱：秋季果实成熟时割取果枝，晒干，打下果实，除去杂质。
鹤虱风：6 ~ 7 月花开时采收，去根，除去泥土、杂质，洗净，鲜用或晒干。
野胡萝卜根：春季未开花前采挖，除去茎叶，洗净，鲜用或晒干。

| 药材性状 | 南鹤虱：本品为双悬果，呈椭圆形，多裂为分果，分果长 0.3 ~ 0.4 cm，宽 0.15 ~ 0.25 cm。表面淡绿棕色或棕黄色，先端有花柱残基，基部钝圆，背面隆起，具 4 窄翅状次棱，翅上密生 1 列黄白色钩刺，刺长约 0.15 cm，次棱间的凹下处有不明显的主棱，其上散生短柔毛，接合面平坦，有 3 脉纹，上具柔毛。种仁类白色，有油性。体轻。搓碎时有特异香气，味微辛、苦。
野胡萝卜根：本品呈圆柱形或圆锥形，长 7 ~ 11 cm，直径 0.6 ~ 0.9 cm，表面淡黄棕色或淡灰棕色，粗糙，常有栓皮剥落，具横长的皮孔样突起及支根痕。根头部常残留叶鞘和茎基。质硬脆，断面黄白色，具放射状纹理，皮部散有棕色油点。气微香，味微甘、辛。

| 功能主治 | 南鹤虱：苦、辛，平；有小毒。归脾、胃经。杀虫消积。用于蛔虫病，蛲虫病，绦虫病，虫积腹痛，疳积。
鹤虱风：苦、微甘，寒；有小毒。杀虫健脾，利湿解毒。用于虫积，疳积，脘腹胀满，水肿，黄疸，烟毒，疮疹湿痒，斑秃。
野胡萝卜根：甘、微辛，凉。归脾、胃、肝经。健脾化滞，凉肝止血，清热解毒。用于脾虚食少，腹泻，惊风，逆血，血淋，咽喉肿痛。

| 用法用量 | 南鹤虱：内服煎汤，3 ~ 9 g；或入丸、散剂。外用适量，煎汤熏洗。
鹤虱风：内服煎汤，6 ~ 15 g。外用适量，煎汤洗；或研末调敷。
野胡萝卜根：内服煎汤，15 ~ 30 g。外用适量，捣汁涂。

| 附　注 | 药材南鹤虱，为本种的干燥成熟果实，《中华人民共和国药典》（1963 年版至 2020 年版）中有收载；《维吾尔药材标准·上册》（1993 年版）以"野胡萝卜子"之名收载之。

| 伞形科 | Umbelliferae | 胡萝卜属 | Daucus

胡萝卜

Daucus carota L. var. *sativa* Hoffm.

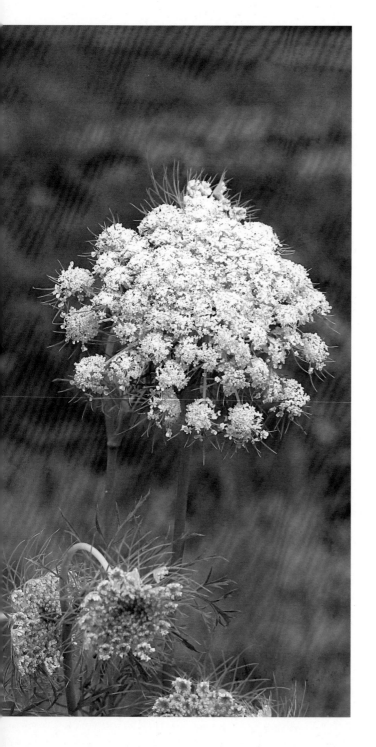

| 药 材 名 |

胡萝卜（药用部位：根。别名：黄萝卜）、胡萝卜子（药用部位：果实）、胡萝卜叶（药用部位：叶）。

| 形态特征 |

本变种与野胡萝卜的区别在于本变种根肉质，长圆锥形，粗肥，呈红色或黄色。

| 生境分布 |

德兴各地均有栽培。

| 资源情况 |

栽培资源丰富。药材来源于栽培。

| 采收加工 |

胡萝卜：冬季采挖，除去茎叶、须根，洗净。
胡萝卜子：夏季果实成熟时采收，摘取果枝，打下果实，除净杂质，晒干。
胡萝卜叶：冬季或春季采收，连根挖出，削取带根头部的叶，洗净，鲜用或晒干。

| 药材性状 |

胡萝卜：本品粗壮，长圆锥形，呈橙红色或黄色。气微，味甘。

胡萝卜子：本品为双悬果，呈椭圆形，多裂为分果。分果长 0.3 ~ 0.5 cm，直径约 0.12 ~ 0.25 cm。表面黄棕色，先端有花柱残基，基部钝圆，背面隆起，具 4 条窄翅状次棱，翅上密生 1 列黄白色刺，刺基部较宽，刺长约 0.1 ~ 0.2 cm，次棱间凹下处有不明显的主棱，其上散生短绒毛，接合面平坦，有 3 条脉纹，上具柔毛。种仁类白色，有油性，体轻，搓碎时有特异香气。味苦、微辛。

| 功能主治 | 胡萝卜：甘、辛，平。归脾、肝、肺经。健脾和中，滋肝明目，化痰止咳，清热解毒。用于脾虚食少，体虚乏力，脘腹痛，泻痢，视物昏花，雀目，咳喘，百日咳，咽喉肿痛，麻疹，水痘，疖肿，烫火伤，痔漏。

胡萝卜子：苦、辛，温。归脾、肾经。燥湿散寒，利水杀虫。用于久痢，久泻，虫积，水肿，宫冷腹痛。

胡萝卜叶：辛、甘，平。理气止痛，利水。用于脘腹痛，浮肿，小便不通，淋痛。

| 用法用量 | 胡萝卜：内服煎汤，30 ~ 120 g；或生食；或捣汁；或煮食；宜熟食，多食损肝难消，生食伤胃。外用适量，煮熟捣敷；或切片烧热敷。

胡萝卜子：内服煎汤，3 ~ 9 g；或入丸、散剂。

胡萝卜叶：内服煎汤，30 ~ 60 g；或切碎蒸熟食。

| 附　　注 | 本种异名：*Daucus carota* L. subsp. *sativa* (Hoffmann) Archangeli。

药材胡萝卜，为本种的根，《中华人民共和国卫生部药品标准·藏药·第一册·附录》（1995 年版）中有收载。

药材胡萝卜子，为本种的干燥成熟种子，《中华人民共和国卫生部药品标准·维吾尔药分册·附录》（1999 年版）中有收载。

本种的根为常见蔬菜，常与其他食材搭配炒食或炖汤；其嫩茎叶焯水后可凉拌或炒食。

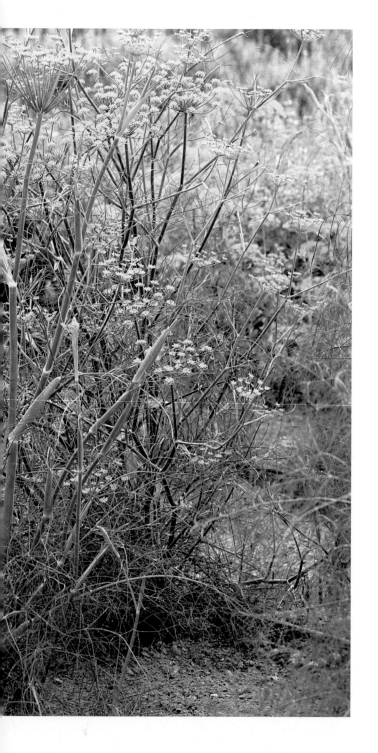

伞形科 Umbelliferae 茴香属 Foeniculum

茴香
Foeniculum vulgare Mill.

| 药 材 名 |

小茴香（药用部位：成熟果实）、茴香
茎叶（药用部位：茎叶）、茴香根（药
用部位：根皮或根）。

| 形态特征 |

草本，高可达 2 m。茎无毛，灰绿色至苍
白色。较下部茎生叶叶柄长 5 ～ 15 cm，
中部或上部的叶柄呈鞘状；叶宽三角形，
长 4 ～ 30 cm，宽 5 ～ 40 cm，2 ～ 3 回羽
状全裂，小裂片线形，长 0.4 ～ 4 cm，宽约
0.05 cm。顶生伞形花序直径达 15 cm，花
序梗长 2 ～ 25 cm；伞幅 6 ～ 29，长 1.5 ～
10 cm；伞形花序有花 14 ～ 39；花瓣黄色，
倒卵形，中脉 1。果实长圆形，长 0.4 ～
0.6 cm，直径 0.15 ～ 0.22 cm，果棱尖锐。

| 生境分布 |

德兴有栽培。

| 资源情况 |

栽培资源丰富。药材来源于栽培。

| 采收加工 |

小茴香：秋季果实初熟时采割植株，晒干，
打下果实，除去杂质。

茴香茎叶：春、夏季割取地上部分，鲜用或晒干。

茴香根：7 月采挖，除去茎叶，洗净，鲜用或晒干。

| 功能主治 |　小茴香：辛，温。归肝、肾、脾、胃经。散寒止痛，理气和胃。用于寒疝腹痛，睾丸偏坠，痛经，少腹冷痛，脘腹胀痛，食少吐泻。

茴香茎叶：甘、辛，温。理气和胃，散寒止痛。用于恶心呕吐，疝气，腰痛，痈肿。

茴香根：辛、甘，温。温肾和中，行气止痛，杀虫。用于寒疝，耳鸣，胃寒呕逆、腹痛，风寒湿痹，鼻疳，蛔虫病。

| 用法用量 |　小茴香：内服煎汤，3 ~ 6 g；或入丸、散剂；阴虚火旺者禁服。外用适量，研末调敷；或炒热温熨。

茴香茎叶：内服煎汤，10 ~ 15 g；或捣汁；或浸酒。外用适量，捣敷。

茴香根：内服煎汤，9 ~ 15 g，鲜品加倍；或鲜品捣汁；或浸酒。外用适量，捣敷；或煎汤洗。

| 附　　注 |　本种异名：*Selinum foeniculum* (L.) E. H. L. Krause、*Meum foeniculum* (L.) Spreng.、*Seseli foeniculum* (L.) Koso-Pol.、*Foeniculum pannorium* (Roxb.) DC.、*Foeniculum officinale* All.。

药材小茴香，为本种的干燥成熟果实，《中华人民共和国药典》（1977 年版至2020 年版）、《儿茶等 43 种进口药材质量标准》（2004 年版）、《内蒙古蒙药材标准》（1986 年版）、《维吾尔药材标准·上册》（1993 年版）、《新疆维吾尔自治区药品标准·第二册》（1980 年版）等中有收载；《中华人民共和国药典》（1953 年版、1963 年版）、《贵州省中药材标准规格·上集》（1965年版）等以"茴香（小茴香）"之名收载之。

药材茴香根，为本种的干燥根皮或根，《贵州省中药材、民族药材质量标准·附录》（2003 年版）、《中华人民共和国卫生部药品标准·维吾尔药分册》（1999年版）中有收载。

《中华人民共和国药典》规定，茴香含挥发油不得少于 1.5%（ml/g），含反式茴香脑（$C_{10}H_{12}O$）不得少于 1.4%。

本种的果实为常见调料；其嫩茎叶焯水后可凉拌或炒食，也可做饺子馅料或煮汤等。

伞形科 Umbelliferae 天胡荽属 *Hydrocotyle*

红马蹄草 *Hydrocotyle nepalensis* Hook.

| **药 材 名** | 红马蹄草（药用部位：全草）。

| **形态特征** | 多年生草本，高 5 ~ 45 cm。茎匍匐，有斜上分枝，节上生根。单叶互生，圆肾形，长 1.5 ~ 5 cm，宽 2.5 ~ 8.5 cm，基部深心形，5 ~ 9掌状分裂，裂片三角形，两面和叶柄均具短硬毛。单伞形花序腋生，与叶对生，有花 10 ~ 30；总花梗数个，上部者簇生于枝条先端，密生柔毛，长 0.15 ~ 0.25 cm，常较叶柄短；花梗长达 0.1 cm；无萼齿；花瓣白色。双悬果近圆形，长 0.1 cm，宽 0.1 ~ 0.2 cm，常具紫色斑点，有宿存短花柱。

| **生境分布** | 生于海拔 350 m 以上的山坡、路旁、阴湿地、溪边草丛中。德兴各地均有分布。

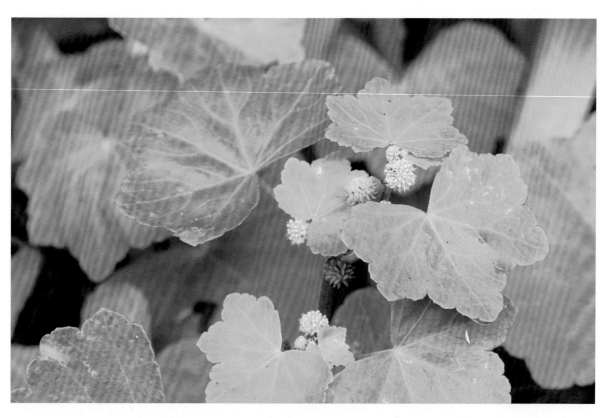

| 资源情况 | 野生资源丰富。药材来源于野生。

| 采收加工 | 夏、秋季采收，洗净，鲜用或晒干。

| 药材性状 | 本品多皱缩成团，展开后长 5 ~ 45 cm。茎纤细柔软而弯曲，有分枝，被疏毛，节上生根。单叶互生，叶柄基部有叶鞘，被毛；叶多皱缩，完整叶呈圆肾形，5 ~ 9 掌状浅裂，裂片先端钝，基部心形，边缘有缺齿，具掌状叶脉，两面被紫色短硬毛。质脆。气微，味淡。

| 功能主治 | 苦，寒。归肺、肝、大肠经。清热利湿，化瘀止血，解毒。用于感冒，咳嗽，痰中带血，痢疾，泄泻，痛经，月经不调，跌打伤肿，外伤出血，痈疮肿毒。

| 用法用量 | 内服煎汤，6 ~ 30 g；或浸酒；孕妇禁用。外用适量，捣敷；或煎汤洗。

| 附　　注 | 本种异名：*Hydrocotyle polycephala* Wight et Arn.。
本种的嫩茎叶可炒食或煮汤。

伞形科 Umbelliferae 天胡荽属 *Hydrocotyle*

天胡荽
Hydrocotyle sibthorpioides Lam.

| 药 材 名 | 天胡荽（药用部位：全草。别名：小叶金钱草、小叶破铜钱、满天星）。

| 形态特征 | 多年生草本。茎匍匐。单叶互生，圆形或肾形，直径 0.5 ~ 2.5 cm，不裂或掌状 5 ~ 7 浅裂，裂片宽倒卵形，边缘具钝齿，上面无毛或两面有疏柔毛；叶柄长 0.5 ~ 8 cm。单伞形花序腋生，有花 10 ~ 15；总花梗长 1 ~ 2.5 cm；总苞片 4 ~ 10，倒披针形，长约 0.2 cm；花瓣绿白色，长约 0.12 cm。双悬果近圆形，长 0.1 ~ 0.15 cm，悬果侧面扁平，无毛，光滑或有多数小斑点，棱显著。

| 生境分布 | 生于湿润的草地、河沟边、林下。德兴各地均有分布。

| 资源情况 | 野生资源丰富。药材来源于野生。

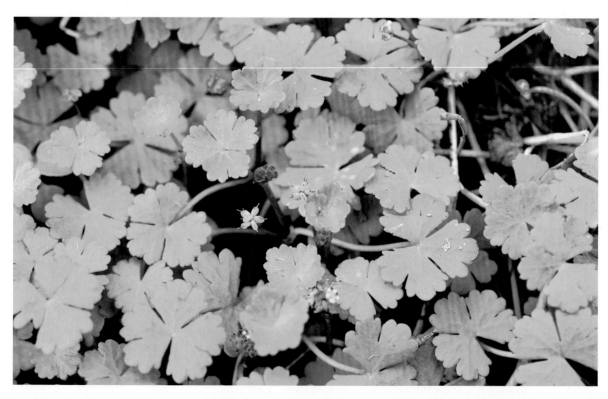

| 采收加工 | 夏、秋季采收，洗净，鲜用或晒干。

| 药材性状 | 本品多皱缩成团，根细，表面淡黄色或灰黄色。茎极纤细，弯曲，黄绿色，节处有根痕及残留细根。叶多皱缩破碎，完整者呈圆形或近肾形，5～7浅裂，少不分裂，边缘有钝齿；托叶膜质；叶柄长0.5～8 cm，扭曲状。伞形花序小。双悬果略呈心形，两侧压扁。气香。

| 功能主治 | 辛、微苦，微寒。归肝、胆、肾、膀胱经。清热利湿，排石利尿。用于湿热黄疸，肝胆结石，尿路结石，痈肿疔疮，毒蛇咬伤。

| 用法用量 | 内服煎汤，9～15 g，鲜品30～60 g；或捣汁。外用适量，捣敷；或捣汁涂。

| 附　　方 | （1）治喉蛾：天胡荽9～15 g，煎汤服；或将鲜草洗净，加食盐少许，捣烂取汁，滴于喉痛处。

（2）治小儿口疮：鲜天胡荽15～21 g，加第2遍淘米水2茶匙，同捣烂，绞出汁液口服。

（3）治疳积夜盲：天胡荽15 g，猪肝60～120 g，同蒸熟，去渣，取肝及汤口服。［方（1）～（3）出自《江西民间草药验方》］

（4）治小儿夏季热：鲜天胡荽适量，捣汁半小碗，每服3～5匙，每日5～6次。（《江西草药》）

| 附　　注 | 本种异名：*Hydrocotyle formosana* Masam.、*Hydrocotyle rotundifolia* Roxb. ex DC.、*Hydrocotyle keelungensis* Liu, Chao et Chuang、*Hydrocotyle tenella* Buch.-Ham. ex D. Don、*Geophila yunnanensis* H. Lévl.。

药材天胡荽，为本种的干燥全草，《福建省中药材标准》（2006年版）、《广西中药材标准》（1990年版）、《广西壮族自治区壮药质量标准·第一卷》（2008年版）、《贵州省中药材、民族药材质量标准》（2003年版）、《山东省中药材标准·附录》（1995年版、2002年版）、《云南省药品标准》（1996年版）、《上海市中药材标准》（1994年版）、《湖北省中药材质量标准》（2009年版）中有收载；《福建省中药材标准（试行稿）·第一批》（1990年版）以"天胡荽（遍地锦）"之名收载之，《湖南省中药材标准》（2009年版）以"满天星（天胡荽）"之名收载之，《江西省中药材标准》（1996年版、2014年版）以"小金钱草"之名收载之。文献中记载的小金钱草的基原还包括破铜钱 *Hydrocotyle sibthorpioides* Lam. var. *batrachium* (Hance) Hand.-Mazz. ex Shan ［《江西省中药材标准》（1996年版、2014年版）］。

伞形科 Umbelliferae 藁本属 Ligusticum

藁本
Ligusticum sinense Oliv.

| 药 材 名 | 藁本（药用部位：根及根茎）。

| 形态特征 | 多年生草本，高 1 m；根茎为不规则的团块。基生叶三角形，长 8 ~ 15 cm，2 回羽状全裂，最终裂片 3 ~ 4 对，卵形，长 3 ~ 5.5 cm，宽 1 ~ 2.5 cm，上面脉上有乳头状突起，边缘不整齐羽状深裂，叶柄长 9 ~ 20 cm；茎上部叶具扩展的叶鞘。复伞形花序有乳头状粗毛；总苞片数个，狭条形；伞幅 15 ~ 22，不等长；小总苞片数个，丝状条形；花梗多数；花白色。双悬果宽卵形，长 0.2 cm，宽 0.1 cm，稍侧扁。

| 生境分布 | 生于海拔 1 000 m 以上的林下、沟边草丛中。分布于德兴三清山北麓等。

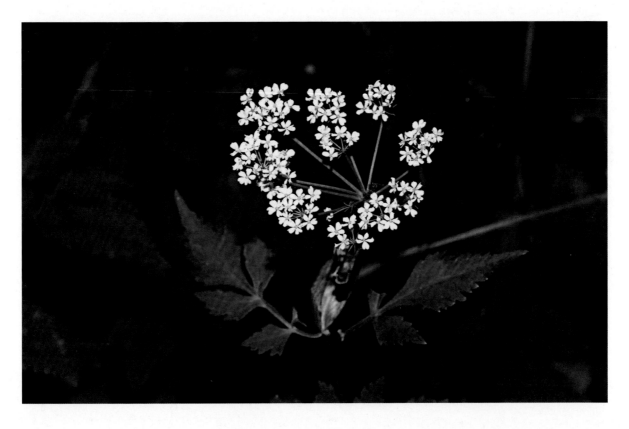

| 资源情况 | 野生资源稀少。药材来源于野生。

| 采收加工 | 秋季茎叶枯萎或翌年春季出苗时采挖，除去泥沙，晒干或烘干。

| 药材性状 | 本品根茎呈不规则结节状圆柱形，稍扭曲，有分枝，长 3 ~ 10 cm，直径 1 ~ 2 cm。表面棕褐色或暗棕色，粗糙，有纵皱纹，上侧残留数个凹陷的圆形茎基，下侧有多数点状凸起的根痕和残根。体轻，质较硬，易折断，断面黄色或黄白色，纤维状。气浓香，味辛、苦、微麻。

| 功能主治 | 辛，温。归膀胱经。祛风，散寒，除湿，止痛。用于风寒感冒，颠顶疼痛，风湿痹痛。

| 用法用量 | 内服煎汤，3 ~ 10 g；或入丸、散剂；阴血虚及热证头痛者禁服。外用适量，煎汤洗；或研末调涂。

| 附　　注 | 本种异名：*Ligusticum silvaticum* Wolff.、*Ligusticum harrysmithii* M. Hiroe、*Ligusticum markgrafianum* Fedde ex H. Wolff、*Ligusticum pilgerianum* Fedde ex H. Wolff。
药材藁本，为本种的干燥根茎及根，《中华人民共和国药典》（1963 年版至 2020 年版）、《内蒙古蒙药材标准》（1986 年版）、《新疆维吾尔自治区药品标准·第二册》（1980 年版）等中有收载。

伞形科 Umbelliferae 白苞芹属 Nothosmyrnium

白苞芹

Nothosmyrnium japonicum Miq.

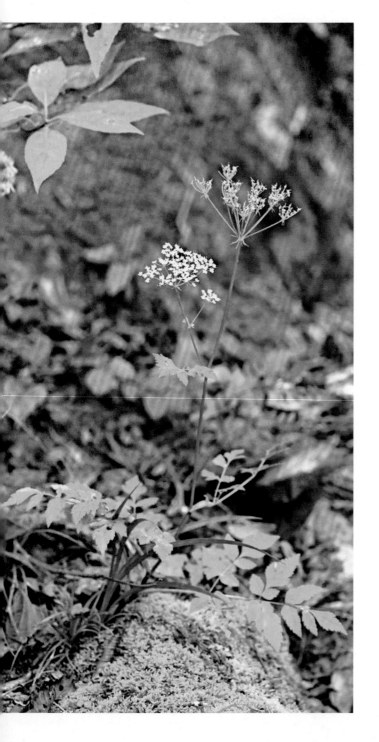

药材名

土藁本（药用部位：根）。

形态特征

多年生草本，高 1 ~ 1.5 m，全体生柔毛。茎紫色，分枝。叶卵形或矩圆形，长 10 ~ 20 cm，宽 8 ~ 12 cm，一至二回三出式羽状复叶，小叶卵形，长 2 ~ 6 cm，宽 1 ~ 3 cm，顶生小叶不裂至 3 裂，所有小叶边缘有尖锐锯齿、牙齿或缺刻，具缘毛；上部叶有时仅具 3 小叶；叶柄长 3 ~ 10 cm。复伞形花序；总苞片 1 ~ 4，条形或宽披针形，干膜质，外折；伞幅 7 ~ 15，不等长；小总苞片 3 ~ 5，卵形至披针形，外折；花梗 10 cm 以上；花瓣白色，有 1 脉。双悬果椭圆形，长 0.2 ~ 0.3 cm，宽 0.1 ~ 0.2 cm。

生境分布

生于山坡林下阴湿草丛中或杂木林下。德兴各地均有分布。

资源情况

野生资源一般。药材来源于野生。

| **采收加工** | 秋季采挖，除去茎叶，洗净，晒干。 |

| **功能主治** | 辛，温。祛风散寒，舒筋活血。用于风寒感冒，头痛，风寒湿痹，筋骨痛，骨折伤痛。 |

| **用法用量** | 内服煎汤，21 ~ 24 g。外用适量，煎汤洗；或捣敷。 |

| **附　　注** | 本种异名：*Macrochlaena glaucocarpa* Hand.-Mazz.。 |

水芹

Oenanthe javanica (Bl.) DC.

| 药 材 名 | 水芹（药用部位：全草。别名：野水芹、野芹菜、水芹菜）、芹花（药用部位：花）。 |

| 形态特征 | 多年生草本，高 15 ~ 80 cm，无毛。茎基部匍匐。基生叶三角形或三角状卵形，1 ~ 2 回羽状分裂，最终裂片卵形至菱状披针形，长 2 ~ 5 cm，宽 1 ~ 2 cm，边缘有不整齐尖齿或圆锯齿；叶柄长 7 ~ 15 cm。复伞形花序顶生；总花梗长 2 ~ 16 cm；无总苞；伞幅 6 ~ 20；小总苞片 2 ~ 8，条形；花梗 10 ~ 25；花白色。双悬果椭圆形或近圆锥形，长 0.25 ~ 0.3 cm，宽 0.2 cm，棱显著隆起。 |

| 生境分布 | 生于浅水低洼地方或池沼、水沟旁，常人工栽培。德兴各地均有分布，黄柏有栽培。 |

| 资源情况 | 野生资源丰富，栽培资源一般。药材主要来源于野生。 |

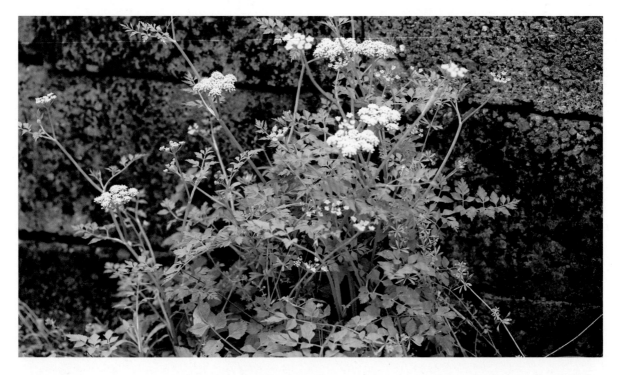

| 采收加工 | 水芹：9 ~ 10 月采挖全草，洗净，鲜用或晒干。
　　　　　芹花：6 ~ 7 月花开时采收，晒干。

| 药材性状 | 水芹：本品根茎呈圆柱形。茎呈扁圆柱形，表面淡绿色至黄棕色，具纵棱；节明显，稍膨大；茎下端节上有多数细长的须状不定根；质脆，易折断，断面具海绵状髓或中空。叶多皱缩或破碎，完整者展平后 1 ~ 2 回羽状分裂，小叶呈披针形或近披针形，长 2 ~ 5 cm，宽 1 ~ 2 cm，边缘锯齿状，先端渐尖，基部楔形，叶柄长 7 ~ 15 cm。气微香，味特异而淡。

| 功能主治 | 水芹：辛、甘，凉。归肺、肝、膀胱经。清热解毒，利尿，止血。用于感冒，暴热烦渴，呕吐腹泻，浮肿，小便不利，淋痛，尿血，便血，吐血，衄血，崩漏，月经过多，目赤，咽痛，喉肿，口疮，牙疳，乳痈，痈疽，瘰疬，痄腮，带状疱疹，痔疮，跌打伤肿。
　　　　　芹花：苦，寒。归心经。退热，降低血压，除湿。用于感冒发热，呕吐腹泻，尿路感染。

| 用法用量 | 水芹：内服煎汤，30 ~ 60 g；或捣汁；脾胃虚寒者，慎绞汁服。外用适量，捣敷；或捣汁涂。
　　　　　芹花：内服煎汤，3 ~ 9 g。

| 附　　方 | （1）治流行性脑膜炎：鲜水芹适量，洗净，捣汁半碗，内服；渣敷天庭穴。
（2）治黄疸：鲜水芹根 60 g，连钱草 90 g，虎刺 60 g，猪精肉 90 g，煎汤服。
（3）治便血：鲜水芹适量，洗净，捣汁半碗服。
（4）治手背红肿：鲜水芹根适量，捣敷。［方（1）~（4）出自《草药手册》（江西）］
（5）治乳痈：鲜水芹适量，加盐少许，捣敷。（《江西草药》）

| 附　　注 | 本种异名：*Falcaria javanica* (Blume) DC.、*Dasyloma javanicum* (Blume) Miq.、*Dasyloma subbipinnatum* Miq.、*Sium javanicum* Blume、*Phellandrium stoloniferum* Roxb.。
药材水芹，为本种的干燥地上部分或茎枝，《湖南省中药材标准》（2009 年版）、《上海市中药材标准》（1994 年版）、《吉林省中药材标准·第二册》（2019 年版）中有收载。
本种的嫩茎叶可炒食，或与其他食材搭配食用。

伞形科 Umbelliferae 水芹属 Oenanthe

中华水芹 *Oenanthe sinensis* Dunn

| 药 材 名 | 中华水芹（药用部位：地上部分）。

| 形态特征 | 多年生草本，高 30 ~ 50 cm，全体无毛。茎基部匍匐，生不定根，管状，单生，少分枝。基生叶及茎下部叶为二回三出式羽状复叶，小叶有柄，卵形、卵状楔形或条状披针形，长 2 ~ 2.5 cm，宽 0.5 ~ 1 cm，边缘有不规则锯齿，叶柄长 8 ~ 9 cm，具短叶鞘；茎生叶的小叶窄条形，长 2 ~ 3 cm，宽 0.3 ~ 0.5 cm，羽状浅裂。复伞形花序顶生和侧生；无总苞或极短；伞幅 12 ~ 14，长 1.5 ~ 2 cm，微粗糙；小总苞片多数，条形，长 0.2 ~ 0.3 cm；花梗多数，长 0.2 ~ 0.3 cm；花白色。双悬果矩圆形，长 0.25 ~ 0.3 cm，宽 0.1 ~ 0.2 cm。

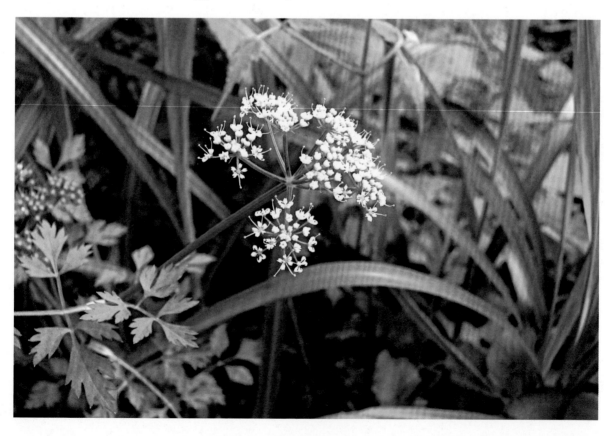

| **生境分布** | 生于水田沼地及山坡路旁湿地。分布于德兴三清山北麓等。

| **资源情况** | 野生资源一般。药材来源于野生。

| **采收加工** | 9 ~ 10 月采割，洗净，鲜用或晒干。

| **功能主治** | 辛，凉。清热解毒，利尿消肿，止血，降低血压。用于咽喉肿痛，风热咳嗽，肾炎水肿，高血压。

| **用法用量** | 内服煎汤，30 ~ 60 g；或捣汁。外用适量，捣敷；或捣汁涂。

| **附　注** | 本种异名：*Oenanthe linearis* Wall. ex DC.。
本种的嫩茎叶可炒食，或与其他食材搭配食用。

伞形科 Umbelliferae 山芹属 Ostericum

隔山香

Ostericum citriodorum (Hance) Yuan et Shan

| **药 材 名** | 隔山香（药用部位：根。别名：野茴香、香白芷）。

| **形态特征** | 多年生草本，高 40 ~ 130 cm，全体无毛。主根近纺锤形，黄色，先端有纤维状叶鞘残基。茎单生，上部分枝。叶矩圆状卵形至宽三角形，2 回羽状分裂，最终裂片有柄，椭圆形至长披针形，长 3.5 ~ 6.5 cm，宽 0.4 ~ 2.5 cm，急尖，具小凸尖头，边缘及中脉软骨质，有细锯齿。复伞形花序；总花梗长 6 ~ 9 cm；总苞片 8，披针形；伞幅 5 ~ 12；小总苞片少数，条形；花梗约 12；花白色。双悬果椭圆形至宽卵形，长 0.3 ~ 0.4 cm，宽 0.3 ~ 0.35 cm，扁平，侧棱有宽翅。

| **生境分布** | 生于山坡灌木林下或林缘、草丛中。分布于德兴大茅山及香屯等。

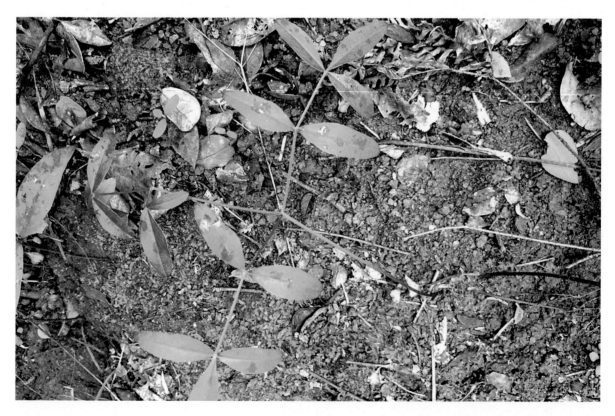

| 资源情况 | 野生资源一般。药材来源于野生。

| 采收加工 | 秋后挖根，除去茎叶，洗净，鲜用或晒干。

| 药材性状 | 本品呈圆柱形，下部有分枝，长 3 ~ 21 cm；根头部膨大，圆锥状，直径 0.3 ~ 1.2 cm；先端有茎、叶的残基或凹陷；表面棕黄色至黄棕色，有不规则纵皱纹、凸起的点状皮孔及细根痕；质硬而脆，易折断，断面平坦，淡黄棕色，可见 1 棕色环纹及多数黄棕色小点，近外皮部较多针孔状裂隙呈环状排列。有特异香气，味辛。

| 功能主治 | 辛、微苦，平。归心、肺、肝、膀胱、胃经。疏风清热，祛痰止咳，消肿止痛。用于感冒，咳嗽，头痛，腹痛，痢疾，肝炎，风湿痹痛，疝气，月经不调，跌打伤肿，疮痈，毒蛇咬伤。

| 用法用量 | 内服煎汤，6 ~ 15 g；或研末；或浸酒。外用适量，捣敷；或煎汤洗。

| 附　　注 | 本种异名：*Angelica citriodora* Hance。
药材隔山香，为本种的干燥根，《湖南省中药材标准》（2009 年版）、《云南省中药材标准·第一册》（2005 年版）中有收载；《中华人民共和国卫生部药品标准·中药成方制剂·第十七册·附录》（1998 年版）、《广西中药材标准·附录》（1990 年版）以"香白芷"之名收载之。

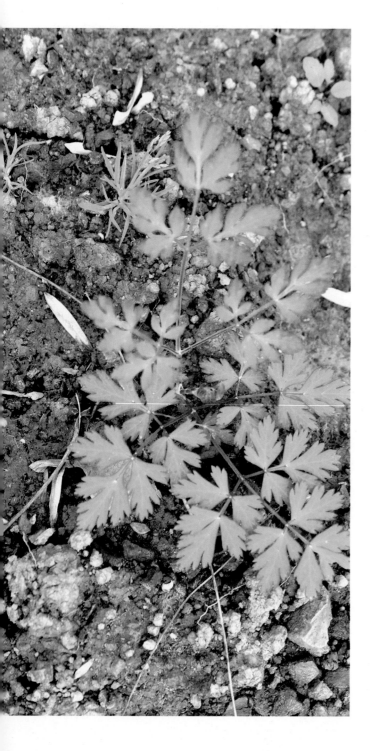

伞形科 Umbelliferae 前胡属 Peucedanum

前胡
Peucedanum praeruptorum Dunn

药材名

前胡（药用部位：根。别名：信前胡、大叶野芫荽）。

形态特征

多年生草本，高 1 ~ 2 m。根圆锥形，棕黄色至棕褐色，具浓香。茎单生，紫色。基生叶和茎下部叶纸质，三角状宽卵形，1 ~ 2 回羽状全裂，一回裂片 3 ~ 5，再 3 ~ 5 裂，叶轴翅状，顶裂片和侧裂片基部联合，基部下延成翅状，最终裂片狭卵形或长椭圆形，长 8 ~ 11 cm，有尖齿；茎上部叶简化成叶鞘。复伞形花序；总苞片 1 ~ 2，卵形；伞幅 10 ~ 20；小总苞片数个，披针形；花梗多数；花深紫色。双悬果椭圆形，长 0.4 ~ 0.7 cm，宽 0.3 ~ 0.5 cm，扁平。

生境分布

生于海拔 250 m 以上的山坡林缘、路旁或半阴的山坡草丛中。分布于德兴大茅山、三清山北麓等。

资源情况

野生资源一般，栽培资源一般。药材主要来源于野生。

| 采收加工 | 冬季至翌年春季茎叶枯萎或未抽花茎时采挖，除去须根，洗净，晒干或低温干燥。

| 药材性状 | 本品呈不规则的圆柱形、圆锥形或纺锤形，稍扭曲，下部常有分枝，长 3 ～ 15 cm，直径 1 ～ 2 cm。表面黑褐色或灰黄色，根头部多有茎痕和纤维状叶鞘残基，上端有密集的细环纹，下部有纵沟、纵皱纹及横向皮孔样突起。质较柔软，干者质硬，可折断，断面不整齐，淡黄白色，皮部散有多数棕黄色油点，形成层环纹棕色，射线放射状。气芳香，味微苦、辛。

| 功能主治 | 苦、辛，微寒。归肺经。降气化痰，散风清热。用于痰热喘满，咳痰黄稠，风热咳嗽痰多。

| 用法用量 | 内服煎汤，3 ～ 10 g；或入丸、散剂；阴虚咳嗽、寒饮咳嗽者慎服。

| 附 注 | 药材前胡，为本种的干燥根，《中华人民共和国药典》（1963 年版至 2015 年版）、《贵州省中药材、民族药材质量标准·副篇》（2003 年版）、《贵州省中药材标准规格·上集》（1965 年版）、《新疆维吾尔自治区药品标准·第二册》（1980 年版）等中有收载。

伞形科 Umbelliferae 茴芹属 Pimpinella

异叶茴芹 Pimpinella diversifolia DC.

| **药 材 名** | 异叶茴芹（药用部位：全草。别名：鹅脚板）。

| **形态特征** | 多年生草本，高 50 ~ 130 cm，全体有柔毛或绒毛。根圆柱形。茎上部分枝。基生叶和茎下部叶不裂或 1 ~ 2 回三出式羽状分裂，中裂片卵形，长 4 ~ 6 cm，宽 1.5 ~ 3 cm，先端渐尖，侧裂片基部偏斜，边缘均有圆锯齿，叶柄长 3 ~ 10 cm；茎上部叶披针形，基部楔形。复伞形花序；总苞片 2 ~ 4，条形；伞幅 6 ~ 12；小总苞片 3 ~ 8，条形；花梗约 15；花白色。双悬果球状卵形，长约 0.1 cm，宽约 0.2 cm，基部近心形，侧扁，幼时有细毛，成熟时近无毛。

| **生境分布** | 生于海拔 160 m 以上的山坡草丛中、沟边或林下。德兴各地均有分布。

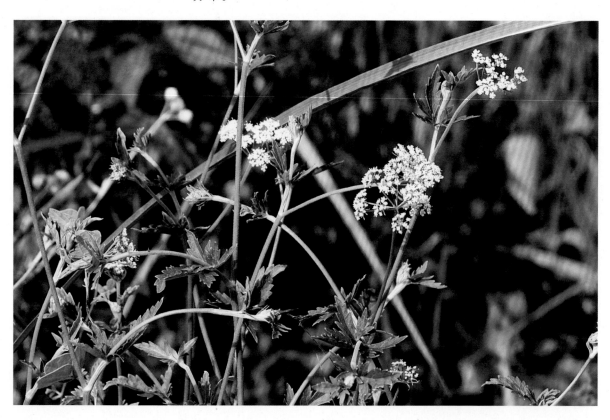

| **资源情况** | 野生资源丰富。药材来源于野生。

| **采收加工** | 夏、秋季果实近成熟时采收，除去杂质，干燥。

| **药材性状** | 本品长 50 ~ 130 cm，全体表面有白色柔毛。根呈圆柱形。茎呈圆柱形，上部有分枝，直径 0.1 ~ 0.6 cm；表面黄绿色或棕黄色，具数条纵棱及节；质脆，易折断，断面类白色或中空。叶片多皱缩，展平后完整；基生叶或茎下部叶不裂或 1 ~ 2 回三出羽状分裂，中裂片卵形，先端渐尖，侧裂片基部偏斜，边缘有圆锯齿；茎上部叶披针形。复伞形花序，顶生，白色，有时可见球状卵形的双悬果。气香，味微辛、微苦。

| **功能主治** | 辛、苦、微甘，微温。归肺、胃、肝经。散寒消积，健脾止泻，祛瘀消肿。用于风寒感冒，泄泻，疳积，皮肤瘙痒。

| **用法用量** | 内服煎汤，6 ~ 15 g；或研末；或浸酒；或绞汁；孕妇慎服。外用适量，捣敷；或煎汤洗；或绞汁涂。

| **附　　注** | 本种异名：*Platyrhaphe japonica* Miq.、*Pimpinella sinica* Hance、*Helosciadium pubescens* DC.、*Pimpinella diversifolia* DC. var. *simplicifolia* Kuntze、*Pimpinella diversifolia* DC. var. *divisa* C. B. Clarke。

药材异叶茴芹，为本种的干燥全草，《江西省中药材标准》(1996 年版、2014 年版)中有收载。

伞形科 Umbelliferae 变豆菜属 Sanicula

薄片变豆菜 *Sanicula lamelligera* Hance

| 药材名 | 大肺筋草（药用部位：全草）。

| 形态特征 | 多年生草本，高 13 ～ 30 cm，无毛。茎 2 ～ 7，花葶状，上部分枝。基生叶多数，圆心形或五角形，长 2 ～ 6 cm，宽 3 ～ 9 cm，下面紫红色，掌状 3 全裂，中裂片楔状倒卵形，先端 3 裂，有圆锯齿，侧裂片斜倒卵形，常 2 深裂；叶柄长 4 ～ 18 cm，紫红色，下部茎生叶 1 ～ 2。伞形花序 2 ～ 4 回二歧分枝或 2 ～ 3 叉；总苞片条状披针形；伞幅 3 ～ 7；小总苞片条形；花梗 5 ～ 6；花白色或淡紫红色。双悬果长卵形或卵形，长 0.25 cm，幼果表面具啮蚀状或微波状的薄层，成熟后成短而直的皮刺，先端无钩，且基部连成薄片。

| 生境分布 | 生于海拔 500 m 以上的山坡林下、沟谷、溪边及湿润的砂壤土。

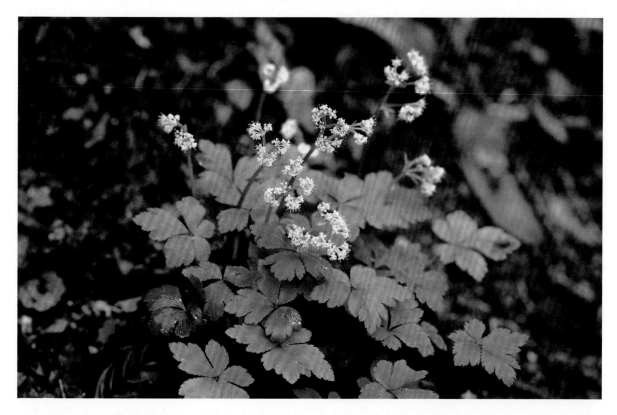

德兴各地均有分布。

| 资源情况 | 野生资源一般。药材来源于野生。

| 采收加工 | 夏、秋季采收，洗净，鲜用或晒干。

| 药材性状 | 本品多皱缩卷曲、破碎。完整的植株，长 13 ～ 30 cm，无毛。叶柄较长，可达 6 ～ 7.5 cm。完整的叶片 3 全裂，呈复叶状，中裂片近于倒卵形，基部楔形，两侧裂片斜椭圆形，基部斜阔楔形，长 2 ～ 5 cm，宽 1.5 ～ 2.5 cm，边缘有深缺裂，裂齿先端有刺毛，上面绿色，叶柄与下面带紫红色。小伞形花序排列成复伞形花序，花白色或淡紫色。气微，味淡。

| 功能主治 | 辛、甘，微温。归肺、肝经。祛风发表，化痰止咳，活血调经。用于感冒，咳嗽，哮喘，月经不调，闭经，痛经，疮肿，跌打肿痛，外伤出血。

| 用法用量 | 内服煎汤，6 ～ 15 g；或浸酒。外用适量，捣敷。

| 附　注 | 本种异名：*Sanicula ichangensis* H. Wolff、*Sanicula yunnanensis* Franch.、*Sanicula satsumana* Maxim.、*Sanicula orthacantha* S. Moore var. *longispina* H. Wolff。
药材大肺筋草，为本种的干燥全草，《四川省中草药标准（试行稿）·第二批》（1979 年版）中有收载。

伞形科 Umbelliferae 变豆菜属 Sanicula

直刺变豆菜 *Sanicula orthacantha* S. Moore

| 药 材 名 | 黑鹅脚板（药用部位：全草或根）。

| 形态特征 | 多年生草本，高 8 ~ 50 cm，无毛。茎直立，1 ~ 6，上部分枝。基生叶圆心形或心状五角形，长 2 ~ 7 cm，宽 3.5 ~ 10 cm，掌状 3 全裂，中裂片楔状倒卵形或菱状楔形，侧裂片斜楔状倒卵形，所有裂片先端 2 ~ 3 浅裂，边缘有不规则锯齿或短刺芒状齿；叶柄长 5 ~ 26 cm。伞形花序具 2 ~ 3 分枝；总苞片 3 ~ 5，钻形；伞幅 3 ~ 8；小总苞片约 5，条形或钻形；花梗 6 ~ 7；花白色、淡蓝色或淡紫红色。双悬果卵形，长 0.25 ~ 0.3 cm；皮刺短而直，先端无钩，有时基部连成薄膜。

| 生境分布 | 生于海拔 260 m 以上的山涧林下、路旁、沟谷及溪边等处。德兴各

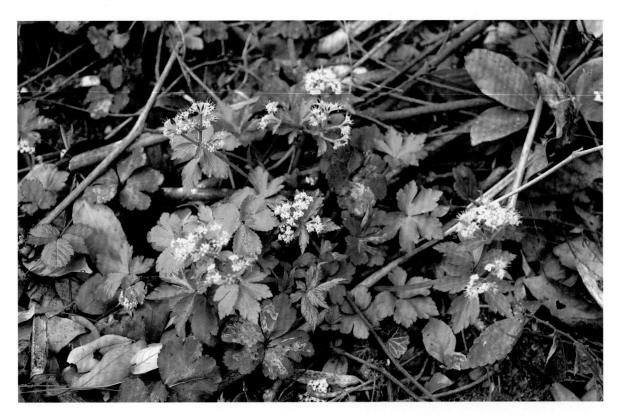

地均有分布。

| 资源情况 | 野生资源一般。药材来源于野生。

| 采收加工 | 春、夏季采收，洗净，鲜用或晒干。

| 功能主治 | 苦、辛，凉。归肺、肝经。清热解毒，益肺止咳，祛风除湿，活血通络。用于麻疹后热毒未尽，肺热咳喘，顿咳，劳嗽，耳热瘙痒，头痛，疮肿，风湿关节痛，跌打损伤。

| 用法用量 | 内服煎汤，6 ~ 15 g；或浸酒。外用适量，捣敷。

| 附　　注 | 本种异名：*Sanicula nanchuanensis* R. H. Shan、*Sanicula costata* H. Wolff、*Sanicula henryi* H. Wolff、*Sanicula orthacantha* S. Moore var. *pumila* H. de Boissieu、*Sanicula orthacantha* S. Moore var. *costata* (H. Wolff) K. T. Fu。

| 伞形科 | Umbelliferae | 窃衣属 | Torilis

小窃衣

Torilis japonica (Houtt.) DC.

| **药 材 名** | 华南鹤虱（药用部位：果实）。

| **形态特征** | 一年生或二年生草本，高 30 ~ 75 cm，全体有贴生短硬毛。茎单生，
向上有分枝。叶窄卵形，1 ~ 2 回羽状分裂，小叶披针形至矩圆形，
长 0.5 ~ 6 cm，宽 0.2 ~ 1.5 cm，边缘有整齐条裂状牙齿至缺刻或
分裂；叶柄长约 2 cm。复伞形花序；总花梗长 2 ~ 20 cm；总苞片
4 ~ 10，条形；伞幅 4 ~ 10，近等长；小总苞片数个，钻形，长
0.2 ~ 0.3 cm；花梗 4 ~ 12；花小，白色。双悬果卵形，长 0.15 ~
0.4 cm，宽 0.15 ~ 0.25 cm，有斜向上的内弯的具钩皮刺。

| **生境分布** | 生于海拔 150 m 以上的杂木林下、林缘、路旁、河沟边以及溪边
草丛。德兴各地均有分布。

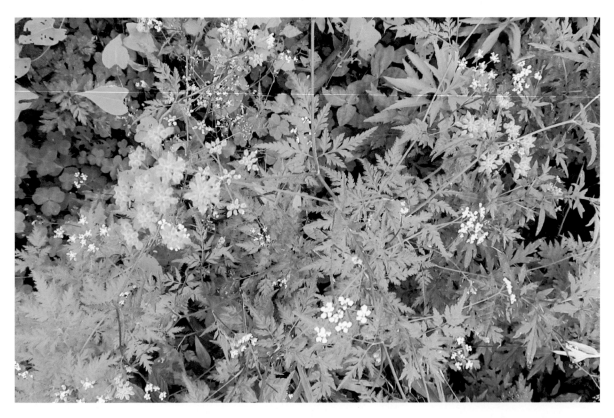

| 资源情况 | 野生资源丰富。药材来源于野生。

| 采收加工 | 夏末秋初果实成熟时采集，除去杂质，鲜用或晒干。

| 药材性状 | 本品为长圆形的双悬果，多裂为分果，分果长 0.15 ~ 0.4 cm，宽 0.15 ~ 0.25 cm。表面棕绿色或棕黄色，先端有微凸的残留花柱，基部圆形，常残留有小果柄。背面隆起，密生钩刺，刺的长短与排列均不整齐，状似刺猬。接合面凹陷成槽状，中央有 1 脉纹。体轻。搓碎时有特异香气，味微辛、苦。

| 功能主治 | 苦、辛，微温；有小毒。活血消肿，收敛杀虫。用于慢性腹泻，蛔虫病，痈疮。

| 用法用量 | 内服煎汤，6 ~ 9 g。外用适量，煎汤冲洗或坐浴。

| 附　　注 | 本种异名：*Tordylium anthriscus* L.、*Torilis anthriscus* Gmel.、*Caucalis praetermissa* (Hance) Franch.、*Caucalis anthriscus* (L.) Huds.、*Torilis praetermissa* Hance、*Caucalis japonica* Houtt.、*Caucalis elata* D. Don。
药材华南鹤虱，为本种的成熟果实，《湖南省中药材标准》（1993 年版、2009 年版）中有收载。

伞形科 Umbelliferae 窃衣属 Torilis

窃衣

Torilis scabra (Thunb.) DC.

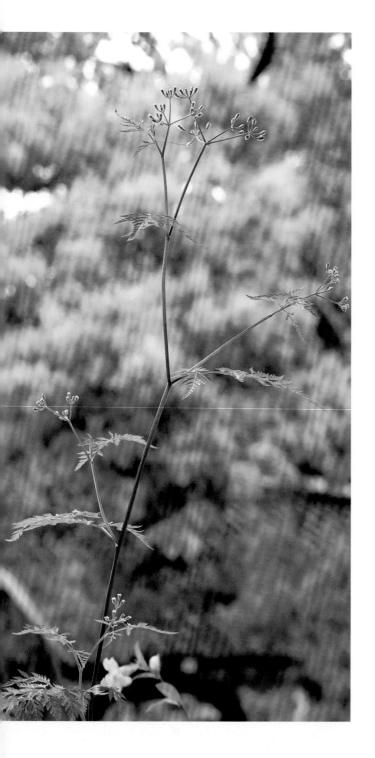

药材名

窃衣（药用部位：全草或果实）。

形态特征

一年生或多年生草本，高 10 ~ 70 cm，全体有贴生短硬毛。茎单生，向上有分枝。叶卵形，2 回羽状分裂，小叶狭披针形至卵形，长 0.2 ~ 1 cm，宽 0.2 ~ 0.5 cm，先端渐尖，边缘有整齐缺刻或分裂；叶柄长 3 ~ 4 cm。复伞形花序；总花梗长 1 ~ 8 cm；无总苞片或有 1 ~ 2，条形，长 0.3 ~ 0.5 cm；伞幅 2 ~ 4，长 1 ~ 4 cm，近等长；小总苞片数个，钻形，长 0.2 ~ 0.3 cm；花梗 4 ~ 10，长 0.2 ~ 0.5 cm。双悬果矩圆形，长 0.5 ~ 0.7 cm，有 3 ~ 6 具钩而颇张开的皮刺。

生境分布

生于海拔 250 m 以上的山坡、林下、路旁、河边及空旷草地上。德兴各地均有分布。

资源情况

野生资源丰富。药材来源于野生。

采收加工

夏末秋初采收，鲜用或晒干。

| **药材性状** | 本品双悬果呈矩圆形，多裂为分果，分果长 0.5 ~ 0.7 cm。表面棕绿色或棕黄色，先端有微凸的残留花柱，基部圆形，常残留有小果柄。背面隆起，有 3 ~ 6 具钩而颇张开的皮刺。接合面凹陷成槽状，中央有 1 脉纹。体轻。搓碎时有特异香气，味微辛、苦。

| **功能主治** | 苦、辛，平。归脾、大肠经。杀虫止泻，收湿止痒。用于虫积腹痛，泻痢，疮疡溃烂，阴痒带下，风湿疹。

| **用法用量** | 内服煎汤，6 ~ 9 g。外用适量，捣汁涂；或煎汤洗。

| **附　　注** | 本种异名：*Torilis henryi* C. Norman、*Anthriscus scabra* (Thunb.) Koso-Pol.、*Caucalis scabra* (Thunb.) Makino、*Chaerophyllum scabrum* Thunb.。

杜鹃花科 Ericaceae 吊钟花属 Enkianthus

灯笼树 *Enkianthus chinensis* Franch.

| **药 材 名** | 灯笼树（药用部位：花）。

| **形态特征** | 落叶灌木至小乔木。老枝深灰色，幼时灰绿色，无毛。叶矩圆形至矩圆状椭圆形，长 3 ~ 6 cm，钝尖，基部圆楔形或楔形，纸质，边缘有圆钝细齿，无毛或近无毛；叶柄长 0.5 ~ 1 cm，无毛。花多数，下垂，成伞形总状花序；花梗细长，长 2.5 ~ 4 cm，无毛；萼片三角形，渐尖；花冠宽钟状，长、宽各约 1 cm，肉红色。蒴果圆卵形，长约 0.45 cm，弯向上；果柄先端上弯。

| **生境分布** | 生于海拔 900 m 以上的山坡疏林中。分布于德兴大茅山等。

| **资源情况** | 野生资源一般。药材来源于野生。

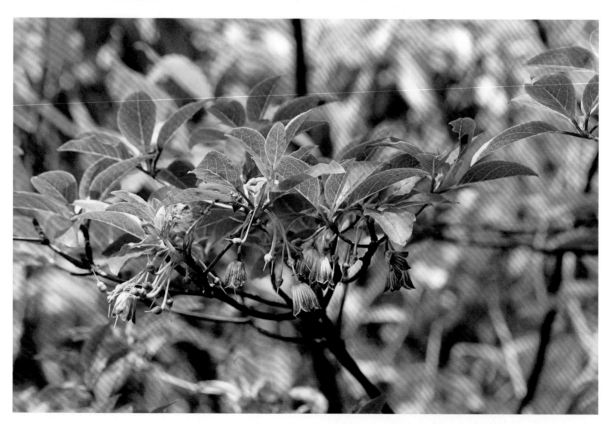

| **采收加工** | 花盛开时采收，鲜用或晒干。

| **功能主治** | 清热止血，调经。用于月经不调。

| **用法用量** | 内服煎汤，3 ~ 9 g。

| **附　　注** | 本种异名：*Enkianthus sinohimalaicus* Craib、*Enkianthus brachyphyllus* Franchet、*Enkianthus leveilleanus* Craib、*Enkianthus cerasiflorus* (H. Léveillé) H. Léveillé、*Enkianthus rosthornii* Diels、*Zenobia cerasiflora* H. Léveillé。

杜鹃花科 Ericaceae 白珠树属 Gaultheria

滇白珠

Gaultheria leucocarpa Bl. var. *crenulata* (Kurz) T. Z. Hsu

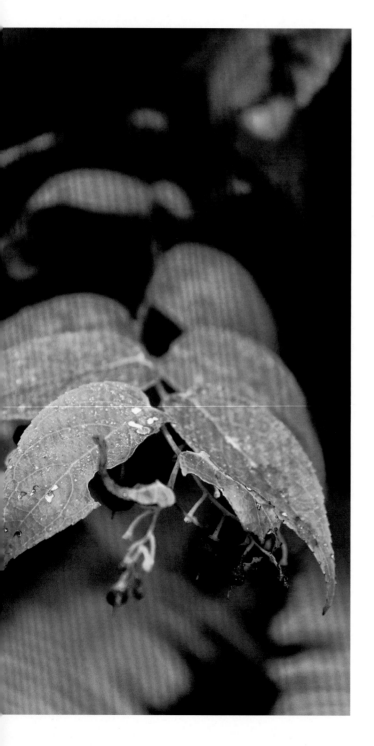

| 药材名 |

透骨香（药用部位：全株或地上部分）。

| 形态特征 |

常绿灌木。枝条细长，左右曲折，无毛。叶革质，卵状矩圆形，少为卵形，长 7 ~ 9 cm，宽 2.5 ~ 3.5 cm，先端尾状渐尖，边缘有锯齿；叶柄长达 0.5 cm，无毛。总状花序腋生，长 5 ~ 7 cm；花梗长达 1 cm，无毛；花萼裂片 5，卵状三角形，钝头，仅边缘有睫毛；花冠白绿色，钟状，长 0.6 cm，口部 5 裂，裂片长宽各 0.2 cm；雄蕊 10，着生于花冠基部，花丝短而粗，花药每室顶部有 2 长芒；子房球形有毛，花柱无毛，短于花冠。蒴果球形，5 裂，包于肉质黑色宿存的花萼内，似浆果状。

| 生境分布 |

生于海拔 3 500 m 以下的山上。德兴各地均有分布。

| 资源情况 |

野生资源一般。药材来源于野生。

| 采收加工 | 全年均可采收，根切片，全株切碎，晒干。

| 药材性状 | 本品茎呈圆柱形，多分枝，长约 35 cm，直径 3 ～ 5 mm，表面淡红棕色至棕红色，有明显的纵纹，皮孔横生，凸起。叶痕类圆形或类三角形，质硬脆，易折断，断面不整齐。木部淡棕色至类白色，髓淡黄棕色。叶革质，多脱落，完整者呈椭圆形或狭卵形，长 7 ～ 9 cm，宽 2.5 ～ 3.5 cm，表面淡绿色至棕红色，先端尖尾状，基部心形，叶缘有细锯齿。有的可见花序或果序，总状花序，腋生，小花白色，蒴果球形，其外有紫黑色萼片，种子多而小，淡黄色。气香，味甘、辛。根弯曲而有分枝，颇长，粗者直径可达 2 cm，外表赤褐色，深色栓皮极易剥落，内部色较淡；散生细根，直径约 1 mm，质硬而脆，易折断；断面灰黄色，射线明显，木质致密。气芳香，味微涩。

| 功能主治 | 辛，温。归肺、肝、肾、胃经。祛风除湿，散寒止痛，活血通络，化痰止咳。用于风湿痹痛，胃寒疼痛，跌打损伤，咳嗽多痰。

| 用法用量 | 内服煎汤，9 ～ 15 g，鲜品 30 g；或浸酒；忌酸冷、鱼腥、荞面，孕妇禁服。外用适量，煎汤洗；或浸酒擦；或捣敷。

| 附　　注 | 本种异名：*Gaultheria leucocarpa* Bl. var. *pingbienensis* C. Y. Wu ex T. Z. Hsu、*Pieris vaccinium* H. Lévl.、*Pieris fortunatii* H. Lévl.、*Gaultheria yunnanensis* (Franch.) Rehder、*Embelia vaniotii* H. Lévl.。
药材透骨香，为本种的干燥全株或地上部分，《中华人民共和国药典·附录》（2010 年版）、《贵州省中药材、民族药材质量标准》（2003 年版）、《贵州省中药材质量标准》（1988 年版）中有收载；《云南省药品标准》（1996 年版）、《云南省中药材标准·第二册·彝族药》（2005 年版）以"透骨草"之名收载之。

杜鹃花科 Ericaceae 珍珠花属 Lyonia

小果珍珠花

Lyonia ovalifolia (Wall.) Drude var. *elliptica* (Sieb. et Zucc.) Hand.-Mazz.

| **药 材 名** | 缤木（药用部位：枝叶、根、果实）。

| **形态特征** | 落叶灌木或小乔木，枝幼时有微毛，后无毛。叶卵状椭圆形，长 5 ~ 10 cm，宽 2 ~ 3.5 cm，先端渐尖或短尖，全缘，下面脉上有柔毛或近无毛。总状花序腋生，长 3 ~ 8 cm，稍有微毛，下部常有数小叶；萼片卵状三角形，尖头，长约 0.2 cm，有微毛；花冠白色，椭圆状坛形，长约 0.8 cm，外面有微柔毛；子房有毛。蒴果球形，较小，直径约 0.3 cm。

| **生境分布** | 生于阳坡灌丛中。德兴各地均有分布。

| **资源情况** | 野生资源丰富。药材来源于野生。

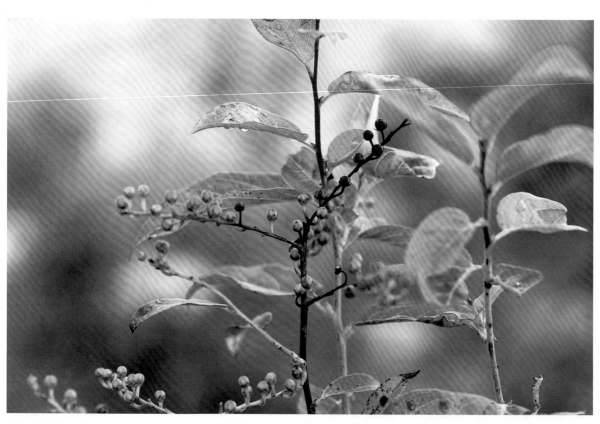

| 采收加工 | 夏、秋季采收枝叶，秋季采收果实，鲜用或晒干；秋、冬季采挖根，洗净，切片，晒干。

| 功能主治 | 甘，温；有毒。补脾益肾，活血强筋。用于脾虚腹泻，腰脚无力，跌打损伤。

| 用法用量 | 内服煎汤，根或枝叶 15 ～ 30 g，果实 9 ～ 30 g；内服慎用。外用适量，鲜叶捣敷。

| 附　　注 | 本种异名：*Xolisma formosana* (Komatsu) Nakai、*Xolisma elliptica* (Siebold et Zucc.) Nakai、*Xolisma ovalifolia* (Wall.) Rehder var. *elliptica* (Siebold et Zucc.) Rehder、*Xolisma formosana* (Komatsu) Nakai var. *pilosa* (Komatsu) Nakai、*Pieris formosana* Komatsu。

杜鹃花科 Ericaceae 马醉木属 Pieris

美丽马醉木 *Pieris formosa* (Wall.) D. Don

| 药 材 名 | 美丽马醉木（药用部位：地上部分）。

| 形态特征 | 常绿灌木或小乔木，全体无毛。枝多而密，直立。叶硬革质，椭圆状矩圆形至披针形，长 6 ~ 15 cm，宽 2.4 ~ 3.5 cm，边缘有密而尖的锯齿，网脉上面明显凹入，下面颇隆起。圆锥花序顶生，长达 15 cm，总轴有疏柔毛；花白色或带粉红色，下垂；花萼 5 裂，裂片卵状披针形，长约 0.4 cm，渐尖；花冠坛状，长 0.6 ~ 0.8 cm，5 浅裂；雄蕊 10，花丝有毛，花药背面有 2 反折的芒；花柱长于雄蕊。蒴果球形，直径 0.4 ~ 0.5 cm。

| 生境分布 | 生于海拔 900 m 以上的灌丛中。分布于德兴梧风洞等。

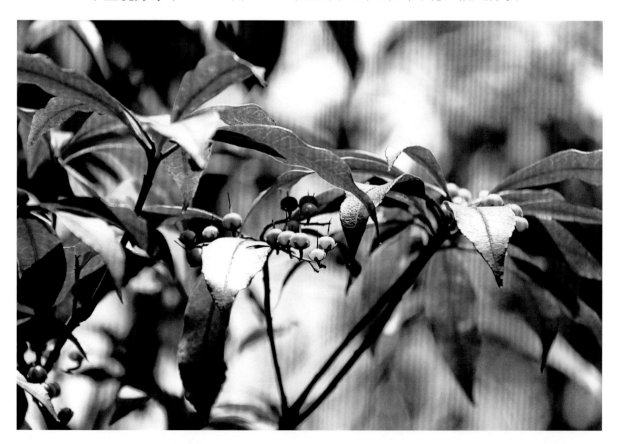

| 资源情况 | 野生资源一般。药材来源于野生。

| 采收加工 | 夏、秋季叶茂盛时采收，干燥。

| 功能主治 | 消炎止痛，舒筋活络。用于跌打损伤，无名肿毒。

| 用法用量 | 外用适量，捣敷。

| 附　　注 | 本种异名：*Pieris huana* Fang、*Pieris forrestii* Harrow、*Pieris bodinieri* H. Lévl.、*Pieris formosa* (Wall.) D. Don var. *forrestii* (Harrow) Airy Shaw、*Pieris formosa* (Wall.) D. Don f. *longiracemosa* Fang。

杜鹃花科 Ericaceae 马醉木属 Pieris

马醉木

Pieris japonica (Thunb.) D. Don ex G. Don

| 药 材 名 | 马醉木（药用部位：叶）。

| 形态特征 | 常绿灌木。叶簇生枝顶，革质，披针形、条状披针形或倒披针形，长 7 ~ 12 cm，宽 1.5 ~ 2.8 cm，仅顶部有疏细锯齿，无毛，中脉上面稍隆起，有腺状疏微柔毛；叶柄长 0.5 ~ 0.8 cm，无毛。总状花序多达 10，簇生枝顶，长 8 ~ 12 cm，不分枝，直立，略有微腺状毛；苞片长 0.2 ~ 0.3 cm，钻形，无毛；花梗长约 0.5 cm，有疏微毛；萼片长 0.4 cm，卵状披针形，急尖；花冠坛状，白色，长 0.7 ~ 0.8 cm，口部裂片短而直立；雄蕊 10；花柱与花冠等长。蒴果球形，直径达 0.5 cm。

| 生境分布 | 生于海拔 800 ~ 1 200 m 的灌丛中。分布于德兴大茅山、三清山北

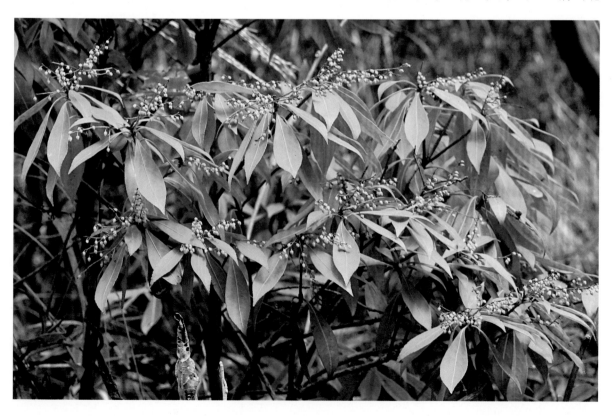

麓等。

| **资源情况** | 野生资源一般。药材来源于野生。

| **采收加工** | 春、夏、秋季均可采收，鲜用或晒干。

| **功能主治** | 苦，凉；有大毒。杀虫。用于疥疮。

| **用法用量** | 本品有大毒，不宜内服。外用适量，煎汤洗。

| **附　　注** | 本种异名：*Pieris taiwanensis* Hayata、*Pieris popowii* Palib.、*Pieris polita* W. W. Sm. et Jeffrey、*Pieris japonica* (Thunb.) D. Don ex G. Don var. *taiwanensis* (Hayata) Kitamura、*Lyonia popowii* (Palib.) Chun。

杜鹃花科 Ericaceae 杜鹃属 Rhododendron

腺萼马银花 *Rhododendron bachii* Lévl.

| 药 材 名 | 腺萼马银花（药用部位：叶）。

| 形态特征 | 常绿细瘦灌木。一年生枝和幼枝有柔毛和疏腺刚毛。叶散生，薄革质，幼时红棕色，边缘有明显的刚毛状细齿，老叶全缘，卵状椭圆形，长 3 ~ 4 cm，宽 1.5 ~ 2 cm，先端锐尖且有明显凸尖头，除中脉外两面无毛；叶柄长约 0.5 cm，有微柔毛，幼时边缘有刚毛。花序侧生于枝上部的叶腋，单花；花梗长 1 ~ 1.3 cm，有短柔毛和腺头长刚毛；花萼大，5 深裂，裂片圆倒卵形，有脉纹，外面有微毛，边缘有腺头毛；花冠白色带淡紫蓝色，宽漏斗状，口径约 3 cm，上方 3 裂片，边沿有细深红色点；雄蕊 5，极不等长；子房密生腺刚毛。蒴果与宿存花萼等长，卵形，有粗腺毛。

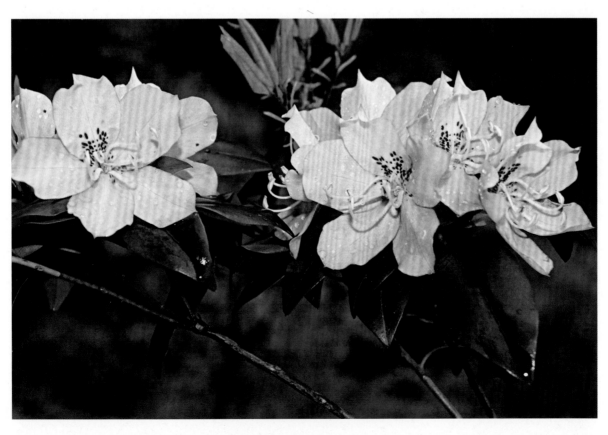

| 生境分布 | 生于海拔 600 ～ 1 600 m 的疏林内。分布于德兴三清山北麓等。

| 资源情况 | 野生资源一般。药材来源于野生。

| 采收加工 | 夏、秋季叶茂盛时采收，干燥。

| 功能主治 | 止咳。用于咳嗽，哮喘。

| 用法用量 | 内服煎汤，1.5 ～ 3 g。

| 附　　注 | 本种异名：*Rhododendron sanidodeum* Tam.、*Rhododendron hangzhouense* Fang et M. Y. He。

杜鹃花科 Ericaceae 杜鹃属 Rhododendron

云锦杜鹃 *Rhododendron fortunei* Lindl.

| **药材名** | 云锦杜鹃（药用部位：根、叶、花）。

| **形态特征** | 常绿灌木。枝条粗壮，淡绿色，幼枝初有腺体。叶簇生枝顶，厚革质，矩圆形至矩圆状椭圆形，长 7 ~ 17 cm，宽 3.5 ~ 7 cm，无毛，上面有皱纹；叶柄长 2 ~ 3 cm，后无毛。顶生总状伞形花序疏松，有花 6 ~ 12，略斜向下，总轴长 3 ~ 5 cm，多有腺体；花梗长 2 ~ 3 cm，有密腺体；花萼小，浅裂，有腺体；花冠漏斗状钟形，长 4 ~ 5 cm，粉红色，向基部有腺体，7 裂；雄蕊 14，无毛；子房 10 室，有密腺体，花柱全体有腺体。蒴果矩圆形，长 2 ~ 3 cm，直径 1 ~ 1.5 cm，表面粗糙。

| **生境分布** | 生于海拔 620 m 以上的山脊阳处或林下。分布于德兴三清山北麓、

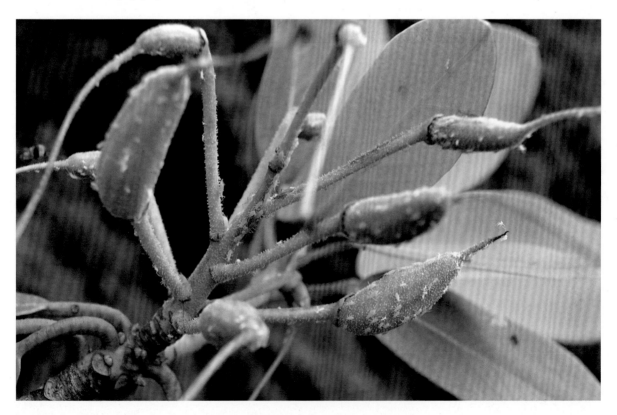

大茅山等。

| **资源情况** | 野生资源丰富。药材来源于野生。 |

| **采收加工** | 全年均可采收根，夏、秋季叶茂盛时采收叶，花盛开时采收花，干燥。 |

| **功能主治** | 苦，凉。归心经。清热解毒，消炎敛疮，杀虫。用于皮肤抓破溃烂。 |

| **用法用量** | 内服慎服。外用适量，加白糖少许，捣敷。 |

杜鹃花科 | Ericaceae | 杜鹃属 | *Rhododendron*

鹿角杜鹃 *Rhododendron latoucheae* Franch.

| **药 材 名** | 鹿角杜鹃（药用部位：花、叶）。

| **形态特征** | 常绿灌木至小乔木。小枝长，无毛，往往3枝轮生。叶轮生，革质，卵状椭圆形，长6~7.5 cm，宽2.5~4 cm，先端短渐尖，无毛，叶脉不显；叶柄长约1 cm，无毛。花序腋生；花单一，即每1腋生花芽生出花1；花芽鳞在花期宿存，外面无毛，边缘近无毛；花梗长约1 cm，无毛；花萼短，裂片不发达；花冠狭漏斗状，粉红色，长4.5 cm，外面无毛；雄蕊10，伸出，花丝近基部有柔毛；子房无毛，花柱比雄蕊略长，长约3 cm，无毛。蒴果圆柱形，长约3 cm，直径0.4 cm，无毛。

| **生境分布** | 生于海拔1 000 m以上的杂木林内。分布于德兴三清山北麓等。

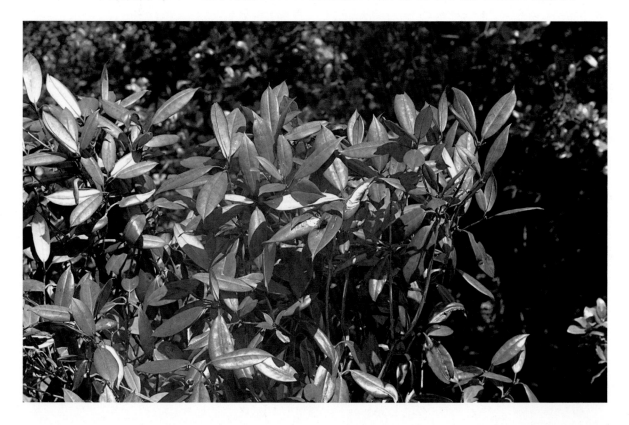

| 资源情况 | 野生资源丰富。药材来源于野生。

| 采收加工 | 夏季采收，干燥。

| 功能主治 | 甘、酸，温。疏风行气，止咳祛痰，活血化瘀。用于痈肿疮毒，荨麻疹，外伤出血，支气管炎。

| 用法用量 | 内服煎汤，6 ~ 9 g。外用适量，鲜品捣敷；或煎汤洗。

| 附　　注 | 本种异名：*Rhododendron ellipticum* Maxim.、*Rhododendron leptosanthum* Hayata、*Rhododendron leptanthum* Hayata、*Rhododendron tanakae* Hayata、*Rhododendron amamiense* Ohwi、*Rhododendron leiopodum* Hayata。

| 杜鹃花科 | Ericaceae | 杜鹃属 | *Rhododendron*

满山红
Rhododendron mariesii Hemsl. et Wils.

| **药 材 名** | 满山红（药用部位：叶）。

| **形态特征** | 落叶灌木。枝条轮生，幼枝初有黄绢毛，后变无毛。叶 2 ~ 3 轮生枝端，近革质或纸质，卵状披针形，长 3 ~ 7 cm，宽 2 ~ 3.5 cm，边缘由中部向上有细钝齿，上面幼时有淡黄色长绢毛，下面有疏柔毛，成长的叶近无毛；叶柄长 0.3 ~ 0.8 cm，近无毛；芽鳞宽卵形，有柔毛。花顶生枝顶，通常成双生（少有 3），先叶开放；花梗直立，长 0.5 ~ 1 cm，有硬毛；花萼小，5 裂，有棕色伏毛；花冠辐状漏斗形，蔷薇色带紫色，上侧的裂片有红紫色点，5 深裂，两面无毛；雄蕊 10；子房有棕色密长柔毛。蒴果长约 1.2 cm，有密长柔毛。

| **生境分布** | 生于海拔 600 ~ 1 500 m 的山地稀疏灌丛。德兴各地均有分布。

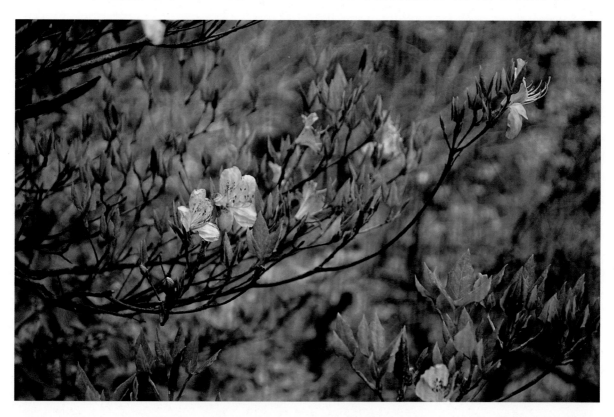

| 资源情况 | 野生资源丰富。药材来源于野生。

| 采收加工 | 夏、秋季叶茂盛时采收，干燥。

| 药材性状 | 本品多反卷成筒状，有的皱缩破碎。完整叶片展平后呈卵状披针形，长 3 ～ 7 cm，宽 2 ～ 3.5 cm，边缘由中部向上有细钝齿，偶见上面淡黄色长绢毛，下面有疏柔毛。叶柄长 0.3 ～ 0.8 cm，近无毛。近革质或纸质。气微，味微苦、微辛。

| 功能主治 | 辛、苦，平。活血调经，止痛，消肿，止血，平喘止咳，祛风利湿。用于哮喘，咳嗽，跌打损伤等。

| 用法用量 | 内服煎汤，3 ～ 9 g。外用适量，捣敷。

| 附　　注 | 本种异名：*Rhododendron umbelliferum* H. Lévl.、*Rhododendron daiyuenshanicum* Tam、*Rhododendron daiyunicum* Tam、*Rhododendron gnaphalocarpum* Hayata、*Rhododendron shojoense* Hayata、*Rhododendron farrerae* Tate ex Sweet var. *weyrichii* Diels。

杜鹃花科 Ericaceae 杜鹃属 Rhododendron

羊踯躅 *Rhododendron molle* (Blume) G. Don

| **药 材 名** | 闹羊花（药用部位：花）、六轴子（药用部位：果实。别名：八厘麻）、羊踯躅根（药用部位：根。别名：闹羊花根、黄杜鹃根、黄牛插花根）。

| **形态特征** | 落叶灌木。幼枝被柔毛和刚毛。叶纸质，长圆形或长圆状披针形，长 5 ~ 12 cm，先端钝，有短尖头，边缘有睫毛，幼时上面被微柔毛，下面被灰白色柔毛，有时仅叶脉有毛；叶柄长 0.2 ~ 0.6 cm，被柔毛和疏生刚毛。总状伞形花序顶生，有花 9 ~ 13，先花后叶或同放；花梗长 1 ~ 2.5 cm，被柔毛和刚毛；花萼被柔毛、睫毛和疏生刚毛；花冠漏斗状，长 4.5 cm，金黄色，内面有深红色斑点，外面被绒毛，5 裂；雄蕊 5，花丝中下部被柔毛；子房圆锥状，被柔毛和刚毛，花柱无毛。蒴果圆柱状，长 2.5 ~ 3.5 cm，被柔毛和刚毛。

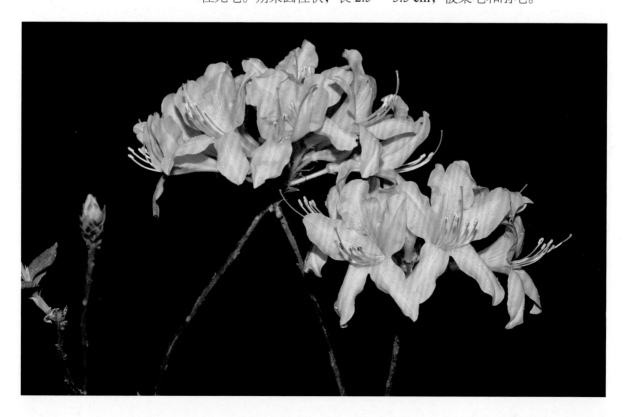

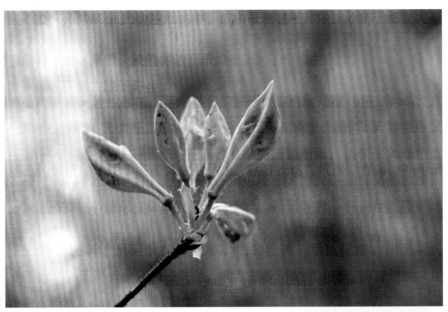

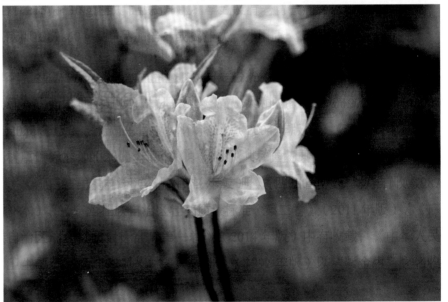

| 生境分布 | 生于海拔 1 000 m 的山坡草地或丘陵地带的灌丛或山脊杂木林下。德兴各地均有分布。

| 资源情况 | 野生资源较少。药材来源于野生。

| 采收加工 | **闹羊花**：4 ~ 5 月花初开时采收，阴干或晒干。
六轴子：9 ~ 10 月果实成熟而未开裂时采收，晒干。
羊踯躅根：全年均可采挖，洗净，切片，晒干。

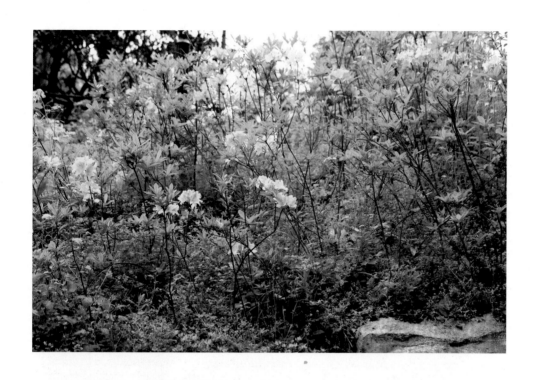

| **药材性状** | **闹羊花**：本品数朵花簇生于一总柄上，多脱落为单朵；灰黄色至黄褐色，皱缩。花萼5裂，裂片半圆形至三角形，边缘有较长的细毛；花冠钟状，筒部较长，约2.5 cm，先端卷折，5裂，花瓣宽卵形，先端钝或微凹；雄蕊5，花丝卷曲，与花冠等长或略长，中部以下有茸毛，花药红棕色，顶孔开裂；雌蕊1，柱头头状；花梗长1～2.5 cm，棕褐色，有短茸毛。气微，味微麻。

六轴子：本品呈长椭圆形，略弯曲，长2～3 cm，直径0.7～1 cm。表面红棕色或栗褐色，微具光泽，有纵沟5，先端尖，基部有宿萼，有的有果柄。质硬脆，易折断，断面5室。种子多数，长扁圆形，棕褐色，边缘具膜质翅。气微，味苦。

羊踯躅根：本品呈圆柱状条形，直径0.2～0.5 cm，稍弯曲。表面棕褐色，常有部分栓皮呈鳞片状脱落，具细纵皱纹及少数细根及根痕，上部残留部分茎。横断面可见浅棕色皮部和木心。质坚硬，不易折断，折断面平坦。气微，味苦。

| **功能主治** | **闹羊花**：辛，温；有大毒。归肝经。祛风除湿，散瘀定痛。用于风湿痹痛，偏正头痛，跌打肿痛，顽癣。

六轴子：苦，温；有毒。归肺、脾经。祛风燥湿，散瘀止痛，定喘，止泻。用于风寒湿痹，历节肿痛，跌打损伤，喘咳，泻痢，痈疽肿毒。

羊踯躅根：辛，温；有毒。归脾经。祛风，止咳散瘀，止痛，杀虫。用于风湿痹痛，跌打损伤，神经痛，咳嗽痰喘；外用于肛门瘘管，杀灭钉螺。

| 用法用量 | **闹羊花**：内服研末，0.3～1.5 g；或煎汤，0.3～0.6 g；或入丸、散剂；或浸酒；本品有毒，不宜多服、久服；孕妇及气血虚弱者禁服。外用适量，研末调敷；或鲜品捣敷。

六轴子：内服研末，0.1～0.3 g；或煎汤，0.3～0.9 g；或入丸、散剂；或浸酒；本品有毒，内服宜慎；孕妇及体虚者禁服。外用适量，研末调敷。

羊踯躅根：内服煎汤，1.5～3 g；本品有毒，不宜久服、过量，虚弱患者及孕妇禁服。外用适量，研末调敷；煎汤洗或涂擦。

| 附　注 | 本种异名：*Rhododendron sinensis* (Lodd.) Sweet、*Rhododendron sinense* (Loddiges) Sweet、*Azalea mollis* Blume、*Azalea sinensis* Lodd.。

药材闹羊花，为本种的干燥花，《中华人民共和国药典》（1977 年版、1985 年版附录、1990 年版至 2020 年版）、《内蒙古中药材标准》（1988 年版）、《内蒙古蒙药材标准》（1986 年版）、《新疆维吾尔自治区药品标准·第二册》（1980 年版）、《贵州省中药材质量标准》（1988 年版）、《河南省中药材标准》（1991 年版）中有收载。

药材六轴子，为本种的干燥成熟果实，《上海市中药材标准》（1994 年版）中有收载；《中华人民共和国药典》（1977 年版）以"八厘麻"之名收载之。

药材羊踯躅根，为本种的干燥根，《湖北省中药材质量标准》（2009 年版、2018 年版）中有收载；《中华人民共和国卫生部药品标准·中药成方制剂·第十五册·附录》（1998 年版）以"老虎荮"之名收载之，《上海市中药材标准·附录》（1994 年版）以"闹羊花根"之名收载之，《中华人民共和国卫生部药品标准·中药成方制剂·第四册·附录》（1991 年版）、《广西中药材标准》（1990 年版）、《广西壮族自治区壮药质量标准·第二卷》（2011 年版）、《广西壮族自治区瑶药材质量标准·第一卷》（2014 年版）以"黄杜鹃根"之名收载之。

杜鹃花科 Ericaceae 杜鹃属 Rhododendron

马银花

Rhododendron ovatum (Lindl.) Planch. ex Maxim.

| 药 材 名 | 马银花（药用部位：根）。

| 形态特征 | 常绿灌木。幼枝有疏生具柄的腺和柔毛。叶革质，卵形，长 3.7 ~ 5 cm，宽 1.8 ~ 2.5 cm，先端急尖或钝，有明显的凸尖头，仅中脉上面有短毛；叶柄长达 0.8 cm，有柔毛。花单一，每花芽 1，出自枝顶叶腋间；花白紫色，有粉红色点；花梗长 1.6 cm，有短柄腺体和白粉；花萼大，裂片 5，长约 0.5 cm，除基部外无毛，边缘无毛，但短萼筒外面有白粉和腺体；花冠 5 裂，外面无毛，筒部里面有柔毛；雄蕊 5；子房有短刚毛，花柱无毛。蒴果长 0.8 cm，宽卵形，有短刚毛，有增大的宿存花萼包围着。

| 生境分布 | 生于海拔 1 000 m 以下的灌丛中。德兴各地均有分布。

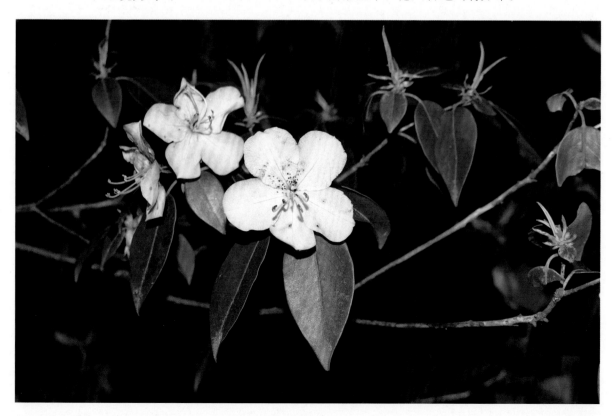

| **资源情况** | 野生资源一般。药材来源于野生。 |

| **采收加工** | 夏、秋季采挖，洗净，切片，晒干。 |

| **功能主治** | 苦，平；有毒。归膀胱经。清湿热，解疮毒。用于湿热带下，痈肿，疔疮。 |

| **用法用量** | 内服煎汤，1.5 ~ 3 g；内服慎用。外用适量，煎汤洗。 |

| **附　　注** | 本种异名：*Rhododendron lamprophyllum* Hayata、*Rhododendron ovatum* (Lindl.) Planch. var. *lamprophyllum* (Hayata) Y. C. Liu et al.、*Rhododendron ovatum* (Lindl.) Planch. var. *setuliferum* M. Y. He、*Rhododendron ovatum* (Lindl.) Planch. var. *prismatum* Tam、*Azalea ovata* Lindl.。 |

杜鹃花科 Ericaceae 杜鹃属 Rhododendron

杜鹃 *Rhododendron simsii* Planch.

| 药 材 名 | 杜鹃花（药用部位：花。别名：满山红、清明花）、杜鹃花根（药用部位：根及根茎）、杜鹃花叶（药用部位：叶。别名：映山红）、杜鹃花果实（药用部位：果实）。

| 形态特征 | 落叶灌木，分枝多。枝条细而直，有亮棕色或褐色扁平糙伏毛。叶纸质，卵形、椭圆状卵形或倒卵形，春叶较短，夏叶较长，长 3 ～ 5 cm，宽 2 ～ 3 cm，先端锐尖，基部楔形，上面有疏糙伏毛，下面的毛较密；叶柄长 0.3 ～ 0.5 cm，密生糙伏毛。花 2 ～ 6 簇生枝顶；花萼长 0.4 cm，5 深裂，有密糙伏毛和睫毛；花冠蔷薇色、鲜红色或深红色，宽漏斗状，长 4 ～ 5 cm，裂片 5，上方 1 ～ 3 裂片，里面有深红色斑点；雄蕊 10，花丝中部以下有微毛；子房有密糙伏毛；10 室，花柱无毛。蒴果卵圆形，长达 0.8 cm，有密糙毛。

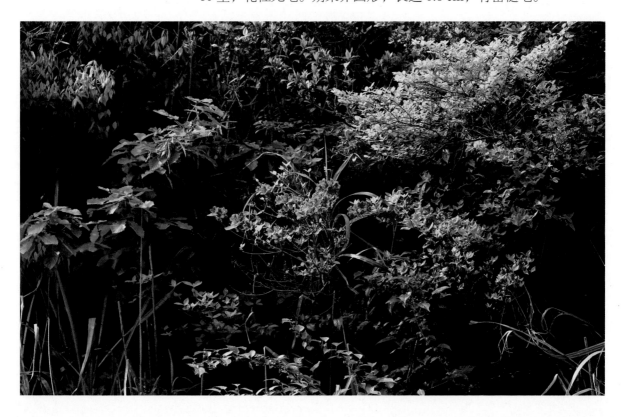

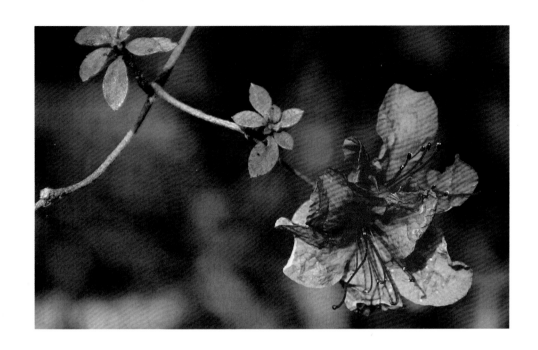

| **生境分布** | 生于海拔 500 ~ 1 200 m 的山地疏灌丛或松林下。德兴各地均有分布。

| **资源情况** | 野生资源丰富，栽培资源丰富。药材主要来源于野生。

| **采收加工** | 杜鹃花：4 ~ 5 月花盛开时采收，烘干。

杜鹃花根：全年均可采挖，洗净，鲜用，或切片，晒干。

杜鹃花叶：春、秋季采收，鲜用或晒干。

杜鹃花果实：8 ~ 10 月果实成熟时采收，晒干。

| **药材性状** | 杜鹃花：本品多皱缩卷曲，紫红色至紫褐色，完整者长 4 ~ 5 cm。花梗密被长柔毛。花萼绿色，密被长柔毛，长约 0.3 cm，5 深裂，裂片近倒卵形，稍不等大，脉纹明显。花冠紫红色，漏斗形，长 4 ~ 5 cm，5 裂。雄蕊 10，花丝中部以下有疏生短柔毛，花药顶孔裂。子房卵圆形，密被长糙毛，柱头头状。气微，味淡。

杜鹃花根：本品呈细长圆柱形，弯曲，有分枝。长短不等，直径约 1.5 cm，根头部膨大，有多数木质茎基。表面灰棕色或红棕色，较光滑，有网状细皱纹。木质坚硬，难折断，断面淡棕色。无臭，味淡。

杜鹃花叶：本品多皱缩破碎，完整者呈椭圆状卵形或倒卵形，长 3 ~ 5 cm，宽 2 ~ 3 cm，先端锐尖，基部楔形；叶薄，质脆，易折断；上表面淡咖啡色或绿褐色，下表面淡棕色或淡绿色；侧脉突出，细脉不明显。气微，味淡。

| **功能主治** | 杜鹃花：甘、酸，平。归肺、肝、胃经。和血，调经，止咳，祛风湿，解疮毒。

用于吐血，衄血，崩漏，月经不调，咳嗽，风湿痹痛，痈疖疮毒。

杜鹃花根：酸、甘，温。归肝、肾、大肠经。和血止血，消肿止痛。用于月经不调，吐血，衄血，便血，崩漏，痢疾，脘腹疼痛，风湿痹痛，跌打损伤。

杜鹃花叶：酸，平。归心经。清热解毒，止血，化痰止咳。用于痈肿疮毒，荨麻疹，外伤出血，支气管炎。

杜鹃花果实：甘、辛，温。活血止痛。用于跌打肿痛。

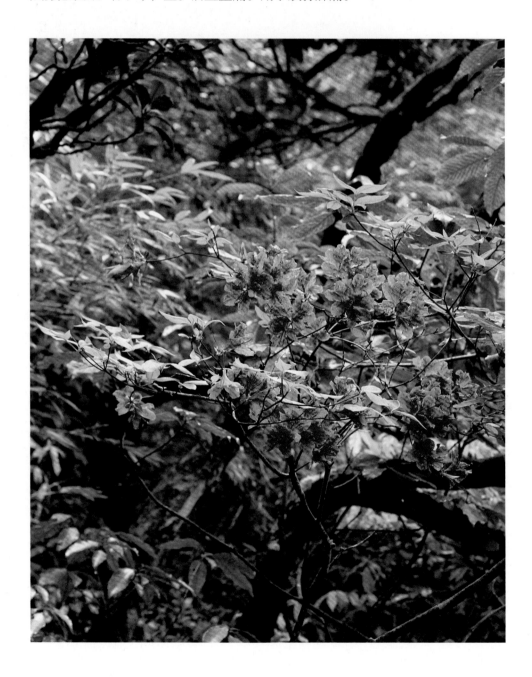

| 用法用量 | 杜鹃花：内服煎汤，9～15 g。外用适量，捣敷。
杜鹃花根：内服煎汤，15～30 g；或浸酒；孕妇忌服。外用适量，研末敷；或鲜根皮捣敷。
杜鹃花叶：内服煎汤，10～15 g；孕妇忌服。外用适量，鲜品捣敷；或煎汤洗。
杜鹃花果实：内服研末，1～2 g。

| 附　方 | （1）治痈疖毒：杜鹃花 5～7 个，或嫩叶适量，嚼烂敷患处。忌鱼腥。
（2）治癞痢头（黄癣）：杜鹃花 60 g，油桐花 30 g，焙干研末，桐油调搽（须先剃头）。
（3）治胃痛：杜鹃花根 12 g，青木香茎叶 15 g，橘饼 15 g，甜酒煎服。［方（1）～（3）出自《草药手册》（江西）］
（4）治带下：杜鹃花根、三白草根各 15 g，煎汤去渣，用猪肉汤兑服。
（5）治崩漏：杜鹃花根、金樱子根各 30 g，绵毛旋覆花根 24 g，茜草根 15 g，粉干葛 12 g，煎汤服。［方（4）～（5）出自《江西民间草药验方》］
（6）治指疔、各种阳肿毒：新鲜杜鹃的枝头嫩叶适量，捣烂如泥，敷于患处，每日换药 2 次。
（7）治跌打损伤：杜鹃花根皮（鲜）适量，酒糟少许，捣敷。［方（6）～（7）出自《江西草药》］

| 附　注 | 本种异名：*Rhododendron chaoanense* T. C. Wu et P. C. Tam、*Rhododendron viburnifolium* Fang、*Rhododendron bicolor* Tam、*Rhododendron petilum* Tam、*Rhododendron calleryi* Planch.、*Rhododendron indicum* (L.) Sweet var. *puniceum* Sweet。
药材杜鹃花，为本种的干燥花，《浙江省中药材标准》（2000 年版）、《湖南省中药材标准》（2009 年版）中有收载；《浙江省中药材标准·第一册》（2017 年版）以"浙杜鹃花"之名收载之。
药材杜鹃花根，为本种的干燥根及根茎，《广西中药材标准·第二册》（1996 年版）中有收载。
药材杜鹃花叶，为本种的干燥叶，《中华本草》《中药大辞典》中有收载；《上海市中药材标准》（1994 年版）以"映山红"之名收载之。
本种为我国中南及西南典型的酸土指示植物。

杜鹃花科 Ericaceae 越桔属 Vaccinium

南烛
Vaccinium bracteatum Thunb.

| **植物别名** | 杨冻子树、乌米饭、乌饭树。

| **药 材 名** | 南烛子（药用部位：果实）、南烛叶（药用部位：叶或枝叶）、南烛根（药用部位：根）。

| **形态特征** | 常绿灌木，分枝多。幼枝有灰褐色细柔毛。叶革质，椭圆状卵形、狭椭圆形或卵形，长 2.5 ~ 6 cm，宽 1 ~ 2.5 cm，边缘有尖硬细齿，中脉两面多疏生短毛，网脉下面明显；叶柄长 0.2 ~ 0.4 cm。总状花序腋生，长 2 ~ 6 cm，有微柔毛；苞片大，宿存，长 0.5 ~ 1 cm，边缘有疏细毛；花梗短；花萼 5 浅裂，裂片三角形，有细柔毛；花冠白色，通常下垂，筒状卵形，长 0.5 ~ 0.7 cm，5 浅裂，有细柔毛；雄蕊 10。浆果球形，直径 0.4 ~ 0.6 cm，幼时有细柔毛，成熟时紫黑色，稍被白粉。

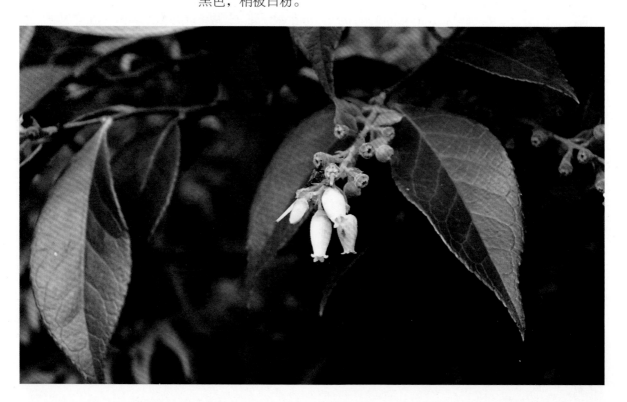

| 生境分布 | 生于丘陵地带或海拔 400 ~ 1 400 m 的山地，常见于山坡林内或灌丛中。德兴各地均有分布。

| 资源情况 | 野生资源丰富。药材来源于野生。

| 采收加工 | 南烛子：8 ~ 10 月果实成熟后采摘，晒干。
南烛叶：8 ~ 9 月采收，拣净杂质，晒干。
南烛根：全年均可采挖，鲜用，或切片，晒干。

| 药材性状 | 南烛子：本品呈类球形，直径 0.4 ~ 0.6 cm。表面暗红褐色至紫黑色，稍被白粉，略有细纵纹。先端具黄色、点状的花柱痕，基部有细果柄或果柄痕。有时有宿萼，包被果实的 2/3 以上，萼筒钟状，先端 5 浅裂，裂片短三角形。质松脆，断面黄白色，内含多数长卵状三角形的种子，橙黄色或橙红色。气微，味酸而稍甜。
南烛叶：本品呈长椭圆形至披针形，长 2.5 ~ 6 cm，宽 1 ~ 2.5 cm，两端尖锐，边缘有稀疏的细锯齿，多向外反卷，上面暗棕色，有光泽，主脉凹陷，下面棕色，叶脉明显凸起。叶柄短而不明显。质脆。气微，味涩而苦。

| 功能主治 | 南烛子：酸、甘，平。归肝、肾、脾经。补肝肾，强筋骨，固精气，止泻痢。用于肝肾不足，须发早白，筋骨无力，久泄梦遗，带下不止，久泻久痢。
南烛叶：酸、涩，平。归心、脾、肾经。益肠胃，养肝肾。用于脾胃气虚，久泻，少食，腰膝乏力，须发早白。
南烛根：酸、微甘，平。归肝、胃经。散瘀，止痛。用于牙痛，跌伤肿痛。

| 用法用量 | 南烛子：内服煎汤，9 ~ 15 g；或入丸剂。
南烛叶：内服煎汤，6 ~ 9 g；或熬膏；或入丸、散剂。
南烛根：内服煎汤，9 ~ 15 g；或研末。外用适量，捣敷；或煎汤洗。

| 附　注 | 本种异名：*Vaccinium malaccense* Wight、*Vaccinium spicatum* (Lour.) Poir.、*Vaccinium bracteatum* Thunb. var. *longitubum* Hayata、*Pieris lucida* H. Lévl.、*Pieris divaricata* H. Lévl.、*Pieris ovalifolia* (Wall.) D. Don var. *denticulata* H. Lévl.。
药材南烛子，为本种的干燥果实，《上海市中药材标准》（1994 年版）、《北京市中药材标准》（1998 年版）中有收载。
药材南烛叶，为本种的干燥叶，《上海市中药材标准》（1994 年版）中有收载。
本种的成熟果实可作野果食用。

杜鹃花科 Ericaceae 越桔属 Vaccinium

短尾越桔 *Vaccinium carlesii* Dunn

| 药 材 名 | 短尾越桔（药用部位：枝、叶）。

| 形态特征 | 常绿灌木，多分枝。小枝纤细，有短柔毛，老枝无毛。叶革质，卵状矩圆形，长 3 ~ 5 cm，宽 1 ~ 1.5 cm，先端短尾状渐尖，边缘有疏细齿，侧脉不明显，中脉上面隆起，有疏短柔毛；叶柄长 0.1 ~ 0.2 cm，有疏短柔毛。总状花序腋生，长达 8 cm，总轴近无毛；花小，无毛；苞片披针形，往往早落；花萼 5 裂；花冠白色，钟状，长 0.3 cm，5 裂几达中部；雄蕊 10，内藏，花药先端伸长成管状，背面有矩距，花丝有毛；子房下位。浆果球形，直径 0.4 cm，紫红色，无毛。

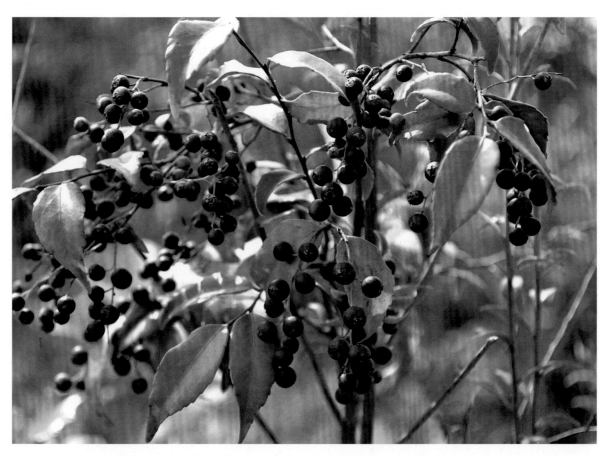

| **生境分布** | 生于海拔 270 ～ 800 m 的山地疏林、灌丛或常绿阔叶林中。分布于德兴三清山北麓、大茅山等。

| **资源情况** | 野生资源丰富。药材来源于野生。

| **采收加工** | 全年均可采收，干燥。

| **功能主治** | 甘、酸，温。清热解毒，止血，固精。用于筋骨无力，久泄梦遗。

| **用法用量** | 内服煎汤，6 ～ 12 g。

| **附　　注** | 本种的成熟果实可作野果食用。

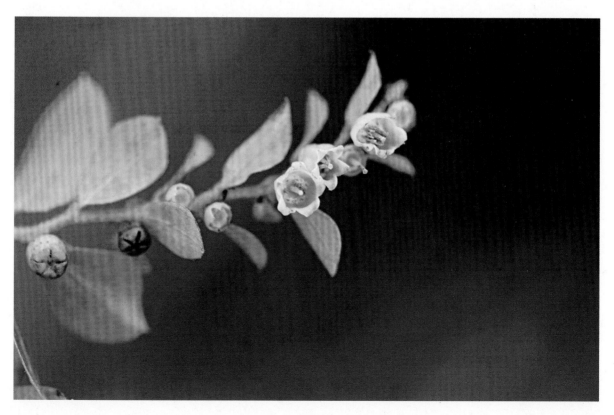

杜鹃花科 Ericaceae 越桔属 Vaccinium

无梗越桔 *Vaccinium henryi* Hemsl.

| **药 材 名** | 无梗越桔（药用部位：枝、叶）。

| **形态特征** | 落叶灌木，分枝密。当年生枝密生淡黄色短柔毛，生花的枝细而短，并左右曲折。叶纸质，有极短柄，卵状矩圆形，长 4 ~ 6 cm，宽 1.5 ~ 2 cm（在下部和花枝上的叶较小），先端有 1 短尖头，全缘，叶脉上下两面隆起，仅中脉、侧脉和叶柄有柔毛。花腋生，单一，有时成假总状；花梗长约 0.2 cm，近顶处有 2 大苞片，与花等长或较长，有毛；花萼钟状，5 裂，有密毛；花冠钟状，淡绿色，长、宽均约 0.3 cm，无毛，5 裂片短，先端反折；雄蕊 10，花丝略有毛，花药无距，无毛。浆果深红色，直径约 0.6 cm，无毛。

| **生境分布** | 生于海拔 750 ~ 1 600 m 的山坡灌丛。分布于德兴三清山北麓等。

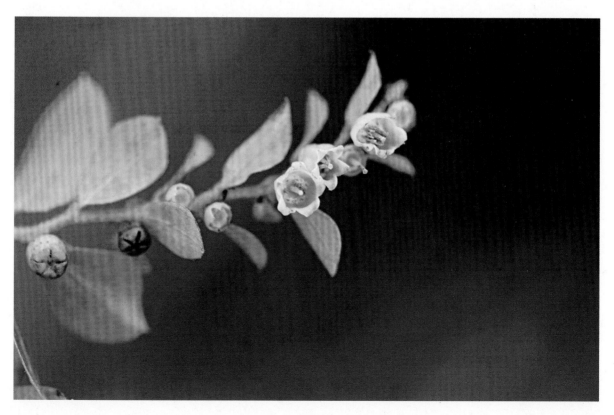

| **资源情况** | 野生资源一般。药材来源于野生。

| **采收加工** | 夏、秋季采收，干燥。

| **功能主治** | 祛风除湿，消肿。用于风湿肿痛，跌打损伤。

| **用法用量** | 外用适量，捣敷。

| **附 注** | 本种的成熟果实可作野果食用。

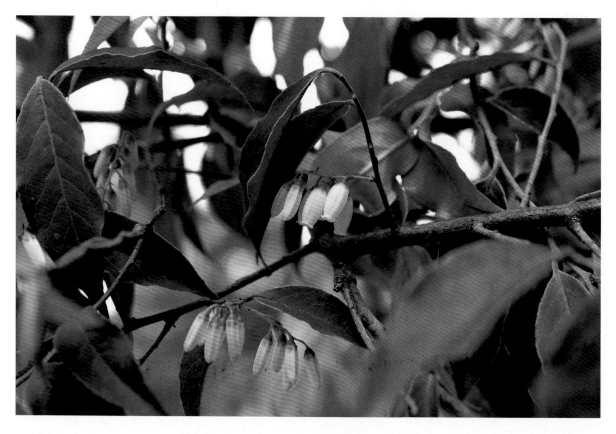 杜鹃花科 Ericaceae 越桔属 Vaccinium

黄背越桔 *Vaccinium iteophyllum* Hance

| **药 材 名** | 黄背越桔（药用部位：全株或根）。

| **形态特征** | 常绿灌木至小乔木。幼枝有锈色短柔毛，老枝无毛。叶革质，椭圆形，长 6 ~ 8 cm，宽 2 ~ 3 cm，边缘有疏锯齿或近全缘，两面仅中脉或侧脉有锈色短毛，下面干后呈黄棕色，叶脉明显；叶柄长 0.3 cm，下面有较密短毛。总状花序腋生，长 4 ~ 6 cm，总轴、花梗和花萼有短柔毛；花梗长 0.3 ~ 0.4 cm；苞片和小苞片披针形，较早脱落；花萼长 0.2 cm，裂片三角形；花冠白色或带粉红色，筒状，长 0.7 ~ 0.8 cm，外面无毛，口部 5 浅裂；雄蕊花丝有毛，花药背面下部有 2 距，顶部伸长成 2 长管；子房下位，有毛，花柱无毛。浆果球形，直径 0.6 ~ 0.7 cm，红色，稍有毛。

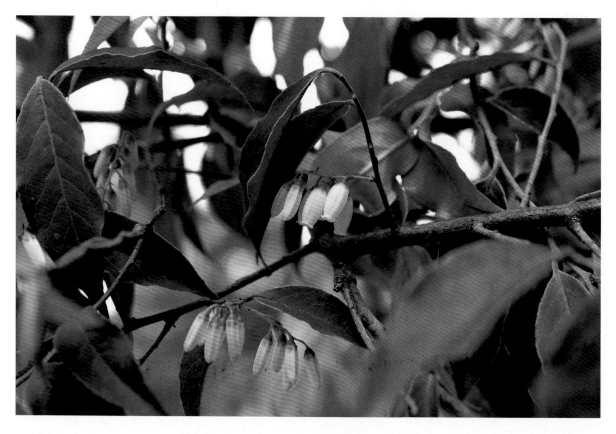

| **生境分布** | 生于海拔 400 ~ 1 440 m 的山地灌丛中，或山坡疏、密林中。分布于德兴大茅山等。 |

| **资源情况** | 野生资源一般。药材来源于野生。 |

| **采收加工** | 夏、秋季采收，干燥。 |

| **功能主治** | 散瘀止痛，利尿消肿。用于肝炎，病后体虚，跌打损伤，风湿，胃痛；外用于无名肿毒，外伤出血。 |

| **用法用量** | 内服煎汤，3 ~ 9 g。外用适量，捣敷。 |

| **附　注** | 本种异名：*Vaccinium iteophyllum* Hance var. *fragrans* Rehd. et Wils.。
本种的成熟果实可作野果食用。 |

杜鹃花科 Ericaceae 越桔属 Vaccinium

江南越桔 *Vaccinium mandarinorum* Diels

| 植物别名 | 早禾酸、早禾子、杨春花树。

| 药 材 名 | 米饭花果（药用部位：果实）。

| 形态特征 | 常绿灌木或小乔木，全株无毛或稍被毛。叶片厚革质，卵形或长圆状披针形，长 3 ~ 9 cm，宽 1.5 ~ 3 cm，边缘有细锯齿，中脉和侧脉纤细，在两面稍凸起；叶柄长 0.3 ~ 0.8 cm。总状花序腋生和生枝顶叶腋，长 2.5 ~ 10 cm；小苞片 2，着生花梗中部或近基部，线状披针形或卵形，长 0.2 ~ 0.4 cm；花梗纤细，长 0.2 ~ 0.8 cm；萼齿三角形或卵状三角形或半圆形，长 0.1 ~ 0.15 cm；花冠白色，有时带淡红色，微香，筒状或筒状坛形，口部稍缢缩或开放，长 0.6 ~ 0.7 cm，裂齿三角形或狭三角形，直立或反折；雄蕊内藏，

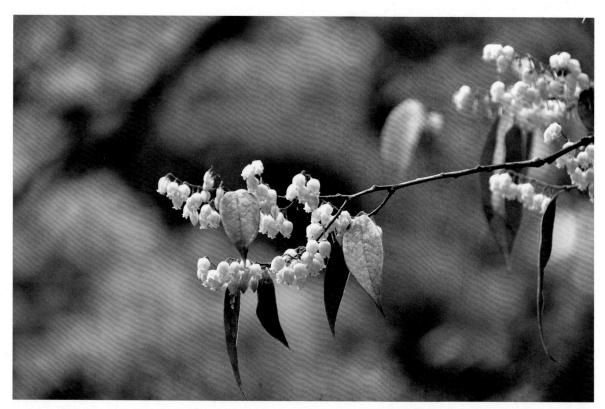

药室背部有短距；花柱内藏或微伸出花冠。浆果球形，成熟时紫黑色，直径 0.4 ～ 0.6 cm。

| 生境分布 | 生于海拔 180 ～ 1 600 m 的山坡灌丛、杂木林中或路边林缘。德兴各地均有分布。

| 资源情况 | 野生资源丰富。药材来源于野生。

| 采收加工 | 夏、秋季果实成熟时采收，晒干。

| 功能主治 | 甘，平。消肿散瘀。用于全身浮肿，跌打肿痛。

| 用法用量 | 内服煎汤，12 ～ 15 g。

| 附   注 | 本种异名：*Vaccinium laetum* Diels、*Vaccinium mandarinorum* Diels var. *austrosinense* (Hand.-Mazz.) Metc.、*Vaccinium parvibracteatum* Hayata、*Vaccinium hangchouense* (Matsuda) Komatsu、*Vaccinium donianum* Wight var. *laetum* (Diels) Rehder & E. H. Wilson。

本种的成熟果实可作野果食用。

杜鹃花科 Ericaceae 越桔属 Vaccinium

刺毛越桔 *Vaccinium trichocladum* Merr. et Metc.

| 药 材 名 | 刺毛越桔（药用部位：果实）。

| 形态特征 | 常绿小乔木。老枝灰棕色，多有刚毛，幼枝密生弯而开展的、先端有细头状腺体的红黄色刚毛，长达 0.2 cm。叶革质，卵状披针形至近椭圆形，长 6 ~ 8 cm，宽 2.5 ~ 3 cm，边缘有弯而硬尖头的小锯齿，两面除脉上有毛外其余无毛；叶柄长 0.2 ~ 0.3 cm，也有和幼枝上同样的毛。总状花序腋生和顶生，长达 6 cm，无毛；花梗长 0.4 ~ 0.7 cm；花萼裂片短，宽三角形，急尖；花冠筒状，下垂，无毛。浆果球形，直径 0.5 ~ 0.6 cm，淡红棕色。

| 生境分布 | 生于海拔 480 ~ 700 m 的山地林中。分布于德兴大茅山等。

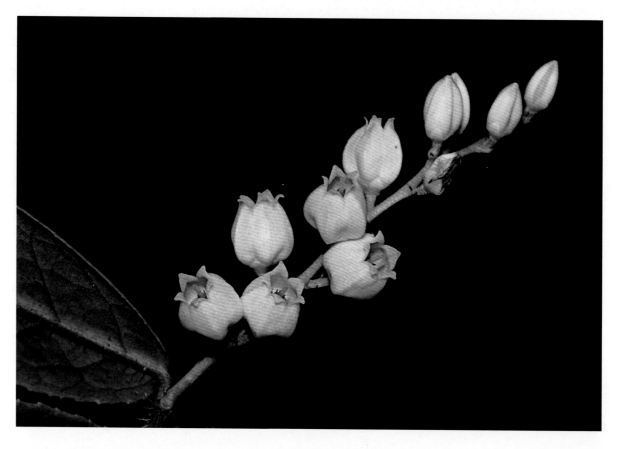

| **资源情况** | 野生资源较少。药材来源于野生。

| **采收加工** | 果实成熟时采收，鲜用或干燥。

| **功能主治** | 消食化积。用于疳积。

| **用法用量** | 内服煎汤，9 ~ 15 g。

| **附　注** | 本种异名：*Vaccinium iteophyllum* Hance var. *hispidum* Handel-Mazzetti。
本种的成熟果实可作野果食用。

紫金牛科 Myrsinaceae 紫金牛属 Ardisia

九管血 Ardisia brevicaulis Diels

| **药 材 名** | 九管血（药用部位：全株）。

| **形态特征** | 半灌木，高 15 ～ 20 cm，不分枝，有匍匐根茎。叶柄有微柔毛；叶片坚纸质，矩圆状椭圆形或椭圆状卵形，长 7 ～ 14（～ 18）cm，宽 2.5 ～ 4.8（～ 6）cm，全缘，两面有腺点，下面有褐色微柔毛，侧脉 12 ～ 15 对，有不靠近边的不整齐边脉或边脉不清晰。伞形花序顶生，有微柔毛；花长 0.4 ～ 0.5 cm，各部有黑腺点；萼片卵形或披针形，长 0.2 ～ 0.3 cm；花冠裂片卵形；雄蕊披针形，稍短于花冠裂片；雌蕊与花冠裂片长几相等。果实直径 0.65 cm，有疏散黑腺点。

| **生境分布** | 生于海拔 400 ～ 1 200 m 的密林下阴湿处。分布于德兴大茅山等。

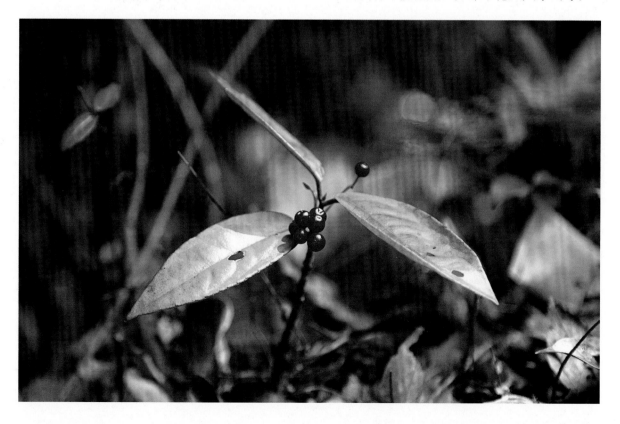

| 资源情况 | 野生资源较丰富。药材来源于野生。

| 采收加工 | 6 ~ 7 月采收，切碎，鲜用或晒干。

| 药材性状 | 本品根簇生于略膨大的根茎上，多数，呈圆柱形，略弯曲，直径 0.2 ~ 0.6 cm，表面棕红色或棕褐色，具细皱纹及横裂纹；质脆，易折断，皮部与木部易分离，断面皮部厚，类白色，有紫褐色斑点散在。茎呈圆柱形，略弯曲，直径 0.2 ~ 1 cm，表面灰棕色或棕褐色；质硬而脆，易折断，断面类白色，皮部菲薄，具髓部。单叶互生，有短柄；叶片多皱缩，灰绿色或棕黄色，完整者展平后呈狭卵形，或椭圆形至近长圆形，长 7 ~ 16 cm，宽 2.5 ~ 4.8 cm，先端急尖，基部楔形或近圆形，近全缘，边缘有腺点。气微香，味淡。

| 功能主治 | 苦、辛，平。归肝、肾经。清热解毒，祛风止痛，活血消肿。用于咽喉肿痛，风火牙痛，风湿痹痛，跌打损伤，无名肿毒，毒蛇咬伤。

| 用法用量 | 内服煎汤，9 ~ 15 g；或浸酒；孕妇慎服。

| 附　　注 | 本种异名：*Bladhia citrifolia* (Hayata) Nakai、*Bladhia brevicaulis* (Diels) Migo、*Ardisia bodinieri* H. Lévl.、*Ardisia citrifolia* Hayata。

药材九管血，为本种的干燥全株，《中华本草》《中药大辞典》中有收载；《广西壮族自治区瑶药材质量标准·第一卷》（2014 年版）以"血党/九管血（金边罗伞）"之名收载之。

本种的 IUCN 评估等级为 LC 级。本种为江西省 II 级保护植物。

紫金牛科 Myrsinaceae 紫金牛属 Ardisia

小紫金牛 Ardisia chinensis Benth.

| 药 材 名 | 小紫金牛（药用部位：全株）。

| 形态特征 | 半灌木，不分枝，匍匐生根。直立的枝高 15 ~ 45 cm，有深褐色鳞片，几无毛。叶纸质，倒卵状椭圆形或椭圆形，长 3 ~ 5 cm，宽 1.5 ~ 2.5 cm，边缘中部以上波状，下面有褐色鳞片，侧脉 8 ~ 10 多对，不联结成清晰的边脉。伞形花序腋生，总花梗和花梗有褐色鳞片；花长 0.3 cm；萼片卵形，长 0.1 cm；花冠裂片卵形；雄蕊短于花冠裂片，花药卵形；雌蕊长度与花冠裂片相等。果实直径 0.5 cm，有纵条纹。

| 生境分布 | 生于海拔 300 ~ 800 m 的山谷和山地疏、密林下阴湿处或溪旁。德兴各地均有分布。

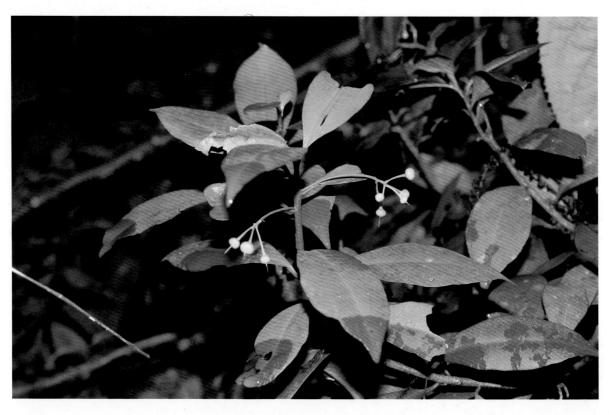

| 资源情况 | 野生资源一般。药材来源于野生。

| 采收加工 | 夏、秋季采收，洗净，晒干。

| 药材性状 | 本品根茎呈圆柱形，着生多数细根。茎扁圆形，直径 0.15 ~ 0.2 cm，表面暗褐色。叶互生，倒卵状椭圆形或椭圆形，长 3 ~ 5 cm，宽 1.5 ~ 2.5 cm，先端钝或渐尖，基部楔形，边缘中部以上波状，上面暗棕色，下面浅棕色。气微，味微涩。

| 功能主治 | 苦，平。活血止血，散瘀止痛，清热利湿。用于肺痨，咯血，吐血，痛经，闭经，跌打损伤，黄疸，小便淋痛。

| 用法用量 | 内服煎汤，10 ~ 15 g。

| 附　注 | 本种异名：*Tinus chinensis* (Benth.) Kuntze、*Tinus triflora* (Hemsl.) Kuntze、*Bladhia chinensis* (Benth.) Nakai、*Bladhia chinensis* (Benth.) Nakai var. *minor* Nakai、*Ardisia jiajiangensis* Z. Y. Zhu。

紫金牛科 Myrsinaceae 紫金牛属 Ardisia

硃砂根 *Ardisia crenata* Sims

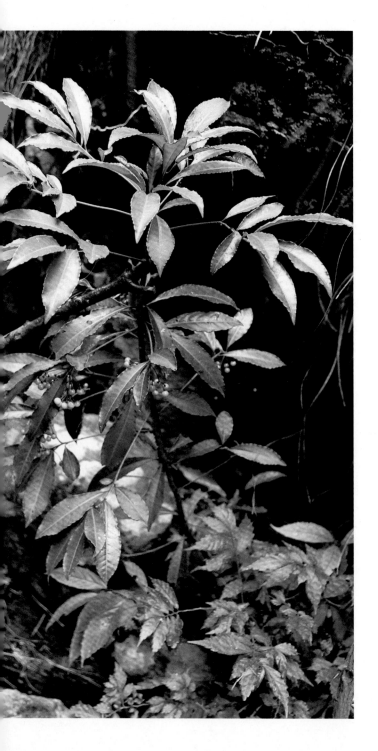

| 植物别名 |

凉伞遮珍珠、铁凉伞、红叶铁凉伞。

| 药 材 名 |

朱砂根（药用部位：根及根茎）、朱砂根茎叶（药用部位：茎、叶。别名：朱砂茎叶）。

| 形态特征 |

灌木，不分枝，高 1 ~ 2 m，有匍匐根茎。叶坚纸质，狭椭圆形、椭圆形或倒披针形，长 8 ~ 15 cm，宽 2 ~ 3.5 cm，急尖或渐尖，边缘皱波状或波状，两面有凸起腺点。花序伞形或聚伞状，顶生，长 2 ~ 4 cm；花长 0.6 cm，各部有黑腺点；萼片卵形或矩圆形，长 0.15 cm，或更短些；花冠裂片披针状卵形；雄蕊短于花冠裂片，花药披针形；雌蕊与花冠裂片近等长。果实直径 0.7 ~ 0.8 cm，有稀疏黑腺点。

| 生境分布 |

生于海拔 90 m 以上的疏、密林下阴湿的灌丛中。德兴各地均有分布。

| 资源情况 |

野生资源丰富。药材来源于野生。

| 采收加工 | 朱砂根：秋、冬季采挖，切碎，鲜用或晒干。
朱砂根茎叶：春、夏季采收，干燥。

| 药材性状 | 朱砂根：本品根茎略膨大，根丛生，多由 6 ~ 9 条支根组成；支根圆柱形，略弯曲，长短不一，长 5 ~ 30 cm，直径 0.2 ~ 1 cm。表面灰棕色或棕褐色，可见多数纵皱纹，有横向或环状断裂痕，皮部与木部易分离。质硬而脆，易折断，断面不平坦，皮部厚，占断面的 1/3 ~ 1/2，类白色或粉红色，外侧有紫红色斑点散在，习称"朱砂点"；木部黄白色，不平坦。气微，味微苦，有刺舌感。
朱砂根茎叶：本品茎呈圆柱形，有分枝，直径 0.2 ~ 1 cm，表面灰棕色或棕褐色，具纵皱纹，皮孔圆形；质坚硬，不易折断，断面木部类白色，髓部色稍深。叶革质，多卷缩或破碎，完整者呈椭圆状披针形，长 8 ~ 15 cm，宽 2 ~ 3.5 cm，先端渐尖，基部楔形，全缘，上面绿色，下面灰绿色，主脉于下面凸起，支脉羽状排列，叶面可见多数褐色腺点。茎气微，味微苦，有麻舌感；叶味微涩。

| 功能主治 | 朱砂根：微苦、辛，平。归肺、肝经。解毒消肿，活血止血，祛风除湿。用于咽喉肿痛，风湿痹痛，跌打损伤。
朱砂根茎叶：辛、微苦、涩，凉。归肺、肝、肾经。清热宁心，养血活血，利咽明目。用于口糜，咽喉肿毒，胁肋瘀痛，视物模糊，心悸失眠，风湿痹痛，跌打损伤。

| 用法用量 | 朱砂根：内服煎汤，3 ~ 9 g；孕妇慎服。外用适量，鲜品捣敷。
朱砂根茎叶：内服煎汤，15 ~ 30 g。外用适量，鲜品捣敷。

| 附　注 | 本种异名：*Ardisia crenata* Sims var. *bicolor* (Walker) C. Y. Wu et C. Chen、*Ardisia lentiginosa* Ker Gawl.、*Ardisia konishii* Hayata、*Ardisia labordei* H. Lévl.、*Ardisia linangensis* C. M. Hu、*Ardisia miaoliensis* S. Y. Lu、*Ardisia bicolor* E. Walker。
药材朱砂茎叶，为本种的干燥茎、叶，《云南省中药材标准·第四册·彝族药（Ⅱ）》（2005 年版）中有收载。
药材朱砂根，为本种的干燥根及根茎，《中华人民共和国药典》（1977 年版、2000 年版附录、2005 年版至 2020 年版）、《广西壮族自治区壮药质量标准·第一卷》（2008 年版）、《上海市中药材标准》（1994 年版）中有收载；《贵州省中药材、民族药材质量标准》（2003 年版）、《贵州省中药材质量标准》（1988 年版）以"朱砂根（八爪金龙）"之名收载之。
《中华人民共和国药典》规定，按干燥品计算，朱砂根含岩白菜素不得少于 1.5%。

红凉伞

Ardisia crenata Sims var. *bicolor* (Walker) C. Y. Wu et C. Chen

| **药 材 名** | 朱砂根（药用部位：根及根茎）。

| **形态特征** | 本变种与硃砂根的主要区别在于本变种叶背、花梗、花萼及花瓣均带紫红色，有的植株叶两面均为紫红色。

| **生境分布** | 生于海拔 90 m 以上的疏、密林下阴湿的灌丛中。德兴各地均有分布。

| **资源情况** | 野生资源一般。药材来源于野生。

| **采收加工** | 秋季采挖，切碎，鲜用或晒干。

| **药材性状** | 本品簇生于略膨大的根茎上，呈圆柱形，略弯曲，长 5 ~ 30 cm，直径 0.2 ~ 1 cm。表面灰棕色或棕褐色，可见多数纵皱纹，有横向

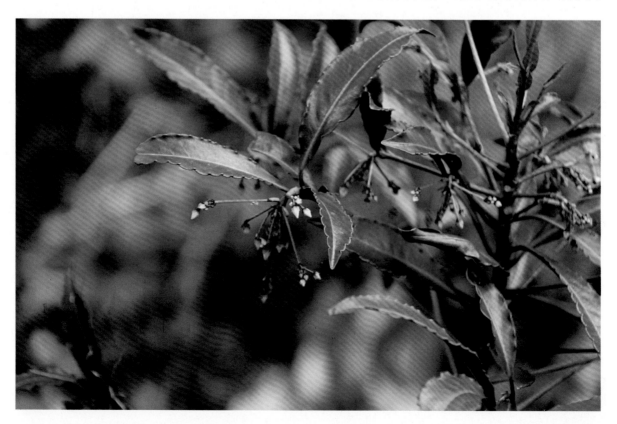

或环状断裂痕，皮部与木部易分离。质硬而脆，易折断，断面不平坦，皮部厚，占断面的 1/3 ~ 1/2，类白色或粉红色；木部黄白色，不平坦。气微，味微苦，有刺舌感。

| **功能主治** | 苦、辛，凉。归肺、胃经。清热解毒，散瘀止痛，祛风除湿。用于咽喉肿痛，扁桃体炎，心胃气痛，劳伤吐血，跌扑损伤，风湿骨痛。

| **用法用量** | 内服煎汤，3 ~ 15 g；孕妇慎服。外用适量，鲜品捣敷。

| **附　　注** | 药材朱砂根，为本种的干燥根及根茎，《贵州省中药材、民族药材质量标准》（2003 年版）中有收载。

紫金牛科 Myrsinaceae 紫金牛属 Ardisia

百两金

Ardisia crispa (Thunb.) A. DC.

| **药 材 名** | 百两金（药用部位：根及根茎。别名：珍珠伞、开喉箭、野山豆根）。 |

| **形态特征** | 灌木或半灌木，高1.5 m，有匍匐根茎，不分枝。叶膜质，矩圆状狭椭圆形，长8～18 cm，宽1.5～3 cm，全缘或波状，有边缘腺点，下面有较边缘腺点细的黑腺点。花序近伞形，顶生于花枝上，长1～3 cm；花长0.5 cm；萼片矩圆形，长0.15 cm，有疏散腺点，有3脉；花冠裂片卵形，有极少数黑腺点；雄蕊稍短于花冠裂片，花药披针形，无腺点或有少数腺点；雌蕊与花冠裂片等长或长于后者。果实直径0.65 cm，有极少数黑腺点。 |

| **生境分布** | 生于海拔100 m以上的山谷、山坡，疏、密林下或竹林下。德兴各地均有分布。 |

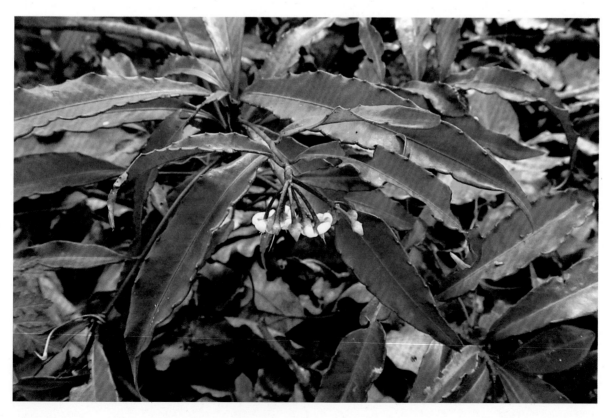

| 资源情况 | 野生资源丰富。药材来源于野生。

| 采收加工 | 秋、冬季采挖，洗净，鲜用或晒干。

| 药材性状 | 本品根茎略膨大。根呈圆柱形，略弯曲，长 5 ~ 20 cm，直径 0.2 ~ 1 cm，表面灰棕色或暗褐色，具纵皱纹及横向环状断裂痕，木部与皮部易分离。质坚脆，断面皮部厚，类白色或浅棕色，木部灰黄色。气微，味微苦、辛。

| 功能主治 | 苦、辛，凉。归肺、胃经。清热解毒，散瘀止痛，祛风除湿。用于咽喉肿痛，扁桃体炎，心胃气痛，劳伤吐血，跌扑损伤，风湿骨痛。

| 用法用量 | 内服煎汤，3 ~ 15 g；孕妇慎服。外用适量，鲜根捣敷。

| 附　　方 | （1）治肺病咳嗽、痰出不畅：百两金根 15 g，炖猪肺服。［《中草药学》（江西）］

（2）治喉头溃烂：百两金根 9 g，煎汤，用猪肝汤兑服。

（3）治胃气痛：百两金根 9 g，研末，开水冲服，每日 2 ~ 3 次。

（4）治肾炎水肿：鲜百两金根 30 g，童子鸡 1 只（去头、足、翼、内脏），水炖，食鸡服汤。

（5）治陈旧腰痛：百两金根 9 g，雪见草 15 g，煎汤，甜酒调服。

（6）治齿痛：百两金根 9 g，煎汤，频频含咽。［方（2）~（6）出自《草药手册》（江西）］

| 附　　注 | 本种异名：*Ardisia crispa* (Thunb.) A. DC. var. *dielsii* (Lévl.) Walker、*Ardisia crispa* (Thunb.) A. DC. var. *amplifolia* Walker、*Ardisia simplicicaulis* Hayata、*Ardisia dielsii* H. Lévl.、*Ardisia henryi* Hemsl.、*Ardisia penduliflora* Mez。

药材百两金，为本种的干燥根及根茎，《中华本草》《中药大辞典》中有收载；《贵州省中药材、民族药材质量标准》（2003 年版）以"朱砂根（八爪金龙）"之名收载之。

▌紫金牛科▐ Myrsinaceae ▌紫金牛属▐ Ardisia

紫金牛 Ardisia japonica (Thunb.) Blume

| 药 材 名 | 矮地茶（药用部位：全株。别名：平地木、矮脚茶）。

| 形态特征 | 半灌木，一般不分枝，匍匐生根，高 10 ~ 30 cm，有褐色微柔毛。叶对生或轮生，坚纸质，椭圆形，长 3 ~ 7 cm，宽 2 ~ 3 cm，边缘有锯齿，两面有腺点，下面中脉处有微柔毛。花序近伞形，腋生或近顶生，有微柔毛；花长 0.3 ~ 0.5 cm；萼片卵形，长 0.1 cm 以上，有腺点；花冠裂片卵形，有腺点；雄蕊短于花冠裂片，花药卵状矩圆形，有短尖，背面有腺点；雌蕊约与花冠裂片等长。果实直径 0.5 ~ 0.6 cm，有黑色腺点。

| 生境分布 | 生于海拔 1 200 m 以下的山间林下或竹林下阴湿处。德兴各地均有分布。

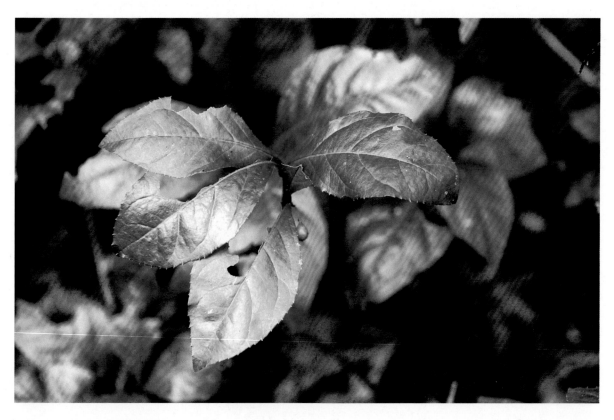

| 资源情况 | 野生资源丰富。药材来源于野生。

| 采收加工 | 夏、秋季茎叶茂盛时采收，除去泥沙，干燥。

| 药材性状 | 本品根茎呈圆柱形，疏生须根。茎略呈扁圆柱形，稍扭曲，长 10 ~ 30 cm，直径 0.2 ~ 0.5 cm；表面红棕色，有细纵纹、叶痕及节；质硬，易折断。叶互生，集生于茎梢；叶片略卷曲或破碎，完整者展平后呈椭圆形，长 3 ~ 7 cm，宽 2 ~ 3 cm，灰绿色、棕褐色或浅红棕色；先端尖，基部楔形，边缘具细锯齿；近革质。茎顶偶有红色球形核果。气微，味微涩。

| 功能主治 | 辛、微苦，平。归肺、肝经。化痰止咳，清利湿热，活血化瘀。用于新久咳嗽，喘满痰多，湿热黄疸，闭经瘀阻，风湿痹痛，跌打损伤。

| 用法用量 | 内服煎汤，15 ~ 30 g；或鲜品捣汁服；孕妇及有老胃气痛者忌服。外用适量，捣敷；或煎汤洗。

| 附 注 | 本种异名：*Bladhia japonica* Thunb.、*Tinus japonica* O. Ktze.。
药材矮地茶，为本种的干燥全株，《中华人民共和国药典》（1977 年版、2005 年版至 2020 年版）、《广东省中药材标准》（2004 年版）、《贵州省中药材、民族药材质量标准》（2003 年版）、《贵州省中药材质量标准·附录》（1988 年版）、《湖南省中药材标准》（1993 年版），《四川省中药材标准》（1987 年版增补本）、《广西壮族自治区壮药质量标准·第二卷》（2011 年版）、《广西壮族自治区瑶药材质量标准·第一卷》（2014 年版）中有收载；《中华人民共和国卫生部药品标准·中药材·第一册》（1992 年版）以"紫金牛"之名收载之。

紫金牛科 Myrsinaceae 紫金牛属 Ardisia

山血丹

Ardisia punctata Lindl.

| **植物别名** | 沿海紫金牛。

| **药 材 名** | 血党（药用部位：根或全株。别名：小罗伞）。

| **形态特征** | 灌木或半灌木，高 1 m，不分枝。叶柄有微柔毛；叶片革质或厚坚纸质，矩圆状狭椭圆形，长 7 ~ 16 cm，宽 1.5 ~ 3.5 cm，全缘或近波状，有边缘腺点，上面无毛，下面有褐色微柔毛。近伞形花序极少复伞形花序，长 3 ~ 9 cm，顶生；花长 0.5 cm；萼片卵形或矩圆状披针形，长 0.2 ~ 0.3 cm，有腺点和微柔毛；花冠裂片卵形，有腺点；雄蕊短于花冠裂片，花药披针形，背面有腺点；雌蕊长于雄蕊，稍短于花冠裂片。果实直径 0.6 cm，有腺点。

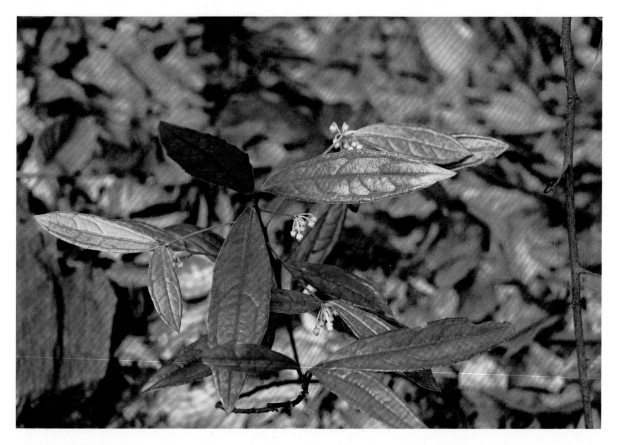

| **生境分布** | 生于海拔 270 ～ 1 150 m 的山谷、山坡密林下，水旁和阴湿处。分布于德兴大茅山等。 |

| **资源情况** | 野生资源一般。药材来源于野生。 |

| **采收加工** | 全年均可采收，洗净，鲜用或晒干。 |

| **药材性状** | 本品根茎略膨大，上端残留有数条茎基，表面灰褐色，具不规则皱纹。根丛生，支根圆柱形，不规则弯曲，长短不一，直径 5 ～ 13 cm，灰棕色或暗棕色，常附有黑褐色分泌物，具细纵纹及横向断裂痕。质硬，易折断，断面皮部常与木部分离，皮部厚，约占横断面的 1/2，浅棕黄色，有紫褐色斑点，木部淡黄色，具放射状纹理。气微，味淡。叶互生，叶片矩圆状狭椭圆形，长 7 ～ 16 cm，宽 1.5 ～ 3.5 cm；先端急尖或渐尖，基部楔形，近全缘或微具波状齿，齿尖具边缘腺点，边缘反卷，背面被细微柔毛。气微，味苦、麻辣，有刺喉感。 |

| **功能主治** | 苦、辛，平。归肝、胃经。祛风湿，活血调经，消肿止痛。用于风湿痹痛，痛经，闭经，跌打损伤，咽喉肿痛，无名肿痛。 |

| **用法用量** | 内服煎汤，9 ～ 15 g。外用适量，鲜品捣敷。 |

| **附　　注** | 本种异名：*Ardisia lindleyana* D. Dietr.、*Ardisia kwangtungensis* Walker、*Ardisia tsangii* E. Walker、*Ardisia adenopes* Miau、*Tinus punctata* (Lindl.) Kuntze、*Bladhia punctata* (Lindl.) Nakai。
药材血党，为本种的干燥根或全株，《中华本草》《中药大辞典》中有收载；《贵州省中药材、民族药材质量标准》（2003 年版）、《广东省中药材标准》（2010年版）以"小罗伞"之名收载之。 |

紫金牛科 Myrsinaceae 紫金牛属 Ardisia

九节龙 *Ardisia pusilla* A. DC.

| **药 材 名** | 九节龙（药用部位：全株。别名：小青）。 |

| **形态特征** | 半灌木，有分枝，匍匐生根。直立枝高 10 ~ 30 cm，有褐色卷缩分节毛。叶对生或轮生，椭圆形或卵形，长 2 ~ 5.5 cm，宽 1.5 ~ 2.5 cm，边缘有锯齿或牙齿，两面有细腺点，下面有褐色卷缩分节毛。花序聚伞状，腋生，有褐色卷缩分节毛；花长 0.4 cm；萼片尖削状披针形，长 0.3 cm，有卷缩分节毛，有少数腺点或无腺点；花冠裂片卵形，有少数腺点或无腺点；雄蕊卵形，背面有腺点；雌蕊长约与花冠裂片相等。果实直径 0.5 ~ 0.7 cm，有腺点。 |

| **生境分布** | 生于海拔 200 ~ 700 m 的山间密林下，路旁、溪边阴湿处，或石上土质肥沃的地方。分布于德兴大茅山及畈大等。 |

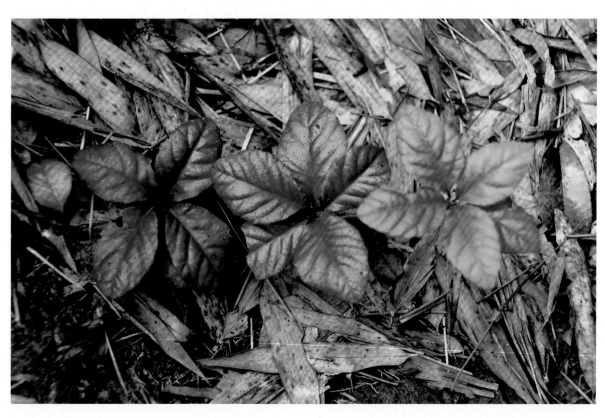

| **资源情况** | 野生资源一般。药材来源于野生。

| **采收加工** | 全年均可采收，洗净，晒干。

| **药材性状** | 本品根茎呈近圆柱形，长 10 ~ 20 cm，直径 0.2 ~ 0.3 cm；表面浅褐色或浅棕褐色，有棕色卷曲毛茸；质脆，易折断，断面类白色或浅棕色。叶片近菱形，上表面被棕色倒伏粗毛，下表面被柔毛，中脉处尤多，边缘具粗锯齿。有时可见腋生的伞形花序。气弱，味苦、涩。

| **功能主治** | 苦、辛，平。清热利湿，活血消肿。用于风湿痹痛，黄疸，血痢腹痛，痛经，跌打损伤，痈疮肿毒，蛇咬伤。

| **用法用量** | 内服煎汤，3 ~ 9 g；或浸酒。

| **附　　注** | 本种异名：*Bladhia villosa* Thunb.、*Ardisia villosa* Mez。
药材九节龙，为本种的干燥全株，《四川省中药材标准》（2010 年版）、《广西壮族自治区瑶药材质量标准·第二卷》（2021 年版）中有收载。

网脉酸藤子 *Embelia rudis* Hand.-Mazz.

| 药 材 名 | 了哥利（药用部位：根及茎）。

| 形态特征 | 攀缘灌木，一年生枝有疣点，无毛。叶柄长 0.5 ~ 1 cm；叶片革质，矩圆状椭圆形、矩圆形或卵形，长 5 ~ 10 cm，边缘有相当粗的单或重锯齿，或近全缘，下面有稀少腺点，叶两面有明显的隆起网脉。总状花序腋生，长 1 ~ 3 cm，有褐色微柔毛；花梗长 0.2 ~ 0.4 cm；苞片钻状；花 5 出，长 0.1 ~ 0.2 cm；萼片卵形，有睫毛；花冠裂片矩圆形、卵形或椭圆形，有黑腺点；雄蕊伸出或不伸出于花冠裂片外，花药背面有黑腺点；子房梨形，花柱长度与花冠裂片相等或稍长于后者，柱头细尖状或稍开张。果实直径约 0.5 cm，蓝黑色。

| 生境分布 | 生于海拔 200 ~ 1 600 m 的山坡灌丛或疏、密林中，或溪边。德兴

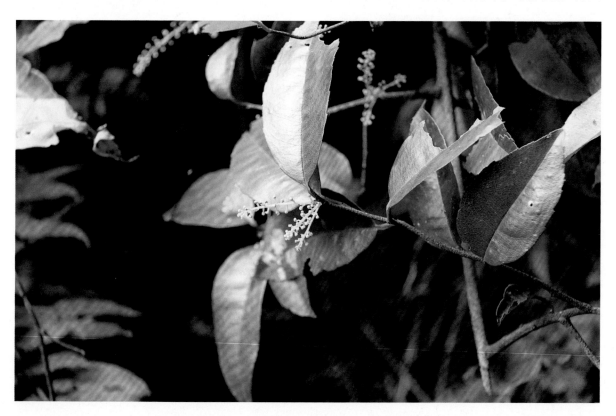

各地均有分布。

| **资源情况** | 野生资源丰富。药材来源于野生。

| **采收加工** | 全年均可采收，洗净，切段，晒干。

| **功能主治** | 辛，微温。归肝经。清凉解毒，滋阴补肾。用于闭经，月经不调，风湿痛。

| **用法用量** | 内服煎汤，9 ~ 15 g。

| **附　注** | 本种异名：*Embelia nigroviridis* C. Chen、*Embelia oblongifolia* Hemsl.、*Embelia vestita* Roxb. var. *lenticellata* (Hayata) C. Y. Wu et C. Chen、*Embelia lenticellata* Hayata、*Embelia bodinieri* H. Lévl.、*Embelia prunifolia* Mez。

紫金牛科 Myrsinaceae 杜茎山属 Maesa

杜茎山

Maesa japonica (Thunb.) Moritzi. ex Zoll.

| 药 材 名 | 杜茎山（药用部位：茎叶）。

| 形态特征 | 灌木，有时攀缘状，高 1 ~ 3 m。叶革质或坚纸质，椭圆形、椭圆状披针形、倒卵形或矩圆状卵形，长 5 ~ 15 cm，宽 2 ~ 5 cm，近基部全缘，或全部全缘，或中部以上有远离、急尖而有短尖的锯齿。总状花序或近基部有几个分枝，腋生，单一或 2 ~ 3，长 1 ~ 3 cm；花长 0.3 ~ 0.5 cm，比花梗稍长；小苞片宽卵形至肾形，先端圆形或极钝，有腺条纹；花冠筒状，筒长 0.3 ~ 0.4 cm，有腺条纹，裂片长约为花冠筒的 1/3；雄蕊不伸出花冠外。果实球形，有腺条纹，长 0.45 cm。

| 生境分布 | 生于海拔 300 m 以上的山坡或石灰山杂木林下阳处，或路旁灌丛

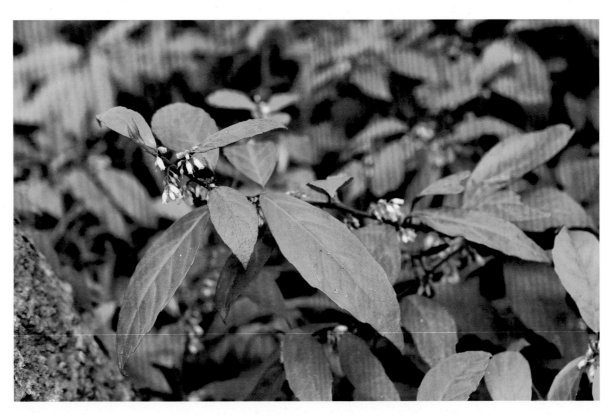

中。德兴各地均有分布。

| **资源情况** | 野生资源丰富。药材来源于野生。

| **采收加工** | 全年均可采收，洗净，切段，鲜用或晒干。

| **药材性状** | 本品茎呈类圆柱形，长短不一，表面黄褐色，具细条纹及疏生的皮孔。叶片多破碎，完整者展平后呈椭圆形、椭圆状披针形、倒卵形或长圆状卵形，长5～15 cm，宽2～5 cm，先端尖或急尖，基部楔形或圆形，边缘中部以上有疏齿。气微，味苦。

| **功能主治** | 苦，寒。归心、肝、脾、肾经。祛风邪，解疫毒，消肿胀。用于热传染病，寒热发歇不定，身疼，烦躁，口渴，水肿，跌打肿痛，外伤出血。

| **用法用量** | 内服煎汤，15～30 g。外用适量，煎汤洗；或捣敷。

| **附　　方** | （1）治黄肿、腹水：杜茎山根、地茄子根、野黄麦菜、灯笼草各30 g，煎汤服，以绿壳鸭蛋为引。
（2）止血、消肿痛：杜茎山茎叶，捣敷。[方（1）～（2）出自《草药手册》（江西）]

| **附　　注** | 本种异名：*Baeobotrys japonica* (Thunb.) Zipp. ex Scheff.、*Doraena japonica* Thunb.、*Maesa coriacea* Champion ex Bentham、*Maesa doraena* Blume ex Siebold et Zucc.、*Maesa cavaleriei* H. Lévl.、*Maesa labordei* H. Lévl.。
本种的果实可作野果食用。

| 紫金牛科 | Myrsinaceae | 铁仔属 | *Myrsine*

光叶铁仔

Myrsine stolonifera (Koidz.) Walker

| **药 材 名** | 光叶铁仔（药用部位：全株或根）。

| **形态特征** | 灌木，高 1 ~ 3 m。小枝细长，无毛。叶柄长 0.5 ~ 1 cm；叶片革质或近革质，椭圆状披针形，长 3 ~ 10 cm，宽 1.5 ~ 3 cm，先端长渐尖，通常全缘，或中部以上具锯齿，无毛，有腺点，侧脉结合成边脉。花 3 ~ 6 簇生于叶腋具鳞片的极短枝上；花梗细，长 0.2 ~ 0.3 cm；花 5 基数，长约 0.2 cm；萼裂片狭椭圆形，长约 0.1 cm，有腺点；花冠基部短合生，裂片矩圆形或匙形，长于萼片 1 倍，背部具腺点，内面密生乳头状突起；雄蕊小，与花冠近等长；花柱细长，柱头点状。果实圆球形，直径 0.3 ~ 0.4 cm，紫红色或黑色。

| **生境分布** | 生于海拔 250 m 以上的疏、密林中阴湿处。分布于德兴三清山

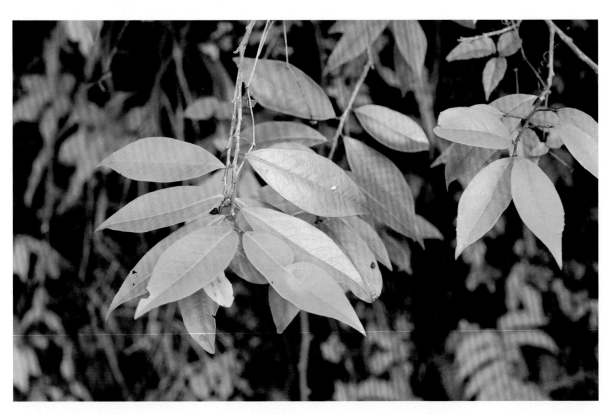

北麓等。

| **资源情况** | 野生资源稀少。药材来源于野生。

| **采收加工** | 全年均可采收，洗净，切段，鲜用或晒干。

| **功能主治** | 苦、涩，微平。清热利湿，收敛止血。用于外伤出血。

| **用法用量** | 外用适量，捣敷。

| **附　　注** | 本种异名：*Myrsine marginata* Mez、*Rapanea stolonifera* (Koidz.) Nakai、*Anamtia stolonifera* Koidz.、*Anamtia mezii* Masam.、*Anamtia marginata* Masam.。

报春花科 Primulaceae 点地梅属 Androsace

点地梅

Androsace umbellata (Lour.) Merr.

| 药 材 名 | 点地梅（药用部位：全草。别名：喉咙草）。

| 形态特征 | 一年生或二年生无茎草本，全株被节状的细柔毛。叶通常 10 ~ 30 基生，圆形至心状圆形，直径 0.5 ~ 2 cm，边缘具三角状裂齿；叶柄长 1 ~ 2 cm。花葶直立，通常数条由基部抽出，高 5 ~ 12 cm；伞形花序有花 4 ~ 15；苞片卵形至披针形，长 0.4 ~ 0.7 cm；花梗长 2 ~ 3.5 cm；花萼 5 深裂，裂片卵形，长 0.2 ~ 0.3 cm，有明显的纵脉 3 ~ 6；花冠白色，漏斗状，稍长于萼，直径 0.4 ~ 0.6 cm，5 裂，裂片约与花冠筒等长；雄蕊着生于花冠筒中部，长约 0.15 cm；花柱极短。蒴果近球形，直径约 0.4 cm，先端 5 瓣裂，裂瓣膜质，白色。

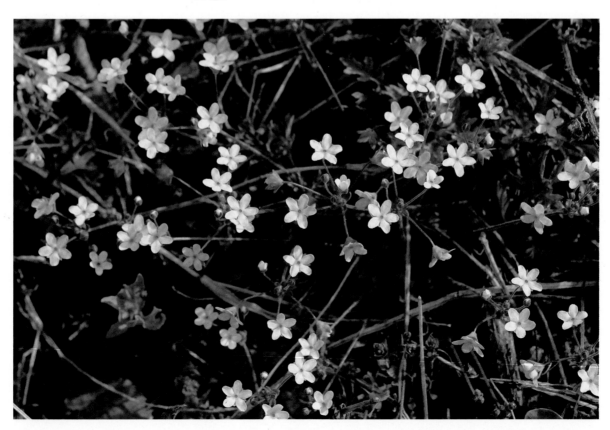

| 生境分布 | 生于向阳地、林缘、草地和疏林下。德兴各地均有分布。

| 资源情况 | 野生资源一般。药材来源于野生。

| 采收加工 | 清明前后采收,鲜用或晒干。

| 药材性状 | 本品多皱缩,被白色节状细柔毛。根细须状。叶基生,多皱缩碎落,完整者呈近圆形或卵圆形,黄绿色,直径 0.5 ~ 2 cm,边缘具三角状钝牙齿,两面均被贴伏的短柔毛;叶柄长 1 ~ 2 cm,有白毛。花葶纤细,有的可见顶生伞形花序,小花浅黄色,或已结成球形蒴果,具深裂的宿萼。质脆,易碎。气微,味辛而微苦。

| 功能主治 | 苦、辛,微寒。清热解毒,消肿止痛。用于咽喉肿痛,口疮,牙痛,头痛,赤眼,风湿痹痛,哮喘,淋浊,疔疮肿毒,烫火伤,蛇咬伤,跌打损伤。

| 用法用量 | 内服煎汤,9 ~ 15 g;或研末;或浸酒;或开水泡代茶饮。外用适量,鲜品捣敷;或煎汤洗、含漱。

| 附　　注 | 本种异名:*Primula umbellata* (Lour.) Bentv.、*Primula minutiflora* Forrest、*Androsace saxifragifolia* Bunge、*Drosera umbellata* Lour.。
药材点地梅,为本种的干燥或新鲜全草,《上海市中药材标准》(1994 年版)中有收载。

报春花科 Primulaceae 珍珠菜属 Lysimachia

细梗香草 *Lysimachia capillipes* Hemsl.

| **药 材 名** | 香排草（药用部位：全草。别名：满山香）。

| **形态特征** | 一年生草本，全株平滑无毛，有香气。茎直立，有4棱或狭翅，高 40 ~ 60 cm。叶互生，卵形至卵状披针形，长1.5 ~ 7 cm，宽1 ~ 3 cm；叶柄短，长0.1 ~ 0.5 cm。花单生叶腋；花梗细弱，丝状，长1.5 ~ 3.5 cm；花萼5深裂，裂片披针形，长0.3 ~ 0.5 cm；花冠黄色，5深裂几达基部，裂片矩圆形，先端宽三角形，长0.7 ~ 1 cm；雄蕊约与花冠等长，花丝极短，花药大，顶孔开裂；花柱与雄蕊等长。蒴果球形，直径约0.3 cm。

| **生境分布** | 生于海拔300 m以上的山谷林下和溪边。分布于德兴三清山北麓等。

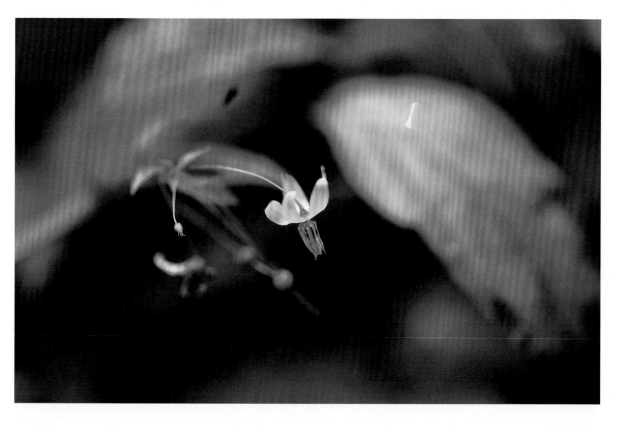

| 资源情况 | 野生资源一般。药材来源于野生。

| 采收加工 | 夏季开花时采收，除去杂质，干燥。

| 药材性状 | 本品长 40 ~ 60 cm。根细小。茎细，四方形，具 4 棱或窄翅，节部有须状根，直径 0.15 ~ 0.3 cm；表面灰绿色或黄绿色；质脆，易折断，断面不平坦，多为中空。叶互生，卵形或卵状披针形，长 1.5 ~ 7 cm，宽 1 ~ 3 cm；上表面深绿色，下表面灰绿色，先端渐尖，基部圆形或渐狭，全缘。花单生于叶腋；花梗纤细，丝状；花萼 5；小花冠黄色。蒴果球形，白色，直径 0.3 cm。气香，味甘、淡。

| 功能主治 | 甘，平。归肝、胃、肾经。祛风除湿，行气止痛，调经，解毒。用于感冒，咳嗽，风湿痹痛，脘腹胀痛，月经不调，疔疮，蛇咬伤，神经衰弱。

| 用法用量 | 内服煎汤，6 ~ 15 g。外用适量，鲜品捣敷。

| 附 注 | 本种异名：*Lysimachia fragrans* Hayata。
药材香排草，为本种的干燥全草，《贵州省中药材、民族药材质量标准》（2003年版）、《内蒙古中药材标准》（1988年版）中有收载；《江西省中药材标准》（1996年版、2014年版）以"满山香"之名收载之，《贵州省中药材质量标准》（1988年版）以"排草"之名收载之。

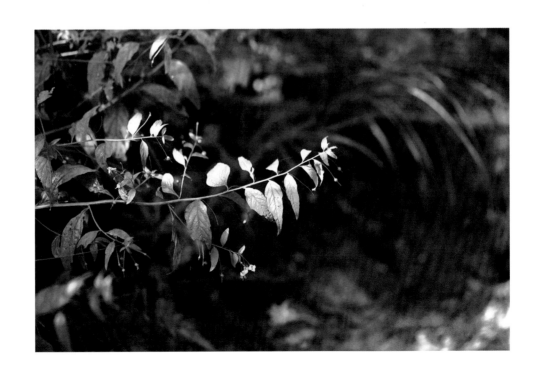

报春花科 Primulaceae 珍珠菜属 Lysimachia

过路黄
Lysimachia christinae Hance

| 药 材 名 | 金钱草（药用部位：全草。别名：黄疸草、爬地蜈蚣）。

| 形态特征 | 多年生草本，有短柔毛或近无毛。茎柔弱，平卧匍匐生，长 20 ～ 60 cm，节上常生根。叶对生，心形或宽卵形，长 2 ～ 6 cm，宽 1 ～ 4（6）cm，全缘，两面有黑色腺条；叶柄长 1 ～ 4 cm。花成对腋生；花梗长达叶端；花萼 5 深裂，裂片披针形，长约 0.4 cm，外面有黑色腺条；花冠黄色，约长于花萼 1 倍，裂片舌形，先端尖，有明显的黑色腺条；雄蕊 5，不等长，花丝基部合生成筒。蒴果球形，直径约 0.25 cm，有黑色短腺条。

| 生境分布 | 生于沟边、路旁阴湿处和山坡林下。德兴各地均有分布。

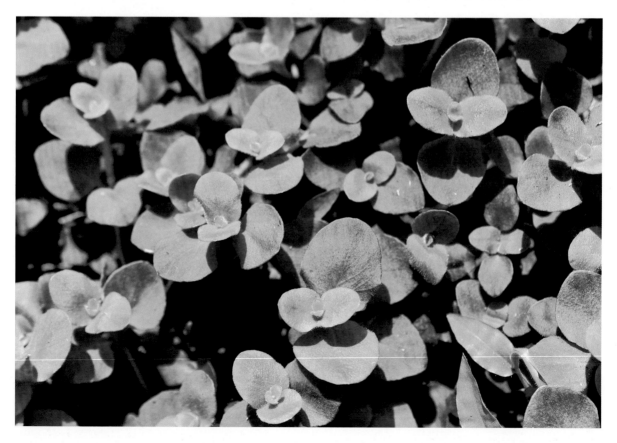

| 资源情况 | 野生资源丰富。药材来源于野生。

| 采收加工 | 夏、秋季采收，除去杂质，洗净，晒干或烘干。

| 药材性状 | 本品常缠结成团，无毛或被疏柔毛。茎扭曲，表面棕色或暗棕红色，有纵纹，下部茎节上有时具须根，断面实心。叶对生，多皱缩，展平后呈宽卵形或心形，长 2 ~ 6 cm，宽 1 ~ 4（6）cm，基部微凹，全缘；上表面灰绿色或棕褐色，下表面色较浅，主脉明显凸起，用水浸后，对光透视可见黑色或褐色条纹；叶柄长 1 ~ 4 cm。有的带花，花黄色，单生叶腋，具长梗。蒴果球形。气微，味淡。

| 功能主治 | 甘、咸，微寒。归肝、胆、肾、膀胱经。利湿退黄，利尿通淋，解毒消肿。用于湿热黄疸，胆胀胁痛，石淋，热淋，小便涩痛，痈肿疔疮，蛇虫咬伤。

| 用法用量 | 内服煎汤，15 ~ 60 g，鲜品加倍；或捣汁饮。外用适量，鲜品捣敷。

| 附　注 | 本种异名：*Lysimachia fargesii* Franch.、*Lysimachia legendrei* Bonati、*Lysimachia latronum* H. Lévl. et Vaniot、*Lysimachia glandulosa* R. Knuth、*Lysimachia christiniae* Hance var. *pubescens* Franch.。

药材金钱草，为本种的干燥全草，《中华人民共和国药典》（1977 年版至 2020 年版）、《新疆维吾尔自治区药品标准·第二册》（1980 年版）等中有收载。

报春花科 Primulaceae 珍珠菜属 Lysimachia

矮桃 Lysimachia clethroides Duby

| **药 材 名** | 珍珠菜（药用部位：全草或根。别名：荷树草、红头蝇、红根草）。

| **形态特征** | 多年生草本，多被黄褐色卷毛。茎直立，高 40 ~ 100 cm。叶互生，卵状椭圆形或宽披针形，长 6 ~ 15 cm，宽 2 ~ 5 cm，两面疏生黄色卷毛，有黑色斑点。总状花序顶生，初时花密集，后渐伸长，结果时长 20 ~ 40 cm；花梗长 0.4 ~ 0.6 cm；花萼裂片宽披针形，边缘膜质；花冠白色，长 0.5 ~ 0.8 cm，裂片倒卵形，先端钝或稍凹；雄蕊稍短于花冠。蒴果球形，直径约 0.25 cm。

| **生境分布** | 生于田坝、沟边、菜园周围、河岸、路旁湿处草地。德兴各地均有分布。

| **资源情况** | 野生资源一般。药材来源于野生。

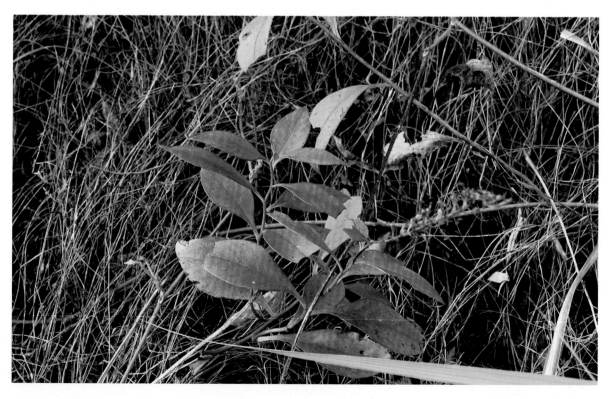

| 采收加工 | 秋季采收，鲜用或晒干。

| 药材性状 | 本品全草多少被黄褐色卷毛。茎圆柱形，长 40 ～ 100 cm；表面微带红色；质脆，易折断。叶互生，常皱缩或破碎，完整者展平后呈卵状椭圆形或阔披针形，长 6 ～ 15 cm，宽 2 ～ 5 cm；先端渐尖，基部渐狭至叶柄，边缘稍向下卷；两面黄绿色或淡黄棕色，疏生黄色卷毛，水浸后透光可见黑色腺点。总状花序顶生，花常脱落。果穗长约 30 cm，蒴果球形。气微，味淡。

| 功能主治 | 苦、辛，平。归肝、脾经。清热利湿，活血散瘀，解毒消痈。用于水肿，热淋，黄疸，痢疾，风湿热痹，带下，闭经，跌打，骨折，外伤出血，乳痈，疔疮，蛇咬伤。

| 用法用量 | 内服煎汤，15 ～ 30 g；或浸酒；或鲜品捣汁。外用适量，煎汤洗；或鲜品捣敷。

| 附　方 | （1）治月经过多：珍珠菜、金樱子根各 30 g，棕榈根 15 g，煎汤服，每日 1 剂。
（2）治流火肿毒：珍珠菜根 15 ～ 30 g，金银花藤 30 g，煎汤，冲黄酒、加红糖服，渣外敷；或加蛇根草 15 g，服法同前。［方（1）～（2）出自《草药手册》（江西）］
（3）治咽喉肿痛：鲜珍珠菜根、鲜青木香根各 9 g，切碎捣烂，加开水适量，擂汁服。（《江西草药》）
（4）治疳积：①珍珠菜根 18 g，鸡蛋 1 个，煎汤，服汤食蛋。（《江西草药》）②珍珠菜根 30 g，铁扫帚 15 g，精肉 60 g，炖服。［《草药手册》（江西）］

| 附　注 | 药材珍珠菜，为本种的干燥根或全草，《浙江省中药材标准·第一册》（2017年版）、《湖北省中药材质量标准》（2009 年版、2018 年版）、《江苏省中药材标准》（2016 年版）中有收载；《云南省中药材标准·第一册》（2005 年版）、《云南省药品标准》（1996 年版）以"虎尾草"之名收载之。文献中记载的虎尾草的基原还包括虎尾草 *Lysimachia barystachys* Bunge［《云南省中药材标准·第一册》（2005 年版）］。

报春花科 Primulaceae 珍珠菜属 Lysimachia

临时救 Lysimachia congestiflora Hemsl.

| **药 材 名** | 风寒草（药用部位：全草。别名：过路黄）。

| **形态特征** | 多年生草本。茎匍匐或上部倾斜，长 15 ~ 25 cm，初被黄褐色皱曲柔毛，后渐平滑，下部常生不定根。叶对生，卵形至宽卵形，长 1.5 ~ 3.5 cm，宽 0.7 ~ 2 cm，两面疏生稍紧贴的短柔毛。花通常 2 ~ 4 集生于茎端；苞片近圆形，较花长或稍短；花萼 5 深裂，裂片狭披针形，长约 0.6 cm；花冠黄色，喉部紫色，裂片先端有紫色小腺点；雄蕊稍短于花冠裂片，花丝基部联合成筒。蒴果球形。

| **生境分布** | 生于水沟边、田埂上和山坡林缘、草地等湿润处。德兴各地均有分布。

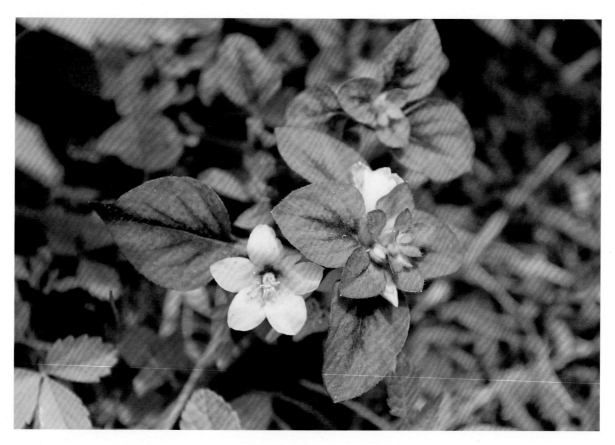

| **资源情况** | 野生资源丰富。药材来源于野生。

| **采收加工** | 夏初采收，除去杂质，干燥。

| **药材性状** | 本品常缠结成团。茎纤细，表面紫红色或暗红色，被柔毛，有的节上具须根。叶对生，多皱缩，展平后呈卵形、广卵形或三角状卵形，长 1.5 ~ 3.5 cm，宽 0.7 ~ 2 cm，先端钝尖，基部楔形或近圆形，两面疏生柔毛，对光透视可见棕红色腺点，近叶缘处多而明显。有时可见数朵花聚生于茎端。花冠黄色，5 裂，裂片先端具紫色腺点。气微，味微涩。

| **功能主治** | 辛、甘，微温。归肺、大肠经。祛风散寒，化痰止咳，解毒利湿，消积排石。用于风寒头痛，咳嗽痰多，咽喉肿痛，黄疸，胆道结石，尿路结石，疳积，痈疽疔疮，毒蛇咬伤。

| **用法用量** | 内服煎汤，9 ~ 15 g；或浸酒。

| **附　注** | 本种异名：*Lysimachia hui* Diels ex Hand.-Mazz.、*Lysimachia taiwaniana* Suzuki ex M. T. Kao、*Lysimachia smithiana* Craib、*Lysimachia nigropunctata* Masam.、*Lysimachia gymnocephala* Hand.-Mazz.、*Lysimachia rubroglandulosa* C. Y. Wu。药材名风寒草，为本种的干燥全草，《四川省中药材标准》（2010 年版）、《四川省中药材标准》（1987 年版增补本）中有收载。

报春花科 Primulaceae 珍珠菜属 Lysimachia

红根草

Lysimachia fortunei Maxim.

| **植物别名** | 星宿菜。

| **药 材 名** | 大田基黄（药用部位：全草或根。别名：何树草、米汤皮、红头绳）。

| **形态特征** | 多年生草本，具根茎。茎直立，高 30 ~ 70 cm，有黑色细点，基部带紫红色。叶互生，宽披针形或倒披针形，长 5 ~ 11 cm，宽 2 ~ 3 cm，近无柄。总状花序柔弱，长 10 ~ 20 cm；苞片三角状披针形，长约 0.2 cm；花梗长 0.1 ~ 0.3 cm；花萼裂片椭圆状卵形，长约 0.15 cm，边缘膜质，有睫毛；花冠白色，长约 0.3 cm，喉部有腺毛，裂片倒卵形，花萼、花冠均有黑色斑点；雄蕊短于花冠。蒴果球形，直径 0.2 ~ 0.25 cm。

| **生境分布** | 生于沟边、田边等低湿处。德兴各地均有分布。

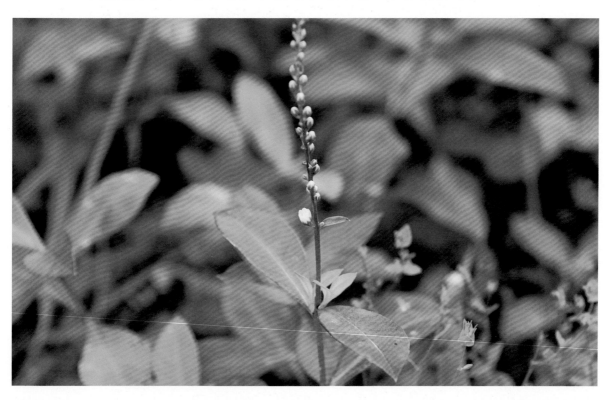

| **资源情况** | 野生资源丰富。药材来源于野生。

| **采收加工** | 4 ~ 8 月采收，鲜用或晒干。

| **药材性状** | 本品地下茎呈紫红色。茎长 30 ~ 70 cm，基部带紫红色。叶互生，皱缩，展平后呈阔披针形、倒披针形，长 5 ~ 11 cm，宽 2 ~ 3 cm，先端渐尖，基部渐狭，近无柄，两面有褐色腺点，干后呈粒状突起。总状花序长 10 ~ 20 cm；苞片三角状披针形，花冠白色，长约 0.3 cm，裂片倒卵形，背面有少数黑色腺点；雄蕊着生于花冠上部，短于花冠裂片。蒴果褐色，直径 0.2 ~ 0.25 cm。气微，味苦、微涩。

| **功能主治** | 苦、辛，凉。清热利湿，凉血活血，解毒消肿。用于黄疸，泻痢，目赤，吐血，血淋，带下，崩漏，痛经，闭经，咽喉肿痛，痈肿疮毒，流火，瘰疬，跌打，蛇虫咬伤。

| **用法用量** | 内服煎汤，15 ~ 30 g；或代茶饮。外用适量，鲜品捣敷；或煎汤洗。

| **附　　方** | （1）治黄疸性肝炎：星宿菜根、野南瓜根、大青根、白茅根各 30 g，精肉 90 g，水炖服，每日 1 剂。

（2）治咽喉肿痛：星宿菜根、青木香各 9 g，同捣烂，加开水擂汁服。

（3）治蛇咬伤：星宿菜全草、犁头草捣敷，另用全草加杠板归适量，煎汤洗。

（4）治乳腺炎：星宿菜全草 30 g，加白酒 15 g，炒至酒干，再煎汤服，渣敷。

［方（1）~（4）出自《草药手册》（江西）］

（5）治跌打肿痛：①星宿菜根 15 ~ 21 g，水酒煎服；另将鲜全草同葱白切碎捣烂，加酒酿糟再捣匀，敷伤处，每日换 1 次。（《江西民间草药》）②星宿菜根、马兰根各 15 g，酒、水各半煎服。［《草药手册》（江西）］

（6）治目赤肿痛：星宿菜根 15 ~ 21 g，煎汤服；另用星宿菜根 30 g，煎汤熏洗。（《江西民间草药》）

报春花科 Primulaceae 珍珠菜属 Lysimachia

点腺过路黄 *Lysimachia hemsleyana* Maxim.

| 药 材 名 | 点腺过路黄（药用部位：全草或地上部分。别名：少花排草）。

| 形态特征 | 多年生匍匐草本，全株被短柔毛。叶对生，心形或宽卵形，长 2 ~ 4 cm，宽 1.2 ~ 3.3 cm，全缘，两面具不甚显著的点状突起；叶柄长 0.5 ~ 1.5 cm。花单生叶腋；花梗细弱，较叶短；花萼 5 深裂，裂片条状披针形，长约 0.8 cm；花冠黄色，钟状辐形，裂片椭圆形，上部疏生点状腺点，稍长于花萼；雄蕊 5 枚不等长，花丝基部合生成筒；花柱与雄蕊几等长；子房有毛。蒴果球形，直径约 0.3 cm。

| 生境分布 | 生于山谷林缘、溪旁和路边草丛中。德兴各地均有分布。

| 资源情况 | 野生资源一般。药材来源于野生。

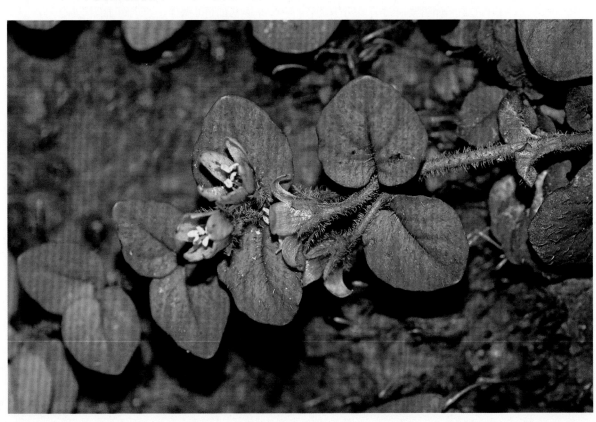

| 采收加工 | 夏季采收，鲜用或晒干。

| 药材性状 | 本品扭曲成团，全株被短柔毛。完整叶展平后，对生，心形或宽卵形，长 2 ~ 4 cm，宽 1.2 ~ 3.3 cm，全缘，两面具点状腺点；叶柄长 0.5 ~ 1.5 cm。花冠淡黄色或黄色，钟状辐形，疏生点状腺点。气微，味苦、微涩。

| 功能主治 | 微苦，凉。清热利湿，通经。用于肝炎，肾盂肾炎，膀胱炎，闭经。

| 用法用量 | 内服煎汤，30 ~ 60 g。

| 附　　注 | 药材点腺过路黄，为本种的干燥地上部分或全草，《中华本草》《中药大辞典》中有收载；《上海市中药材标准·附录》（1994 年版）以"少花排草"之名收载之。

| 报春花科 | Primulaceae | 珍珠菜属 | *Lysimachia*

黑腺珍珠菜 *Lysimachia heterogenea* Klatt

| **药 材 名** | 黑腺珍珠菜（药用部位：全草）。

| **形态特征** | 多年生草本，全株无毛。茎直立，四棱形，基部有狭翅，高 40 ~ 80 cm。叶对生，披针形至椭圆状披针形，长 4 ~ 7 cm，宽 1.5 ~ 3 cm，基部耳垂形，半抱茎，两面密生黑色腺点。花在枝端成总状花序，由数个总状花序再形成广阔的圆锥花序；苞片椭圆状披针形，约与花梗等长；花萼 5 深裂，裂片条状披针形，长约 0.5 cm，有紫黑色腺点及腺条；花冠白色，裂片长卵形，长于花萼 1/3；雄蕊约与花冠同长；花柱稍短于雄蕊。蒴果球形。

| **生境分布** | 生于海拔 200 ~ 900 m 的水沟边、田埂上及湿地、草丛中。分布于德兴大茅山、三清山北麓等。

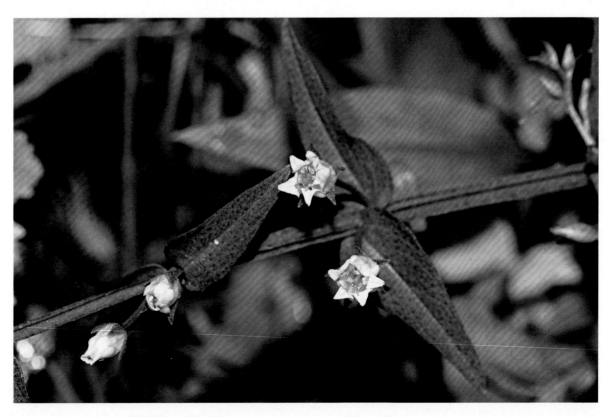

| **资源情况** | 野生资源一般。药材来源于野生。 |

| **采收加工** | 夏、秋季采收，鲜用或晒干。 |

| **功能主治** | 苦、辛，平。活血，解蛇毒。用于闭经，毒蛇咬伤。 |

| **用法用量** | 内服煎汤，15 ~ 30 g；或浸酒。外用适量，鲜品捣敷。 |

| **附　注** | 本种异名：*Lysimachia paludicola* Hemsl.。 |

报春花科 Primulaceae 珍珠菜属 *Lysimachia*

轮叶过路黄
Lysimachia klattiana Hance

| **药 材 名** | 黄开口（药用部位：全草）。

| **形态特征** | 多年生草本，全株被铁锈色柔毛。茎直立，高 15 ～ 40 cm。叶 3 轮生，很少 4 轮生，在茎端密集，椭圆形至披针形，长 2 ～ 5 cm，宽 0.7 ～ 1.3 cm，几无柄。花集生茎端；花梗长 0.7 ～ 1.2 cm；花萼 5 深裂几达基部，裂片条状钻形，长 0.8 ～ 1 cm，具长毛及不显著的黑色腺条；花冠黄色，5 深裂，裂片矩圆状舌形，先端圆钝或微缺，较萼片稍长；雄蕊长约为花冠的一半，花丝基部合生成筒。蒴果近球形，直径约 0.4 cm。

| **生境分布** | 生于疏林下、林缘和山坡阴处草丛中。分布于德兴三清山北麓等。

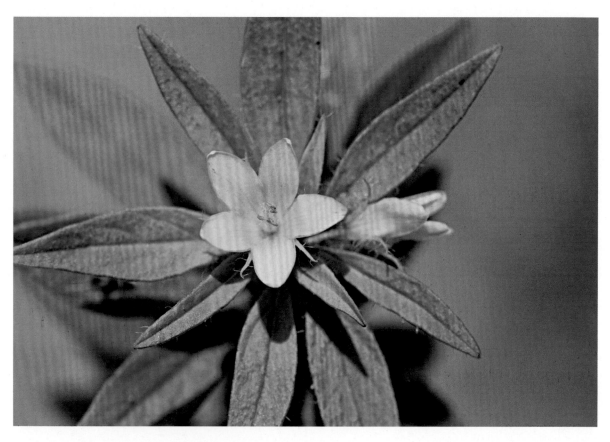

| **资源情况** | 野生资源稀少。药材来源于野生。

| **采收加工** | 5～6月采收，晒干。

| **功能主治** | 苦、涩，微寒。归脾、肝经。凉血止血，平肝，解蛇毒。用于咯血，吐血，衄血，便血，外伤出血，失眠，高血压，毒蛇咬伤。

| **用法用量** | 内服煎汤，15～30 g；或捣汁。外用适量，鲜品捣敷。

报春花科 Primulaceae 珍珠菜属 Lysimachia

小叶珍珠菜
Lysimachia parvifolia Franch. ex Hemsl.

| **药 材 名** | 小叶珍珠菜（药用部位：全草）。

| **形态特征** | 多年生草本，全株无毛。茎柔弱，直立，高 30 ~ 50 cm，常于基部发出匍匐枝。叶互生，长椭圆形或卵状披针形，长 1 ~ 4 cm，宽 0.5 ~ 1 cm，近无柄，两面均有红色腺点。总状花序顶生，初时密集，后渐疏松；苞片钻形，长约 0.5 cm；花萼裂片披针形，渐尖，长约 0.5 cm，基部有黑色腺点；花冠白色，长约 0.8 cm，5 裂至中部，裂片椭圆形；雄蕊与花冠等长，花丝着生于花冠中部；花柱长于雄蕊。蒴果球形。

| **生境分布** | 生于田边、溪边湿地。德兴各地均有分布。

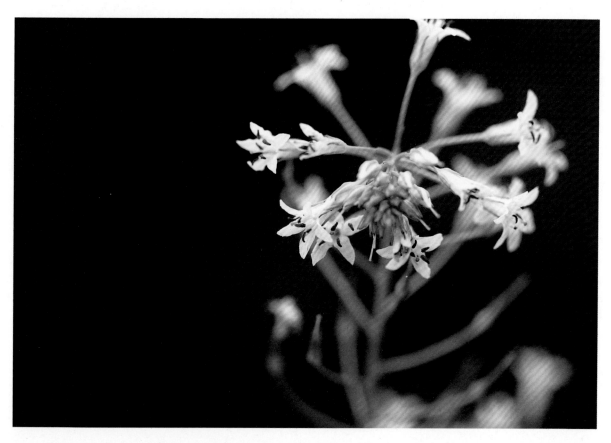

| 资源情况 | 野生资源丰富。药材来源于野生。

| 采收加工 | 夏季采收，鲜用或干燥。

| 功能主治 | 行气止血，消肿散瘀。用于跌打损伤。

| 用法用量 | 外用适量，捣敷。

| 附　　注 | 本种异名：*Lysimachia stolonifera* Migo、*Lysimachia humifusa* R. Knuth、*Lysimachia candida* Lindl. var. *microphylla* Franch.。

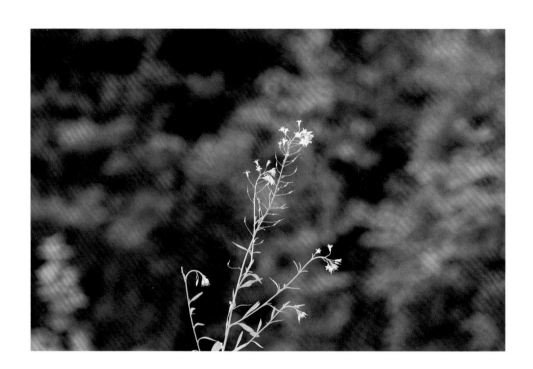

报春花科 Primulaceae 珍珠菜属 Lysimachia

巴东过路黄 Lysimachia patungensis Hand.-Mazz.

| **药 材 名** | 大四块瓦（药用部位：全草）。

| **形态特征** | 多年生草本。茎匍匐，长 10 ~ 30 cm，密被铁锈色的多细胞柔毛，节上生根。叶对生，宽卵形至近圆形，长 1.3 ~ 3.8 cm，宽 0.8 ~ 3 cm，先端圆钝或有时微缺，两面均被多细胞毛，下面中肋与叶柄同被铁锈色柔毛。花 2 ~ 4 生于茎或枝端；花梗与花萼均密被铁锈色柔毛，花梗长 0.8 ~ 2.5 cm；花萼长 0.6 ~ 0.7 cm，深裂几达基部，裂片披针形，边缘膜质；花冠黄色，宽漏斗状，直径 1 ~ 2 cm，裂片矩圆形，长约 1 cm，先端有少数条状透明腺体；雄蕊长约 0.8 cm。蒴果球形，直径 0.4 ~ 0.5 cm。

| **生境分布** | 生于海拔 1 000 m 以下的山谷溪边和林下。分布于德兴大茅山等。

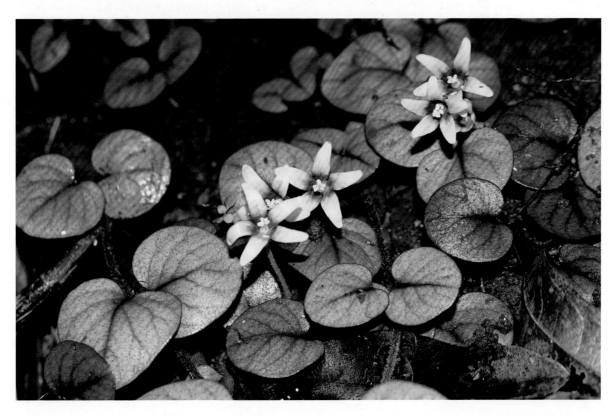

| **资源情况** | 野生资源一般。药材来源于野生。

| **采收加工** | 夏季采收，鲜用或晒干。

| **功能主治** | 辛，温。祛风除湿，活血止痛。用于风寒咳嗽，风湿痹痛，跌打损伤。

| **用法用量** | 内服煎汤，15 ~ 30 g；或浸酒。外用适量，鲜品捣敷。

报春花 *Primula malacoides* Franch.

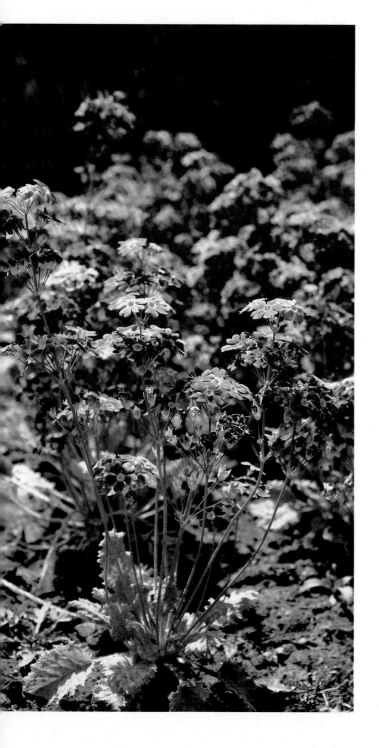

| 药 材 名 |

报春花（药用部位：全草）。

| 形态特征 |

一年生草本，多须根。叶长卵形，先端圆钝，基部楔形或心形，边缘有不整齐缺裂，缺裂具细锯齿，上面被纤毛，下面有白粉或被疏毛；叶柄长 10 ~ 15 cm。花葶高 20 ~ 30 cm，无毛或有纤毛；伞形花序 2 ~ 4；苞片狭披针形；花萼宽钟状，长 0.5 cm，裂片三角状披针形；花冠浅红色，高脚碟状，直径 1.5 cm，花筒长约 0.4 cm，裂片倒卵形，先端凹缺。蒴果球形。

| 生境分布 |

生于高海拔的潮湿旷地、沟边和林缘。分布于德兴大茅山、三清山北麓等，市区有栽培。

| 资源情况 |

野生资源稀少，栽培资源一般。药材来源于栽培。

| 采收加工 |

5 月采收，鲜用或晒干。

| 药材性状 | 本品多皱缩成团，具毛茸和白粉。湿润展开后，须状根及根茎呈红色。叶丛生，具长柄；叶片卵形，长 3 ~ 10 cm，宽 2 ~ 8 cm，先端钝圆，基部微呈心形，边缘有不规则的缺裂并具细锯齿；质薄，易碎。花葶长于叶，伞形花序，苞片线形，花梗细长，淡棕红色。气微香，味辛、微甘。 |

| 功能主治 | 辛、微甘，凉。清热解毒。用于肺热咳嗽，咽喉红肿，口舌糜烂，牙龈肿痛，肝火目赤，痈肿疮疖。 |

| 用法用量 | 内服煎汤，15 ~ 30 g。外用适量，鲜品捣敷。 |

| 附 注 | 本种异名：*Primula pseudomalacoides* L. B. Stewart、*Primula delicata* Petitm.、*Primula forbesii* Franch. subsp. *delicata* (Petitm.) W. W. Sm. et Forrest、*Primula malacoides* Franch. subsp. *pseudomalacoides* (L. B. Stewart) W. W. Sm. et Forrest。 |

假婆婆纳 *Stimpsonia chamaedryoides* Wright ex A. Gray

| 药材名 | 假婆婆纳（药用部位：全草）。

| 形态特征 | 一年生草本，被柔毛，有时多少被黏纤毛。茎高 6 ~ 10 cm，单独或分枝，较柔弱。基生叶圆形或心形，边缘具圆锯齿，两面有疏毛，叶柄较长，有纤毛；下部茎生叶互生，无柄或有短柄，椭圆状三角形，边缘有锯齿；最上部茎生叶披针状椭圆形，全缘，有纤毛。花腋生，具长梗，有纤毛；花萼 5 深裂，有纤毛；花冠白色、高脚碟状，裂片椭圆形，先端凹缺。

| 生境分布 | 生于丘陵和低山草坡、林缘。德兴各地均有分布。

| 资源情况 | 野生资源丰富。药材来源于野生。

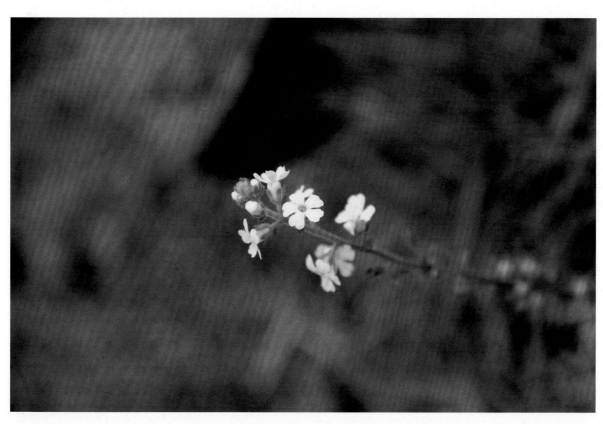

| **采收加工** | 夏季采收，鲜用或干燥。

| **功能主治** | 活血，消肿止痛。用于跌打损伤。

| **用法用量** | 外用适量，捣敷。

柿科 Ebenaceae 柿属 Diospyros

粉叶柿

Diospyros glaucifolia Metc.

| 药 材 名 | 粉叶柿（药用部位：果实）。

| 形态特征 | 落叶乔木。树皮灰褐色，枝、叶及果实无毛。叶椭圆形、卵形或卵状披针形，长 10 ~ 15 cm，宽 4 ~ 6 cm，先端短尖，基部钝形、圆形、截形或心形，上面深绿色，背面苍白色；叶柄长 1.5 ~ 2.5 cm。花单性，雌雄异株；雌花单生或 2 ~ 3 聚生叶腋，近无梗；总花梗有红色毛；花萼 4 裂，裂片三角形，有疏毛；花冠无毛，边缘微具短柔毛。果实球形，成熟时红色，被白霜，直径约 1.5 cm。

| 生境分布 | 生于山坡、山谷混交疏林或密林中，或在山谷涧畔。分布于德兴三清山北麓等，德兴有栽培。

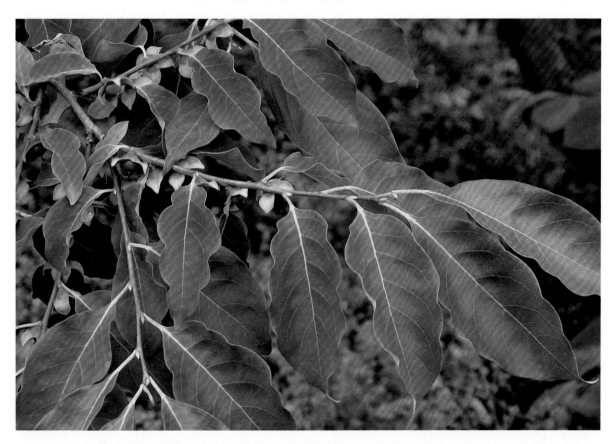

| **资源情况** | 野生资源稀少，栽培资源一般。药材来源于栽培。

| **采收加工** | 霜降后采收，晒干。

| **功能主治** | 苦、涩，温。消渴，祛湿热。用于热渴，口疮，热痢，便血。

| **用法用量** | 内服适量，嚼食。

| **附　　注** | 本种异名：*Diospyros japonica* Siebold et Zucc.、*Diospyros montana* Roxb.、*Diospyros glaucifolia* Metc.、*Diospyros glaucifolia* Metc. var. *brevipes* S. Lee、*Diospyros glaucifolia* Metc. var. *pubescens* Ling。
本种的成熟果实可作水果食用。

柿科 Ebenaceae 柿属 Diospyros

柿

Diospyros kaki Thunb.

| 药 材 名 | 柿蒂（药用部位：宿存花萼）、柿子（药用部位：果实）、柿饼（药材来源：果实加工品）、柿霜（药材来源：果实制成柿饼时外表所生的白色粉霜）、柿皮（药用部位：外果皮）、柿叶（药用部位：叶）、柿花（药用部位：花）、柿漆（药材来源：未成熟果实经加工制成的胶状液）、柿根（药用部位：根或根皮）、柿木皮（药用部位：树皮）。

| 形态特征 | 乔木。树皮鳞片状开裂。叶椭圆状卵形、矩圆状卵形或倒卵形，长6 ~ 18 cm，宽 3 ~ 9 cm，基部宽楔形或近圆形，下面淡绿色，有褐色柔毛；叶柄长 1 ~ 1.5 cm，有毛。雌雄异株或同株，雄花组成短聚伞花序，雌花单生叶腋；花萼 4 深裂，果实成熟时增大；花冠白色，4 裂，有毛；雌花中有退化雄蕊 8，子房上位。浆果卵圆形或

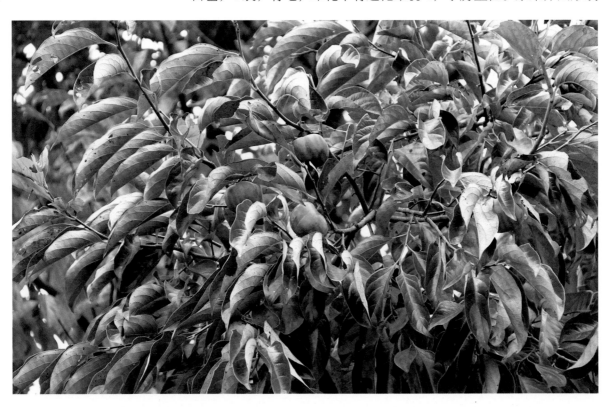

扁球形，直径 3.5 ～ 8 cm，橙黄色或鲜黄色，花萼宿存。

| **生境分布** | 多为栽培。德兴各地均有栽培。

| **资源情况** | 栽培资源丰富。药材来源于栽培。

| **采收加工** | 柿蒂：秋、冬季收集成熟柿子的果蒂（带宿存花萼），去柄，晒干。

柿子：霜降至立冬间采摘，经脱涩红熟后，食用。

柿饼：秋季将成熟的果实摘下，剥除外果皮，日晒夜露，经过 1 个月后，放置席圈内，再经 1 个月左右，即成柿饼。

柿霜：取近成熟的柿子，剥去外皮，日晒夜露（防雨、防虫蝇、防尘），经月余后，放置席圈内，再经月余，即成柿饼。其上生有白色粉霜，用洁净竹片刮下即为柿霜。除去杂质及残留宿萼，过 40 目筛。将柿霜放锅内加热熔化，成饴状时，倒入模型中，晾至七成干，用刀铲下，再晾至全干，刷净，即成柿霜饼。

柿皮：将未成熟的果实摘下，削取外果皮，鲜用。

柿叶：霜降后采收，晒干。

柿花：4 ～ 5 月花落时采收，除去杂质，晒干或研末。

柿漆：采摘未成熟的果实，捣烂，置于缸中，加入清水，搅动，放置若干时，将渣滓除去，剩下胶状液，即为柿漆。

柿根：9 ～ 10 月采挖，洗净，鲜用或晒干。

柿木皮：全年均可采剥，晒干。

| **药材性状** | 柿蒂：本品呈扁圆形，直径 1.5 ～ 2.5 cm。中央较厚，微隆起，有果实脱落后的圆形疤痕，边缘较薄，4 裂，裂片多反卷，易碎；基部有果柄或圆孔状的果柄痕。外表面黄褐色或红棕色，内表面黄棕色，密被细绒毛。质硬而脆。气微，味涩。

柿饼：本品呈扁圆形，底平，上面微隆起，直径约 6 cm，厚约 0.6 cm，灰白色或淡黄色，平滑。质硬，易破碎，易潮解。气微，味甜，具有清凉感。

柿霜：本品呈白色粉末状，质轻，易潮解。气微，味甜，具有清凉感。

柿叶：本品完整者呈椭圆形或近圆形。先端渐尖，全缘，基部楔形，长 10 ～ 15 cm，宽 4 ～ 9 cm。上表面灰绿色至黄棕色，较光滑，下表面淡绿色至绿褐色，具短柔毛。叶脉突出，主脉两侧各有侧脉 4 ～ 7，侧脉向上斜生。叶柄长 1 ～ 1.5 cm，部分扭曲，绿褐色至褐色。质脆。气微，味微苦。

| 功能主治 | 柿蒂：苦、涩，平。归胃经。降逆止呃。用于呃逆，嗳气，反胃。

柿子：甘、涩，凉。归心、肺、大肠经。清热，润肺，生津，解毒。用于咳嗽，吐血，热渴，口疮，热痢，便血。

柿饼：甘，平，微温。归心、肺、胃经。润肺，止血，健脾，涩肠。用于咯血，吐血，便血，尿血，脾虚消化不良，泄泻，痢疾，喉干音哑，颜面黑斑。

柿霜：甘，凉。归心、肺、胃经。润肺止咳，生津利咽，止血。用于肺热燥咳，咽干喉痛，口舌生疮，吐血，咯血，消渴。

柿皮：甘、涩，寒。清热解毒。用于疔疮，无名肿毒。

柿叶：苦，寒。归肺经。止咳定喘，生津止渴，活血止血。用于咳喘，消渴及各种内出血，臁疮。

柿花：甘，平。归脾、肺经。降逆和胃，解毒收敛。用于呕吐，吞酸，痘疮。

柿漆：苦、涩。平肝。用于高血压。

柿根：涩，平。清热解毒，凉血止血。用于血崩，血痢，痔疮，蜘蛛背。

柿木皮：涩，平。清热解毒，止血。用于下血，烫火伤。

| 用法用量 | 柿蒂：内服煎汤，5 ~ 10 g；或入散剂。外用适量，研末敷。

柿子：内服适量，煎汤；或烧炭存性，研末；或在未成熟时，捣汁冲服。

柿饼：内服适量，嚼食；或煎汤；或烧炭存性，入散剂。

柿霜：内服冲服，3 ~ 9 g；或入丸剂噙化；风寒咳嗽者禁服。外用适量，撒敷。

柿皮：外用适量，鲜品贴敷。

柿叶：内服煎汤，3 ~ 15 g；或适量泡茶。外用适量，研末敷。

柿花：内服煎汤，3 ~ 6 g。外用适量，研末搽。

柿漆：内服，20 ~ 40 ml。

柿根：内服煎汤，30 ~ 60 g。外用适量，鲜品捣敷。

柿木皮：内服研末，5 ~ 6 g。外用适量，烧灰调敷。

| 附　　注 | 本种异名：*Diospyros lobata* Lour.、*Diospyros schitze* Bunge、*Diospyros kaki* Thunb. var. *domestica* Makino。

药材柿蒂，为本种的干燥宿萼，《中华人民共和国药典》（1963 年版至 2020 年版）中有收载。

药材柿霜，为本种果实制成柿饼时外表所生的白色粉霜，《甘肃省中药材标准》（2008 年版、2009 年版）、《山东省中药材标准》（2002 年版、2012 年版）、《山西省中药材标准》（1987 年版）、《宁夏中药材标准》（2018 年版）中有收载；

将柿霜收集，经加工处理，压成饼状品，即为柿霜饼，《上海市中药材标准》（1994年版）、《北京市中药材标准》（1998年版）、《广东省中药材标准》（2004年版）中有收载。

药材柿叶，为本种的干燥叶，《山东省中药材标准》（2002年版、2012年版）、《广西中药材标准》（1990年版）、《广西壮族自治区壮药质量标准·第二卷》（2011年版）、《陕西省药材标准》（2015年版）、《贵州省中药材、民族药材质量标准》（2003年版）、《北京市中药材标准》（1998年版）、《湖南省中药材标准》（1993年版、2009年版）、《广东省中药材标准》（2010年版）、《辽宁省中药材标准》（2019年版）等中有收载。

药材柿子，为本种的干燥成熟果实，《内蒙古蒙药材标准》（1986年版）、《中华人民共和国卫生部药品标准·蒙药分册》（1998年版）中有收载。

野柿

Diospyros kaki Thunb. var. *silvestris* Makino

药 材 名	野柿根（药用部位：根）、野柿叶（药用部位：叶。苗族医习用药材）。
形态特征	本变种与柿的区别在于，本变种是山野自生柿树，小枝及叶柄常密被黄褐色柔毛，叶较栽培柿树的叶小，叶片下面的毛较多，花较小，果实亦较小，直径2～5 cm。
生境分布	生于山地自然林或次生林中，或山坡灌丛中。德兴各地均有分布。
资源情况	野生资源一般。药材来源于野生。
采收加工	**野柿根**：秋、冬季采收，洗净，切片，干燥。 **野柿叶**：霜降后采收，晒干。

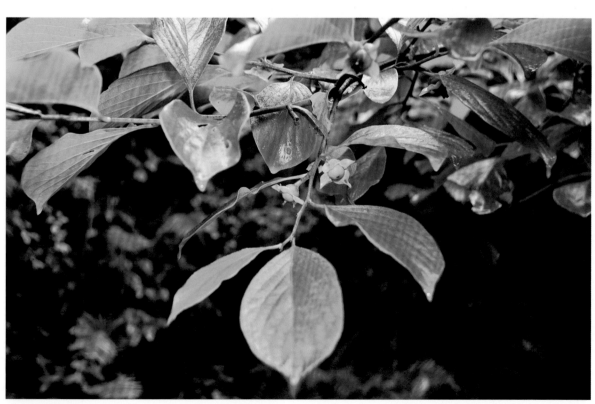

| 药材性状 | **野柿根**：本品为规则块片。外皮多已脱落，残存者表面棕褐色至黑褐色。质硬，切面黄棕色至黄褐色，易层状分裂，密布导管孔。气微，味淡。

野柿叶：本品多皱缩卷曲或破碎。完整者展平后呈卵状圆形至宽卵形或近圆形，长 10 ~ 12 cm，宽 4 ~ 8 cm。先端渐尖或钝，基部楔形至圆形，全缘，边缘微反卷。上表面灰绿色或黄棕色，较光滑，下表面颜色较淡。叶柄长 0.8 ~ 2 cm。气微，味微苦、涩。

| 功能主治 | **野柿根**：苦、涩，寒。归肺、脾、肝、胆、肾经。调补四塔，补土健胃，增性强身，消火解毒。用于气虚喘咳，神疲乏力，不思饮食，食欲减退，早衰，胆汁病（白胆病、黄胆病、黑胆病）。

野柿叶：清肺止咳，凉血止血，活血化瘀，降血压。用于咳喘，肺气肿，各种出血症，高血压，冠心病及脑动脉硬化症。

| 用法用量 | **野柿根**：内服煎汤，15 ~ 30 g。
野柿叶：内服煎汤，3 ~ 12 g。

| 附　注 | 本种异名：*Diospyros argyi* Lévl.。
本种的成熟果实可作水果食用。

柿科 Ebenaceae 柿属 Diospyros

君迁子 *Diospyros lotus* L.

| 药 材 名 | 君迁子（药用部位：果实）

| 形态特征 | 乔木。枝皮光滑不开裂；幼枝灰绿色，不开裂，有短柔毛。叶椭圆形至矩圆形，长 6 ~ 12 cm，宽 3.5 ~ 5.5 cm，上面密生柔毛，后脱落，下面近白色；叶柄长 0.5 ~ 2.5 cm。花单性，雌雄异株，簇生叶腋；花萼密生柔毛，3 裂；雌蕊由 2 ~ 3 心皮合成，花柱分裂至基部。浆果球形，直径 1 ~ 1.5 cm，蓝黑色，有白蜡层。

| 生境分布 | 生于海拔 500 m 的山地、山坡、山谷的灌丛中，或林缘。分布于德兴大茅山、三清山北麓等。

| 资源情况 | 野生资源丰富。药材来源于野生。

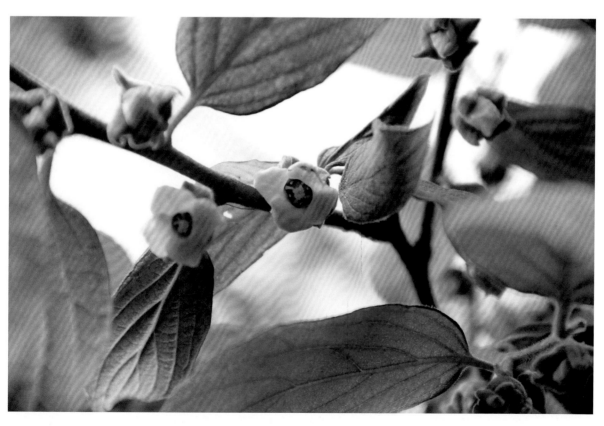

| 采收加工 | 10 ～ 11 月果实成熟时采收，鲜用或晒干。

| 功能主治 | 甘、涩，凉。清热，止渴。用于烦热，消渴。

| 用法用量 | 内服煎汤，15 ～ 30 g；脾胃虚寒者慎服。

| 附　　注 | 本种异名：*Diospyros japonica* Sieb. et Zucc.。
本种的成熟果实可作水果食用。

柿科 Ebenaceae 柿属 Diospyros

油柿

Diospyros oleifera Cheng

| **药 材 名** | 油柿（药用部位：果实）。 |

| **形态特征** | 落叶乔木。树皮呈薄片状剥落，内皮白色。叶纸质，长圆形、长圆状倒卵形或倒卵形，稀椭圆形，长 6.5 ～ 20 cm，宽 3.5 ～ 12 cm，无毛；叶柄长 0.6 ～ 1 cm。雌雄异株或花杂性，雄聚伞花序生于当年生枝下部，腋生，有花 3 ～ 5，有时更多，或中央 1 为雌花；雄花长约 0.8 cm；花梗长约 0.2 cm；花萼 4 裂，裂片卵状三角形，长约 0.2 cm；花冠壶形，长约 0.7 cm，冠管长约 0.5 cm，4 裂，裂片近半圆形，宽约 0.3 cm，有睫毛；雄蕊 16 ～ 20。果实卵形、卵状长圆形、球形或扁球形，略呈 4 棱，长 3 ～ 8 cm。 |

| **生境分布** | 通常栽培在村中、果园、路边、河畔等温暖湿润、土壤肥沃处。 |

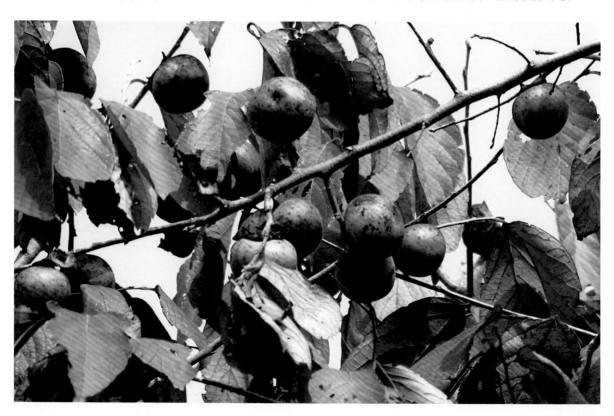

资源情况	栽培资源一般。药材来源于栽培。
采收加工	果实成熟时采收，晒干。
功能主治	清热，润肺。用于咳嗽，热渴。
用法用量	内服适量。
附 注	本种的成熟果实可作水果食用。

柿科 Ebenaceae 柿属 *Diospyros*

老鸦柿

Diospyros rhombifolia Hemsl.

| **药 材 名** | 老鸦柿（药用部位：根或枝）。

| **形态特征** | 灌木。树皮褐色，有光泽；枝条有刺，幼枝有柔毛。叶纸质，卵状菱形至倒卵形，长 4 ~ 4.5 cm，宽 2 ~ 3 cm，先端短尖或钝，基部楔形，上面沿脉有黄褐色毛，以后脱落，下面多有毛。花单生于叶腋，白色；花萼 4 裂，裂片矩圆形。果实卵球形，直径约 2 cm，有长柔毛，成熟时红色，有蜡质及光泽；宿存花萼花后增大，裂片革质，长约 2 cm，宽约 2 cm。

| **生境分布** | 生于山坡灌丛或山谷沟畔林中。德兴各地均有分布。

| **资源情况** | 野生资源一般。药材来源于野生。

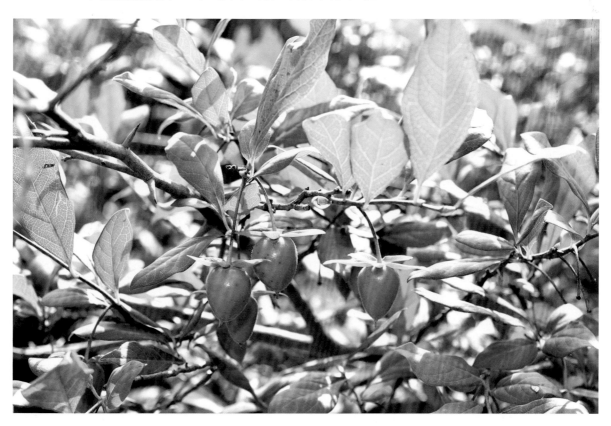

| 采收加工 | 全年均可采收，洗净，切片，晒干。

| 功能主治 | 苦，平。清湿热，利肝胆，活血化瘀。用于急性黄疸性肝炎，肝硬化，跌打损伤。

| 用法用量 | 内服煎汤，10 ～ 30 g。

| 附　注 | 本种的成熟果实可作水果食用。

安息香科 Styracaceae 赤杨叶属 Alniphyllum

赤杨叶
Alniphyllum fortunei (Hemsl.) Makino

| **药 材 名** | 豆渣树（药用部位：根、叶）。

| **形态特征** | 落叶乔木。树皮暗灰色，其上多灰白色的块斑。叶椭圆形至矩圆状椭圆形，有时略呈倒卵形，长 7 ~ 15 cm，宽 4.5 ~ 8 cm，边缘疏具细锯齿，老叶几脱净或下面密生星状短毛。花白色带粉红色，多朵成总状或圆锥花序，具长 0.4 ~ 0.5 cm 的梗；花冠裂片 5，长1.2 ~ 1.5 cm；雄蕊 10，5 长 5 短，花丝下部合生成筒；子房近上位。蒴果长 1 ~ 1.8 cm；种子两端有翅，连翅长 0.6 ~ 0.9 cm。

| **生境分布** | 生于海拔 200 m 以上的常绿阔叶林中。德兴各地均有分布。

| **资源情况** | 野生资源丰富。药材来源于野生。

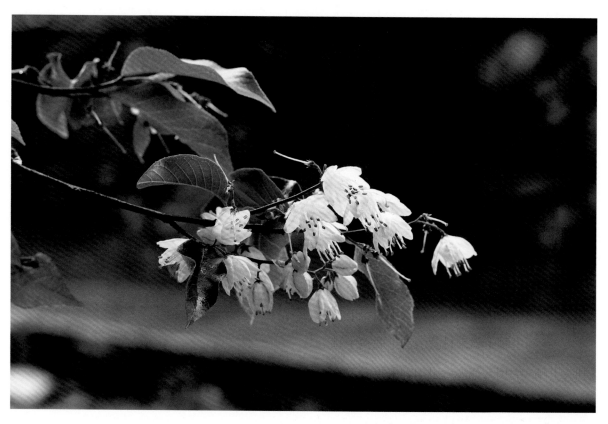

| 采收加工 | 夏、秋季采收，洗净，晒干。

| 功能主治 | 辛，微温。祛风除湿，利水消肿。用于风湿痹痛，水肿，小便不利。

| 用法用量 | 内服煎汤，3 ~ 10 g。外用适量，煎汤洗。

| 附　注 | 本种异名：*Halesia fortunei* Hemsl.、*Alniphyllum fauriei* Perkins、*Alniphyllum buddleiifolium* Hu et Cheng、*Alniphyllum hainanense* Hayata、*Alniphyllum megaphyllum* Hemsl. et E. H. Wilson、*Alniphyllum macranthum* Perkins。

安息香科 Styracaceae 安息香属 Styrax

赛山梅 *Styrax confusus* Hemsl.

| 药 材 名 | 赛山梅（药用部位：叶、果实）。

| 形态特征 | 灌木或小乔木。树皮褐色。叶矩圆状椭圆形至椭圆形，稀矩圆状倒卵形，长 3 ~ 10 cm，宽 2 ~ 5 cm，具 0.1 ~ 0.3 cm 的短柄。花长 1.3 ~ 1.5 cm，单生或 2 ~ 6 成总状花序或因小枝上部叶片退化而成圆锥花序；花冠裂片 5，长 0.8 ~ 1.1 cm，在花蕾中作镊合状排列。果实球形至卵形，长 0.8 ~ 1.3 cm；种子表面微具皱纹。

| 生境分布 | 生于海拔 100 ~ 1 700 m 的丘陵、山地疏林中，以气候温暖、土壤湿润的山坡上生长最好。分布于德兴大茅山及新岗山等。

| 资源情况 | 野生资源一般。药材来源于野生。

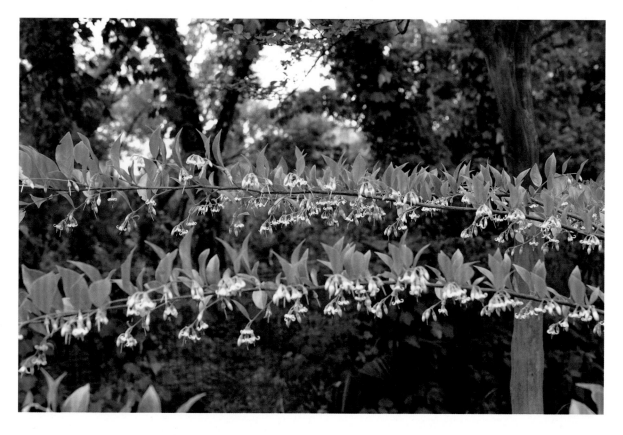

| 采收加工 | 春、夏季采收叶，夏、秋季果熟期采摘果实，鲜用或晒干。

| 功能主治 | 辛，温。祛风除湿。用于风湿痹痛。

| 附　　注 | 本种异名：*Styrax philadelphoides* Perkins、*Styrax juncudus* Diels、*Styrax fukienensis* W. W. Sm. et Jeffrey、*Styrax mollis* Dunn、*Styrax serrulatus* Roxb. var. *vestitus* Hemsl.。

安息香科 Styracaceae 安息香属 Styrax

白花龙 *Styrax faberi* Perk.

| **药 材 名** | 白花龙（药用部位：根、叶、果实）。

| **形态特征** | 灌木。幼枝密被星状毛。叶纸质，倒卵形、椭圆状菱形或椭圆形，长 2 ~ 10 cm，具细锯齿，当年生小枝幼叶两面密被褐色或灰色星状柔毛至无毛，老叶两面无毛；叶柄长 0.1 ~ 0.2 cm。总状花序长 3 ~ 4 cm，有花 3 ~ 5，下部常单花腋生；花白色，长 1.2 ~ 2 cm；花梗长 0.8 ~ 1.5 cm；小苞片钻形；花萼杯状，长 0.4 ~ 0.8 cm，萼齿钻形或三角形；花冠裂片膜质，披针形或长圆形，长 0.5 ~ 1.5 cm；花丝分离部分下部被长柔毛。果实倒卵形或近球形，长 0.6 ~ 0.8 cm；种子卵形，长约 0.55 cm，具 3 浅沟纹。

| **生境分布** | 生于海拔 100 ~ 600 m 的低山区和丘陵地灌丛中。德兴各地均有分布。

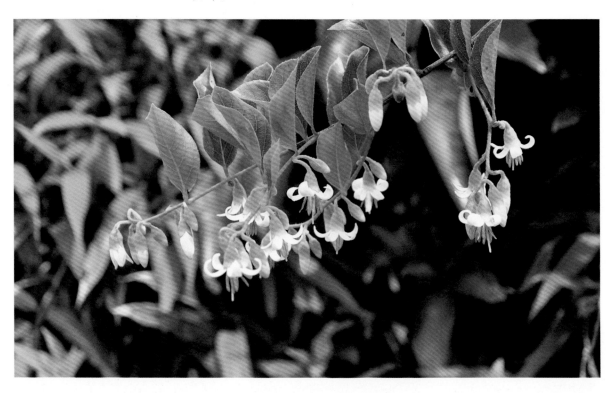

| 资源情况 | 野生资源一般。药材来源于野生。

| 采收加工 | 春、夏季采收叶，夏、秋季果熟期采摘果实，鲜用或晒干；全年均可采挖根，洗净，晒干。

| 功能主治 | 根，用于胃脘痛。叶，用于外伤出血，风湿痹痛，跌打损伤。果实，用于感冒发热。

| 用法用量 | 根、果实：内服煎汤，3 ~ 9 g。叶：外用适量，捣敷。

| 附　　注 | 本种异名：*Styrax iopilinus* Diels、*Styrax faberi* Perk. var. *acutiserratus* Perkins。

安息香科 Styracaceae 安息香属 Styrax

野茉莉

Styrax japonicus Sieb. et Zucc.

| 药 材 名 | 候风藤（药用部位：叶、果实）。

| 形态特征 | 小乔木。树皮灰褐色或黑褐色。叶椭圆形至矩圆状椭圆形，长 4 ~ 10 cm，宽 1.5 ~ 6 cm，边缘有浅锯齿。花长 1.4 ~ 1.7 cm，单 生叶腋或 2 ~ 4 成总状花序，具长 2 ~ 3 cm 而无毛的花梗；萼筒无 毛；花冠裂片 5，长 1.2 ~ 1.4 cm，在花蕾中作覆瓦状排列。果实近 球形至卵形，长 0.8 ~ 1 cm，顶具凸尖；种子表面具皱纹。

| 生境分布 | 生于海拔 400 m 以上的林中。德兴各地均有分布。

| 资源情况 | 野生资源丰富。药材来源于野生。

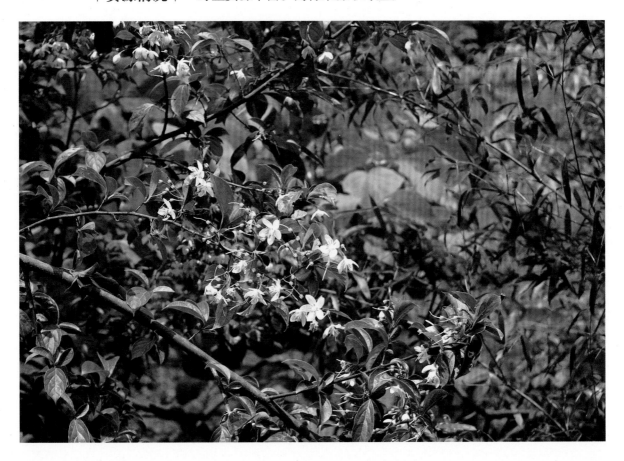

| 采收加工 | 春、夏季采收叶，夏、秋季果熟期采摘果实，鲜用或晒干。

| 功能主治 | 辛、苦，温；有小毒。祛风除湿，舒筋通络。用于风湿痹痛，瘫痪。

| 用法用量 | 内服煎汤，3 ~ 10 g。

| 附　　注 | 本种异名：*Cyrta japonica* (Siebold et Zucc.) Miers、*Styrax bodinieri* H. Lévl.。
本种为阳性树种，生长迅速，喜生于酸性、疏松肥沃、土层较深厚的土壤中。

安息香科 Styracaceae 安息香属 Styrax

芬芳安息香 *Styrax odoratissimus* Champ.

| **药 材 名** | 芬芳安息香（药用部位：叶）。

| **形态特征** | 灌木或小乔木。树皮灰褐色。叶两侧多不对称，长 4 ~ 12 cm，宽 2 ~ 7 cm，脉在下面隆起，第三级小脉近于平行。花长 1.3 ~ 1.5 cm，单生或 2 ~ 6 成总状花序，或因小枝上部叶片退化而成狭圆锥花序；花冠裂片 5，长约 1 cm，在花蕾中作覆瓦状排列；花丝中部弯曲，其下密生星状毛；花柱全部生星状毛。果实近球形，长约 1 cm，顶具凸尖；种子表面生星状鳞片。

| **生境分布** | 生于海拔 600 ~ 1 600 m 的阴湿山谷、山坡疏林中。分布于德兴三清山北麓等。

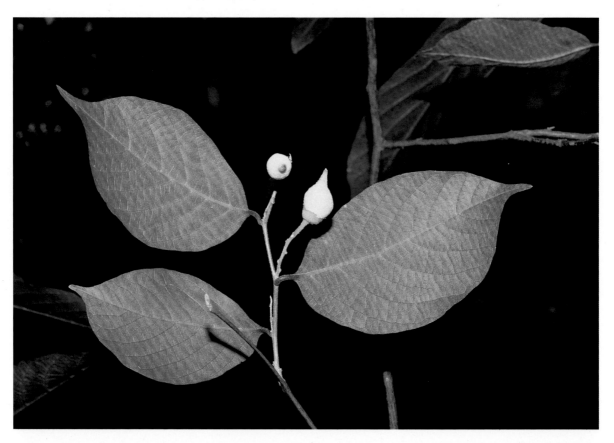

| 资源情况 | 野生资源一般。药材来源于野生。

| 采收加工 | 夏、秋季采收，晒干。

| 功能主治 | 微苦，微温。祛风除湿，理气止痛，润肺止咳。用于风湿痹痛，咳嗽。

| 用法用量 | 内服煎汤，3 ~ 10 g；或研末。外用适量，煎汤熏洗。

| 附　　注 | 本种异名：*Styrax prunifolius* Perkins、*Styrax veitchiorum* Hemsl. et E. H. Wilson。本种为山西省保护植物。

安息香科 Styracaceae 安息香属 Styrax

栓叶安息香

Styrax suberifolius Hook. et Arn.

| 药 材 名 | 红皮（药用部位：叶、根）。

| 形态特征 | 灌木或乔木。树皮红褐色或黑褐色。叶革质，椭圆形、椭圆状矩圆形至披针状矩圆形，长 5 ~ 15 cm，宽 2 ~ 5 cm，下面密被黄褐色至灰褐色星状绒毛。花长 1.2 ~ 1.5 cm，6 至多花集成总状花序或狭圆锥花序；花冠裂片 4 ~ 5，长 0.8 ~ 1 cm，在花蕾中作镊合状排列；雄蕊 8 ~ 10。果实近球形，长 1 ~ 1.8 cm；种子表面近平滑。

| 生境分布 | 生于海拔 100 m 以上的山地、丘陵地常绿阔叶林中。德兴各地均有分布。

| 资源情况 | 野生资源一般。药材来源于野生。

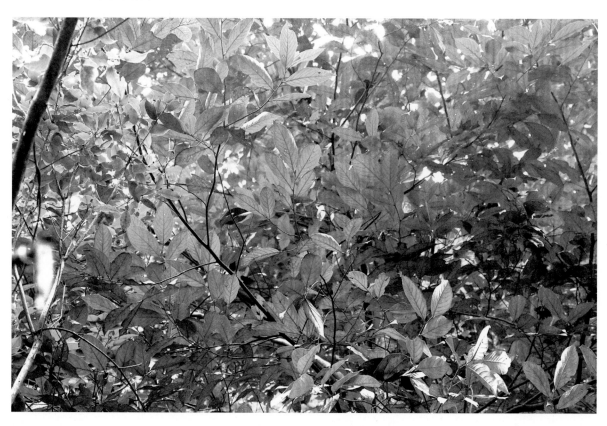

| 采收加工 | 夏、秋季采收，洗净，根切片，晒干。

| 药材性状 | 本品叶片多皱缩破碎，完整者展平后呈椭圆形、椭圆状矩圆形或披针状矩圆形，长 5 ~ 15 cm，宽 2 ~ 5 cm，上面黄绿色或棕绿色，下部叶脉凸起，革质。气微，味辛。

| 功能主治 | 辛，微温。归肝、胃、膀胱经。祛风湿，理气止痛。用于风湿痹痛，脘腹胀痛。

| 用法用量 | 内服煎汤，3 ~ 10 g；或研末。外用适量，煎汤熏洗。

| 附　　注 | 本种异名：*Cyrta suberifolia* (Hook. et Arn.) Miers、*Styrax caloneurus* Perkins、*Styrax oligophlebius* Merr. ex H. L. Li、*Styrax suberifolius* Hook. et Arn. var. *fargesii* Perkins、*Styrax suberifolius* Hook. et Arn. var. *caloneurus* Perkins。

山矾科 Symplocaceae 山矾属 Symplocos

薄叶山矾

Symplocos anomala Brand

| **药 材 名** | 薄叶山矾（药用部位：果实）。

| **形态特征** | 小乔木。顶芽、幼枝被褐色短绒毛。叶薄革质，狭椭圆形、卵形或倒披针形，长 5 ～ 11 cm，宽 1.5 ～ 3 cm，先端渐尖，基部楔形，全缘或疏生浅锯齿，中脉及侧脉在上面隆起。总状花序长 1 ～ 1.5 cm，有时基部有 1 ～ 3 分枝，被柔毛；花萼长 0.2 ～ 0.23 cm，被柔毛；花冠白色，有桂花香，长 0.4 ～ 0.5 cm，花冠筒长约 0.1 cm；雄蕊约 30，花丝基部稍合生；子房先端被柔毛。核果褐色，矩圆形或卵圆形，长 0.7 ～ 1 cm，被短柔毛，宿存萼裂片直立或向内伏，核约有 10 纵棱。

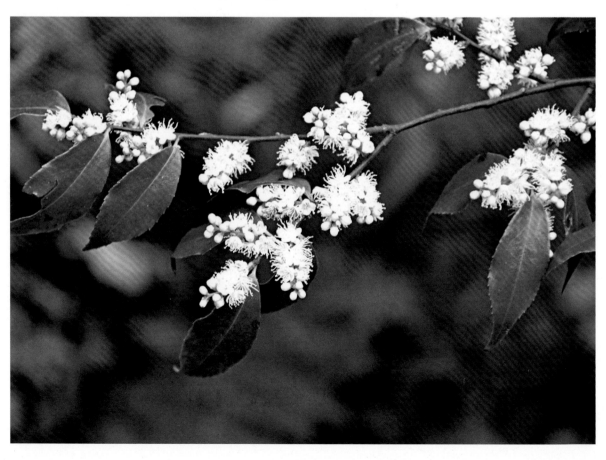

| 生境分布 | 生于海拔 1 000 ～ 1 700 m 的山地杂木林中。分布于德兴三清山北麓、大茅山等。

| 资源情况 | 野生资源一般。药材来源于野生。

| 功能主治 | 清热解毒。用于烂疮。

| 用法用量 | 外用适量，捣敷。

| 附　　注 | 本种异名：*Symplocos morrisonicola* Hayata、*Symplocos alata* Brand、*Symplocos fusonii* Merr.、*Symplocos doii* Hayata、*Symplocos esquirolii* H. Lévl.、*Symplocos okinawensis* Matsum.、*Symplocos kiraishiensis* Hayata、*Symplocos dielsii* H. Lévl.、*Symplocos argentea* Brand。

山矾科 Symplocaceae 山矾属 Symplocos

华山矾

Symplocos chinensis (Lour.) Druce

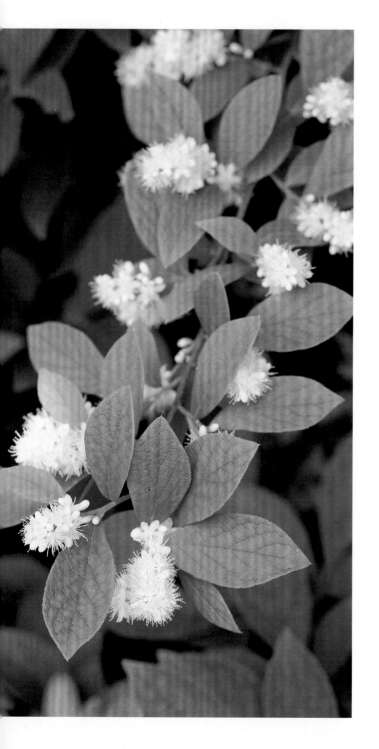

| 药 材 名 |

华山矾（药用部位：叶。别名：渣子树、羊子屎）、华山矾果（药用部位：果实）、华山矾根（药用部位：根）。

| 形态特征 |

落叶灌木。幼枝、叶柄、叶下面、花序均被灰黄色皱曲柔毛。叶纸质，椭圆形或倒卵形，长 4 ~ 10 cm，宽 2 ~ 5 cm，边缘有细尖齿，叶上面被短柔毛，中脉在上面凹下。圆锥花序狭长似总状花序，长 4 ~ 7 cm；花萼长 0.2 ~ 0.3 cm，被柔毛；花冠白色，芳香，长约 0.4 cm，5 深裂几达基部；雄蕊约 45，花丝基部合生成不显著的五体雄蕊；子房 2 室，先端无毛。核果卵形，歪斜，长 0.5 ~ 0.7 cm，被紧贴的柔毛，成熟时蓝色。

| 生境分布 |

生于海拔 1 000 m 以下的丘陵、山坡、杂木林中。德兴各地均有分布。

| 资源情况 |

野生资源丰富。药材来源于野生。

| 采收加工 | 华山矾：夏、秋季采收，切碎，鲜用或晒干。
华山矾果：8～9月采收成熟的果实，晒干。
华山矾根：夏、秋季采挖，洗净，鲜用，或切片，晒干。

| 药材性状 | 华山矾：本品多皱缩破碎，绿色或黄绿色，完整者展平后呈椭圆形或倒卵形，长 4～10 cm，宽 2～5 cm，先端急尖或短尖，基部楔形或圆形，边缘有细小锯齿，上面有短柔毛，中脉在上面凹下，侧脉每边 4～7。嫩枝、叶柄、叶背均被黄色皱曲柔毛。叶片纸质。气微，味苦。
华山矾根：本品呈圆柱形，直或弯曲，表面具瘤状隆起，有不规则的纵裂，有的有小的支根痕。栓皮棕黄色，常呈片状剥离。质坚硬，难折断；断面皮部外侧棕黄色，内侧淡黄色，形成层清楚，木部灰白色至淡黄色，射线纤细，不显著，有环状年轮。气微，味苦。

| 功能主治 | 华山矾：苦，凉；有小毒。归胃、大肠经。清热利湿，解毒，止血生肌。用于泻痢，疮疡肿毒，创伤出血，烫火伤，溃疡。
华山矾果：清热解毒。用于烂疮。
华山矾根：苦，凉；有小毒。清热解毒，化痰截疟，通络止痛。用于感冒发热，泻痢，疮疡疖肿，毒蛇咬伤，疟疾，筋骨疼痛，跌打损伤。

| 用法用量 | 华山矾：内服，鲜品 15～30 g，捣汁。外用适量，捣敷；或研末调敷。
华山矾果：外用适量，研末撒。
华山矾根：内服煎汤，9～15 g，大剂量可用至 15～30 g。外用适量，煎汤洗；或鲜根皮捣敷。

| 附　方 | （1）治痢疾：鲜华山矾叶 15 g，鲜算盘子叶 15 g，鲜枫树叶 9 g，捣汁服。红痢加白糖，白痢加红糖。（《江西草药》）
（2）治烂眼沿：华山矾叶适量，加水浸 3 小时，煮沸，待温洗患处。
（3）治跌打损伤：华山矾叶 6 g，蒸酒 1 小时，去渣服酒。［方（2）～（3）出自《草药手册》（江西）］
（4）治外伤出血：鲜华山矾叶适量，捣敷。（《江西草药》）

| 附　注 | 本种异名：*Symplocos paniculata* (Thunb.) Miq.、*Symplocos sinica* Ker、*Symplocos sinica* Ker var. *vestita* Hemsl.、*Symplocos chinensis* (Lour.) Druce var. *vestita* (Hemsl.) Hand.-Mazz.、*Palura sinica* Miers、*Palura chinensis* Koidz.。

山矾科 Symplocaceae 山矾属 Symplocos

光叶山矾 *Symplocos lancifolia* Sieb. et Zucc.

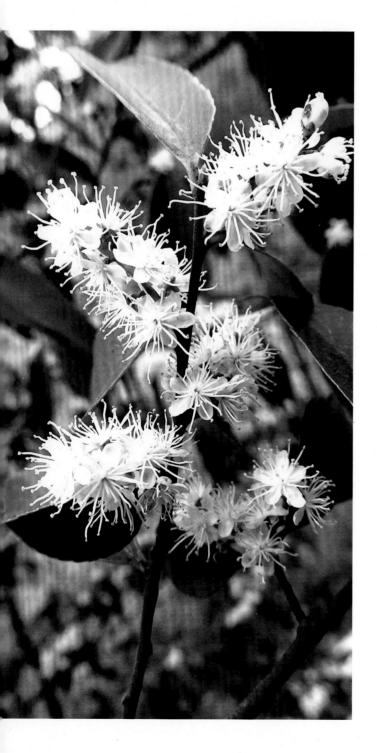

| 药 材 名 |

刀灰树（药用部位：根、叶）。

| 形态特征 |

小乔木。芽、嫩枝、嫩叶下面、花序均被黄褐色柔毛。小枝细长，黑色。叶薄革质，干后红褐色，卵形至宽披针形，长 3 ~ 8 cm，宽 1.5 ~ 3 cm，先端尾状渐尖，边缘具稀疏的浅钝锯齿，中脉在上面平坦。穗状花序长 1 ~ 4 cm；花萼长 0.16 ~ 0.18 cm；花冠淡黄色，5 深裂几达基部，裂片椭圆形，长 0.2 ~ 0.25 cm；雄蕊 25 ~ 35，花丝基部合生成不显著的五体雄蕊；子房先端无毛。核果球形，直径约 0.4 cm，宿存萼裂片直立。

| 生境分布 |

生于海拔 1 200 m 以下的林中。德兴各地均有分布。

| 资源情况 |

野生资源一般。药材来源于野生。

| 采收加工 |

全年均可采收。根，洗净，切片，晒干；叶，鲜用。

| 功能主治 | 甘，平。归肝、胃经。止血生肌，和肝健脾。用于外伤出血，吐血，咯血，疮疖，疳积，眼结膜炎。

| 用法用量 | 内服煎汤，30 ～ 60 g。外用适量，鲜品捣敷；或干品研末敷。

| 附　注 | 本种异名：*Symplocos kwangsiensis* Merr. ex Li、*Symplocos mollifolia* Dunn、*Symplocos ovalifolia* Hand.-Mazz.、*Symplocos microcarpa* Champion ex Bentham、*Symplocos latouchei* W. W. Sm. ex Hand.-Mazz、*Symplocos fulvipes* (C. B. Clarke) Brand。

本种的叶可作甜茶饮用。

山矾科 Symplocaceae 山矾属 Symplocos

白檀 *Symplocos paniculata* (Thunb.) Miq.

| 植物别名 | 砒霜子、蛤蟆涎、白花茶。

| 药 材 名 | 白檀（药用部位：根、叶、花、种子）。

| 形态特征 | 落叶灌木或小乔木。嫩枝、叶两面、叶柄和花序均被柔毛。叶椭圆形或倒卵形，长 3 ~ 11 cm，宽 2 ~ 4 cm，边缘有细尖锯齿，中脉在上面凹下。圆锥花序生于新枝先端，长 4 ~ 8 cm，花均有长花梗；花萼长约 0.2 cm，裂片有睫毛；花冠有芳香，长 0.4 ~ 0.5 cm，5 深裂，有极短的花冠筒；雄蕊约 30，花丝基部合生成五体雄蕊；子房先端圆锥状，无毛，2 室。核果蓝色，卵形，稍偏斜，长 0.5 ~ 0.8 cm，宿存萼裂片直立。

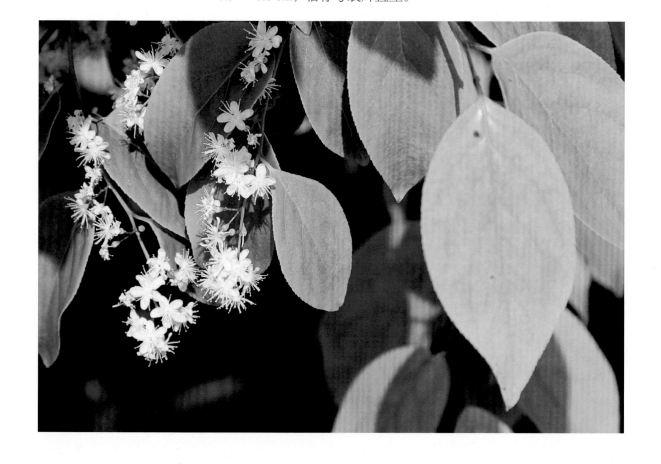

| 生境分布 | 生于海拔 760 m 以上的山坡、路边、疏林或密林中。分布于德兴三清山北麓、大茅山等。

| 资源情况 | 野生资源一般。药材来源于野生。

| 采收加工 | 根，秋、冬季采挖；叶，春、夏季采摘；花、种子，5 ~ 7 月花果期采收，晒干。

| 药材性状 | 本品叶多皱缩，破碎，草绿色至淡黄色。完整叶呈阔倒卵形或椭圆状倒卵形，长 3 ~ 11 cm，宽 2 ~ 4 cm，边缘具细锯齿，两侧向内稍卷曲，先端急尖或渐尖，基部阔楔形或近圆形；中脉明显，背面突起，侧脉细弱，对称，叶背通常有柔毛。气微，味微苦。

| 功能主治 | 苦、微寒。清热解毒，调气散结，祛风止痒。用于乳腺炎，淋巴腺炎，肠痈，疮疖，疝气，荨麻疹，皮肤瘙痒。

| 用法用量 | 内服煎汤，9 ~ 24 g，单用根可至 30 ~ 45 g。外用适量，煎汤洗；或研末调敷。

| 附 注 | 本种异名：*Symplocos chinensis* (Lour.) Druce、*Symplocos crataegoides* Buch.-Ham. ex D. Don、*Symplocos hunanensis* Hand.-Mazz.、*Symplocos sinica* Ker Gawl.、*Symplocos simaoensis* Y. Y. Qian、*Symplocos sinica* Ker Gawl. var. *vestita* Hemsl.。药材山矾叶，为本种的干燥叶，《中华人民共和国卫生部药品标准·藏药分册》（1995 年版）、《青海省藏药标准》（1992 年版）中有收载。

山矾科 Symplocaceae 山矾属 Symplocos

叶萼山矾 *Symplocos phyllocalyx* Clarke

| **药 材 名** | 叶萼山矾（药用部位：叶）。

| **形态特征** | 常绿小乔木。小枝粗壮，黄绿色，稍具棱，无毛。叶革质，狭椭圆形、椭圆形或长圆状倒卵形，长 6 ~ 12 cm，宽 2 ~ 4 cm，边缘具波状浅锯齿；中脉和侧脉在叶面均凸起，侧脉每边 8 ~ 12，直向上，在近叶缘处分叉网结；叶柄长 0.8 ~ 1.5 cm。穗状花序与叶柄等长或稍短，长 0.8 ~ 1.5 cm，通常基部分枝，花序轴具短柔毛；苞片阔卵形，长约 0.2 cm；花萼长约 0.4 cm，裂片长圆形，长约 0.3 cm，背面无毛；花冠长约 0.4 cm，5 深裂几达基部；雄蕊 40 ~ 50。核果椭圆形，长 1 ~ 1.5 cm，先端有直立的宿萼裂片。

| **生境分布** | 生于山地杂木林中。分布于德兴三清山北麓等。

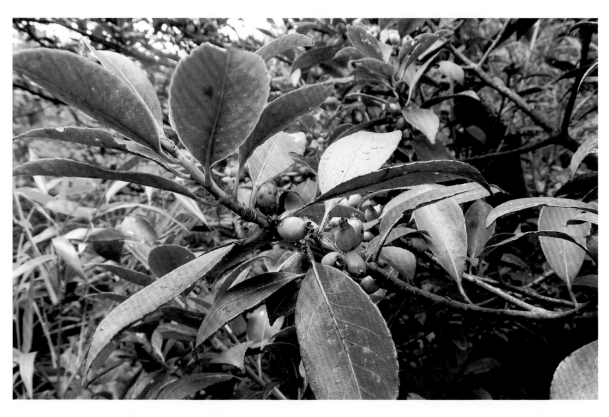

| **资源情况** | 野生资源稀少。药材来源于野生。

| **采收加工** | 春、夏季采收，晒干。

| **功能主治** | 清热解毒。用于疮毒，烫火伤。

| **用法用量** | 外用适量，煎汤洗；或研末调敷。

| **附　　注** | 本种异名：*Symplocos setchuensis* Brand、*Symplocos tetragona* Chen ex Y. F. Wu、*Symplocos phyllocalyx* Clarke、*Symplocos multipes* Brand、*Symplocos crassifolia* Benth.、*Symplocos henryi* Brand、*Symplocos wilsonii* Hemsl.、*Symplocos shilanensis* Y. C. Liu & F. Y. Lu。

山矾科 Symplocaceae 山矾属 Symplocos

四川山矾 *Symplocos setchuensis* Brand

| 药 材 名 | 四川山矾（药用部位：根、茎、叶）。

| 形态特征 | 小乔木。叶薄革质，长圆形或窄椭圆形，长 7 ~ 13 cm，具尖锯齿，中脉在上面凸起。穗状花序缩短成团伞状；苞片宽倒卵形，宽约 0.2 cm，背面有白色长柔毛或柔毛。花萼长约 0.3 cm，裂片长圆形，背面有白色长柔毛或微柔毛，萼筒短，长约 0.1 cm；花冠长 0.3 ~ 0.4 cm，5 深裂几达基部；雄蕊 30 ~ 40，花丝长短不一，伸出花冠外，基部稍联合成五体雄蕊；花盘有白色长柔毛或微柔毛。核果卵圆形或长圆形，长 0.5 ~ 0.8 cm，先端具直立宿萼裂片，基部有宿存苞片；核骨质，分开成 3 分核。

| 生境分布 | 生于山坡杂木林中。分布于德兴梧风洞等。

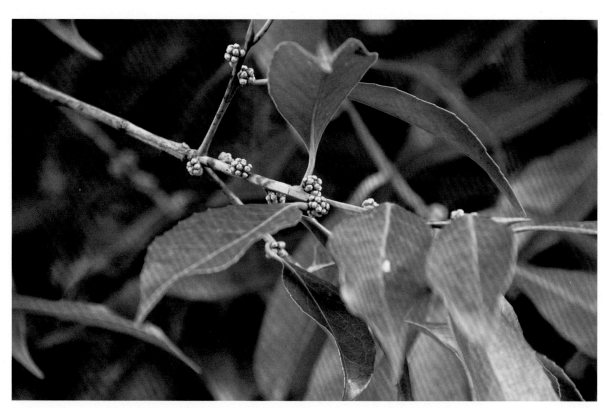

| 资源情况 | 野生资源一般。药材来源于野生。

| 采收加工 | 夏、秋季采收，洗净，切片或段，晒干。

| 药材性状 | 本品叶片多皱缩破碎，黄褐色，完整者展平后呈长圆形或狭卵圆形，长 7 ~ 13 cm，宽 2 ~ 5 cm，先端渐尖或长渐尖，基部楔形，边缘具尖锯齿，中脉在两面均凸起；叶柄长 0.5 ~ 1 cm。叶薄革质。气微，味淡。

| 功能主治 | 苦，寒。归肺经。行水，定喘，清热解毒。用于水湿胀满，咳嗽喘逆，火眼，疮癣。

| 用法用量 | 内服煎汤，9 ~ 15 g。

| 附　　注 | 本种异名：*Symplocos lucida* (Thunb.) Siebold et Zucc.、*Symplocos acutangula* Brand、*Symplocos argyi* Lévl.、*Symplocos ilicifolia* Hayata、*Symplocos sinuata* Brand、*Bobua ilicifolia* (Hayata) Kanehira et Sasaki、*Dicalix setchuensis* (Brand) Migo。

| 山矾科 | Symplocaceae | 山矾属 | Symplocos

老鼠矢

Symplocos stellaris Brand

| 药 材 名 |　小药木（药用部位：叶、根）。

| 形态特征 |　常绿乔木。芽、嫩枝、叶柄、苞片和小苞片均被红褐色长绒毛。小枝髓心中空。叶厚革质，下面灰白色，披针状椭圆形或狭矩圆状椭圆形，长 6 ~ 20 cm，宽 2 ~ 5 cm，通常全缘，中脉在上面凹下。团伞花序着生于二年生枝的叶痕之上；苞片和小苞片的边缘均密生红褐色长睫毛；花长约 0.3 cm，裂片有长睫毛；花冠白色，长 0.7 ~ 0.8 cm，5 深裂几达基部，裂片先端有睫毛；雄蕊 18 ~ 25，花丝基部合生成五体雄蕊；子房先端无毛。核果狭卵形，长约 1 cm，宿存萼裂片直立，核具 6 ~ 8 纵棱。

| 生境分布 |　生于海拔 1 100 m 的山地、路旁、疏林中。德兴各地均有分布。

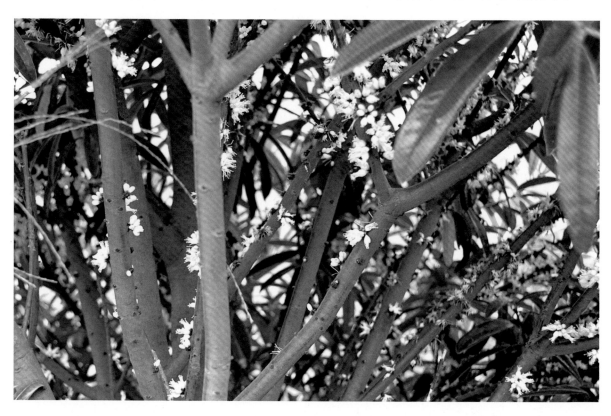

| **资源情况** | 野生资源丰富。药材来源于野生。

| **采收加工** | 叶，春、夏季采摘；根，秋、冬季采挖，洗净，均鲜用或晒干。

| **功能主治** | 辛、苦，微温。归肝、心经。活血，止血。用于跌打损伤，内出血。

| **用法用量** | 内服煎汤，9 ~ 15 g。外用适量，捣敷。

| **附　注** | 本种异名：*Symplocos limprichtii* H. Winkl.、*Symplocos eriobotryifolia* Hayata、*Symplocos dunniana* H. Lévl.、*Dicalix stellaris* (Brand) Migo、*Bobua stellaris* (Brand) Migo。

山矾科 Symplocaceae 山矾属 Symplocos

山矾
Symplocos sumuntia Buch.-Ham. ex D. Don

| 药材名 | 山矾叶（药用部位：叶）、山矾花（药用部位：花）、山矾根（药用部位：根）。

| 形态特征 | 乔木。嫩枝褐色。叶薄革质，卵形、窄倒卵形、倒披针状椭圆形，长 3.5 ~ 8 cm，宽 1.5 ~ 3 cm，先端尾尖，具浅锯齿或波状齿，有时近全缘，中脉在上面凹下，侧脉和网脉在两面均凸起；叶柄长 0.5 ~ 1 cm。总状花序长 2.5 ~ 4 cm，被展开柔毛；苞片早落，宽卵形或倒卵形，长约 0.1 cm，密被柔毛，小苞片与苞片同形；花萼长 0.2 ~ 0.25 cm，萼筒倒圆锥形，裂片三角状卵形，背面有微柔毛；花冠白色，5 深裂几达基部，长 0.4 ~ 0.45 cm，裂片背面有微柔毛；雄蕊 25 ~ 35，花丝基部稍合生；花盘环状；子房 3 室。核果卵状坛形，长 0.7 ~ 1 cm，外果皮薄而脆，宿萼裂片直立，有时脱落。

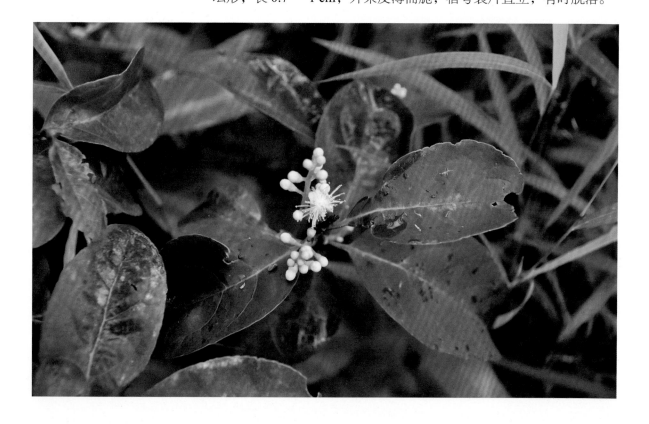

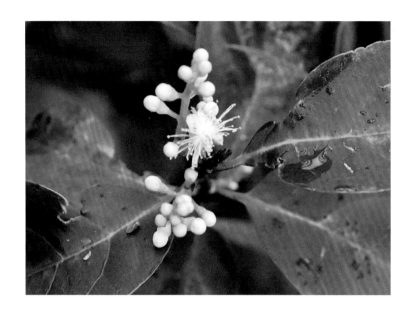

| 生境分布 | 生于海拔 200 ~ 1 500 m 的山林间。德兴各地均有分布。

| 资源情况 | 野生资源丰富。药材来源于野生。

| 采收加工 | 山矾叶：夏、秋季采收，鲜用或晒干。
山矾花：2 ~ 3 月采收，晒干。
山矾根：夏、秋季采挖，洗净，切片，晒干。

| 药材性状 | 山矾叶：本品多皱缩破碎，棕褐色或黄褐色，完整者展平后呈卵形、狭倒卵形或倒披针状椭圆形，长 3.5 ~ 8 cm，宽 1.5 ~ 3 cm，先端常尾状渐尖，基部楔形或圆形，边缘具浅锯齿或波状齿，有时近全缘，中脉在上面凹下，侧脉和网脉在两面均凸起，侧脉每边 4 ~ 6；叶柄长 0.5 ~ 1 cm。叶薄革质。气微，味淡。

| 功能主治 | 山矾叶：酸、涩、微甘，平。归肺、胃经。清热解毒，收敛止血。用于久痢，风火赤眼，扁桃体炎，中耳炎，咯血，便血，鹅口疮。
山矾花：苦、辛，平。归肺经。化痰解郁，生津止渴。用于咳嗽胸闷，小儿消渴。
山矾根：苦、辛，平。归肝、胃经。清热利湿，凉血止血，祛风止痛。用于黄疸，泄泻，痢疾，血崩，风火牙痛，头痛，风湿痹痛。

| 用法用量 | 山矾叶：内服煎汤，15 ~ 30 g。外用适量，煎汤洗；或捣汁含漱、滴耳。
山矾花：内服煎汤，6 ~ 15 g。
山矾根：内服煎汤，15 ~ 30 g。

| 附　　方 | （1）治急性扁桃体炎、鹅口疮：鲜山矾叶适量，捣汁含漱。
（2）治咳嗽胸闷：山矾花9g，陈皮6g，菊花3g，煎汤代茶饮。
（3）治黄疸：山矾根15g，阴行草30g，煎汤服，水、酒为引，每日2剂。
（4）治关节炎：山矾根120g，猪蹄1只，水炖，服汤食肉。［方（1）～（4）出自《江西草药》］ |

| 附　　注 | 本种异名：*Symplocos urceolaris* Hance、*Symplocos botryantha* Franch.、*Symplocos ovatibracteata* Y. F. Wu、*Symplocos cavaleriei* Lévl.、*Symplocos decora* Hance、*Symplocos subconnata* Hand.-Mazz.、*Symplocos dolichostylosa* Y. F. Wu。 |

木犀科 Oleaceae 连翘属 *Forsythia*

连翘
Forsythia suspensa (Thunb.) Vahl

| 药 材 名 | 连翘（药用部位：果实）、连翘叶（药用部位：叶）、连翘根（药用部位：根）、连翘子（药用部位：成熟种子）、连翘提取物（药材来源：果实经加工制成的提取物）。

| 形态特征 | 灌木，高可达 3 m。茎直立，枝条通常下垂，髓中空。叶对生，卵形、宽卵形或椭圆状卵形，长 3 ~ 10 cm，宽 2 ~ 5 cm，无毛，稀有柔毛，先端锐尖，基部圆形至宽楔形，边缘除基部以外有粗锯齿，一部分形成羽状三出复叶。先花后叶，花黄色，长宽各约 2.5 cm，腋生，通常单生；花萼裂片 4，矩圆形，有睫毛，长 0.5 ~ 0.7 cm，和花冠筒略等长；花冠裂片 4，倒卵状椭圆形，长可达 3 cm，宽 0.8 ~ 1 cm；雄蕊 2，着生在花冠筒基部。蒴果卵球状，二室，长 1.5 ~ 2.5 cm，基部略狭，表面散生瘤点。

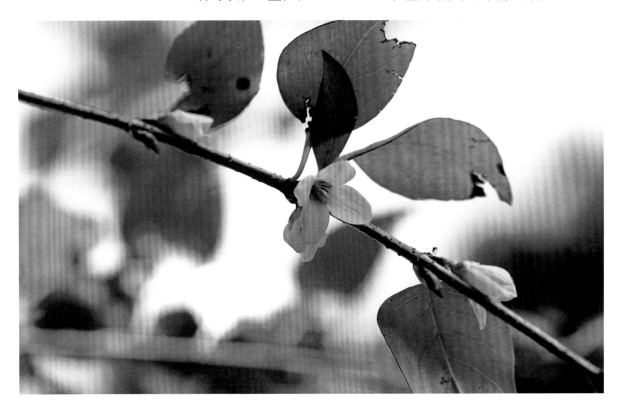

| 生境分布 | 生于海拔 250 m 以下的山坡丛林下或草丛中，或山谷、山沟疏林中。分布于德兴三清山北麓等。

| 资源情况 | 野生资源稀少。药材来源于野生。

| 采收加工 | **连翘**：青翘在 9 月上旬，果皮呈青色尚未成熟时采下，置沸水中稍煮片刻或放蒸笼内蒸约 0.5 小时，取出晒干；老翘在 10 月上旬果实熟透变黄、果壳裂开时采收，晒干，筛去种子及杂质。

连翘叶：夏、秋季采集，鲜用或晒干。

连翘根：秋、冬季采挖，洗净，切段或片，晒干。

连翘子：秋季收集，除去杂质，晒干。

连翘提取物：取连翘，粉碎成粗粉，加水煎煮 3 次，每次 1.5 小时，过滤，合并滤液，滤液于 60 ℃以下减压浓缩为相对密度为 1.10 ~ 1.20（室温）的清膏，放冷，加入 4 倍量乙醇，搅匀，静置 2 小时，过滤，滤液减压回收乙醇，浓缩液喷雾干燥，即得。

| 药材性状 | **连翘**：本品呈长卵形至卵形，稍扁，长 1.5 ~ 2.5 cm，直径 0.5 ~ 1.3 cm。表面有不规则的纵皱纹和多数凸起的小斑点，两面各有一明显的纵沟。先端锐尖，基部有小果柄或已脱落。青翘多不开裂，表面绿褐色，凸起的灰白色小斑点较少；质硬；种子多数，黄绿色，细长，一侧有翅。老翘自先端开裂或裂成 2 瓣，表面黄棕色或红棕色，内面多为浅黄棕色，平滑，具 1 纵隔；质脆；种子棕色，多已脱落。气微香，味苦。

连翘叶：本品多皱缩，有的破碎。完整叶卵形，革质，长 3 ~ 10 cm，宽 2 ~ 5 cm，先端锐尖，基部圆形、宽楔形至楔形，叶缘除基部外具锐锯齿或粗锯齿。上表面深绿色，下表面淡黄绿色，两面无毛。叶柄长 0.8 ~ 1.5 cm，光滑。主脉于下表面显著突起，侧脉羽状。质脆。气微，味苦。

连翘子：本品略呈弯月形，扁平。边缘一边平直，一边弯曲并延长成翅状。长约 0.5 cm，宽约 0.2 cm，表面棕褐色。质油润。气香，味微辛。

连翘提取物：本品为棕褐色粉末。气香，味苦。

| 功能主治 | **连翘**：苦，微寒。归肺、心、胆经。清热解毒，消肿散结。用于风热感冒，温病，热淋尿闭，痈疽，肿毒，瘰疬，瘿瘤，喉痹。

连翘叶：苦，寒。归心、肺经。清热解毒。用于心肺积热。

连翘根：苦，寒。归肺、胃经。清热，解毒，退黄。用于黄疸，发热。

连翘子：苦、微寒。归肺、心、小肠经。清心热。用于热陷心包，神昏谵语。

| 用法用量 |　连翘：内服煎汤，6 ~ 15 g；或入丸、散剂；脾胃虚弱者慎服。

连翘叶：内服煎汤，6 ~ 9 g。

连翘根：内服煎汤，15 ~ 30 g。

连翘子：内服煎汤，6 ~ 12 g。

| 附　　注 |　本种异名：*Forsythia suspensa* (Thunb.) Vahl f. *pubescens* Rehd.、*Forsythia fortunei* Lindl.、*Forsythia suspensa* (Thunb.) Vahl var. *fortunei* (Lindl.) Rehder、*Forsythia suspensa* (Thunb.) Vahl var. *sieboldii* Zabel、*Forsythia suspensa* (Thunb.) Vahl var. *latifolia* Rehder。

药材连翘，为本种的干燥果实，《中华人民共和国药典》（1963 年版至 2020 年版）、《内蒙古蒙药材标准》（1986 年版）、《新疆维吾尔自治区药品标准·第二册》（1980 年版）等中有收载。

药材连翘叶，为本种的干燥叶，《四川省中药材标准》（2010 年版）、《山西省中药材标准》（2014 年版）中有收载。

药材连翘子，为本种的干燥成熟种子，《江苏省中药材标准》（2016 年版）中有收载；《上海市中药材标准·附录》（1994 年版）以"连翘心"之名收载之。

药材连翘提取物，为本种的干燥果实经加工制成的提取物，《中华人民共和国药典》（2005 年版至 2020 年版）中有收载。

木犀科 Oleaceae 连翘属 Forsythia

金钟花 *Forsythia viridissima* Lindl.

| **药 材 名** | 金钟花（药用部位：果壳、根、叶）。

| **形态特征** | 灌木，高可达 3 m。枝条直立，小枝绿色呈四棱形，髓呈薄片状。叶对生，椭圆状矩圆形至披针形，稀倒卵状矩圆形，长 3.5 ~ 15 cm，宽 1 ~ 4 cm，无毛，先端锐尖，基部楔形，上半部有粗锯齿，中脉和支脉在叶上面凹入，在下面隆起。先花后叶，花 1 ~ 3 腋生，深黄色，长 1.5 ~ 2 cm；花萼裂片 4，卵形至椭圆形，有睫毛，长 0.25 ~ 0.3 cm，约为花冠筒长度之半；花冠裂片 4，狭矩圆形，长 1 ~ 1.5 cm，宽 0.3 ~ 0.7 cm；雄蕊 2，着生在花冠筒基部。蒴果卵球状，长 1 ~ 1.5 cm，基部稍圆。

| **生境分布** | 生于海拔 300 m 以上的山地、谷地或河谷边林缘，溪沟边或山坡路

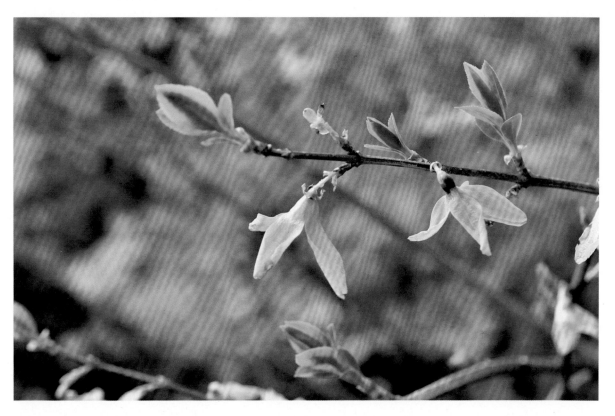

旁灌丛中。分布于德兴大茅山等。

| **资源情况** | 野生资源稀少。药材来源于野生。

| **采收加工** | 果壳，夏、秋季采收，晒干；根，全年均可采挖，洗净，切段，鲜用或晒干；叶，春、夏、秋季均可采集，鲜用或晒干。

| **药材性状** | 本品叶片多皱缩卷曲，展平后呈椭圆状矩圆形至披针形，长 3.5 ～ 15 cm，宽 1 ～ 4 cm，先端锐尖，基部楔形，边缘上部有锯齿，上表面暗绿色，下表面淡绿色；叶柄长 0.5 ～ 1 cm。气微，味苦。果实呈卵球形，长 1 ～ 1.5 cm，直径约 1 cm，多开裂成 2 分离的果瓣，每瓣中间有残留的膜质中隔，先端向外反卷，基部钝圆。表面黄棕色至黄褐色，有不规则的纵横细脉纹，中部至顶部的纵沟两侧分布多数小瘤点，基部有果柄或果柄痕。质硬脆。气微，味苦。

| **功能主治** | 苦，凉。归肺、肝经。清热，解毒，散结。用于感冒发热，目赤肿痛，痈疮，丹毒，瘰疬。

| **用法用量** | 内服煎汤，10 ～ 15 g；鲜品加倍。外用适量，煎汤洗。

| **附　　注** | 本种异名：*Rangium viridissimum* (Lindl.) Ohwi。

木犀科 Oleaceae 梣属 Fraxinus

白蜡树

Fraxinus chinensis Roxb.

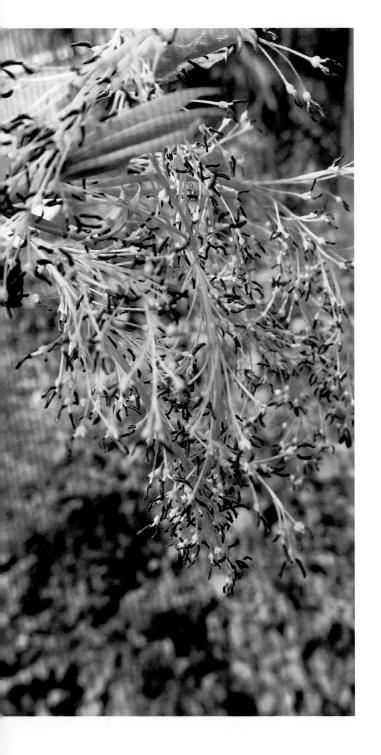

药材名

秦皮（药用部位：枝皮或干皮）、白蜡树叶（药用部位：叶）、白蜡花（药用部位：花）、白蜡树子（药用部位：种子）。

形态特征

乔木。小枝无毛。叶长 13 ~ 20 cm；小叶 5 ~ 9，但以 7 为多，无柄或有短柄，椭圆形或椭圆状卵形，长 3 ~ 10 cm，宽 1 ~ 4 cm，先端渐尖或钝，基部狭，边缘有锯齿或波状锯齿；上面无毛，下面沿脉有短柔毛。圆锥花序侧生或顶生于当年生枝上，无毛，大而疏松；花萼钟状，不规则分裂；无花瓣。翅果倒披针形，长 3 ~ 4 cm，宽 0.4 ~ 0.6 cm，先端尖，钝或微凹。

生境分布

生于海拔 800 ~ 1 600 m 的山地杂木林中。分布于德兴三清山北麓等。

资源情况

野生资源稀少，栽培资源一般。药材主要来源于野生。

采收加工

秦皮：春、秋季采剥，晒干。

白蜡树叶：春、秋季采收，晒干。

白蜡花：花盛期采收，晒干。

白蜡树子：秋季果实成熟时采摘，趁湿剥去壳，晒干。

| 药材性状 | **秦皮**：本品呈卷筒状或槽状，长 10 ～ 60 cm。外表面灰白色、灰棕色至黑棕色或相间成斑状，平坦或稍粗糙，并有灰白色圆点状皮孔及细斜皱纹，有的具分枝痕。内表面黄白色或棕色，平滑。质硬而脆，断面纤维性，黄白色。气微，味苦。干皮为长条状块片，厚 0.3 ～ 0.6 cm。外表面灰棕色，具龟裂状沟纹及红棕色、圆形或横长的皮孔。质坚硬，断面纤维性较强。

白蜡树子：本品呈圆柱状，两端渐尖，长 1.1 ～ 1.5 cm，直径 0.13 ～ 0.35 cm，厚 0.1 ～ 0.13 cm。表面光滑，稍见纵细纹，棕色至棕褐色。气微，味淡，稍微苦。

| 功能主治 | **秦皮**：苦、涩，寒。归肝、胆、大肠经。清热燥湿，收涩止痢，止带，明目。用于湿热泻痢，赤白带下，目赤肿痛，目生翳膜。

白蜡树叶：辛，温。调经，止血，生肌。用于闭经，刀伤。

白蜡花：止咳，定喘。用于咳嗽，哮喘。

白蜡树子：散气止痛，益心止咳，利尿排石。用于胸胁疼痛，神经衰弱，心悸气短，咳嗽气喘，小便不利，阳事不举；局部使用可治不孕症。

| 用法用量 | **秦皮**：内服煎汤，6 ～ 12 g；脾胃虚寒者禁服。外用适量，煎汤洗眼；或取汁点眼。

白蜡树叶：内服煎汤，3 ～ 5 g。外用适量，捣敷。

白蜡花：内服煎汤，10 ～ 25 g。

白蜡树子：内服煎汤，9 g。

| 附 注 | 本种异名：*Fraxinus lingelsheimii* Rehd.、*Fraxinus szaboana* Lingelsh.、*Fraxinus sargentiana* Lingelsh.、*Fraxinus velutina* Torr.、*Fraxinus medicinalis* S. S. Sun、*Fraxinus caudata* J. L. Wu、*Fraxinus yunnanensis* Lingelsh.。

药材白蜡树子，为本种的干燥成熟种子，《中华人民共和国卫生部药品标准·维药分册》、《维吾尔药材标准·上册》（1993 年版）中有收载。

药材秦皮，为本种的干燥枝皮或干皮，《中华人民共和国药典》（1977 年版至 2020 年版）、《新疆维吾尔自治区药品标准·第二册》（1980 年版）、《藏药标准》（1979 年版）中有收载。文献中记载的秦皮的基原还包括苦枥白蜡树 *Fraxinus rhynchophylla* Hance、尖叶白蜡树 *Fraxinus szaboana* Lingelsh.、宿柱白蜡树 *Fraxinus stylosa* Lingelsh.［《中华人民共和国药典》（1977 年版至 2020 年版）］。《中华人民共和国药典》规定，按干燥品计算，秦皮含秦皮甲素（$C_{15}H_{16}O_9$）和秦皮乙素（$C_9H_6O_4$）的总量不得少于 1.0%。

木犀科 Oleaceae 梣属 Fraxinus

苦枥木 *Fraxinus insularis* Hemsl.

| 药 材 名 | 苦枥木（药用部位：树皮）。

| 形态特征 | 乔木。小叶 3 ~ 5，有细柄，卵形至卵状披针形或矩圆形，长 5 ~ 12 cm，宽 1.5 ~ 4 cm，先端渐尖，基部圆形或狭窄，边缘有锯齿或全缘，两面无毛。圆锥花序宽散，长 10 ~ 15 cm；花多数，白色，有 0.2 ~ 0.3 cm 长的细梗；花萼杯状，长约 0.1 cm，先端有 4 钝齿或近全缘；花瓣 4，条状矩圆形，长约 0.3 cm，先端钝；雄蕊较花瓣长。翅果条形，长 2.5 ~ 3 cm，宽 0.4 ~ 0.5 cm，先端微凹。

| 生境分布 | 生于山地、河谷等处，在石灰岩裸坡上常为仅见的大树。分布于德兴三清山北麓等。

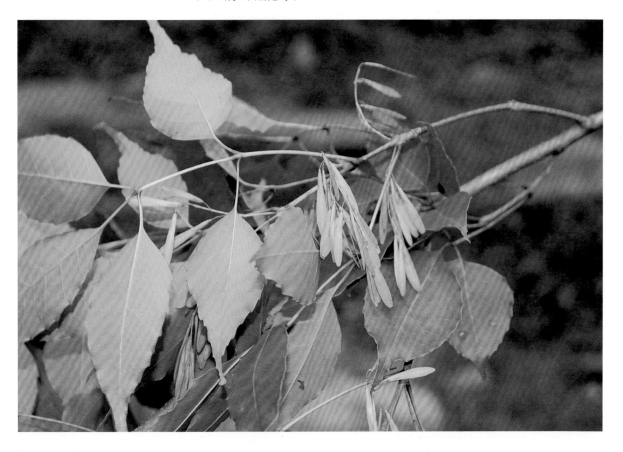

| **资源情况** | 野生资源稀少。药材来源于野生。

| **采收加工** | 春、秋季采剥，晒干。

| **功能主治** | 苦，寒。归肝、胆经。清热燥湿。外用于风湿痹痛。

| **用法用量** | 外用适量，煎汤洗。

| **附　　注** | 本种异名：*Fraxinus insularis* Hemsl. var. *henryana* (Oliv.) Z. Wei、*Fraxinus retusa* Champion ex Bentham、*Fraxinus championii* Little、*Fraxinus taiwaniana* Masam.、*Fraxinus floribunda* Wallich ex Roxb. subsp. *insularis* (Hemsl.) S. S. Sun。

迎春花
Jasminum nudiflorum Lindl.

| **药 材 名** | 迎春花（药用部位：花）、迎春花叶（药用部位：叶）、迎春花根（药用部位：根）。

| **形态特征** | 落叶灌木。枝条直立并弯曲；幼枝有四棱角，无毛。叶对生；小叶3（幼枝基部有单叶），卵形至矩圆状卵形，长1～3 cm，先端凸尖，边缘有短睫毛，下面无毛，灰绿色。花单生，着生于已落叶的去年枝的叶腋，先叶开放，有叶状狭窄的绿色苞片；萼片5～6，条形或矩圆状披针形，与萼筒等长或较长；花冠黄色，直径可达2.5 cm，花冠筒长1～1.5 cm，裂片通常6，倒卵形或椭圆形，约为花冠筒长的1/2。

| **生境分布** | 生于海拔800 m以上的山坡灌丛中。德兴有栽培供观赏。

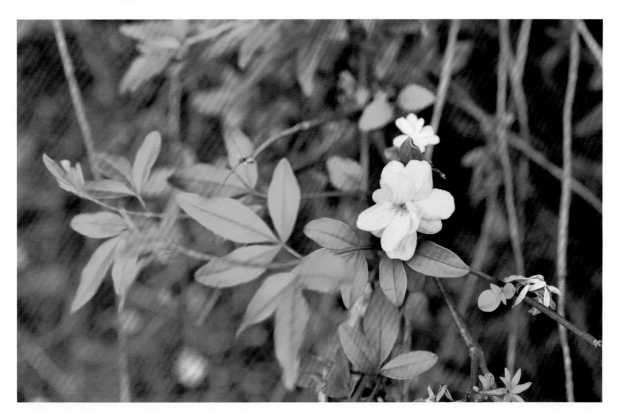

| 资源情况 | 栽培资源一般。药材来源于栽培。

| 采收加工 | 迎春花：4～5月花开时采收，鲜用或晾干。

迎春花叶：夏、秋季采收，鲜用或晒干。

迎春花根：全年均可采挖，洗净，切片或段，晒干。

| 药材性状 | 迎春花：本品多皱缩成团，展平后，可见狭窄的黄绿色叶状苞片；萼片5～6，条形或长圆状披针形，与萼筒等长或较长；花冠棕黄色，直径约2 cm。花冠筒长1～1.5 cm，裂片通常6，倒卵形或椭圆形，约为花冠筒长的1/2。气清香，味微涩。

迎春花叶：本品多卷曲皱缩，小叶展平后呈卵形或矩圆状卵形，长1～3 cm，先端凸尖，边缘有短睫毛，下面无毛，灰绿色。气微香，味微苦、涩。

| 功能主治 | 迎春花：苦、微辛，平。归肾、膀胱经。清热解毒，活血消肿。用于发热头痛，咽喉肿痛，小便热痛，恶疮肿毒，跌打损伤。

迎春花叶：苦，寒。归肺、肝、胃、膀胱经。清热，利湿，解毒。用于感冒发热，小便淋痛，外阴瘙痒，肿毒恶疮，跌打损伤，刀伤出血。

迎春花根：苦，平。归肺、肝经。清热息风，活血调经。用于肺热咳嗽，小儿惊风，月经不调。

| 用法用量 | 迎春花：内服煎汤，10～15 g；或研末。外用适量，捣敷；或调麻油搽。

迎春花叶：内服煎汤，10～20 g。外用适量，煎汤洗；或捣敷。

迎春花根：内服煎汤，15～30 g。外用适量，研末撒，或调敷。

| 附 注 | 本种异名：*Jasminum sieboldianum* Blume、*Jasminum angulare* Bunge。

药材迎春，为本种的干燥叶和花，《贵州省中药材、民族药材质量标准》（2003年版）中有收载。

木犀科 Oleaceae 素馨属 Jasminum

茉莉花 *Jasminum sambac* (L.) Ait.

| 药 材 名 | 茉莉花（药用部位：花）、茉莉花露（药材来源：花的蒸馏液）、茉莉叶（药用部位：叶）、茉莉根（药用部位：根及根茎）。

| 形态特征 | 木质藤本或直立灌木。幼枝有柔毛或无毛。单叶对生，膜质或薄纸质，宽卵形或椭圆形，有时近倒卵形，长4～12 cm，宽2～7 cm，先端骤凸或钝，基部圆钝或微心形，两面无毛，只在下面脉腋内有簇毛；叶柄有柔毛。聚伞花序，通常有花3，有时多花；花梗有柔毛，长0.5～1 cm；花白色芳香；花萼有柔毛或无毛，裂片8～9，条形，长约0.5 cm，比萼筒长；花冠筒长0.5～1.2 cm，裂片矩圆形至近圆形，顶部钝，约和花冠筒等长，有重瓣花类型。

| 生境分布 | 德兴有栽培，以供观赏。

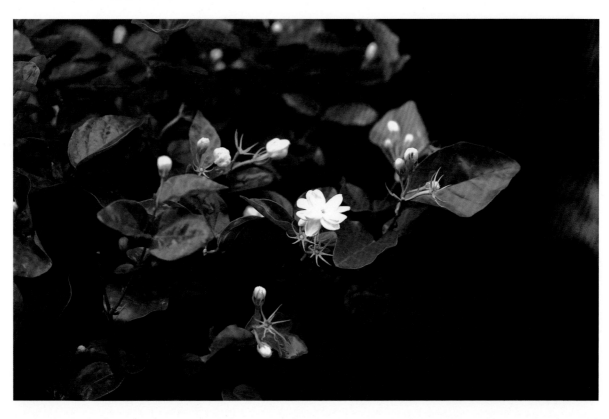

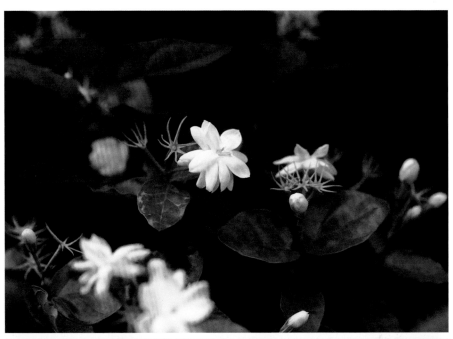

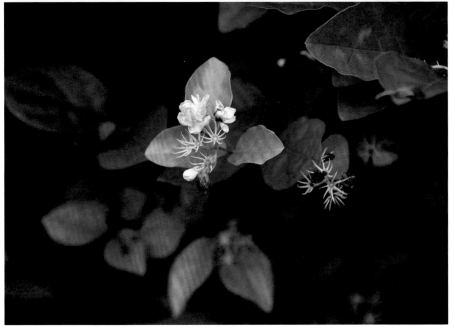

| **资源情况** | 栽培资源一般。药材来源于栽培。 |

| **采收加工** | **茉莉花**：夏季花初开时采收，立即晒干或烘干。 |

茉莉花露：取茉莉花浸泡 1 ～ 2 小时，放入蒸馏锅内，加适量水进行蒸馏，收集初蒸馏液，再蒸馏 1 次，收集重蒸馏液，过滤，分装，灭菌，即得。

茉莉叶：夏、秋季采收，洗净，鲜用或晒干。

茉莉根：秋、冬季采挖，洗净，切片，鲜用或晒干。

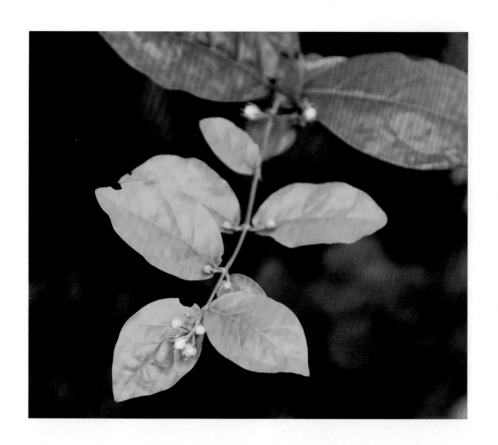

| **药材性状** | 茉莉花：本品呈扁缩团状，长 1.5 ~ 2 cm，直径约 1 cm，鲜时白色，干后黄棕色至棕褐色，花冠筒基部的颜色略深；未开放的花蕾全体紧密叠合成球形，花萼管状，具细长的裂齿 8 ~ 9，外表面有纵行的皱缩条纹，被稀短毛；花瓣片椭圆形，先端短尖或钝，基部联合成管状。质脆。气芳香，味涩。

茉莉花露：本品为无色至浅黄白色的液体。气芳香，味淡。

茉莉叶：本品多卷曲皱缩，展平后呈阔卵形或椭圆形，长 4 ~ 12 cm，宽 2 ~ 7 cm，两端较钝，下面脉腋有黄色簇生毛；叶柄短，长 0.2 ~ 0.6 cm，微有柔毛。气微香，味微涩。

茉莉根：本品根呈圆柱形，长 5 ~ 8 cm，直径 2 ~ 8 mm，表面黄褐色，有众多侧根及须根，并具纵向细皱纹。根茎圆柱形，呈不规则结节状，长 10 ~ 18 cm，直径 0.5 ~ 1.5 cm，节部膨大，表面黄褐色。质坚硬，不易折断，断面不平坦，黄白色。气微，味涩、微苦。

| **功能主治** | 茉莉花：辛、微甘，温。归脾、胃、肝经。理气止痛，辟秽开郁。用于湿浊中阻，胸膈不舒，泻痢腹痛，头晕头痛，目赤，疮毒。

茉莉花露：淡，温。归脾经。醒脾辟秽，理气，美容，润泽肌肤。用于胸膈陈腐之气。

茉莉叶：辛、微苦，温。归肺、胃经。疏风解表，消肿止痛。用于外感发热，泻痢腹胀，脚气肿痛，毒虫螫伤。

茉莉根：苦，热；有毒。归肝经。麻醉，止痛。用于跌打损伤，龋齿疼痛，头痛，失眠。

| 用法用量 | **茉莉花**：内服煎汤，3 ~ 10 g；或代茶饮。外用适量，煎汤洗目；或菜油浸滴耳。

茉莉花露：内服适量，点茶；只可点茶，不宜久服。外用适量，涂搽；或兑水烧汤沐浴。

茉莉叶：内服煎汤，6 ~ 10 g；内服宜慎。外用适量，煎汤洗；或捣敷。

茉莉根：内服研末，1 ~ 1.5 g；或磨汁。外用适量，捣敷；或塞龋洞。

| 附　注 | 本种异名：*Nyctanthes sambac* L.。

药材茉莉花，为本种的干燥花，《上海市中药材标准》（1994 年版）、《广西壮族自治区壮药质量标准·第二卷》（2011 年版）、《山东省中药材标准》（2012 年版）、《湖北省中药材质量标准》（2018 年版）中有收载。

药材茉莉根，为本种的干燥根及根茎，《广西壮族自治区壮药质量标准·第二卷》（2011 年版）中有收载。

本种可用于制作茉莉花饺、茉莉包、茉莉花饼、茉莉花糕点等各种小吃，也可搭配其他食材炒、蒸、凉拌、煲汤等。

木犀科 Oleaceae 素馨属 Jasminum

华素馨

Jasminum sinense Hemsl.

| 药 材 名 | 华清香藤（药用部位：全株）。

| 形态特征 | 缠绕藤本。幼枝和叶下面有锈色柔毛。叶对生，3 小叶，两侧小叶比顶生小叶小一半以上，顶生小叶长 3 ～ 12 cm，卵形或卵状披针形，边缘背卷，侧脉 3 ～ 6 对，上面凹入，背面隆起。花白色，香，复聚伞花序；花萼有柔毛，裂片条形，和萼筒等长；花冠无毛，花冠筒长 1.5 ～ 4 cm，裂片矩圆形或披针形，长约 1 cm。浆果宽椭圆形。

| 生境分布 | 生于山坡、灌丛或林中。分布于德兴大茅山等，市区有栽培，以供观赏。

| 资源情况 | 野生资源稀少，栽培资源一般。药材来源于栽培。

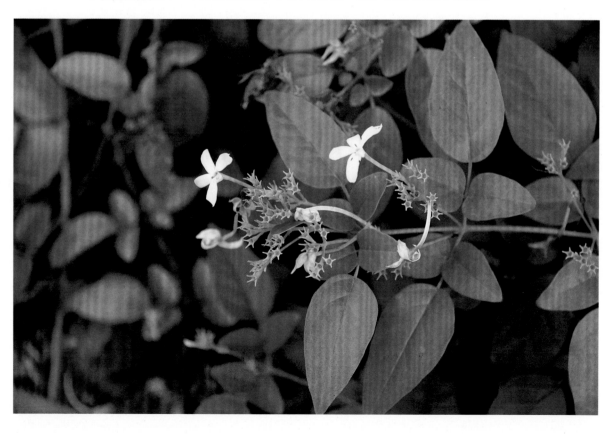

| **采收加工** | 全年均可采收，除去泥土等杂质，切片或段，鲜用或晒干。

| **药材性状** | 本品藤茎呈类圆柱形，多扭曲成团，直径 0.3 ~ 0.5 cm，表面有柔毛；质稍硬，断面纤维性较强，黄白色，中央有黄棕色髓部。叶对生或脱落，小叶展平后呈长卵形，长 3 ~ 12 cm，宽 2 ~ 8 cm，先端钝或尖，基部圆形或楔形，叶缘反卷，两面有柔毛，侧脉 3 ~ 6 对；小叶柄长短不一。有时可见聚伞花序。气微香，味微苦、涩。

| **功能主治** | 苦，寒。消炎止痛，活血接骨。用于外伤出血，烫火伤。

| **用法用量** | 内服煎汤，15 ~ 30 g，鲜品加倍。外用适量，捣敷。

| **附　　注** | 本种异名：*Jasminum bodinieri* H. Lévl.、*Jasminum sinense* Hemsl. var. *septentrionale* Hand.-Mazz.、*Lonicera cavaleriei* H. Lévl.、*Lonicera rehderi* H. Lévl.、*Lonicera cavalerieri* H. Léveillé。

木犀科 Oleaceae 女贞属 Ligustrum

日本女贞 *Ligustrum japonicum* Thunb.

| 药 材 名 | 苦茶叶（药用部位：叶）。

| 形态特征 | 常绿灌木，高达 5 m；全株无毛。叶厚革质，椭圆形或卵状椭圆形，长 5 ~ 8 cm，宽 2.5 ~ 5 cm，先端尖或渐尖，基部楔形或圆形；叶柄长 0.5 ~ 1.5 cm。圆锥花序顶生，塔形；花序轴和分枝轴具棱。花梗长不及 0.2 cm；花萼长 0.15 ~ 0.18 cm；花冠长 0.5 ~ 0.6 cm，花冠筒比裂片稍长或近等长；雄蕊伸出花冠。果实长圆形或椭圆形，长 0.8 ~ 1 cm，直径 0.6 ~ 0.7 cm，直立，成熟时紫黑色，被白粉。

| 生境分布 | 德兴有栽培。

| 资源情况 | 栽培资源丰富。药材来源于栽培。

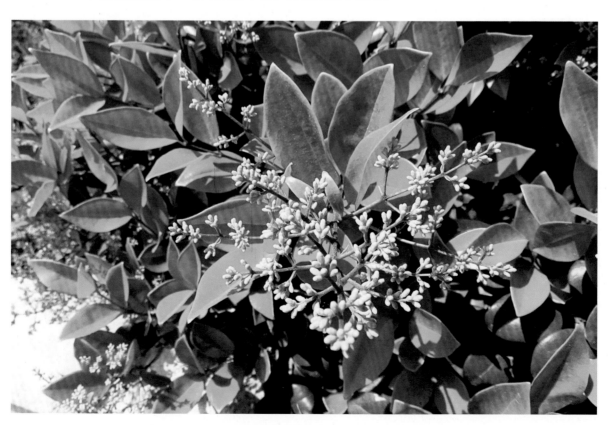

| 采收加工 | 全年均可采收，鲜用或晒干。

| 药材性状 | 本品多破碎，部分数片黏合，呈绿褐色、茶褐色或棕褐色。完整叶片展平后呈椭圆形、卵状椭圆形至卵状披针形，长 4 ~ 8 cm，宽 1.5 ~ 4 cm，先端渐尖，基部楔形或圆形，全缘，上面平滑光亮，下面主脉凸起；叶柄长 0.3 ~ 1.2 cm。革质，质脆。微具焦糖气，味苦、甜。

| 功能主治 | 苦、微甘，凉。归肝经。清肝火，解热毒。用于头目眩晕，火眼，口疮，齿䘌，无名肿毒，烫火伤。

| 用法用量 | 内服煎汤，10 ~ 15 g；代茶饮；或熬膏。外用适量，熬膏贴；或煎汤洗；或研末撒或调敷。

| 附　　注 | 药材苦茶叶，为本种的干燥叶，《中华本草》《中药大辞典》中有收载；《中华人民共和国卫生部药品标准·中药成方制剂·第十二册·附录》（1997 年版）以"苦丁茶"之名收载之。

木犀科 Oleaceae 女贞属 Ligustrum

女贞 *Ligustrum lucidum* Ait.

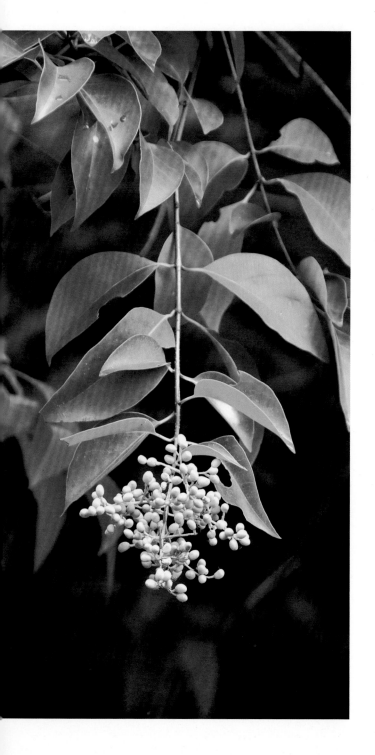

| 药 材 名 |

女贞子（药用部位：成熟果实。别名：青冬树果）、女贞叶（药用部位：叶）、女贞皮（药用部位：树皮）、女贞根（药用部位：根）。

| 形态特征 |

乔木。枝条无毛，有皮孔。叶革质而脆，卵形、宽卵形、椭圆形或卵状披针形，长 6 ~ 12 cm，无毛；叶柄长 1 ~ 3 cm。圆锥花序顶生，长 12 ~ 20 cm，无毛；花近无梗；花冠长 0.4 ~ 0.5 cm，花冠筒和花萼略等长；雄蕊和花冠裂片略等长。核果肾形或近肾形，深蓝黑色至红黑色，长 0.7 ~ 1 cm。

| 生境分布 |

生于海拔 2 900 m 以下的疏、密林中。德兴各地均有分布或栽培。

| 资源情况 |

野生资源一般，栽培资源丰富。药材来源于栽培。

| 采收加工 |

女贞子：冬季果实成熟时采收，除去枝叶，稍蒸或置沸水中略烫后，干燥；或直接干燥。
女贞叶：全年均可采收，鲜用或晒干。

女贞皮：全年均可采剥，除去杂质，切片，晒干。

女贞根：全年均可采挖，洗净，切片，晒干。

| 药材性状 | **女贞子**：本品呈卵形、椭圆形或肾形，长 0.6 ~ 0.85 cm，直径 0.35 ~ 0.55 cm。表面黑紫色或灰黑色，皱缩不平，基部有果柄痕或具宿萼及短梗。体轻。外果皮薄，中果皮较松软，易剥离，内果皮木质，黄棕色，具纵棱，破开后种子通常为 1，肾形，紫黑色，油性。气微，味甘、微苦涩。

女贞叶：本品呈卵形至卵状披针形，长 6 ~ 12 cm，宽 3.5 ~ 6 cm；先端渐尖至锐尖，基部阔楔形，全缘。表面深绿色，有光泽；下表面可见细小腺点，可见突起主脉。叶柄长 1 ~ 3 cm，上面有一凹沟槽。叶片革质，易折断。气微，味微苦。

| 功能主治 | **女贞子**：甘、苦，凉。归肝、肾经。滋补肝肾，明目乌发。用于肝肾阴虚，眩晕耳鸣，腰膝酸软，须发早白，目暗不明，内热消渴，骨蒸潮热。

女贞叶：苦，凉。归肝经。清热明目，解毒散瘀，消肿止咳。用于头目昏痛，风热赤眼，口舌生疮，牙龈肿痛，疮肿溃烂，烫火伤，肺热咳嗽。

女贞皮：微苦，凉。归肝经。强筋健骨。用于腰膝酸痛，两脚无力，烫火伤。

女贞根：苦，平。归肺、肝经。行气活血，止咳喘，祛湿浊。用于哮喘，咳嗽，闭经，带下。

| 用法用量 | **女贞子**：内服煎汤，6 ~ 12 g；或入丸剂。外用适量，敷膏点眼。清虚热宜生用，补肝肾宜熟用。

女贞叶：内服煎汤，10 ~ 15 g。外用适量，捣敷；或绞汁含漱；或熬膏涂或点眼。

女贞皮：内服煎汤，30 ~ 60 g；或浸酒。外用适量，研末调敷；或熬膏涂。

女贞根：内服炖肉，45 g；或浸酒。

| 附 注 | 本种异名：*Ligustrum lucidum* Ait. f. *latifolium* (Cheng) Hsu、*Ligustrum esquirolii* H. Lévl.、*Ligustrum lucidum* Ait. var. *esquirolii* (H. Lévl.) H. Lévl.、*Ligustrum compactum* (Wall. ex G. Don) Hook. f. et Thoms. ex Brandis var. *latifolium* W. C. Cheng、*Esquirolia sinensis* H. Lévl.。

药材女贞子，为本种的干燥成熟果实，《中华人民共和国药典》（1963 年版至 2020 年版）、《贵州省中药材、民族药材质量标准·副篇》（2003 年版）、《贵州省中药材标准规格·上集》（1965 年版）、《新疆维吾尔自治区药品标准·第二册》（1980 年版）等中有收载。

药材女贞叶，为本种的干燥叶，《湖北省中药材质量标准》（2009 年版、2018 年版）中有收载。

本种的叶可代茶饮用。

木犀科 Oleaceae 女贞属 Ligustrum

小叶女贞 *Ligustrum quihoui* Carr.

| **药 材 名** | 水白蜡（药用部位：叶）。 |

| **形态特征** | 小灌木。小枝条有微短柔毛。叶薄革质，椭圆形至椭圆状矩圆形，或倒卵状矩圆形，长 1.5 ~ 5 cm，无毛，先端钝，基部楔形至狭楔形，边缘略向外反卷；叶柄有短柔毛。圆锥花序长 7 ~ 21 cm，有微短柔毛；花白色，香，无梗；花冠长 0.4 ~ 0.5 cm，花冠筒和花冠裂片等长；花药超出花冠裂片。核果倒卵形、宽椭圆形或近球形，黑色，长 0.8 ~ 0.9 cm。 |

| **生境分布** | 生于海拔 100 m 以上的沟边、路旁或河边灌丛中，或山坡。德兴有分布或栽培。 |

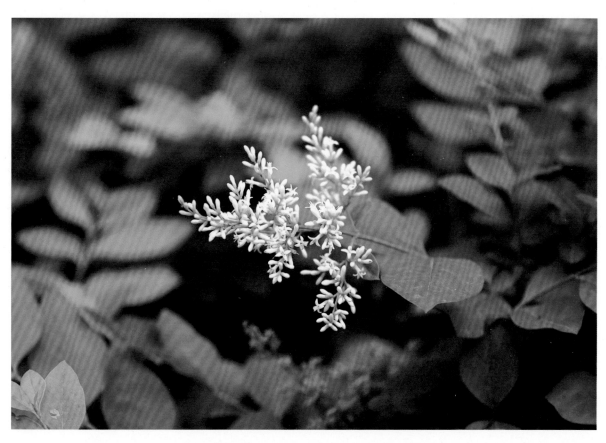

| 资源情况 | 野生资源稀少，栽培资源丰富。药材主要来源于栽培。

| 采收加工 | 全年均可采收，鲜用或晒干。

| 功能主治 | 苦，凉。清热祛暑，解毒消肿。用于伤暑发热，风火牙痛，咽喉肿痛，口舌生疮，痈肿疮毒，烫火伤。

| 用法用量 | 内服煎汤，9 ~ 15 g；或代茶饮。外用适量，捣敷；或绞汁涂；或煎汤洗；或研末撒。

| 附　注 | 本种异名：*Ligustrum brachystachium* Decne.、*Ligustrum argyi* H. Lévl.、*Ligustrum quihoui* Carr. var. *trichopodum* Y. C. Yang、*Ligustrum quihoui* Carr. var. *brachystachium* (Decne.) Hand.-Mazz.。

本种的叶可代茶饮用。

| 木犀科 | Oleaceae | 女贞属 | Ligustrum

小蜡

Ligustrum sinense Lour.

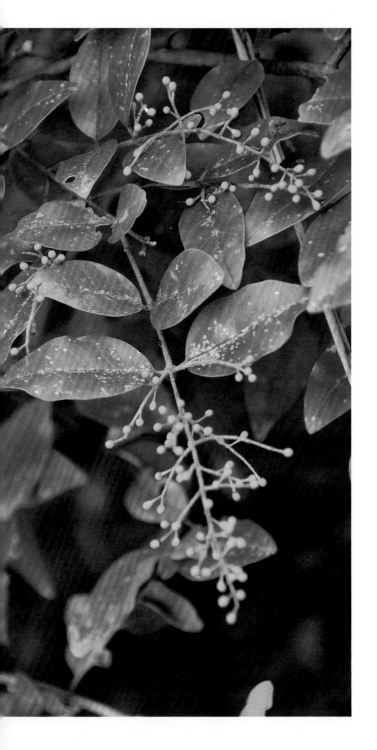

| 药 材 名 |

小蜡树（药用部位：树皮、枝叶）。

| 形态特征 |

灌木。枝条密生短柔毛。叶薄革质，椭圆形至椭圆状矩圆形，长 3 ~ 7 cm，先端锐尖或钝，基部圆形或宽楔形，下面，特别沿中脉有短柔毛。圆锥花序长 4 ~ 10 cm，有短柔毛；花白色，花梗明显；花冠长 0.35 ~ 0.55 cm，花冠筒比花冠裂片短；雄蕊超出花冠裂片。核果近球形，直径 0.4 ~ 0.5 cm。

| 生境分布 |

生于海拔 200 m 以上的山坡、山谷、溪边、河旁、路边的密林、疏林或混交林中。德兴各地均有分布。

| 资源情况 |

野生资源丰富。药材来源于野生。

| 采收加工 |

夏、秋季采收，鲜用或晒干。

| **药材性状** | 本品多破碎，呈黄绿色或绿褐色。完整的叶片呈卵形、披针形或近圆形，长 3 ~ 7 cm，宽 1 ~ 3 cm，先端锐尖至渐尖，或钝而微凹，基部宽楔形至近圆形，全缘；上表面近无毛，下表面被短柔毛。纸质，易碎。气微，味微苦、甘。

| **功能主治** | 苦，凉。归肺、脾经。清热利湿，解毒消肿。用于感冒发热，肺热咳嗽，咽喉肿痛，口舌生疮，湿热黄疸，痢疾，痈肿疮毒，湿疹，皮炎，跌打损伤，烫伤。

| **用法用量** | 内服煎汤，10 ~ 15 g，鲜品加倍。外用适量，煎汤含漱；或熬膏涂；捣烂或绞汁涂敷。

| **附　注** | 本种异名：*Ligustrum shakaroense* Kaneh.、*Ligustrum microcarpum* Kaneh. et Sasaki、*Ligustrum stauntonii* A. DC.、*Ligustrum calleryanum* Decne.、*Ligustrum nokoensis* Masam. et K. Mori、*Ligustrum deciduum* Hemsl.。

药材小蜡树，为本种的干燥树皮或枝叶，《中华本草》《中药大辞典》《全国中草药汇编》中有收载；《广西中药材标准·附录》（1990 年版）以"苦茶"之名收载之，《广西壮族自治区壮药质量标准·第二卷》（2011 年版）以"小蜡树叶 / 盟甘课"之名收载之。

本种的叶可代茶饮用。

木犀科 Oleaceae 木犀属 Osmanthus

宁波木犀 *Osmanthus cooperi* Hemsl.

| **药 材 名** | 华东木犀（药用部位：根、花、果实）。

| **形态特征** | 常绿小乔木或灌木。小枝灰白色，幼枝黄白色，具较多皮孔。叶片革质，椭圆形或倒卵形，长 5 ~ 10 cm，宽 3 ~ 5 cm，全缘，腺点在两面呈针尖状突起，中脉在上面凹入，被短柔毛，近叶柄处尤密；叶柄长 1 ~ 2 cm。花序簇生于叶腋，每腋内有花 4 ~ 12；苞片宽卵形，长约 0.2 cm，被柔毛；花梗长 0.3 ~ 0.5 cm；花萼长 0.15 cm，裂片圆形；花冠白色，长约 0.4 cm，花冠管与裂片几等长；雄蕊着生于花冠管下部；雌蕊长约 0.3 cm，花柱长约 0.2 cm。果实长1.5 ~ 2 cm，呈蓝黑色。

| **生境分布** | 生于海拔 400 ~ 800 m 的山坡、山谷林中阴湿处或沟边。德兴各地

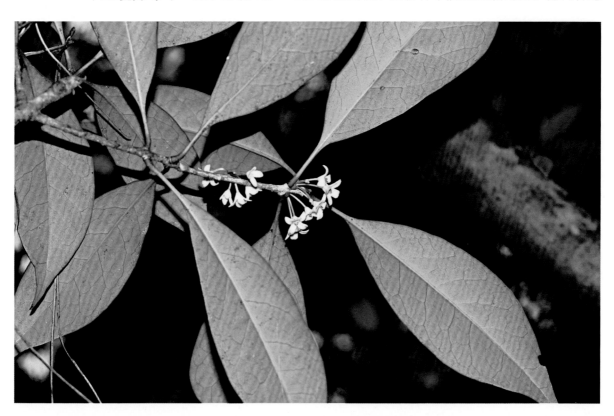

均有分布。

| **资源情况** | 野生资源一般。药材来源于野生。

| **采收加工** | 根，秋季采挖老树的根或剥取根皮，洗净，切片，晒干；花，9～10月开花时采收，拣去杂质，阴干，密闭贮藏；果实，4～5月果实成熟时采收，用温水浸泡后，晒干。

| **功能主治** | 根，祛风湿，散寒。花，化痰，散瘀。果实，暖胃，平肝，散寒。

| **用法用量** | 内服煎汤，5～10g。外用适量，煎汤洗。

木犀科 Oleaceae 木犀属 *Osmanthus*

木犀 *Osmanthus fragrans* (Thunb.) Lour.

| 药 材 名 | 桂花（药用部位：花）、桂花露（药材来源：花的蒸馏液）、桂花子（药用部位：果实）、桂花枝（药用部位：枝叶）、桂花根（药用部位：根）。

| 形态特征 | 常绿灌木或小乔木。叶革质，椭圆形至椭圆状披针形，长 4 ~ 12 cm，宽 2 ~ 4 cm，先端急尖或渐尖，基部楔形，全缘或上半部疏生细锯齿；叶柄长约 2 cm。花序簇生于叶腋；花梗纤细，长 0.3 ~ 1 cm，基部苞片长 0.3 ~ 0.4 cm；花萼长 0.1 cm，4 裂，边缘啮蚀状；花冠白色，极芳香，长 0.3 ~ 0.45 cm，4 裂，花冠筒长 0.1 ~ 0.15 cm；雄蕊 2，花丝极短，着生于花冠筒近顶部。核果椭圆形，长 1 ~ 1.5 cm，成熟时紫黑色。

| 生境分布 | 德兴各地均有栽培。

| 资源情况 | 栽培资源丰富。药材来源于栽培。

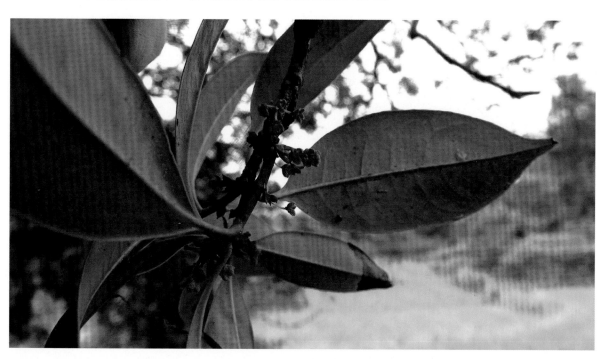

| **采收加工** | 桂花：9~10月开花时采收，拣去杂质，阴干，密闭贮藏。
桂花露：花采收后，阴干，经蒸馏而得到液体。
桂花子：4~5月果实成熟时采收，用温水浸泡后，晒干。
桂花枝：全年均可采收，鲜用或晒干。
桂花根：秋季采挖老树的根或剥取根皮，洗净，切片，晒干。

| **药材性状** | 桂花：本品小，具细柄；花萼细小，4浅裂，膜质；花冠4裂，裂片矩圆形，多皱缩，长0.3~0.45 cm，淡黄色至黄棕色。气芳香，味淡。
桂花子：本品呈长卵形或椭圆形，长1~1.5 cm，直径0.7~0.9 cm，外层果皮通常脱落。外表淡黄色，两端较尖，一侧稍平，另一侧略隆起，具脉状隆起的纵棱，基部可见果柄痕。果核表面棕黄色至淡黄色，质坚硬，剖开后通常可见种子1。种子呈长卵形，灰棕色，有略凹下的棕色脉纹，腹面附有长卵状、薄膜状中隔；胚乳坚硬肥厚，黄白色，富油质。气微，种子味苦。

| **功能主治** | 桂花：辛，温。归肺、脾、肾经。温肺化饮，散寒止痛。用于痰饮咳喘，脘腹冷痛，肠风血痢，闭经痛经，寒疝腹痛，牙痛，口臭。
桂花露：微辛、微苦，温。疏肝理气，醒脾辟秽，明目，润喉。用于肝气郁结，胸胁不舒，龈肿，牙痛，咽干，口燥，口臭。
桂花子：甘、辛，温。归肝、胃经。温中行气止痛。用于胃寒疼痛，肝胃气痛。
桂花枝：辛、微甘，温。发表散寒，祛风止痒。用于风寒感冒，皮肤瘙痒，漆疮。
桂花根：辛、甘，温。祛风除湿，散寒止痛。用于风湿痹痛，肢体麻木，胃脘冷痛，肾虚牙痛。

| **用法用量** | 桂花：内服煎汤，3~9 g；或泡茶。外用适量，煎汤含漱；或蒸热外熨。
桂花露：内服炖温，30~60 g。
桂花子：内服煎汤，5~10 g。
桂花枝：内服煎汤，5~10 g。外用适量，煎汤洗。
桂花根：内服煎汤，15~30 g；或炖肉；或浸酒。外用适量，煎汤洗；或熬膏贴。

| **附注** | 本种异名：*Osmanthus longibracteatus* H. T. Chang、*Osmanthus macrocarpus* P. Y. Bai、*Olea ovalis* Miq.、*Olea fragrans* Thunb.。
药材桂花，为本种的干燥花，《山东省中药材标准》（2012年版）中有收载；《上海市中药材标准》（1994年版）以"木犀花（桂花）"之名收载之。
药材桂花子，为本种的干燥果实，《上海市中药材标准》（1994年版）中有收载。
本种的花可用于制作桂花糕、桂花茶等，也可熬粥、炖汤、炒饭等。

木犀科 Oleaceae 木犀属 Osmanthus

厚边木犀 *Osmanthus marginatus* (Champ. ex Benth.) Hemsl.

| 药 材 名 | 厚边木犀（药用部位：花）。

| 形态特征 | 常绿灌木或乔木。叶厚革质，倒卵形至矩圆状椭圆形或狭椭圆形，长 5 ~ 15 cm，宽 2 ~ 5 cm，全缘；叶柄长 1.5 ~ 3 cm，基部肥厚。圆锥花序腋生，长 1 ~ 2 cm，花 10 ~ 20；苞片卵形至条形，长 0.1 ~ 0.2 cm；花萼长 0.15 ~ 0.2 cm，4 裂，有睫毛；花冠白色或淡白绿色，长约 0.45 cm，4 裂，裂片矩圆形，有睫毛，花冠筒长 0.2 ~ 0.25 cm；雄蕊 2，花丝长 0.1 ~ 0.15 cm，着生于花冠管近顶部；花柱细，长约 0.3 cm，柱头 2 裂。核果椭圆形，长 2 ~ 2.5 cm，有棱。

| 生境分布 | 生于海拔 800 ~ 1 800 m 的山谷、山坡密林中。分布于德兴三清山北麓等。

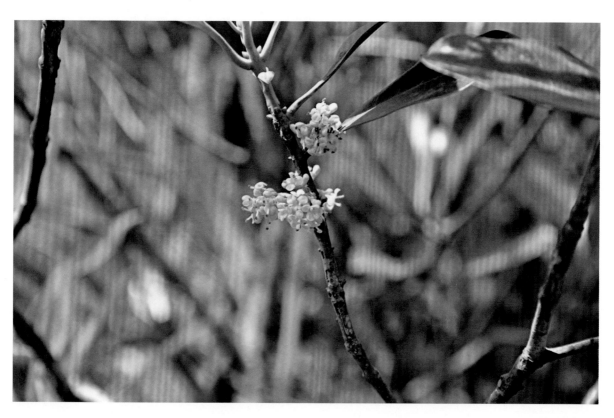

| 资源情况 | 野生资源稀少。药材来源于野生。

| 采收加工 | 花盛开时采收，晒干。

| 功能主治 | 辛、微苦，平。化痰止咳，活血，止痛。用于喘咳痰多，闭经腹痛，龋牙齿痛。

| 用法用量 | 内服适量，煎汤；或浸酒；或泡茶。

| 附　注 | 本种异名：*Osmanthus caudatus* H. T. Chang、*Osmanthus pachyphyllus* H. T. Chang、*Osmanthus omeiensis* D. Fang ex H. T. Chang、*Osmanthus nudirhachis* H. T. Chang、*Osmanthus cylindricus* H. T. Chang、*Osmanthus corymbosus* H. W. Li。

木犀科 Oleaceae 木犀属 Osmanthus

牛矢果 *Osmanthus matsumuranus* Hayata

| **药 材 名** | 羊屎木（药用部位：叶、树皮）。

| **形态特征** | 常绿灌木或小乔木。枝淡褐色或灰色。叶纸质或稍厚，倒披针形或近椭圆形，长 8 ~ 14 cm，宽 2.5 ~ 4.5 cm，全缘或上半部有疏齿且有波皱，侧脉每边 7 ~ 15，明显；叶柄长 1.5 ~ 3 cm。圆锥花序腋生，长 1.5 ~ 2 cm，有卵状三角形或矩圆形的小苞片；花白色或绿白色，芳香；花梗长 0.15 ~ 0.3 cm；花萼长 0.1 ~ 0.15 cm，4 裂，裂片钝头，有睫毛；花冠长约 0.3 cm，4 裂，裂片矩圆形；雄蕊 2，花丝长 0.15 ~ 0.2 cm，着生于花冠筒顶部。核果矩圆形，长 1.5 ~ 2 cm，成熟时紫黑色，有 6 ~ 8 棱。

| **生境分布** | 生于海拔 800 ~ 1 500 m 的山坡密林、山谷林中和灌丛中。分布于

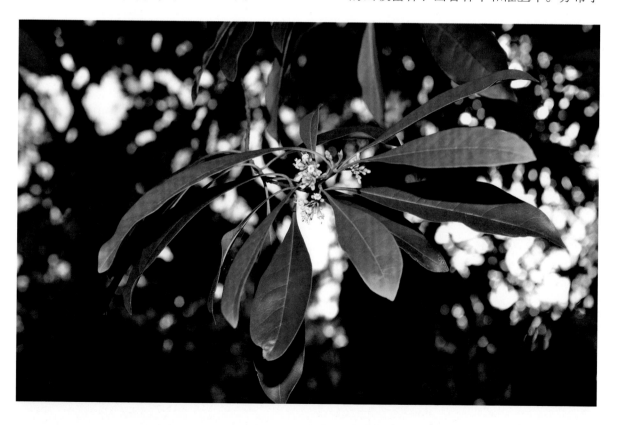

德兴三清山北麓、大茅山等。

| **资源情况** | 野生资源一般。药材来源于野生。

| **采收加工** | 全年均可采收，鲜用或晒干。

| **药材性状** | 本品叶片多皱缩破碎，完整者呈倒披针形，长 8 ~ 14 cm，宽 2.5 ~ 4.5 cm，边缘上半部有锯齿，下半部全缘或波状，主脉于下表面凸起，侧脉每边 7 ~ 15，两面密被腺点，叶柄直径 1.5 ~ 3 cm。榄绿色，纸质。气微，味淡、微涩。

| **功能主治** | 苦，寒。归肺经。解毒，排脓，消痈。用于痈疮发背。

| **用法用量** | 外用适量，煎汤涂敷。

| **附 注** | 本种异名：*Osmanthus obovatifolius* Kaneh.、*Osmanthus maximus* H. T. Chang、*Osmanthus wilsonii* Nakai、*Osmanthus longipetiolatus* H. T. Chang、*Osmanthus marginatus* (Champ. ex Benth.) Hemsl. var. *formosanus* Matsum.。

马钱科 Loganiaceae 醉鱼草属 Buddleja

醉鱼草 *Buddleja lindleyana* Fortune

| 药 材 名 | 醉鱼草（药用部位：茎、叶。别名：野缸子、鱼门子树）、醉鱼草花（药用部位：花）、醉鱼草根（药用部位：根）。

| 形态特征 | 灌木。小枝具4棱而稍有翅；嫩枝、嫩叶背面及花序被细棕黄色星状毛。叶对生，卵形至卵状披针形，长3～11 cm，宽1～5 cm，先端渐尖，基部楔形，全缘或疏生波状牙齿。花序穗状，顶生，直立，长4～40 cm；花萼、花冠均密生细鳞片；花萼裂片三角形；花冠紫色，稍弯曲，长约1.5 cm，直径约0.2 cm，筒内面白紫色，具细柔毛；雄蕊着生于花冠筒下部。蒴果矩圆形，长约0.5 cm，被鳞片；种子多数，细小。

| 生境分布 | 生于海拔200 m以上的山地路旁、河边灌丛中或林缘。德兴各地均有分布。

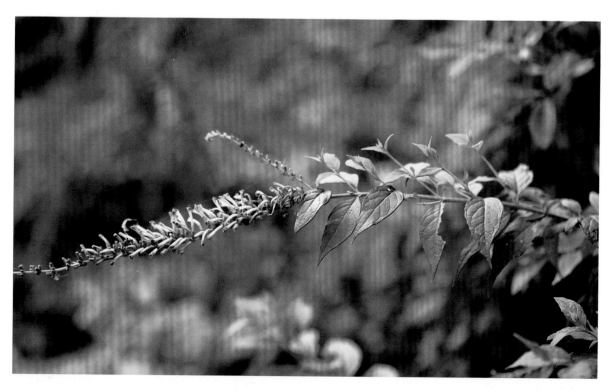

| 资源情况 | 野生资源丰富。药材来源于野生。

| 采收加工 | 醉鱼草：夏、秋季采收，切碎，鲜用或晒干。

醉鱼草花：4 ~ 7 月采收，除去杂质，晒干。

醉鱼草根：8 ~ 9 月采挖，洗净，切片，晒干。

| 药材性状 | 醉鱼草：本品小枝呈四棱柱形，表面茶褐色。幼枝密被黄色星状毛及鳞片。叶对生，椭圆形或卵状披针形，长 3 ~ 11 cm，宽 1 ~ 5 cm，表面浅黄棕色，先端尖，基部楔形或钝圆，全缘或有疏锯齿，质脆，易碎。气微，味微苦。

醉鱼草花：本品穗状花序长 4 ~ 40 cm，花倾向一侧；花萼管状，4 或 5 浅裂，密生鳞片；花冠细长管状，微弯曲，紫色，长约 1.5 cm，外面具白色光亮细鳞片，内面具白色细柔毛，先端 4 裂，裂片卵圆形；雄蕊 4，花丝短，贴生；雌蕊 1，花柱线形，柱头 2 裂，子房上位。气微，味辛、涩。

| 功能主治 | 醉鱼草：辛、苦，温；有毒。祛风解毒，驱虫，化骨鲠。用于疟腮，痈肿，瘰疬，蛔虫病，钩虫病，诸鱼骨鲠。

醉鱼草花：辛、苦，温；有小毒。归肺、脾、胃经。祛痰，截疟，解毒。用于痰饮喘促，疟疾，疳积，烫伤。

醉鱼草根：辛、苦，温；有小毒。活血化瘀，消积解毒，用于闭经，癥瘕，血崩，疳积，疟腮，哮喘，肺脓疡。

| 用法用量 | 醉鱼草：内服煎汤，10 ~ 15 g，鲜品 15 ~ 30 g；或捣汁。外用适量，捣敷。

醉鱼草花：内服煎汤，9 ~ 15 g；孕妇禁服。外用适量，捣敷；或研末调敷。

醉鱼草根：内服煎汤，9 ~ 15 g，鲜品 30 ~ 60 g；孕妇忌服。

| 附　　注 | 本种异名：*Adenoplea lindleyana* (Fortune) Small、*Buddleja lindleyana* Fort. var. *sinuatodentata* Hemsl.。

药材醉鱼草，为本种的干燥花序、叶、枝条，《上海市中药材标准·附录》（1994 年版）中有收载。

本种口服不宜过量，否则可产生头晕，呕吐，呼吸困难，四肢麻木和震颤等毒副反应。

马钱科 Loganiaceae 蓬莱葛属 Gardneria

柳叶蓬莱葛

Gardneria lanceolata Rehd. & Wilson

| 药 材 名 | 披针叶蓬莱葛（药用部位：根）。

| 形态特征 | 攀缘灌木。枝条圆柱形，棕褐色，有明显叶痕；除花冠裂片内面被柔毛外，全株均无毛。叶片坚纸质至近革质，披针形至长圆状披针形，长 5 ~ 15 cm，宽 1 ~ 4 cm；叶柄长 0.5 ~ 1 cm。花 5 基数，白色，单生于叶腋内；花梗长 1.5 ~ 2 cm，中部有 1 ~ 2 钻形小苞片，基部有 2 钻状苞片，苞片长达 1 cm；花萼杯状，裂片圆形，长、宽均约 0.15 cm；花冠长约 1 cm，花冠管长约 0.2 cm，裂片披针形，长约 0.8 cm；雄蕊着生于花冠管的基部。浆果圆球状，直径达 1 cm，成熟后橘红色，先端常宿存有花柱。

| 生境分布 | 生于海拔 1 000 m 以上的山坡灌丛中或山地疏林下。分布于德兴三

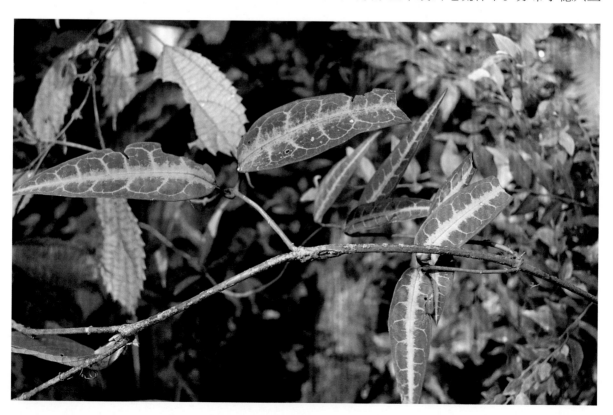

清山北麓。

| **资源情况** | 野生资源稀少。药材来源于野生。

| **采收加工** | 全年均可采挖，洗净，切片，鲜用或晒干。

| **功能主治** | 苦，温。利湿祛风，活络健脾。用于劳伤，风湿骨痛。

| **用法用量** | 外用适量，捣敷。

马钱科 Loganiaceae 蓬莱葛属 Gardneria

蓬莱葛 *Gardneria multiflora* Makino

| 药 材 名 | 蓬莱葛（药用部位：根、藤茎、种子）。

| 形态特征 | 常绿攀缘藤本。枝圆柱状，无毛。叶对生，全缘，椭圆形，长 5 ~ 13 cm，宽 2 ~ 4.5 cm。花黄色，通常 5 ~ 6 组成腋生的三歧聚伞花序，总花梗基部有三角形苞片，花梗基部苞片小，花直径约 1.2 cm；花萼小，裂片半圆形，有睫毛；花瓣披针状椭圆形，长约 0.5 cm；雄蕊 5，着生于花冠筒上，花药离生，近无柄，长约 0.25 cm；子房 2 室，每室有胚珠 1，花柱圆柱状，柱头 2 浅裂。浆果圆形，直径约 0.7 cm，成熟时红色；种子黑色。

| 生境分布 | 生于海拔 300 m 以上的山地密林下或山坡灌丛中。德兴各地均有分布。

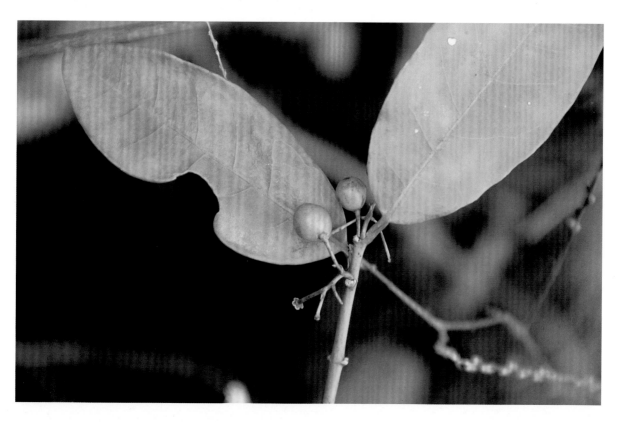

| 资源情况 | 野生资源一般。药材来源于野生。 |

| 采收加工 | 根，全年均可采挖，洗净，切片，鲜用或晒干；藤茎，秋、冬季采收，切片，干燥；种子，果实成熟时采收，鲜用。 |

| 药材性状 | 本品嫩茎多为短柱状，老茎为片块，直径 0.3 ~ 2 cm。表面灰褐色至黑褐色，偶见灰白色地衣斑，老茎稍粗糙，有点状皮孔，嫩茎稍平滑，具细密皱纹。质硬。切面浅绿灰色至灰白色，皮部薄，木部射线放射状，沿射线可呈片状分裂，密布导管孔。老茎髓部小，色稍深或中空，嫩茎髓部大，占断面的 1/2 ~ 3/5，常中空。气微，味淡。 |

| 功能主治 | 淡、微苦，凉。归脾、胃、肺、肝经。清火解毒，除风止痒，消肿止痛。用于药食中毒，虫蛇咬伤，疗疮斑疹，湿疹，疱疹，伤痛，痹痛。 |

| 用法用量 | 内服煎汤，根或藤茎 15 ~ 30 g，根鲜品 60 ~ 90 g。外用适量，种子或藤茎鲜品捣敷。 |

| 附 注 | 本种异名：*Marlea cavaleriei* H. Lévl.、*Gardneria chinensis* Nakai、*Gardneria hongkongensis* Hayata、*Gardneria shimadai* Hayata、*Gardneria nutans* Siebold & Zuccarini f. *multiflora* (Makino) Matsuda、*Sabia esquirolii* H. Lévl.。
药材蓬莱葛，为本种的藤茎，《云南省中药材标准·第五册·傣族药（Ⅱ）》（2005 年版）中有收载。 |

马钱科 Loganiaceae 尖帽草属 Mitrasacme

水田白

Mitrasacme pygmaea R. Br. Prodr.

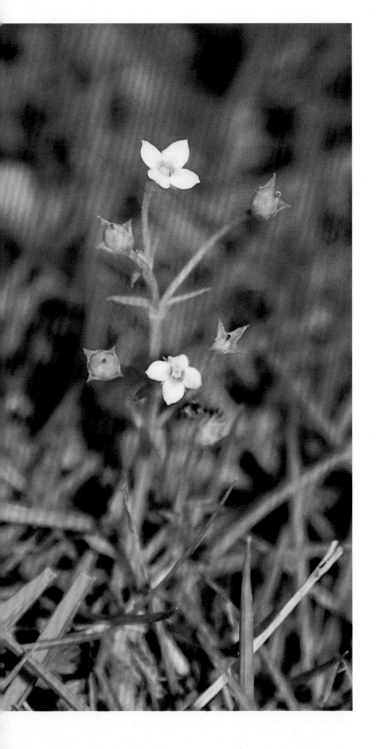

| 药 材 名 |

水田白（药用部位：全草）。

| 形态特征 |

一年生纤细草本，高 5 ~ 10 cm。茎基部分枝或不分枝，少数几对叶生于基部。叶对生，全缘，卵形至矩圆形，长 0.5 ~ 1.2 cm，宽 0.2 ~ 0.5 cm，先端急尖或钝，有不明显的 3 脉，两面及边缘常被疏柔毛。花 3 ~ 5 成顶生或腋生的伞形状花序；花萼 4 裂，裂片披针形，先端尖；花冠钟状，白色，4 裂；雄蕊 4，着生于花冠筒上；子房 2 室，胚珠多数，花柱结果时基部 2 裂。蒴果球形，长近 0.3 cm。

| 生境分布 |

生于海拔 500 m 的旷野草地。德兴各地均有分布。

| 资源情况 |

野生资源丰富。药材来源于野生。

| 采收加工 |

夏季生长茂盛时采收，晒干。

| **功能主治** | 止咳。用于疳积，小儿惊风，咳嗽。

| **用法用量** | 内服煎汤，3 ~ 6 g。

| **附　注** | 本种异名：*Mitrasacme gallifolia* Masam. et Syozi、*Mitrasacme malaccensis* Wight、*Mitrasacme lutea* H. Lévl.、*Mitrasacme chinensis* Griseb.、*Mitrasacme capillaris* Wall.。

龙胆科 Gentianaceae 龙胆属 Gentiana

五岭龙胆 *Gentiana davidii* Franch.

| 药 材 名 | 落地荷花（药用部位：带花全草）。

| 形态特征 | 多年生草本，高 10 ~ 20 cm。茎斜升，分枝。叶对生，矩圆状披针形，长 2.5 ~ 4 cm，宽 0.5 ~ 1 cm，钝尖，基部变狭联合，营养枝的叶莲座状。花数朵簇生茎先端，头状，基部被茎上部的 3 ~ 5 叶所包围；花萼漏斗状，裂片不等大，条状披针形；花冠漏斗状，紫色，裂片卵形，尾尖状，褶小，三角形；雄蕊 5；子房椭圆形，具柄，花柱短，柱头 2 裂。蒴果；种子灰褐色，近圆形，表面蜂窝状。

| 生境分布 | 生于海拔 350 m 以上的山坡草丛、山坡路旁、林缘、林下。分布于德兴大茅山等。

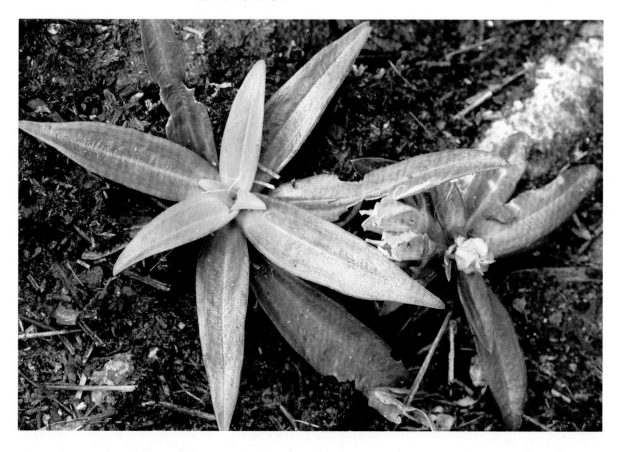

| **资源情况** | 野生资源较少。药材来源于野生。

| **采收加工** | 夏、秋季采收，洗净，鲜用或晒干。

| **功能主治** | 苦，寒。归肝、膀胱经。清热解毒，利湿。用于小儿惊风，目赤，咽痛，肝炎，痢疾，淋证，化脓性骨髓炎，痈疮肿毒，毒蛇咬伤。

| **用法用量** | 内服煎汤，15 ～ 30 g，大剂量可用至 60 g。外用适量，鲜品捣敷。

| **附　　注** | 本种异名：*Gentiana atkinsonii* Burkill。

龙胆科 Gentianaceae 龙胆属 Gentiana

条叶龙胆 *Gentiana manshurica* Kitag.

| 药 材 名 | 龙胆（药用部位：根及根茎。别名：龙须草、龙胆草）。

| 形态特征 | 多年生草本，高 20 ～ 30 cm。根数条绳索状。茎直立，不分枝，具棱。叶对生，茎下部的叶鳞片状，基部联合成鞘，中部的叶较大，披针形或条状披针形，长 3 ～ 7.5 cm，宽 0.7 ～ 0.9 cm，边缘反卷，先端尖，上部的叶条形，长 3 ～ 3.5 cm，宽约 0.3 cm，基部联合。花 1 ～ 2 顶生，无梗，蓝紫色，长 4 ～ 4.5 cm，叶状苞片 2；花萼钟状，长约 1.5 cm，裂片条状披针形，短于萼筒；花冠钟状，裂片三角形，褶短，三角形；雄蕊 5；子房具柄，花柱短。蒴果，柄长 1 cm；种子条形，两端具翅。

| 生境分布 | 生于海拔 100 ～ 1 100 m 的山坡草地、湿草地、路旁。分布于德兴

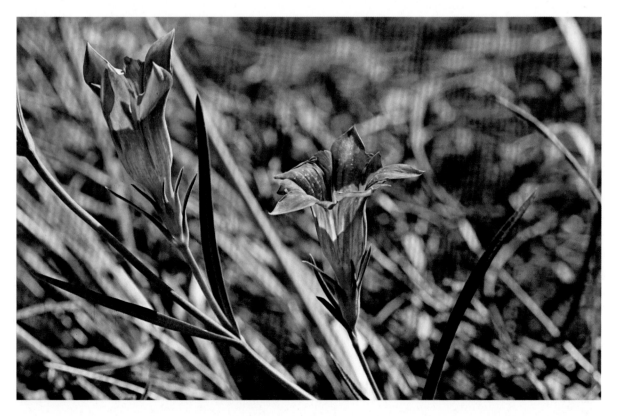

三清山北麓等。

| 资源情况 | 野生资源稀少。药材来源于野生。

| 采收加工 | 春、秋季采挖，以 10 月中、下旬采挖质量较好，选大的除去茎叶，洗净，干燥，小的可作种根用。

| 药材性状 | 本品根茎呈不规则块状，长 1 ~ 3 cm，直径 0.3 ~ 1 cm；表面暗灰棕色或深棕色，上端有茎痕或残留茎基，周围和下端着生多数细长的根。根圆柱形，略扭曲，长 10 ~ 20 cm，直径 0.2 ~ 0.5 cm；表面淡黄色或黄棕色，上部多有显著的横皱纹，下部较细，有纵皱纹及支根痕。质脆，易折断，断面略平坦，皮部黄白色或淡黄棕色，木部色较浅，呈点状环列。气微，味甚苦。

| 功能主治 | 苦，寒。归肝、胆、胃经。清热燥湿，泻肝胆火。用于湿热黄疸，阴肿阴痒，带下，湿疹瘙痒，肝火目赤，耳鸣耳聋，胁痛口苦，强中，惊风抽搐。

| 用法用量 | 内服煎汤，3 ~ 6 g；或入丸、散剂；脾胃虚弱作泄及无湿热实火者忌服，勿空腹服用。外用适量，煎汤洗；或研末调搽。

| 附　　注 | 药材龙胆，为本种的干燥根及根茎，《中华人民共和国药典》（1977 年版至 2020 年版）、《新疆维吾尔自治区药品标准·第二册》（1980 年版）中有收载。

龙胆科 Gentianaceae 龙胆属 Gentiana

灰绿龙胆 *Gentiana yokusai* Burk.

| 药 材 名 | 龙胆地丁（药用部位：全草）。

| 形态特征 | 一年生草本，高达 15 cm。茎密被黄绿色乳突，基部多分枝。叶稍肉质，卵形，边缘软骨质，下缘被短睫毛，上缘疏被乳突，叶柄边缘被睫毛；基生叶长 0.7 ~ 2.2 cm；茎生叶长 0.4 ~ 1.2 cm。花单生枝顶，花枝 2 ~ 5 簇生。花梗长 0.12 ~ 0.5 cm；花萼倒锥状筒形，长 0.5 ~ 0.8 cm，裂片卵形或披针形，长 0.2 ~ 0.3 cm，先端长尖；花冠蓝色、紫色或白色，漏斗形，长 0.7 ~ 1.2 cm，裂片卵形，长 0.2 ~ 0.25 cm，先端钝，褶卵形，长 0.1 ~ 0.2 cm，具不整齐细齿或全缘。蒴果卵圆形或倒卵状长圆形，长 0.3 ~ 0.65 cm，先端具宽翅，两侧具窄翅；种子具密网纹。

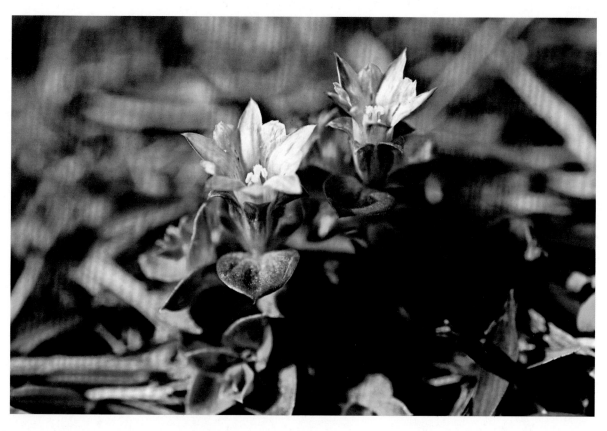

| 生境分布 | 生于海拔 50 m 以上的水边湿草地、空地、荒地、路旁、农田、山坡阳处、山顶草地、林下及灌丛中。分布于德兴三清山北麓等。

| 资源情况 | 野生资源稀少。药材来源于野生。

| 采收加工 | 夏、秋季采收，洗净，鲜用或晒干。

| 药材性状 | 本品多皱缩成团，灰绿色至黄绿色。单柱呈束状，长 3 ～ 10 cm。主根细长，黄褐色，不分枝或分枝。茎多分枝。叶多皱缩，基生叶呈莲座状，展平后叶片披针形或卵状披针形，长 0.7 ～ 2.2 cm，先端渐尖，不向外翻，边缘软骨质，中脉明显；茎生叶对生，狭卵形或披针形，较基生叶小。花单生枝顶；花萼漏斗状，裂片 5，披针形，具芒尖；花冠漏斗状，长 0.7 ～ 1.2 cm，微显天蓝色或淡蓝白色，裂片 5；雄蕊 5；花柱短，2 裂。气微，味苦。

| 功能主治 | 苦、辛，寒。归肝、胆经。清热利湿，解毒消痈。用于目赤，咽喉肿痛，黄疸，阑尾炎，痢疾，腹泻，带下；外治疮疡肿毒，淋巴结核。

| 用法用量 | 内服煎汤：10 ～ 15 g。外用适量，捣敷。

| 附　注 | 本种异名：*Gentiana yokusai* Burk. var. *japonica* Burk.、*Gentiana tenuissima* Hayata、*Gentiana agrorum* Harry Sm.。
药材龙胆地丁，为本种的干燥全草，《四川省中药材标准》（1987 年版、2010 年版）中有收载；《四川省中药材标准（试行稿）·第四批》（1984 年版）以"紫花地丁"之名收载之。

龙胆科 Gentianaceae 獐牙菜属 Swertia

獐牙菜
Swertia bimaculata (Sieb. et Zucc.) Hook. f. et Thoms. ex C. B. Clarke

| 药 材 名 | 獐牙菜（药用部位：全草）。

| 形态特征 | 多年生直立草本，高 50 ~ 100 cm。茎四棱形，分枝。叶对生，具三出脉，基部的叶矩圆形，长 3.5 ~ 8 cm，宽 1.5 ~ 4 cm，叶柄长；花期枯萎；茎上部为椭圆形至卵状披针形，长 3.5 ~ 9 cm，宽 1.5 ~ 3.5 cm，短尖，无柄或具短柄。复总状聚伞花序，顶生或腋生；花淡绿色，直径达 2.5 cm，花梗长；花萼 5 深裂，筒短，裂片披针形；花冠 5 深裂至近基部，裂片矩圆状披针形，具紫色小斑点，中部有 2 个黄色大斑点；雄蕊 5；柱头 2 裂。蒴果长卵形，2 裂；种子褐色，圆形，表面具瘤状突起。

| 生境分布 | 生于海拔 250 m 以上的河滩、山坡草地、林下、灌丛中、沼泽地。

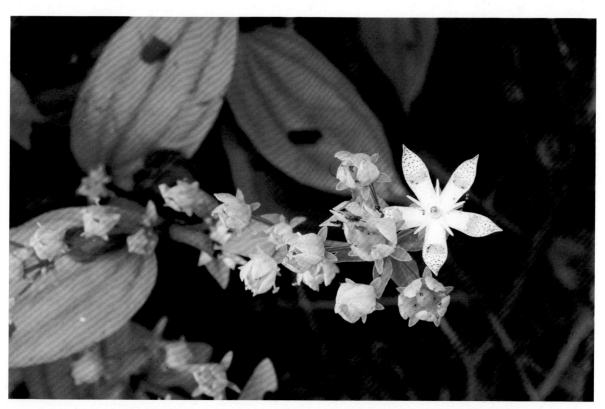

分布于德兴大茅山等。

| 资源情况 | 野生资源一般。药材来源于野生。

| 采收加工 | 夏、秋季采收，切碎，晾干。

| 药材性状 | 本品长 50 ~ 100 cm。根茎粗短，着生多数不定根。主根细，长圆锥形，多弯曲或扭曲，常有分枝，表面棕黄色至黄棕色，断面黄白色。茎圆柱形，基部直径 0.3 ~ 0.8 cm，上部多分枝，具 4 棱。叶对生，茎下部叶多脱落，中上部叶近无柄；叶多皱缩或破碎，完整者展平后呈披针形、长椭圆形至卵状披针形，长 3.5 ~ 8 cm，宽 1.5 ~ 4 cm；叶脉 3 ~ 5，弧形，最上部叶苞叶状。花梗较粗；花萼 5；花冠 5，花冠上部具多数棕色小点，中部有 2 个棕褐色圆形大腺斑。蒴果卵圆形；种子多数，细小。气微，味苦。

| 功能主治 | 苦、辛，寒。清热解毒，利湿，疏肝利胆。用于急、慢性肝炎，胆囊炎，感冒发热，咽喉肿痛，牙龈肿痛，尿路感染，肠胃炎，痢疾，火眼，小儿口疮。

| 用法用量 | 内服煎汤，10 ~ 15 g；或研末冲服。外用适量，捣敷。

| 附 注 | 本种异名：*Swertia platyphylla* Merr.、*Silene esquirolii* H. Lévl.、*Ophelia bimaculata* Siebold et Zucc.、*Swertia bimaculata* (Sieb. et Zucc.) Hook. f. et Thoms. ex C. B. Clark var. *macrocarpa* Nakai。

药材獐牙菜，为本种的干燥全草，《贵州省中药材质量标准》（1988 年版）、《贵州省中药材、民族药材质量标准》（2003 年版）、《湖北省中药材质量标准》（2009 年版、2018 年版）中有收载。

龙胆科 Gentianaceae 獐牙菜属 Swertia

北方獐牙菜 *Swertia diluta* (Turcz.) Benth. et Hook. f.

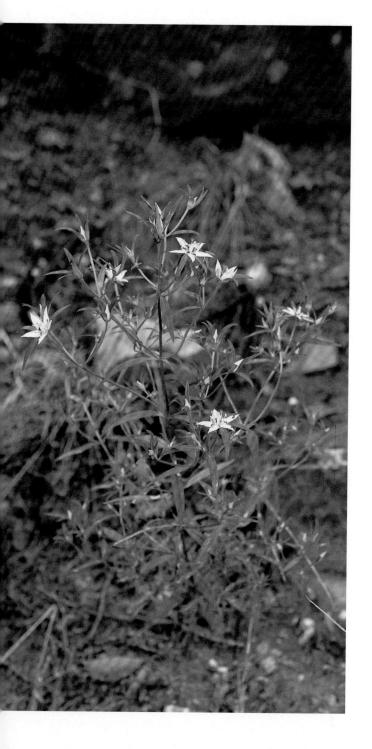

| 药 材 名 |

淡花当药（药用部位：全草）。

| 形态特征 |

一年生草本，高 20 ~ 40 cm。茎直立，多分枝。叶对生，披针形至宽披针形，长 2 ~ 4 cm，宽 0.3 ~ 1 cm，先端尖，无柄。复总状聚伞花序；花淡紫白色，直径约 1 cm，花梗细弱；花萼 5 深裂，裂片狭披针形，与花冠近等长；花冠 5 深裂至近基部，裂片矩圆状披针形，短尖，基部有 2 矩圆形腺窝，边缘有流苏状毛，毛表面光滑；雄蕊 5；柱头 2 瓣裂。蒴果卵圆形；种子近圆形。

| 生境分布 |

生于海拔 150 m 以上的阴湿山坡、山坡林下、田边、谷地。分布于德兴三清山北麓、大茅山等。

| 资源情况 |

野生资源较少。药材来源于野生。

| 采收加工 |

7 ~ 10 月采收，洗净，鲜用或晒干。

| **药材性状** | 本品长 20 ～ 40 cm。茎纤细，多分枝，具 4 棱，浅黄色，有时略带紫褐色。叶对生，多皱缩，完整者展平后呈披针形或长椭圆形，长 2 ～ 4 cm，宽 0.3 ～ 1 cm，先端尖，基部楔形，全缘，无柄。有时在顶部或叶腋可见聚伞花序。花冠淡蓝紫色，5 深裂，基部内侧有 2 腺体，其边缘有流苏状毛。气微，味微苦。 |

| **功能主治** | 苦，寒。归肝、胃、大肠经。清热解毒，利湿健胃。用于骨髓炎，咽喉炎，扁桃体炎，结膜炎，肝炎，消化不良，痢疾，疮痈疥癣，毒蛇咬伤。 |

| **用法用量** | 内服煎汤，5 ～ 15 g；或研末冲服。外用适量，捣敷；或捣汁外搽。 |

| **附　注** | 本种异名：*Ophelia diluta* (Turcz.) Ledeb.、*Swertia chinensis* Franch. ex Hemsl.、*Gentiana diluta* Turcz.、*Ophelia chinensis* Bunge ex Griseb.、*Sczukinia diluta* Turczaninow。 |

龙胆科 Gentianaceae 双蝴蝶属 Tripterospermum

双蝴蝶 *Tripterospermum chinense* (Migo) H. Smith

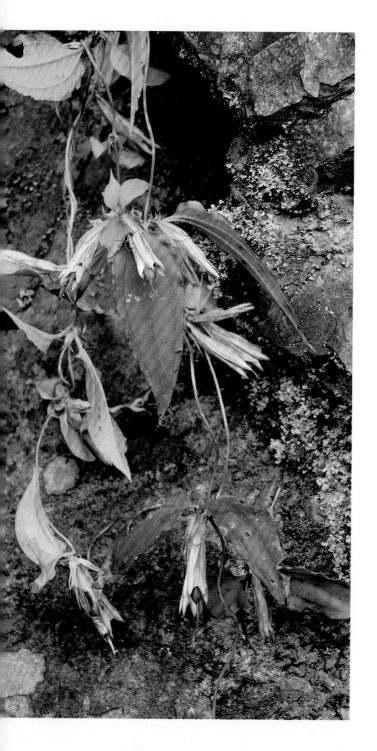

| 药 材 名 |

肺形草（药用部位：幼嫩全草）。

| 形态特征 |

多年生缠绕草本。基生叶常 2 对，卵形、倒卵形或椭圆形，长 3 ~ 12 cm；茎生叶卵状披针形，长 5 ~ 12 cm，先端渐尖或尾状，基部心形或近圆形；叶柄扁平，长 0.4 ~ 1 cm。聚伞花序具花 2 ~ 4，稀单花，腋生。花梗短；萼筒长 0.9 ~ 1.3 cm，具窄翅或无翅，裂片线状披针形，长 0.6 ~ 0.9 cm；花冠蓝紫色或淡紫色，钟形，长 3.5 ~ 4.5 cm，裂片卵状三角形，长 0.5 ~ 0.7 cm；褶半圆形，色较淡或乳白色，长 0.1 ~ 0.2 cm，先端浅波状；花柱长 0.8 ~ 1.1 cm。蒴果椭圆形，长 2 ~ 2.5 cm，果柄长 1 ~ 1.5 cm；种子淡褐色，近圆形，直径约 0.2 cm，具盘状双翅。

| 生境分布 |

生于海拔 300 ~ 1 100 m 的山坡林下、林缘、灌丛或草丛中。德兴各地山区均有分布。

| 资源情况 |

野生资源较丰富。药材来源于野生。

| 采收加工 | 夏、秋季采收，鲜用或晒干。

| 药材性状 | 本品多皱缩，通常具叶 4，有时脱落而仅有 2，完整者经水浸后展开，叶 2 大 2 小，呈"十"字形对生，卵圆形或椭圆形，长 3 ~ 7.5 cm，宽 1.5 ~ 3.5 cm，上面绿色，有斑块，主脉 3，其中 2 靠近边缘，下面紫绿色。基部具短根，棕褐色。气微，味微苦。

| 功能主治 | 辛、甘、苦，寒。归肺、肾经。清肺止咳，凉血止血，利尿解毒。用于肺热咳嗽，肺痨咯血，肺痈，肾炎，乳痈，疮痈疔肿，创伤出血，毒蛇咬伤。

| 用法用量 | 内服煎汤，9 ~ 15 g，鲜品 30 ~ 60 g。外用适量，鲜品捣敷；或研末撒。

| 附　　注 | 本种异名：*Tripterospermum carlesii* Harry Sm.、*Crawfurdia chinensis* Migo。药材肺形草，为本种的干燥全草，《中华人民共和国药典》（1977 年版）中有收载。

夹竹桃科 Apocynaceae 长春花属 Catharanthus

长春花

Catharanthus roseus (L.) G. Don

| 药 材 名 | 长春花（药用部位：全草）。

| 形态特征 | 直立多年生草本或半灌木，高达 60 cm，有水液，全株无毛。叶对生，膜质，倒卵状矩圆形，长 3 ~ 4 cm，宽 1.5 ~ 2.5 cm，先端圆形。聚伞花序顶生或腋生，有花 2 ~ 3；花冠红色，高脚碟状，花冠裂片 5，向左覆盖；雄蕊 5 着生于花冠筒中部之上。蓇葖果 2，直立；种子无种毛，具颗粒状小瘤突起。

| 生境分布 | 德兴有栽培供观赏。

| 资源情况 | 栽培资源一般。药材来源于栽培。

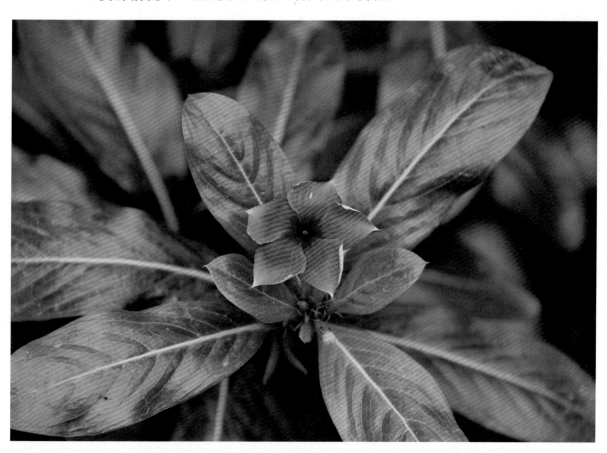

| **采收加工** | 9 月下旬至 10 月上旬采收，选晴天采挖，先切除植株茎部木质化硬茎，再切成长 6 cm 的小段，晒干。

| **药材性状** | 本品长 30 ～ 50 cm。主根圆锥形，略弯曲。茎枝绿色或红褐色，类圆柱形，有棱，折断面纤维性，髓部中空。叶对生，皱缩，展平后呈倒卵形或长圆形，长 3 ～ 4 cm，宽 1.5 ～ 2.5 cm，先端钝圆，具短尖，基部楔形，深绿色或绿褐色，羽状脉明显；叶柄甚短。枝端或叶腋有花，花冠高脚碟形，长约 3 cm，淡红色或紫红色。气微，味微甘、苦。

| **功能主治** | 苦，寒；有毒。归肝、胃经。解毒，抗肿瘤，清热平肝。用于多种恶性肿瘤，高血压，痈肿疮毒，烫伤。

| **用法用量** | 内服煎汤，5 ～ 10 g；或将提取物制成注射剂静脉注射。外用适量，捣敷；或研末调敷。

| **附　注** | 本种异名：*Vinca rosea* L.、*Vinca rosea* L. var. *alba* (G. Don) Sweet、*Pervinca rosea* (L.) Moench、*Lochnera rosea* (L.) Rchb. ex Endl.、*Lochnera rosea* (L.) Rchb. ex Endl. var. *alba* (G. Don) Hubbard。

| 夹竹桃科 | Apocynaceae | 夹竹桃属 | Nerium |

夹竹桃 *Nerium indicum* Mill.

| **药 材 名** | 夹竹桃（药用部位：叶）、红花夹竹桃（药用部位：全株）。

| **形态特征** | 常绿大灌木，含水液，无毛。叶 3 ～ 4 轮生，在枝条下部为对生，窄披针形，长 11 ～ 15 cm，宽 2 ～ 2.5 cm，下面浅绿色；侧脉扁平，密生而平行。聚伞花序顶生；花萼直立；花冠深红色，芳香，重瓣；副花冠鳞片状，先端撕裂。蓇葖果矩圆形，长 10 ～ 23 cm，直径 1.5 ～ 2 cm；种子先端具黄褐色种毛。

| **生境分布** | 常在公园、风景区、道路旁或河旁、湖旁周围栽培。德兴各地均有栽培。

| **资源情况** | 栽培资源丰富。药材来源于栽培。

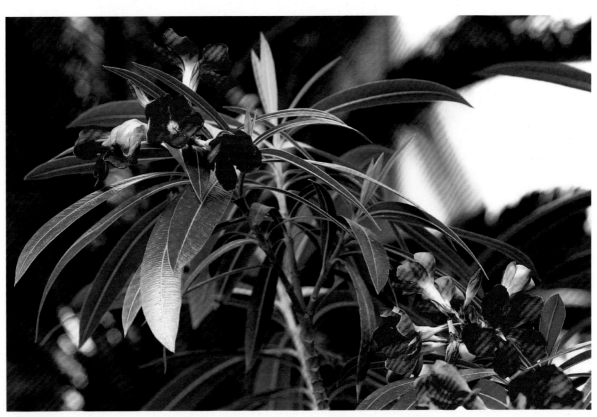

| 采收加工 | 夹竹桃：对 2 ～ 3 年生以上的植株，结合整枝修剪，采集叶片，晒干或炕干。
红花夹竹桃：全年可采，洗净，干燥。

| 药材性状 | 夹竹桃：本品呈窄披针形，长可达 15 cm，宽约 2 cm，先端渐尖，基部楔形，全缘，稍反卷，上面深绿色，下面淡绿色，主脉于下面凸起，侧脉细密而平行；叶柄长约 0.5 cm。厚革质而硬。气特异，味苦。
红花夹竹桃：本品根呈圆柱形，表面黄棕色，具纵皱纹，直径 0.5 ～ 3 cm；断面皮部较薄，棕色，木部较宽广，黄白色。茎圆柱形，直径 2 ～ 4 cm，表面灰棕色，具纵皱纹及皮孔；断面皮部棕色，木部黄白色至黄棕色，髓部黄色至棕褐色。枝圆柱形，直径 0.5 ～ 2 cm，灰色至红棕色，具纵皱纹及环节，质脆易折断，断面不平整。叶的特征同“夹竹桃”。

| 功能主治 | 夹竹桃：苦，寒；有大毒。归心经。强心利尿，祛痰定喘，镇痛，祛瘀。用于心脏病心力衰竭，喘咳，癫痫，跌打肿痛，血瘀闭经。
红花夹竹桃：苦、寒；有毒。归心经。强心利尿，祛痰定喘，镇痛，化瘀。用于心力衰竭，喘息咳嗽，癫痫，跌打损伤，闭经，斑秃。

| 用法用量 | 夹竹桃：内服煎汤，0.3 ～ 0.9 g；或研末，0.05 ～ 0.1 g；孕妇禁服。外用适量，捣敷；或制成酊剂外涂。
红花夹竹桃：内服煎汤，0.3 ～ 0.9 g。外用适量，捣烂敷或煎水洗。

| 附　　注 | 本种异名：*Nerium oleander* L.、*Nerium odorum* Sol.。
药材夹竹桃，为本种的干燥叶，《中华本草》《中药大辞典》《全国中草药汇编》《广东省中药材标准》（2004 年版）中有收载；《中华人民共和国卫生部药品标准·中药成方制剂·第五册·附录》（1992 年版）以“红花夹竹桃叶”之名收载之。
药材红花夹竹桃，为本种的干燥全株，《广西壮族自治区瑶药材质量标准·第二卷》（2021 年版）中有收载。
夹竹桃有毒，应严格控制剂量；毒性反应主要为头痛，恶心，呕吐，腹痛，腹泻，以及心律失常，传导阻滞。红花夹竹桃应在临床严密观察下根据症状、心率酌情使用。

夹竹桃科 Apocynaceae 毛药藤属 Sindechites

毛药藤 Sindechites henryi Oliv.

| **药 材 名** | 土牛党七（药用部位：根）。

| **形态特征** | 木质藤本，具乳汁。茎、枝条、叶均无毛。叶对生，薄纸质，矩圆状披针形或卵状披针形，长 5.5 ~ 12.5 cm，宽 1.5 ~ 3.7 cm，先端具尾状渐尖，尾尖长 1 ~ 2 cm；侧脉密生，每边 20 以上，近平行。聚伞花序圆锥状；花蕾圆筒状，先端急尖；花萼 5 裂，内有先端 2 裂的腺体 10 ~ 15；花冠白色，高脚碟状，花冠裂片 5，向右覆盖；雄蕊 5，着生于花冠筒近喉部，花药箭头状，药隔先端被长柔毛；子房被长柔毛。蓇葖果双生，一长一短；种子先端具长 2.5 cm 白色、绢质种毛。

| **生境分布** | 生于海拔 600 ~ 1 300 m 的山地疏林中、山腰路旁阳处灌丛中或山

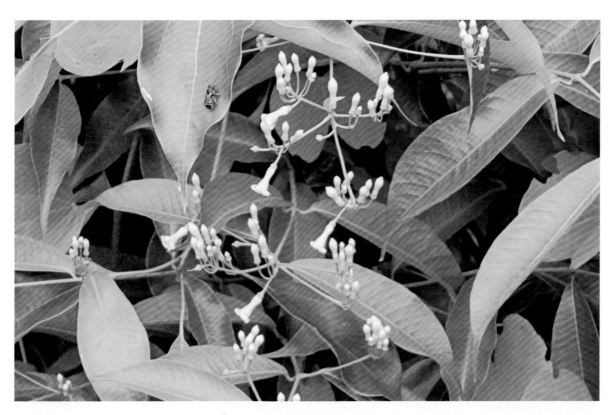

谷密林中的水沟旁。分布于德兴大茅山等。

| **资源情况** | 野生资源一般。药材来源于野生。

| **采收加工** | 秋季采挖，洗净，切片，晒干。

| **功能主治** | 微甘、微苦，凉。归肝、胃、脾经。健脾补虚，清热解毒。用于消化不良，血虚乳少，口舌生疮，牙痛。

| **用法用量** | 内服煎汤，15 ~ 30 g；孕妇忌用。

| **附　注** | 本种异名：*Sindechites esquirolii* (H. Lévl.) Woodson、*Parameria esquirolii* H. Lévl.、*Cleghornia henryi* (Oliv.) P. T. Li、*Antirhea martinii* H. Lévl.、*Sindechites henryi* Oliv. var. *parvifolia* Tsiang。

夹竹桃科 Apocynaceae 络石属 Trachelospermum

紫花络石

Trachelospermum axillare Hook. f.

| **药 材 名** | 紫花络石（药用部位：藤茎或茎皮）。

| **形态特征** | 木质藤本，具乳汁。茎具皮孔，无毛或幼嫩部分被微毛。叶厚纸质，倒披针形或倒卵状矩圆形，长 8 ~ 15 cm，宽 3 ~ 4.5 cm，先端尖尾状。聚伞花序腋生；花萼 5 裂，紧贴花冠筒上，内有腺体约10；花冠紫色，高脚碟状，花冠筒基部膨大，花冠裂片 5，向右覆盖；雄蕊 5，着生于花冠筒基部，花药内藏；花盘环状 5 裂，与子房等长；子房无毛。蓇葖果 2 平行粘生，果皮厚；种子不规则卵形，扁平，先端具种毛。

| **生境分布** | 生于山谷及疏林中或水沟边。德兴各地均有分布。

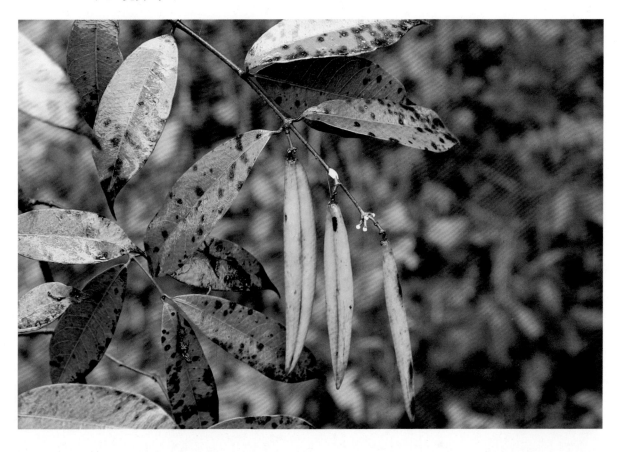

| 资源情况 | 野生资源较丰富。药材来源于野生。

| 采收加工 | 夏、秋季采收，洗净，切段，晒干。

| 药材性状 | 本品藤茎呈圆柱形，外表面灰褐色，皮孔横向凸起，并有微凸起的横纹；质硬，折断时皮部有稀疏的白色胶丝，无弹性；气微，味微苦。茎皮卷筒状或槽状，外表面灰褐色，内表面黄白色或黄棕色，具细纵裂纹；折断时有稀疏白色胶丝。

| 功能主治 | 辛、微苦，温；有毒。归肺、肝经。祛风解表，活络止痛。用于感冒头痛，咳嗽，风湿痹痛，跌打损伤。

| 用法用量 | 内服煎汤，9 ~ 15 g；或研末，3 ~ 5 g；或浸酒。

| 附 注 | 本种异名：*Maesa scandens* H. Lévl.、*Periploca astacus* H. Lévl.、*Melodinus chaffanjonii* H. Lévl.。
本品毒性反应为心慌、出汗多。

夹竹桃科 Apocynaceae 络石属 Trachelospermum

络石

Trachelospermum jasminoides (Lindl.) Lem.

| 药 材 名 | 络石藤（药用部位：带叶茎枝。别名：爬墙寄）。

| 形态特征 | 常绿木质藤本，具乳汁。嫩枝被柔毛。叶对生，具短柄，椭圆形或卵状披针形，长 2 ～ 10 cm，宽 1 ～ 4.5 cm，下面被短柔毛。聚伞花序腋生和顶生；花萼 5 深裂，反卷；花蕾先端钝形；花冠白色，高脚碟状，花冠筒中部膨大，花冠裂片 5，向右覆盖；雄蕊 5，着生于花冠筒中部，花药先端不伸出花冠喉部外；花盘环状 5 裂，与子房等长。蓇葖果叉生，无毛；种子先端具种毛。

| 生境分布 | 生于山野、溪边、路旁、林缘或杂木林中，常缠绕于树上或攀缘于墙壁上、岩石上，亦有移栽于园圃，供观赏。德兴各地均有分布。

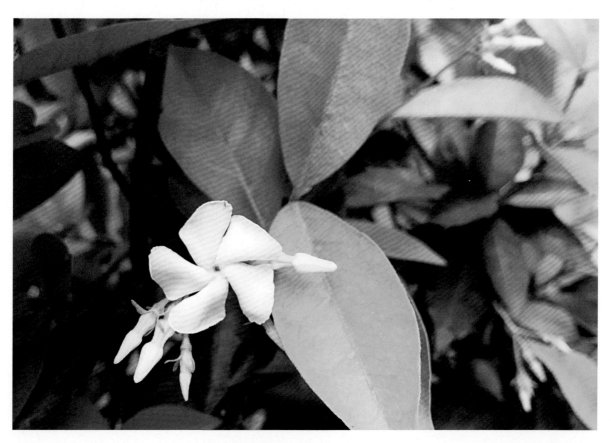

| **资源情况** | 野生资源丰富。药材来源于野生。

| **采收加工** | 冬季至翌年春季采割，除去杂质，晒干。

| **药材性状** | 本品茎呈圆柱形，弯曲，多分枝，长短不一，直径 0.1 ～ 0.5 cm；表面红褐色，有点状皮孔和不定根；质硬，断面淡黄白色，常中空。叶对生，有短柄；展平后呈椭圆形或卵状披针形，长 2 ～ 10 cm，宽 1 ～ 4.5 cm；全缘，略反卷，上表面暗绿色或棕绿色，下表面色较淡；革质。气微，味微苦。

| **功能主治** | 苦，微寒。归心、肝、肾经。祛风通络，凉血消肿。用于风湿热痹，筋脉拘挛，腰膝酸痛，喉痹，痈肿，跌扑损伤。

| **用法用量** | 内服煎汤，6 ～ 12 g，大剂量可用至 30 g；或浸酒，30 ～ 60 g；或入丸、散剂；阳虚畏寒、大便溏薄者禁服。外用适量，研末调敷；或捣汁涂。

| **附　　注** | 本种异名：*Trachelospermum jasminoides* (Lindl.) Lem. var. *variegatum* Miller、*Trachelospermum jasminoides* (Lindl.) Lem. var. *heterophyllum* Tsiang、*Trachelospermum adnascens* Hance、*Parechites adnascens* Hance、*Rhynchospermum jasminoides* Lindl.。药材络石藤，为本种的干燥带叶茎枝，《中华人民共和国药典》（1977 年版至 2020 年版）、《新疆维吾尔自治区药品标准·第二册》（1980 年版）、《广西壮族自治区瑶药材质量标准·第一卷》（2014 年版）等中有收载。

夹竹桃科 Apocynaceae 蔓长春花属 Vinca

蔓长春花 *Vinca major* L.

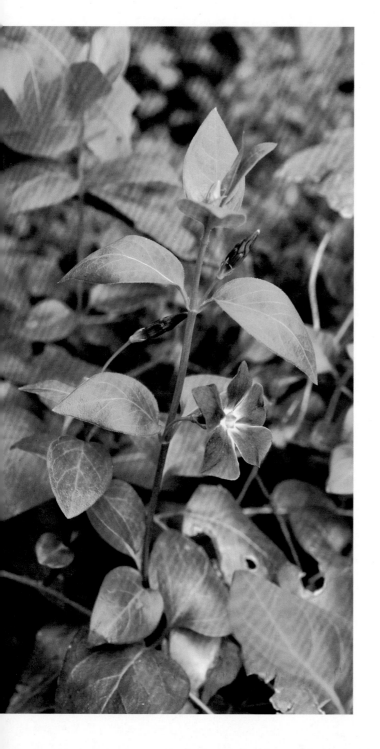

药 材 名

蔓长春花（药用部位：茎、叶）。

形态特征

蔓半灌木。茎偃卧，花茎直立，具水液，除叶缘、叶柄、花萼及花冠喉部有毛外，其他部分无毛。叶对生，椭圆形，长 2 ~ 6 cm，宽 1.5 ~ 4 cm；叶柄长 1 cm。花单生于叶腋，花梗长 4 ~ 5 cm；花萼裂片 5，狭披针形，长 0.9 cm；花冠蓝色，花冠筒漏斗状，花冠裂片 5，倒卵形，长 1.2 cm，宽 0.7 cm，先端圆形；雄蕊 5，着生于花冠筒的中部之下，花药先端有毛；花盘为 2 舌状片所组成，与心皮互生而比心皮短；子房由 2 心皮组成。菁葖果双生，直立，长约 5 cm。

生境分布

德兴栽培作观赏花卉。

资源情况

栽培资源一般。药材来源于栽培。

采收加工

秋季采收，晒干。

| 功能主治 | 清热解毒。用于痈肿，疖疮。

| 用法用量 | 外用适量，捣敷。

| 附　注 | 本种异名：*Vinca major* L. var. *variegata* Loudon。

萝摩科 Asclepiadaceae 马利筋属 Asclepias

马利筋 *Asclepias curassavica* L.

| **药 材 名** | 莲生桂子花（药用部位：全草）、莲生桂子草根（药用部位：根）。 |

| **形态特征** | 多年生直立草本，高 60 ~ 100 cm，无毛，全株有白色乳汁。叶对生，披针形或椭圆状披针形，长 6 ~ 13 cm，宽 1 ~ 3.5 cm。聚伞花序顶生及腋生，有花 10 ~ 20；花冠裂片 5，紫红色，矩圆形，反折；副花冠 5 裂，黄色。蓇葖果刺刀形，向端部渐尖，长 6 ~ 10 cm，直径 1 ~ 1.5 cm；种子卵圆形，先端具白色、绢质、长达 2.5 cm 的种毛。 |

| **生境分布** | 德兴有栽培。 |

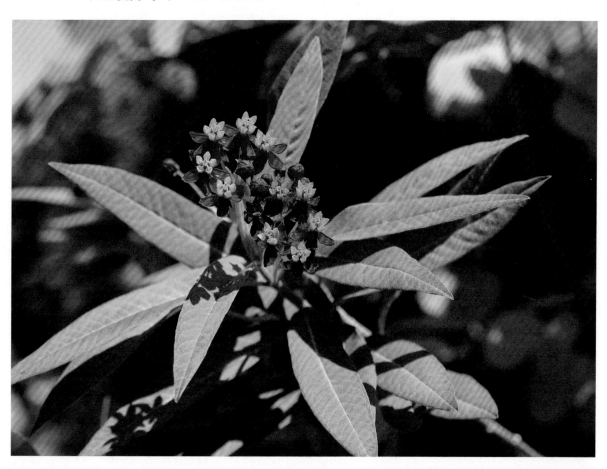

| **资源情况** | 栽培资源一般。药材来源于栽培。

| **采收加工** | **莲生桂子花**：全年均可采收，鲜用或晒干。
莲生桂子草根：秋、冬季采收，洗净，晒干。

| **药材性状** | **莲生桂子花**：本品茎直，较光滑。单叶对生，叶片披针形，先端急尖，基部楔形，全缘。有的可见伞形花序，花梗被毛；或可见披针形蓇葖果，内有许多具白色绢毛的种子。气特异，味微苦。

| **功能主治** | **莲生桂子花**：苦，寒；有毒。清热解毒，活血止血，消肿止痛。用于咽喉肿痛，肺热咳嗽，热淋，月经不调，崩漏，带下，痈疮肿毒，湿疹，顽癣，创伤出血。
莲生桂子草根：苦，平；有毒。止血，杀虫，解毒，消痞。用于痞块肿痛。

| **用法用量** | **莲生桂子花**：内服煎汤，6～9 g；宜慎服，体质虚弱者禁服。外用鲜品适量，捣敷；或干品研末撒。
莲生桂子草根：外用适量，捣敷；体质虚弱者禁用。

| **附　　注** | 本品全株有毒，其白色乳汁毒性更大。中毒症状：初为头痛，头晕，恶心，呕吐，继而腹痛，腹泻，烦躁，谵语，最后四肢冰冷，冷汗，面色苍白，脉搏不规则，瞳孔散大，对光不敏感，痉挛，昏迷，心跳停止而死亡。

萝藦科 Asclepiadaceae 秦岭藤属 Biondia

青龙藤

Biondia henryi (Warb. ex Schltr. et Diels) Tsiang et P. T. Li

| 药 材 名 | 捆仙丝（药用部位：全株）。

| 形态特征 | 藤本。茎柔弱，直径约 0.2 cm，无毛或幼枝上有微毛。叶对生，窄披针形，长 3 ~ 4.5 cm，宽 0.5 ~ 1 cm，无毛。聚伞花序腋生，长 1 ~ 2 cm；花萼 5 深裂，裂片披针形，外面被短柔毛，内面基部有 5 腺体；花冠近钟状，花冠裂片 5，展开，比花冠筒长，内面被疏微毛；副花冠 5 裂，着生于花丝筒基部；合蕊柱近四方形，花药先端有圆形薄膜附属物；花粉块矩圆形，下垂，花粉块柄弯曲向上升；柱头近五角形。蓇葖果单生或双生，条状披针形；种子先端具白色、绢质的种毛。

| 生境分布 | 生于山地疏林中。分布于德兴大茅山等。

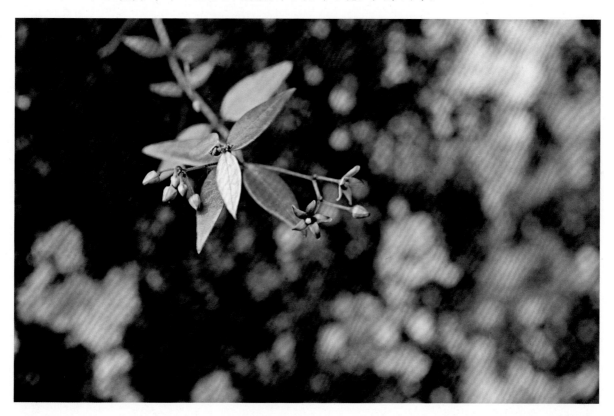

| 资源情况 | 野生资源一般。药材来源于野生。

| 采收加工 | 全年均可采收，鲜用或晒干。

| 药材性状 | 本品为缠绕藤本。茎柔弱，无毛或幼枝上有微毛。叶对生；叶柄长约 0.3 cm，被微毛，先端具丝状小腺体；叶片薄纸质；窄披针形，宽 0.5 ~ 1 cm，无毛，中脉在下面隆起，侧脉不明显。聚伞花序腋生，花萼 5 深裂，裂片披针形，外面被短柔毛，内面基部有 5 腺体；花冠近钟状。种子先端具白色、绢质的种毛。气微，味微辛。

| 功能主治 | 微辛，温。归肝经。祛风通络，活血止痛。用于风寒湿痹，四肢麻木冷痛，牙痛，跌打损伤。

| 用法用量 | 内服煎汤，9 ~ 30 g。

| 附　　注 | 本种异名：*Cynanchum henryi* Warb. ex Schltr. et Diels。

萝藦科 Asclepiadaceae 鹅绒藤属 Cynanchum

牛皮消 *Cynanchum auriculatum Royle ex Wight*

| 药 材 名 | 白首乌（药用部位：块根）、飞来鹤（药用部位：全株。别名：大叶青）。

| 形态特征 | 蔓半灌木，具乳汁。茎被微柔毛。根肥厚，呈块状。叶对生，膜质，心形至卵状心形，长 4 ~ 12 cm，宽 3 ~ 10 cm，上面深绿色，下面灰绿色，被微毛。聚伞花序伞房状，有花约 30；花萼裂片卵状矩圆形；花冠白色，辐状，裂片反折，内面被疏柔毛；副花冠浅杯状，先端具椭圆形裂片，钝头，肉质，每裂片内面中部有三角形的舌状鳞片；花粉块每室 1，下垂；柱头圆锥状，顶部 2 裂。蓇葖果双生，刺刀形，长 8 cm，直径 1 cm；种子卵状椭圆形，先端具白色、绢质种毛。

| 生境分布 | 生于山坡林缘及路旁灌丛中或河流、水沟边潮湿地。德兴各地均有分布。

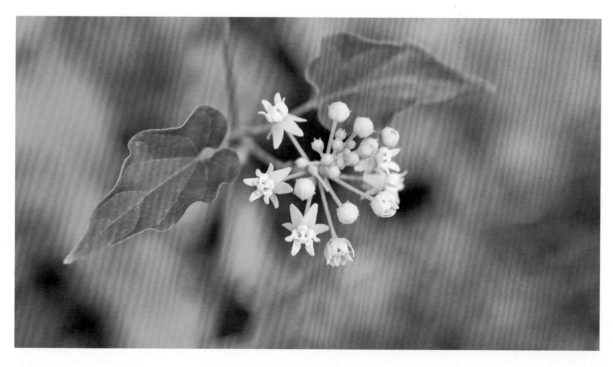

| **资源情况** | 野生资源一般。药材来源于野生。

| **采收加工** | **白首乌**：春初或秋季采挖，洗净泥土，除去残茎和须根，晒干，或趁鲜切片，晒干。鲜品随采随用。

飞来鹤：夏、秋季采收，洗净泥土，晒干。

| **药材性状** | **白首乌**：本品呈圆柱形，微弯曲，长 10 ~ 20 cm，直径 2 ~ 4 cm。外表面黄褐色或红棕色，栓皮粗糙，有明显纵皱纹，皮孔横长凸起，栓皮破裂处黄白色或浅黄棕色。质坚硬，断面淡黄棕色，粉性，有辐射状花纹及鲜黄色孔点。气微，味先苦而后甜。

飞来鹤：本品干燥茎叶全体呈淡黄褐色。茎细而长，呈圆柱形，具多数细纵线，中空；质脆，易折断；横断面黄白色，纤维状，皮部与木部分离，木部组织疏松，有多数小孔，中心为孔洞。叶多皱缩，绿褐色，质薄而脆。气微，味甘、微辛。

| **功能主治** | **白首乌**：甘、微苦，平。归肝、肾、脾、胃经。补肝肾，强筋骨，益精血，健脾消食，解毒疗疮。用于腰膝酸痛，阳痿遗精，头晕耳鸣，心悸失眠，食欲不振，疳积，产后乳汁稀少，疮痈肿痛，毒蛇咬伤。

飞来鹤：甘、微苦，平。有小毒。解毒消肿，健胃消积。用于食积腹痛，胃痛，疳积，痢疾；外用于毒蛇咬伤，疔疮。

| **用法用量** | **白首乌**：内服煎汤，6 ~ 15 g，鲜品加倍；或研末，每次 1 ~ 3 g；或浸酒；内服不宜过量。外用适量，鲜品捣敷。

飞来鹤：内服煎汤，9 ~ 15 g。外用适量，鲜根或全草捣敷。

| **附　注** | 本种异名：*Cynanchum saccatum* W. T. Wang et Tsiang et P. T. Li、*Vincetoxicum auriculatum* (Royle ex Wight) Kuntze、*Endotropis auriculata* (Royle ex Wight) Decne.、*Diploglossum auriculatum* (Royle ex Wight) Meisn.。

药材白首乌，为本种的干燥块根，《江苏省中药材标准》（1989 年版、2016 年版）中有收载；《湖北省中药材质量标准》（2009 年版、2018 年版）以"牛皮消"之名收载之，《湖南省中药材标准》（2009 年版）以"牛皮冻（隔山消）"之名收载之，《贵州省中药材、民族药材质量标准》（2003 年版）、《贵州省中药材质量标准》（1988 年版）以"隔山消"之名收载之，《四川省中药材标准》（1987 年版、2010 年版）、《四川省中草药标准（试行稿）·第二批》（1979 年版）以"隔山撬"之名收载之。

萝摩科 Asclepiadaceae 鹅绒藤属 Cynanchum

白前

Cynanchum glaucescens (Decne.) Hand.-Mazz.

| 药 材 名 | 白前（药用部位：根及根茎。别名：水杨柳）。

| 形态特征 | 直立矮灌木。茎具 2 列柔毛。叶对生，矩圆形，稀矩圆状披针形，长 1 ~ 3 cm，宽 0.7 ~ 1.2 cm，近无柄，无毛；侧脉不明显。伞形聚伞花序腋内生或腋外生，比叶为短，无毛或有微毛，有花 10以上；花萼 5 深裂，内面基部有小腺体 5；花冠黄色，辐状；副花冠浅杯状，裂片 5，肉质，卵形，龙骨状内向，先端倾倚于花药；花粉块每室 1，下垂；柱头扁平。蓇葖果单生，纺锤形，长 5 cm，直径 1 cm；种子扁平，宽约 0.5 cm，先端具白色、绢质、长 2 cm的种毛。

| 生境分布 | 生于海拔 100 ~ 300 m 的江边河岸及沙石间，或路边丘陵地。德兴

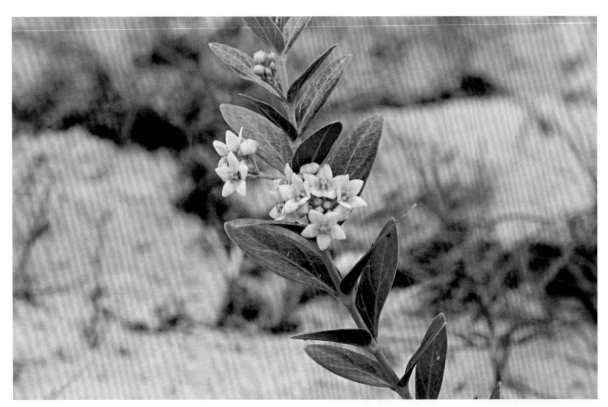

各地均有分布。

| 资源情况 | 野生资源一般。药材来源于野生。

| 采收加工 | 秋季采挖，洗净，晒干。

| 药材性状 | 本品根茎较短小或略呈块状；表面灰绿色或灰黄色，节间长 1 ～ 2 cm。质较硬。根稍弯曲，直径约 0.1 cm，分枝少。气微，味微甜。

| 功能主治 | 辛、苦，微温。归肺经。降气，消痰，止咳。用于肺气壅实，咳嗽痰多，胸满喘急。

| 用法用量 | 内服煎汤，3 ～ 10 g；或入丸、散剂；阴虚火旺、肺肾气虚咳嗽者慎服。

| 附　　注 | 本种异名：*Vincetoxicum glaucescens* (Decne.) C. Y. Wu et D. Z. Li、*Pentasachme glaucescens* Decne.、*Cynanchum lightii* Dunn。

药材白前，为本种的干燥根及根茎，《中华人民共和国药典》（1963 年版至 2020 年版）、《新疆维吾尔自治区药品标准·第二册》（1980 年版）等中有收载。

萝藦科 Asclepiadaceae 鹅绒藤属 Cynanchum

竹灵消 *Cynanchum inamoenum* (Maxim.) Loes.

| **药 材 名** | 老君须（药用部位：根、地上部分）。

| **形态特征** | 多年生直立草本，基部分枝甚多。茎中空，被单列柔毛。根须状。叶对生，薄膜质，卵形，长 4 ~ 5 cm，宽 1.5 ~ 4 cm，仅叶脉上被微毛或近无毛，叶缘有睫毛；侧脉每边约 5。伞形聚伞花序在茎上部互生，有花 8 ~ 10；花黄色，长和直径均约 0.3 cm；花萼裂片 5，披针形，近无毛；花冠辐状，无毛，花冠裂片 5，卵状矩圆形，钝头；副花冠较厚，裂片三角形，急尖；花药先端具圆形膜片，花粉块每室 1，着粉腺近椭圆形；柱头扁平。蓇葖果双生稀生，长角状，长 3 ~ 6 cm，直径 0.4 ~ 0.8 cm；种子先端具白色、绢质种毛。

| **生境分布** | 生长于海拔 100 m 以上的山地疏林、灌丛中或山顶、山坡草地上。

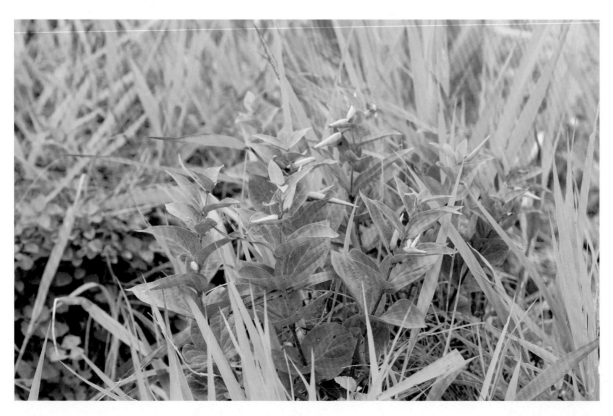

分布于德兴三清山北麓等。

| **资源情况** | 野生资源较少。药材来源于野生。

| **采收加工** | 夏、秋季采挖，洗净，晒干。

| **药材性状** | 本品根茎粗短，多分枝，略呈块状，长 2 ～ 3 cm，直径 0.5 ～ 1 cm，上方有多数密集的茎痕或残存茎基，下方簇生多数细长的根。根呈细圆柱形，多弯曲，长 10 ～ 15 cm，直径 0.07 ～ 0.15 cm，表面黄棕色，稍有皱纹；质脆，易折断，断面略平坦，黄白色，中央具细小的黄色木心。气微，味淡。茎圆柱形，长 17 ～ 39 cm，直径 0.2 ～ 0.4 cm，表面绿色或黄绿色，基部淡紫红色，有的被污褐色斑点，具细纵棱，有单列白色柔毛；质稍韧，易折断，断面中空。叶多皱缩破碎，完整者展平后呈广卵形、卵形或长卵形，长 4 ～ 5 cm，浅绿色至黄绿色，主脉于下面明显凸起。两面脉上均有白色柔毛。蓇葖果长角状，长 3 ～ 6 cm，直径 0.4 ～ 0.8 cm，黄绿色或黄褐色，具纵皱纹及纵棱，先端长渐尖，中部膨大，基部有宿萼；种子卵形或阔卵形，黄棕色，扁而薄，长 0.7 ～ 0.8 cm，宽约 0.5 cm，边缘具翅，顶部有一撮白色、绢质毛，长约 1.6 cm。气微清香，味微甜。

| **功能主治** | 苦、微辛，平。归肺经。清热凉血，利胆，解毒。用于阴虚发热，虚劳久嗽，咯血，胁肋胀痛，呕恶，泻痢，产后虚烦，瘰疬，无名肿毒，蛇、虫、犬咬伤。

| **用法用量** | 内服煎汤，3 ～ 9 g。外用适量，鲜品捣敷。

| **附　注** | 本种异名：*Vincetoxicum inamoenum* Maxim.、*Vincetoxicum macrophyllum* Siebold & Zucc. var. *nikoense* Maxim.、*Antitoxicum inamoenum* (Maxim.) Pobed.、*Alexitoxicon inamoenum* (Maxim.) Pobed.。

萝藦科 Asclepiadaceae 鹅绒藤属 *Cynanchum*

毛白前

Cynanchum mooreanum Hemsl.

| 药 材 名 | 毛白前（药用部位：根）。

| 形态特征 | 柔弱缠绕藤本。茎密被黄色柔毛。叶对生，卵状心形至卵状矩圆形，长 2 ~ 4 cm，宽 1.5 ~ 3 cm，基部心形或老时近截形，两面均被黄色短柔毛，下面较密；叶柄长 1 ~ 2 cm，被黄色短柔毛。伞形聚伞花序腋生，有花 7 ~ 8，花序梗短或长，长达 4 cm；花序梗、花梗、花萼外面均被黄色柔毛；花长 0.7 cm，直径 1 cm；花冠紫红色，花冠裂片矩圆形；副花冠杯状，5 裂，裂片卵形，钝头；花粉块每室 1，下垂；子房无毛。蓇葖果单生，刺刀形，长 7 ~ 9 cm，直径 1 cm；种子先端具白色、绢质种毛。

| 生境分布 | 生于海拔 200 ~ 700 m 的山坡、灌丛中或丘陵地疏林中。德兴各地

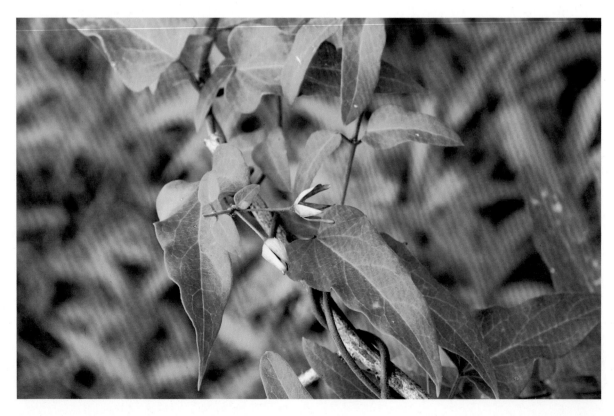

均有分布。

| **资源情况** | 野生资源一般。药材来源于野生。

| **采收加工** | 夏、秋季采挖，洗净，晒干。

| **功能主治** | 甘、苦，平。清虚热，调肠胃。用于体虚发热，腹痛便泻，疳积。

| **用法用量** | 内服煎汤，6～9g。

| **附　　注** | 本种异名：*Vincetoxicum chinense* S. Moore、*Vincetoxicum affine* (Hemsl.) Kuntze、*Cynanchum affine* Hemsl.。

萝藦科 Asclepiadaceae 鹅绒藤属 Cynanchum

朱砂藤
Cynanchum officinale (Hemsl.) Tsiang et Zhang

| **药 材 名** | 朱砂藤（药用部位：根）。

| **形态特征** | 藤状灌木。主根圆柱状，单生或先端2分叉，干后暗褐色。嫩茎具
单列毛。叶对生，薄纸质，卵形或卵状矩圆形，长5～12 cm，基
部宽3～7.5 cm，基部耳形，无毛或下面具微毛；叶柄长2～6 cm。
伞形聚伞花序腋生，长3～8 cm，有花约10；花萼裂片外面具微毛，
内面基部有腺体5；花冠淡绿色或白色；副花冠肉质，5深裂，裂片
卵形，内面中部具一圆形的舌状片；花粉块每室1，矩圆形，下垂；
子房无毛，柱头略隆起，先端2裂。蓇葖果通常单生，先端渐尖，
长11 cm，直径1 cm；种子矩圆状卵形，先端具白色、绢质种毛。

| **生境分布** | 生于海拔1 300 m以上的山坡、路边或水边或灌丛中及疏林下。分

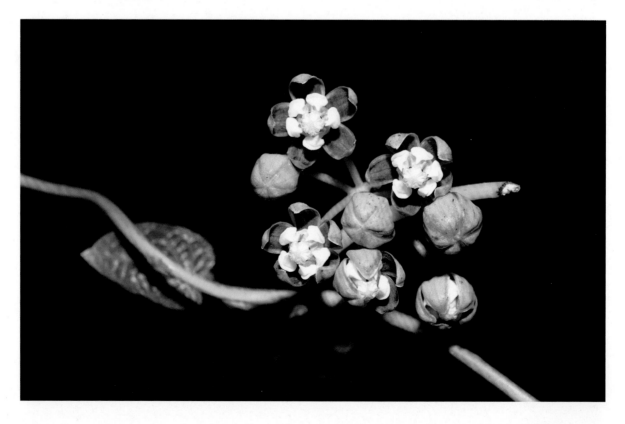

布于德兴大茅山、三清山北麓等。

| **资源情况** | 野生资源较少。药材来源于野生。

| **采收加工** | 秋、冬季采挖，洗净，晒干。

| **功能主治** | 苦，温；有小毒。归胃、肝经。祛风除湿，理气止痛。用于风湿痹痛，腰痛，胃脘痛，跌打损伤。

| **用法用量** | 内服煎汤，3 ~ 6 g；忌食酸辣食物。

| **附　注** | 本种异名：*Pentatropis officinalis* Hemsl.、*Cynanchum bodinieri* Schltr. ex H. Lévl.。

萝藦科 Asclepiadaceae 鹅绒藤属 Cynanchum

徐长卿 *Cynanchum paniculatum* (Bunge) Kitagawa

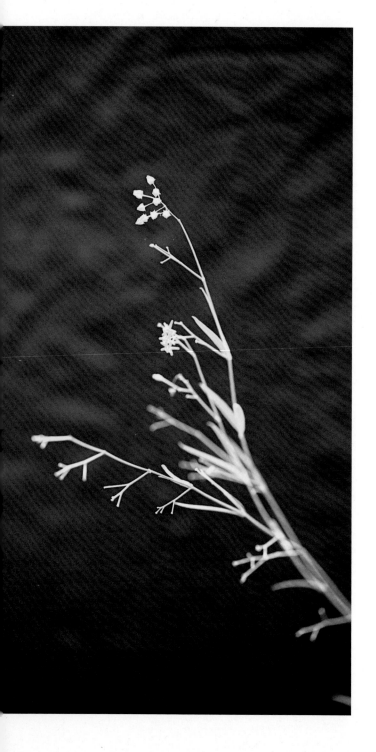

| 药 材 名 |

徐长卿（药用部位：根及根茎。别名：了刁竹、一支香）、寮刁竹（药用部位：全草）。

| 形态特征 |

多年生直立草本，高达 1 m。茎不分枝，稀从根部发生几条，无毛或被微毛。根须状。叶对生，纸质，披针形至条形，长 5 ~ 13 cm，宽 0.5 ~ 1.5 cm，两面无毛或上面具疏柔毛，叶缘有睫毛。圆锥状聚伞花序生于顶生的叶腋内，长达 7 cm，有花约 10；花萼内面腺体有或无；花冠黄绿色，近辐状，裂片长达 0.4 cm，宽 0.3 cm；副花冠裂片 5，基部增厚，先端钝；花粉块每室 1，下垂；子房椭圆状，柱头五角形，先端略凸起。蓇葖果单生，刺刀形，长 6 cm，直径 0.6 cm；种子矩圆形，先端具白色、绢质、长 1 cm 的种毛。

| 生境分布 |

生于向阳山坡及草丛中。分布于德兴三清山等。

| 资源情况 |

野生资源较少。药材来源于野生。

| 采收加工 | **徐长卿**：秋季采挖，除去杂质，阴干。
寮刁竹：秋季采挖，除去杂质，阴干，或晾至半干，扎成小把，再阴干。

| 药材性状 | **徐长卿**：本品根茎呈不规则柱状，有盘节，长 0.5 ~ 3.5 cm，直径 0.2 ~ 0.4 cm。有的先端带有残茎，细圆柱形，长约 2 cm，直径 0.1 ~ 0.2 cm，断面中空；根茎节处周围着生多数根。根呈细长圆柱形，弯曲，长 10 ~ 16 cm，直径 0.1 ~ 0.15 cm。表面淡黄白色至淡棕黄色或棕色，具微细的纵皱纹，并有纤细的须根。质脆，易折断，断面粉性，皮部类白色或黄白色，形成层环淡棕色，木部细小。气香，味微辛凉。

寮刁竹：本品长 30 ~ 80 cm，常 10 数株地上茎折绕成小把。根茎呈不规则柱状，有盘节，长 0.5 ~ 3.5 cm，直径 0.2 ~ 0.4 cm。根丛生成须状，着生于根茎周围，呈细长圆柱形，弯曲，长 10 ~ 16 cm，直径 0.1 ~ 0.5 cm，表面灰黄色、棕黄色至淡棕褐色，有细微的纵皱纹，常旁生纤细的须根；质脆，断面粉性，皮部类白色或黄白色，靠近形成层处有淡棕色的环，中央有细小、黄色的木部；存放后析出闪亮的小结晶。地上茎圆柱形，单一，极少分枝，长 20 ~ 40 cm，有的长达 70 cm，直径 0.2 ~ 0.3 cm，少数 0.5 cm，有细纵棱沟，灰青色；质硬脆，断面中空。叶对生于茎节上，相距较远，叶片线状披针形，青绿色，长 4 ~ 10 cm，宽 0.3 ~ 1.5 cm，无毛或有稀疏的柔毛，全缘而稍反卷，具短缘毛。花序少见。气香，根部尤显著，味微辛凉。

| 功能主治 | **徐长卿、寮刁竹**：辛，温。归肝、胃经。祛风，化湿，止痛，止痒。用于风湿痹痛，胃痛胀满，牙痛，腰痛，跌扑伤痛，风疹，湿疹。

| 用法用量 | **徐长卿、寮刁竹**：内服煎汤，3 ~ 12 g，不宜久煎（后下）；或研末，1 ~ 3 g；或入丸剂；或浸酒；体弱者慎服。

| 附　注 | 本种异名：*Cynanchum dubium* Kitagawa、*Vincetoxicum pycnostachys* Kitag.、*Vincetoxicum changqinianum* P. T. Li、*Vincetoxicum paniculatum* (Bunge) C. Y. Wu et D. Z. Li、*Pycnostelma paniculatum* (Bunge) K. Schum.。
药材徐长卿，为本种的干燥根及根茎，《中华人民共和国药典》（1977 年版、1990 年版至 2020 年版）、《贵州省中药材、民族药材质量标准副篇》（2003 年版）、《江苏省中药材标准》（1989 年版）、《江苏省中药材标准（试行稿）·第一批》（1986 年版）、《内蒙古中药材标准》（1988 年版）、《山西省中药材标准·附录》（1987 年版）中有收载；《贵州省中药材质量标准》（1988 年版）以"徐

长卿（对叶莲）"之名收载之。

药材寮刁竹，为本种的干燥全草，《广东省中药材标准》（2004 年版）中有收载；《河南省中药材标准》（1991 年版）以"徐长卿"之名收载之。

《中华人民共和国药典》规定，按干燥品计算，徐长卿含丹皮酚（$C_9H_{10}O_3$）不得少于 1.3%。

本种的 IUCN 评估等级为 LC 级。本种为吉林省 III 级保护植物、内蒙古自治区保护植物。

萝藦科 Asclepiadaceae　鹅绒藤属 Cynanchum

柳叶白前
Cynanchum stauntonii (Decne.) Schltr. ex Lévl.

| **药 材 名** | 白前（药用部位：根及根茎。别名：水柳子、石杨柳、水杨梅）。

| **形态特征** | 直立半灌木，高约 1 m，分枝或不分枝，无毛。须根纤细，节上丛生。叶对生，纸质，狭披针形，长 6 ~ 13 cm，宽 0.3 ~ 0.5 cm，两端渐尖；主脉在叶背隆起，侧脉每边约 6；叶柄长约 0.5 cm。伞形聚伞花序腋生，花序梗长达 1 cm；小苞片甚多；花萼 5 深裂，腺体不多；花冠紫红色，辐状，内面被长柔毛；副花冠裂片盾状，隆肿，比花药为短；花粉块每室 1，矩圆形，下垂，花药先端薄膜覆盖着柱头；柱头微凸起。膏葖果单生，长刺刀形，长达 9 cm，直径 0.6 cm。

| **生境分布** | 生于低海拔的山谷湿地、水旁以至半浸在水中。分布于德兴香屯、

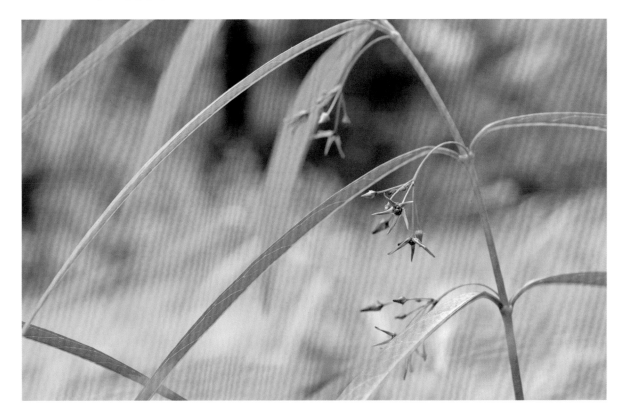

海口等。

| **资源情况** | 野生资源一般。药材来源于野生。

| **采收加工** | 秋季采挖，洗净，晒干。

| **药材性状** | 本品根茎呈细长圆柱形，有分枝，稍弯曲，长 4 ~ 15 cm，直径 0.15 ~ 0.4 cm。表面黄白色或黄棕色，节明显，节间长 1.5 ~ 4.5 cm，先端有残茎。质脆，断面中空。节处簇生纤细弯曲的根，长可达 10 cm，直径不及 0.1 cm，有多次分枝，呈毛须状，常盘曲成团。气微，味微甜。

| **功能主治** | 辛、苦，微温。归肺经。降气，消痰，止咳。用于肺气壅实，咳嗽痰多，胸满喘急。

| **用法用量** | 内服煎汤，3 ~ 10 g；或入丸、散剂；肺虚喘咳者慎用。生品用量过大，对胃有一定刺激。

| **附 注** | 本种异名：*Vincetoxicum stauntonii* (Decne.) C. Y. Wu et D. Z. Li、*Vincetoxicum linearifolium* (Hemsl.) Kuntze、*Pentasachme stauntonii* Decne.、*Pentasachme brachyantha* Hand.-Mazz.、*Cynanchum linearifolium* Hemsl.。

药材白前，为本种的干燥根及根茎，《中华人民共和国药典》（1963 年版至 2020 年版）、《新疆维吾尔自治区药品标准·第二册》（1980 年版）等中有收载。

萝藦科 Asclepiadaceae　萝藦属 Metaplexis

萝藦
Metaplexis japonica (Thunb.) Makino

| 药 材 名 |

萝藦（药用部位：全草或地上部分。别名：萝藦藤、婆婆针线包、千层须）、萝藦子（药用部位：果实）、天浆壳（药用部位：果壳）。

| 形态特征 |

多年生草质藤本，具乳汁。叶对生，卵状心形，长 5 ～ 12 cm，宽 4 ～ 7 cm，无毛，下面粉绿色；叶柄长，先端丛生腺体。总状式聚伞花序腋生，具长总花梗；花蕾圆锥状，先端尖；萼片被柔毛；花冠白色，近辐状，裂片向左覆盖，内面被柔毛；副花冠环状 5 短裂，生于合蕊冠上；花粉块每室 1，下垂；花柱延伸成长喙，柱头先端 2 裂。蓇葖果角状，叉生，平滑；种子先端具种毛。

| 生境分布 |

生于林边荒地、山脚、河边、路旁灌丛中。德兴各地均有分布。

| 资源情况 |

野生资源一般。药材来源于野生。

| 采收加工 |

萝藦：夏末采收，除去杂质，扎成小把，晒干。

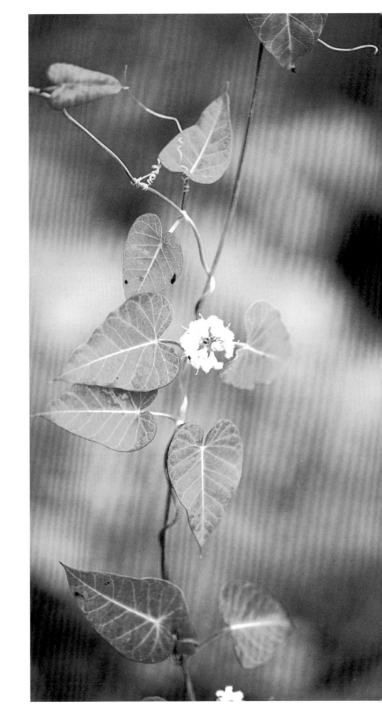

萝藦子：秋季采收成熟果实，晒干。

天浆壳：秋季果实成熟时采收，剥取果壳，晒干。

| 药材性状 | **萝藦**：本品多卷曲成团。根细长，直径 0.2 ~ 0.3 cm，浅黄棕色。茎圆柱形，扭曲，直径 0.1 ~ 0.5 cm；表面黄白色至黄棕色，具细纵纹，节稍膨大；质脆，易折断，折断时一侧皮部常粘连呈纤维状，断面髓部中空，木部可见众多管状小孔。叶对生，多皱缩，展平后呈卵状心形，长 5 ~ 12 cm，宽 4 ~ 7 cm；两面无毛；背面叶脉明显，侧脉 5 ~ 7；叶柄长 3 ~ 6 cm。总状花序腋生，被灰白色短柔毛。花冠白色，有淡紫红色斑纹，近辐状，花冠筒短。果实特征同"萝藦子"。气微，味淡。

萝藦子：本品呈纺锤形，长 6 ~ 9 cm，表面有瘤状突起，先端渐尖，基部膨大。种子先端具一簇白色长绢毛。气微，味淡。

天浆壳：本品呈小艇状，先端狭尖而常反卷，基部微凹，长 7 ~ 12 cm，宽 3 ~ 5 cm，厚 0.1 ~ 0.15 cm。外表面黄绿色或灰黄色，凹凸不平，具细密纵纹；内表面黄白色，光滑。外果皮纤维性，中果皮白色疏松，内果皮棕黄色。质脆而易碎。气微，味微酸。

| 功能主治 | **萝藦**：甘、辛，平。归肾、肝经。补益精气，通乳，解毒。用于虚损劳伤，阳痿，带下，乳汁不通，丹毒，疮疖。

萝藦子：甘、微辛，温。补肾益精，生肌止血。用于虚劳，阳痿，遗精，金疮出血。

天浆壳：甘、辛，平。归肺、胃经。清肺化痰，散瘀止血。用于咳嗽痰多，气喘，百日咳，惊痫，麻疹不透，跌打损伤，外伤出血。

| 用法用量 | **萝藦**：内服煎汤，15 ~ 60 g。外用适量，鲜品捣敷。

萝藦子：内服煎汤，9 ~ 18 g；或研末。外用适量，捣敷。

天浆壳：内服煎汤，6 ~ 9 g。外用适量，捣敷。

| 附　　方 | （1）治阳痿：萝藦根、淫羊藿根、仙茅根各 9 g，煎汤服，每日 1 剂。

（2）治瘰疬：萝藦根 30 g，煎汤服，每日 1 剂。

（3）治五步蛇咬伤：萝藦根 9 g，兔耳风根 6 g，龙胆草根 6 g，煎汤服，白糖为引。［方（1）~（3）出自《江西草药》］

| 附　注 | 本种异名：*Urostelma chinensis* Bunge、*Pergularia japonica* Thunb.、*Metaplexis chinensis* Decne.、*Metaplexis stauntonii* Schult.。

药材萝藦，为本种的干燥全草或地上部分，《中华人民共和国卫生部药品标准·中药成方制剂·第十七册·附录》（1998年版）、《江西省中药材标准》（1996年版、2014年版）、《吉林省中药材标准·第一册》（2019年版）中有收载；《上海市中药材标准》（1994年版）以"萝藦藤"之名收载之。

药材天浆壳，为本种的干燥成熟果皮，《上海市中药材标准》（1994年版）、《江苏省中药材标准》（1989年版、2016年版）、《宁夏中药材标准》（2018年版）、《湖北省中药材质量标准》（2018年版）中有收载。

萝藦科 Asclepiadaceae 娃儿藤属 Tylophora

七层楼 *Tylophora floribunda* Miq.

| 药 材 名 | 七层楼（药用部位：根及根茎）。

| 形态特征 | 多年生缠绕藤本，有乳汁。根须状，黄白色。茎纤细，分枝多。叶对生，卵状披针形，长 3 ~ 5 cm，先端具小尖头，基部心形，下面密被乳头状突起。聚伞花序腋生，广展，比叶长；总花梗曲折，每曲度生有一至二回伞房式花序；花很小，直径约 0.2 cm；花萼裂片 5，矩圆状披针形，内有 5 腺体；花冠紫色，5 深裂，裂片卵形；副花冠裂片卵状，钝头，先端仅达花药的基部；花药菱状四方形，先端有圆形膜片。蓇葖果平展双生，条状披针形，长 5 cm，直径 0.4 cm；种子近卵形，具白色、绢质、长 2 cm 的种毛。

| 生境分布 | 生于海拔 500 m 以下的阳光充足的灌丛或疏林中。德兴各地均有分布。

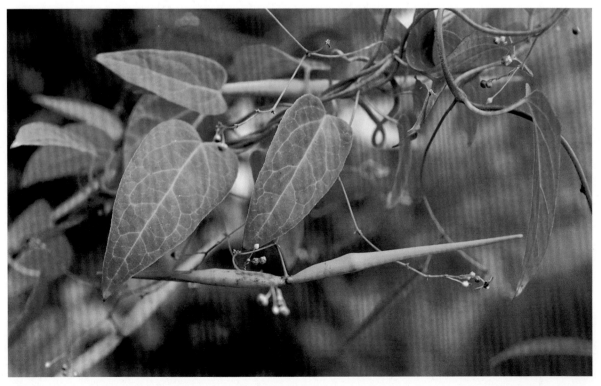

| **资源情况** | 野生资源一般。药材来源于野生。

| **采收加工** | 秋、冬季采挖，抖去泥沙，洗净，鲜用或晒干。

| **药材性状** | 本品根茎簇生，多数细长。根圆柱形，表面黄白色或淡黄色，稍皱缩。质脆，易折断，断面黄白色。气香，味辛、麻。

| **功能主治** | 辛，温；有小毒。祛风化痰，活血止痛，解毒消肿。用于小儿惊风，风湿痹痛，咳喘痰多，白喉，跌打损伤，骨折，毒蛇咬伤，痈肿疮疖，赤眼，口腔炎，肝脾肿大。

| **用法用量** | 内服煎汤，3～9 g；或研末；或捣汁；孕妇及体弱者慎用。外用适量，鲜品捣敷。

| **附　方** | （1）治小儿惊风：鲜七层楼6 g，冷开水半碗，擂汁，频频灌服。
（2）治竹叶青蛇咬伤：七层楼、乌桕叶、半边莲、犁头草（均鲜）各30 g，捣敷。
（3）治关节肿痛：鲜七层楼适量，乙醇少许，捣敷。
（4）治白喉：鲜七层楼30 g，捣汁服，每日数次；如不能口服，可鼻饲。
（5）治跌打损伤：七层楼适量，晒干研末，每次6 g，水酒冲服。［方（1）～（5）出自《江西草药》］

| **附　注** | 本种异名：*Tylophora shikokiana* Matsumone ex Nakai、*Tylophora chungii* Merrill ex F. P. Metcalf、*Vincetoxicum floribundum* (Miquel) Franchet & Savatier。

萝藦科 Asclepiadaceae 娃儿藤属 Tylophora

娃儿藤 *Tylophora ovata* (Lindl.) Hook. ex Steud.

| 药 材 名 | 三十六荡（药用部位：全株或根。别名：金线吊胡须）。

| 形态特征 | 缠绕灌木。茎、叶、叶柄、总花梗、花梗及花萼外面均被锈色柔毛。叶对生，卵形，长 2.5 ~ 6 cm，宽 2 ~ 5.5 cm。聚伞花序伞房状，腋生，通常不规则两歧，有花多朵；花萼裂片卵形，内面无腺体；花冠淡黄色或黄绿色，辐状，直径 0.5 cm；副花冠裂片卵形，隆肿，贴生于合蕊冠上，钝头，高达花药一半。蓇葖果披针状圆柱形，长 4 ~ 7 cm，直径 0.7 ~ 1.2 cm，无毛，绿色带紫色；种子卵形，先端具白色、绢质种毛，种毛长 3 cm。

| 生境分布 | 生于海拔 900 m 以下的山地灌丛中及山谷或向阳疏、密杂木林中。德兴各地均有分布。

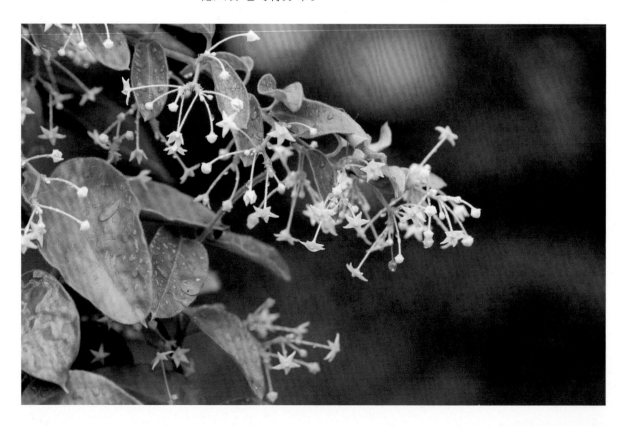

| 资源情况 | 野生资源丰富。药材来源于野生。

| 采收加工 | 冬季采挖根部,洗净泥沙,晒干;或收集全株,切段,晒干。

| 药材性状 | 本品根茎粗短,呈结节状,上端有茎残基,下端丛生多数细根。根细长,略弯,长 10 ~ 15 cm,直径 0.1 ~ 0.15 cm,表面淡黄色至黄棕色,具细纵皱纹;体轻,质脆,易折断,粉质,断面皮部灰白色,木部淡黄色,置紫外光灯下观察,显淡黄色荧光。气微香,味辛、麻舌。茎类圆形,细长,稍扭曲,直径 0.1 ~ 0.2 cm,表面黄绿色至淡棕色,被柔毛,具细纵纹;质脆,易折断,断面不平,中空。叶对生,多皱缩破碎,完整者展平后呈卵形或长卵形,长 2.5 ~ 6 cm,宽 2 ~ 5.5 cm,先端急尖,基部近心形,全缘,略反卷,上面暗绿色,下面黄绿色至灰黄色,两面被柔毛;叶柄短,长约 0.5 cm。气微,味辛。

| 功能主治 | 辛,温;有小毒。归肺、肝经。祛风湿,化痰止咳,散瘀止痛,解蛇毒。用于风湿痹痛,咳喘痰多,跌打肿痛,毒蛇咬伤。

| 用法用量 | 内服煎汤,3 ~ 9 g;或研末;孕妇及体虚者禁服。外用适量,鲜品捣敷。

| 附　　注 | 本种异名:*Tylophora mollissima* Wight、*Tylophora atrofolliculata* Metcalf、*Tylophora lanyuensis* Liu et L. T. Lu、*Tylophora panzhutenga* Z. Y. Zhu、*Tylophora hispida* Decne.、*Tylophora hirsuta* (Wall.) Wight、*Tylophora hispida* Decne. var. *brownii* Hayata。
本品有毒,服用过量易致中毒,表现为头晕眼花,呕吐,四肢无力,麻木,严重者呼吸困难,心跳由强变弱,最后因心跳停止而死亡。

茜草科 Rubiaceae 水团花属 Adina

水团花

Adina pilulifera (Lam.) Franch. ex Drake

| 药 材 名 | 水团花（药用部位：地上部分）、水团花根（药用部位：根）。

| 形态特征 | 常绿灌木或小乔木。叶对生，厚纸质，椭圆形、椭圆状披针形、倒卵状长圆形或倒卵状披针形，长 4 ~ 12 cm，两面无毛或下面疏被柔毛，侧脉 6 ~ 12 对，脉腋有疏毛；叶柄长 0.2 ~ 0.6 cm，无毛或被柔毛，托叶 2 裂，早落。头状花序腋生，稀顶生，直径 0.4 ~ 0.6 cm（不计花冠）；小苞片线形或线状棒形，无毛；花序梗长 3 ~ 4.5 cm，中部以下有轮生小苞片 5；萼筒被毛，萼裂片线状长圆形或匙形；花冠白色，窄漏斗状，花冠筒被微柔毛，裂片卵状长圆形。果序直径 0.8 ~ 1 cm；蒴果楔形，长 0.2 ~ 0.5 cm；种子长圆形，两端有窄翅。

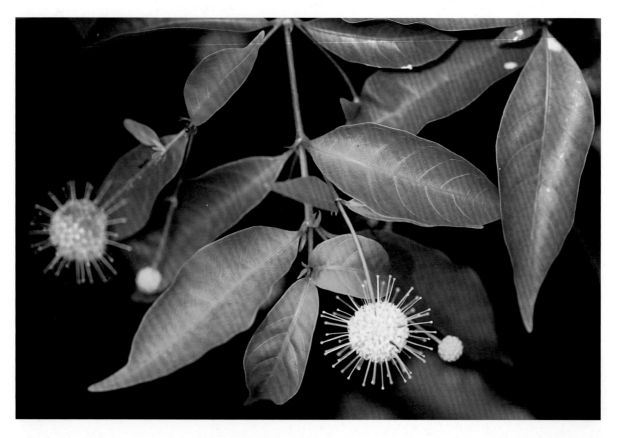

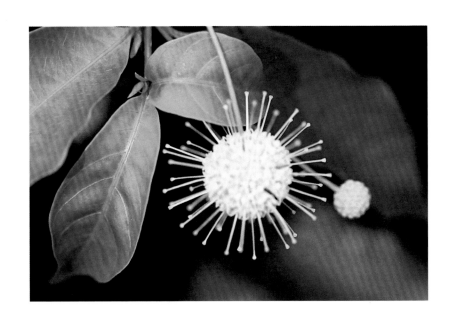

| **生境分布** | 生于海拔 200 ~ 350 m 的山谷疏林下或旷野路旁、溪边水畔。德兴各地均有分布。 |

| **资源情况** | 野生资源丰富。药材来源于野生。 |

| **采收加工** | 水团花：枝、叶，全年均可采收，切碎；花、果实，夏季采摘，洗净，鲜用或晒干。
水团花根：全年均可采挖，鲜用或晒干。 |

| **药材性状** | 水团花：本品茎圆柱形，具灰黄色皮孔。叶对生，质薄，倒披针形或长圆状椭圆形，长 4 ~ 12 cm，宽 1.5 ~ 3 cm，两面无毛，侧脉 6 ~ 12 对，叶柄长 0.2 ~ 0.6 cm。头状花序，单生于叶腋，绒球状，直径 0.4 ~ 0.6 cm；总花梗长 3 ~ 4.5 cm；萼片 5，线状长圆形；花冠白色，长漏斗状。气微，味苦。 |

| **功能主治** | 水团花：苦、涩，凉。归肝、脾、大肠经。清热祛湿，散瘀止痛，止血敛疮。用于痢疾，肠炎，浮肿，痈肿疮毒，湿疹，溃疡不敛，创伤出血。
水团花根：苦、涩，凉。归肺、膀胱经。清热利湿，解毒消肿。用于感冒发热，肺热咳嗽，腮腺炎，肝炎，风湿关节痛。 |

| **用法用量** | 水团花：内服煎汤，花、果实 10 ~ 15 g，枝叶 15 ~ 30 g。外用适量，枝叶煎汤洗；或捣敷。
水团花根：内服煎汤，15 ~ 30 g，鲜品 30 ~ 60 g。外用适量，捣敷。 |

| 附　方 | （1）治细菌性痢疾：水团花花球 10 g，煎汤服（沸后 10 分钟即可），每日 3 次。

（2）治风火牙痛：水团花鲜花球 60 g，煎汤，每日含漱数次。［方（1）～（2）出自《草药手册》（江西）］

| 附　注 | 本种异名：*Cephalanthus pilulifera* Lam.、*Cephalanthus pilulifer* Lamarck、*Adina globiflora* Salisb.、*Adina pilulifera* (Lam.) Franch. ex Drake var. *tonkinense* (Pit.) Merr. ex H. L. Li、*Adina pilulifera* (Lam.) Franch. ex Drake var. *tonkinensis* (Pitard) Merrill ex H. L. Li。

药材水团花，为本种的地上部分，《福建省中药材标准》（2006 年版）中有收载。

茜草科 Rubiaceae 水团花属 Adina

细叶水团花 *Adina rubella* Hance

| 药 材 名 | 水杨梅（药用部位：地上部分。别名：水杨柳、洋面头）、水杨梅根（药用部位：根）、水杨梅果（药用部位：带花果序）。

| 形态特征 | 落叶灌木。叶对生，近无柄，薄革质，卵状披针形或卵状椭圆形，长 2.5 ~ 4 cm，宽 0.8 ~ 1.2 cm，两面无毛或被柔毛；侧脉 5 ~ 7 对；托叶早落。头状花序（不计花冠）直径 0.4 ~ 0.5 cm，单生、顶生或兼有腋生；花序梗稍被柔毛；小苞片线形或线状棒形。萼筒疏被柔毛，萼裂片匙形或匙状棒形；花冠筒长 0.2 ~ 0.3 cm，裂片 5，三角形，紫红色。果序直径 0.8 ~ 1.2 cm；蒴果长卵状楔形，长 0.3 cm。

| 生境分布 | 生于溪边、河边、沙滩等湿润处。德兴各地均有分布。

| 资源情况 | 野生资源较丰富。药材来源于野生。

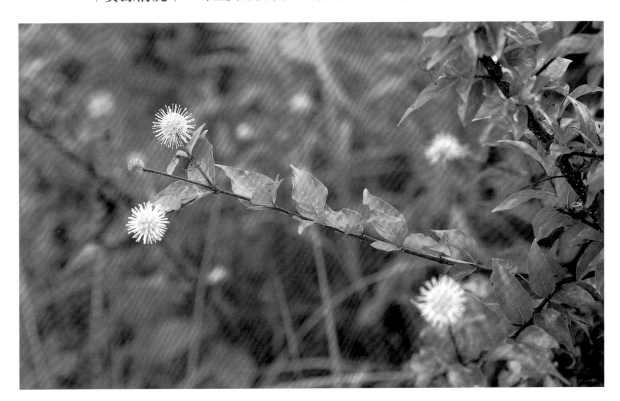

| 采收加工 | **水杨梅**：春、秋季采收茎叶，鲜用或晒干；8～11月果实未成熟时采摘花果序，拣除杂质，鲜用或晒干。
水杨梅根：夏、秋季采挖多年老植株的根，洗净，切片，鲜用或晒干。
水杨梅果：9～11月果实未完全成熟时采摘，除去枝叶及杂质，干燥。

| 药材性状 | **水杨梅**：本品茎呈圆柱形，有分枝。表面灰褐色，有细纵皱纹及灰黄色类圆形皮孔。质硬，不易折断，断面皮部呈片状，木部呈纤维状，黄白色。气微，味微苦。果序由众多小蒴果密集成头状，呈圆球形，直径0.3～1cm，棕黄色，粗糙刺手，搓揉后小蒴果很易脱落，露出果序轴。小蒴果倒圆锥形，长0.3～0.4cm，淡黄色，先端有5裂的宿萼，内有种子4～8；种子棕色，外被毛，长椭圆形，两端有狭窄的薄翅。气微，味略苦、涩。
水杨梅根：本品呈细圆柱形，多弯曲，有分枝，长30～80cm，也有截成长5～6cm的短段者。根头部稍粗，向下渐细，直径0.2～0.3cm。表面灰色或灰黄色，有细纵皱纹及细根痕，刮除栓皮者呈红棕色。体轻，质硬韧，不易折断，断面不平坦，皮部易脱落，木部占大部分，灰黄色至棕黄色。气微，味微苦、涩。
水杨梅果：本品由多数小花果密集而成，呈球形，形似杨梅，直径0.3～1cm。表面棕黄色至棕褐色，粗糙，细刺状。轻搓小蒴果即脱落，露出球形坚硬的果序轴。蒴果长卵状楔形，长约0.3cm，淡黄色，先端有棕色的花萼，5裂，裂片突出成刺状，内有种子数粒。气微，味微苦、涩。

| 功能主治 | **水杨梅**：苦、涩，凉。归脾、胃、大肠经。清利湿热，解毒消肿。用于湿热泄泻，痢疾，湿疹，疮疖肿毒，风火牙痛，跌打损伤，外伤出血。
水杨梅根：苦、辛，凉。归肺、肝、肾经。清热解表，活血解毒。用于感冒发热，咳嗽，腮腺炎，咽喉肿痛，肝炎，风湿关节痛，创伤出血。
水杨梅果：苦、涩，凉。归胃、大肠经。清热解毒。用于细菌性痢疾，肝炎，阴道毛滴虫病。

| 用法用量 | **水杨梅**：内服煎汤，15～30g。外用适量，捣敷；或煎汤含漱。
水杨梅根：内服煎汤，15～30g。外用适量，捣敷。
水杨梅果：内服煎汤，9～15g。

| 附　注 | 药材水杨梅，为本种的干燥地上部分，《北京市中药材标准》（1998年版）中有收载。

药材水杨梅根，为本种的新鲜或干燥根或茎，《广东省中药材标准》（2004 年版）、《上海市中药材标准》（1994 年版）、《贵州省中药材、民族药材质量标准》（2003 年版）中有收载；《湖南省中药材标准》（1993 年版、2009 年版）以"水高丽"之名收载之。

药材水杨梅果，为本种的干燥带花果序，《中华人民共和国药典》（1977 年版）、《湖南省中药材标准》（2009 年版）中有收载。

茜草科 Rubiaceae 风箱树属 Cephalanthus

风箱树

Cephalanthus tetrandrus (Roxb.) Ridsd. et Bakh. f.

| 药 材 名 | 风箱树（药用部位：根、茎。别名：水高丽、大腿桐）、风箱树叶（药用部位：叶）、风箱树花（药用部位：花序）。

| 形态特征 | 灌木至小乔木。小枝幼时被柔毛，略扁，微四棱柱形，成长后圆柱形，褐色，光滑。叶对生和3轮生，矩圆形至矩圆状披针形，长10～15 cm，宽2～5.5 cm，上面无毛或沿中脉被柔毛，下面脉上被毛较密；托叶三角形，长约0.4 cm，常具黑腺点。头状花序球形，单个或总状花序式排列，顶生或生于上部叶腋，盛开时直径3～3.5 cm；总花梗长2.5～6 cm，略被毛；花微香，4基数，长0.8～1 cm，直径约0.3 cm，在萼檐裂片和花冠裂片间常具黑腺体。干果略扁，长0.4～0.6 cm；种子具翅。

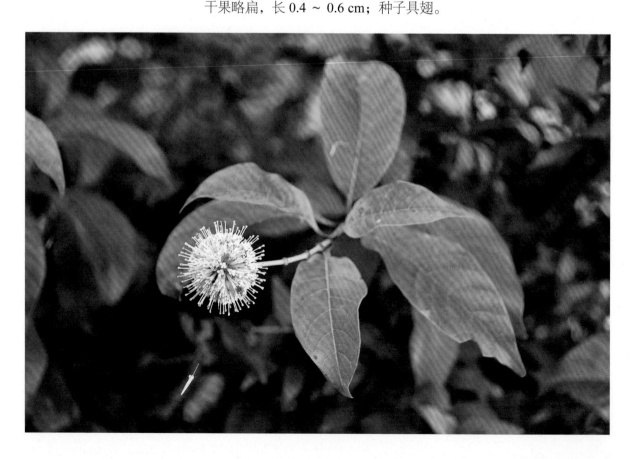

| **生境分布** | 生于有树荫的水沟旁或溪畔。德兴各地均有分布。

| **资源情况** | 野生资源较丰富。药材来源于野生。

| **采收加工** | 风箱树：全年均可采挖，挖出后洗净泥土、杂质，鲜用，或切片，晒干。
风箱树叶：全年均可采摘，鲜用或晒干。
风箱树花：夏、秋季采摘，除去总花梗及杂质，阴干。

| **药材性状** | 风箱树：本品根呈圆柱形，稍扭曲，多分枝，大小不等。表面灰黄色，有纵沟纹，栓皮易脱落。体轻，质韧，不易折断，断面纤维性，皮部黄棕色，木部棕黄色。茎呈圆柱形，有分支。表面黄褐色至黑褐色，有细纵皱纹及圆形皮孔。气微，味微苦。

| **功能主治** | 风箱树：苦，凉。归肺、肝、胃、大肠经。清热利湿，祛痰止咳，散瘀消肿。用于感冒发热，咳嗽，咽喉肿痛，肝炎，尿路感染，盆腔炎，睾丸炎，风湿性关节炎，痈肿，跌打损伤。
风箱树叶：苦，凉。归心、肺经。清热解毒，散瘀消肿。用于痢疾，肠炎，风火牙痛，疔疮肿毒，跌打骨折，外伤出血，烫伤。
风箱树花：苦，凉。归大肠、小肠经。清热利湿，收敛止泻。用于泄泻，痢疾。

| **用法用量** | 风箱树：内服煎汤，30 ~ 60 g；或浸酒；孕妇禁服。外用适量，煎汤含漱；或研末撒或调敷。
风箱树叶：内服煎汤，10 ~ 15 g。外用适量，捣敷；或研末调敷。
风箱树花：内服煎汤，15 ~ 20 g。

| **附　注** | 本种异名：*Nauclea tetrandra* Roxb.、*Cephalanthus ratoensis* Hayata、*Cephalanthus naucleoides* DC.、*Cephalanthus glabrifolius* Hayata。
药材风箱树，为本种的干燥根、茎，《湖南省中药材标准》（1993 年版）、《广西壮族自治区瑶药材质量标准·第一卷》（2014 年版）中有收载；《湖南省中药材标准》（2009 年版）以"水高丽"之名收载之。

茜草科 Rubiaceae 流苏子属 Coptosapelta

流苏子

Coptosapelta diffusa (Champ. ex Benth.) Van Steenis

| 药 材 名 | 流苏子根（药用部位：根、茎）。

| 形态特征 | 藤本或攀缘灌木。枝多数，节明显，仅嫩枝被柔毛。叶对生，近革质，披针形至卵形，长通常 3 ~ 7 cm，宽 1 ~ 3 cm，先端渐尖，有时尾状，上面光亮，仅下面中脉和叶缘被长毛，侧脉纤细；叶柄短；托叶条状披针形，长 0.4 ~ 0.5 cm。花白色或黄色，单生叶腋，5 基数或偶为 4 基数，花梗细长，近中部有关节和 1 对小苞片；花萼小，球状，裂片短；花冠高脚碟状，长约 1.5 cm，被绢毛；花药条形，伸出。蒴果近球状，2 室，室间有直槽，宽 0.5 ~ 0.7 cm，黄色；种子每室约 10，边缘流苏状。

| 生境分布 | 生于海拔 100 ~ 1 450 m 的山地或丘陵的林中或灌丛中。德兴各地

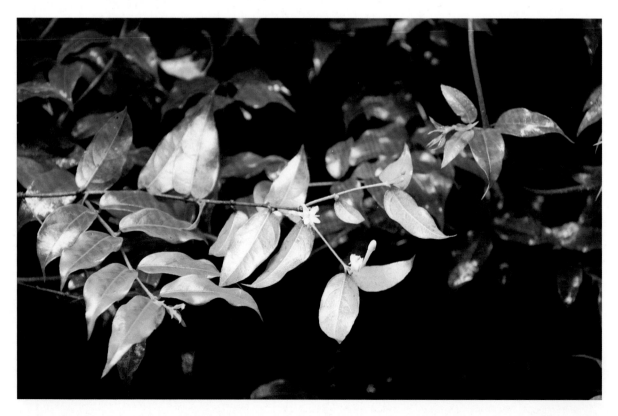

均有分布。

| **资源情况** | 野生资源丰富。药材来源于野生。

| **采收加工** | 秋季采挖，除去泥土、杂质，洗净，晒干。

| **功能主治** | 辛、苦，凉。祛风除湿，止痒。用于皮炎，湿疹瘙痒，荨麻疹，风湿痹痛，疮疥。

| **用法用量** | 内服煎汤，6 ~ 15 g。外用适量，煎汤熏洗；或研末调涂。

| **附　注** | 本种异名：*Thysanospermum diffusum* Champ. ex Benth.。

虎刺 *Damnacanthus indicus* Gaertn. f.

| 药 材 名 | 虎刺（药用部位：全株或根。别名：黄鸡卵、绣花针、乌不踏）。

| 形态特征 | 多枝有刺灌木。枝屈曲，二叉分枝，被短硬毛；节上托叶腋常生针刺，硬，针状，长 1 ~ 2 cm。叶对生，有短柄，卵形，常 1 对较大而邻接的 1 对则较小，长 1 ~ 2 cm，通常宽 1 cm，先端锐尖，仅下面有时被疏毛，侧脉稀疏；托叶生叶柄内，小而有三凸尖，早落。花白色，4 基数，有短梗，1 或 2 近枝顶腋生；花萼倒卵状，长约 0.3 cm，无毛，裂片小，不脱落；花冠筒状漏斗形，长约 1 cm，喉部有长毛；花药稍伸出，药隔宽阔；柱头 4 浅裂。核果近球状，直径约 0.5 cm，鲜红色，有 4 坚硬的分核。

| 生境分布 | 生于山地和丘陵的疏、密林下或石岩灌丛中。德兴各地均有分布。

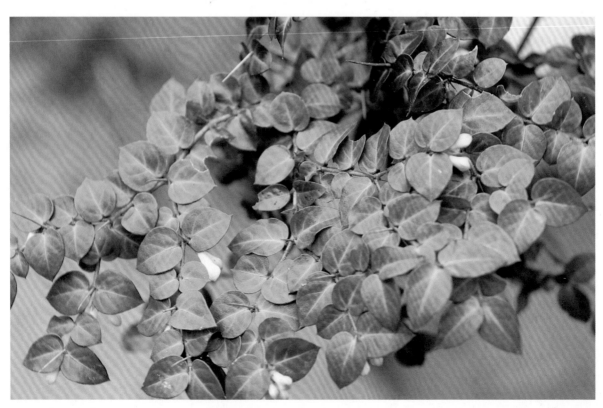

| 资源情况 | 野生资源一般。药材来源于野生。

| 采收加工 | 全年均可采收，洗净切碎，晒干。

| 药材性状 | 本品多已切成短段。根较粗大，有的缢缩成连珠状，肉质，长短不一，直径
0.5 ~ 1.5 cm，侧根较细，直径 0.3 ~ 0.4 cm；表面棕褐色、灰褐色或灰白色，
有细纵皱纹，皮部常断裂，露出木部，木部细小，直径 0.1 ~ 0.3 cm，有细纵纹，
断面类白色。茎圆柱形，直径约 1 cm，表面灰褐色，有纵皱纹；质硬，不易折
断，断面不整齐，皮部薄，木部灰白色，有髓。小枝叶腋有成对、坚硬的细针刺，
长 1 ~ 2 cm。叶对生，革质，多卷曲，展平后呈卵形或椭圆形，长 1 ~ 2 cm，
宽 0.7 ~ 1 cm，先端短尖，基部圆形，全缘，有时可见脉具疏毛；叶柄短。花
黄白色。气微，味微苦、甘。

| 功能主治 | 苦、甘，平。祛风利湿，活血消肿。用于风湿痹痛，痰饮咳嗽，肺痈，水肿，
痞块，黄疸，闭经，疳积，荨麻疹，跌打损伤，烫伤。

| 用法用量 | 内服煎汤，10 ~ 15 g，鲜品 30 ~ 60 g。外用适量，捣敷；或捣汁外涂；或研末
调敷。

| 附　方 | （1）治肺痈：虎刺 90 g，猪胃炖汤，以汤煎药服，每日 1 剂。
（2）治痞块（肝脾肿大）：虎刺根 30 g，甘蔗根 21 g，煎汤，2 次分服。［方
（1）~（2）出自《江西民间草药》］
（3）治黄疸：虎刺鲜根 30 g，茵陈 10 g，煎汤服。（《江西民间草药验方》）
（4）治急性肝炎：虎刺鲜根 30 g，阴行草 9 g，车前 15 g，冰糖少许，煎汤服，
每日 1 剂。（《江西草药》）

| 附　注 | 本种异名：*Damnacanthus formosanus* (Nakai) Koidz.、*Damnacanthus indicus* (L.)
Gaertn. f. var. *formosanus* Nakai、*Damnacanthus lancifolius* (Makino) Koidzumi、
Damnacanthus indicus (L.) Gaertn. f. var. *lancifolius* Makino。
药材虎刺，为本种的干燥全株，《中华人民共和国药典》（1977 年版）、《上
海市中药材标准》（1994 年版）中有收载。

茜草科 Rubiaceae 香果树属 Emmenopterys

香果树

Emmenopterys henryi Oliv.

| 药 材 名 | 香果树（药用部位：根、树皮）。

| 形态特征 | 落叶大乔木。叶宽椭圆形、宽卵形或卵状椭圆形，长 6 ~ 30 cm，上面无毛或疏被糙伏毛，下面被柔毛或沿脉被柔毛，或无毛，脉腋常有簇毛；叶柄长 2 ~ 8 cm，托叶三角状卵形，早落。花芳香，花梗长约 0.4 cm；萼筒长约 0.4 cm，萼裂片近圆形，叶状萼裂片白色、淡红或淡黄色，纸质或革质，匙状卵形或宽椭圆形，长 1.5 ~ 8 cm，有纵脉数条，柄长 1 ~ 3 cm；花冠漏斗形，白色或黄色，长 2 ~ 3 cm，被黄白色绒毛，裂片近圆形，长约 0.7 cm。蒴果长圆状卵形或近纺锤形，长 3 ~ 5 cm，有纵棱；种子小而有宽翅。

| 生境分布 | 生于海拔 430 ~ 1 630 m 的山谷林中土壤湿润而肥沃处。分布于德兴三清山北麓等。

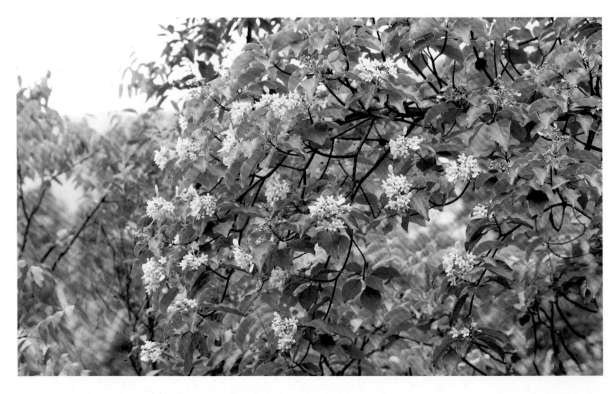

| 资源情况 | 野生资源稀少。药材来源于野生。 |

| 采收加工 | 全年均可采挖，切片，晒干。 |

| 功能主治 | 甘、辛，微温。归胃经。温中和胃，降逆止呕。用于反胃，呕吐，呃逆。 |

| 用法用量 | 内服煎汤，6 ~ 15 g。 |

| 附　注 | 本种异名：*Mussaenda cavaleriei* Lévl.、*Mussaenda mairei* Lévl.。 |

本种为国家 II 级保护植物、中国特有植物、《中国植物红皮书》近危种。

茜草科 Rubiaceae 拉拉藤属 *Galium*

猪殃殃

Galium aparine Linn. var. *tenerum* (Gren. et Godr.) Rchb.

| 药 材 名 | 八仙草（药用部位：全草。别名：锯子草、拉拉藤）。

| 形态特征 | 一年生蔓生或攀缘状草本，常多分枝。茎有 4 棱，棱上生有倒生小刺毛。叶常 6 ~ 8 轮生，近无柄；叶纸质或近膜质，条状披针形，长 1 ~ 3 cm，先端有凸尖头，边缘及下面中脉上均有倒生小刺毛。花 3 ~ 10 组成顶生或腋生的聚伞花序，单生或 2 ~ 3 簇生；花小，直径约 0.2 cm，有纤细的梗，4 基数；花萼被钩状毛；花冠黄绿色，裂片矩圆形，长不及 0.1 cm。果实干燥，有 1 或 2 近球形的果爿，直径约 0.2 cm，表面密被钩毛。

| 生境分布 | 生于海拔 350 m 以上的山坡、旷野、沟边、湖边、林缘、草地。德兴各地均有分布。

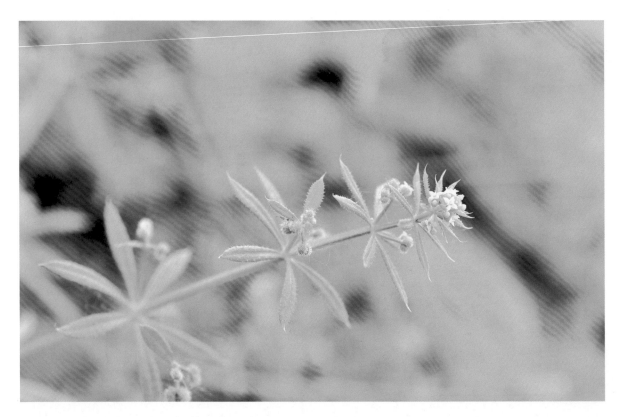

| **资源情况** | 野生资源丰富。药材来源于野生。

| **采收加工** | 秋季采收，鲜用或晒干。

| **药材性状** | 本品纤细，易破碎，表面灰绿色或绿褐色。茎具 4 棱，直径 0.1 ~ 0.15 cm，棱上有多数倒生刺；质脆，易折断，断面中空。叶 6 ~ 8 轮生，无柄；叶片多卷缩破碎，完整者展平后呈披针形或条状披针形，长 1 ~ 3 cm，宽 0.2 ~ 0.4 cm，边缘及下表面中脉有倒生小刺。聚伞花序腋生或顶生，花小，易脱落。果实小，2 心皮稍分离，各呈一半球形，深褐色或绿褐色，密生白色钩毛。气微，味淡。

| **功能主治** | 辛、微苦，微寒。归脾、膀胱经。清热解毒，利尿消肿。用于感冒，肠痈，小便淋痛，水肿，牙龈出血，痛经，带下，崩漏，月经不调，淋证，乳腺癌，白血病；外用于乳痈初起，痈疖肿毒，跌打损伤。

| **用法用量** | 内服煎汤，15 ~ 30 g；或捣汁饮。外用适量，捣敷。

| **附　　方** | （1）治疖肿初起：鲜八仙草适量，加甜酒捣敷，每日换 2 次。
（2）治感冒：鲜八仙草 30 g，姜 3 片，捣汁冲开水服。
（3）治跌打损伤：鲜八仙草根、马兰根各 12 g，水、酒各半煎服。另以鲜猪殃殃全草、酢浆草等份捣敷。［方（1）~（3）出自《草药手册》（江西）］

| **附　　注** | 本种异名：*Galium pauciflorum* Bunge、*Galium spurium* Linn. var. *tenerum* Gren. et Godr.、*Galium oliganthum* Nakai et Kitagawa、*Galium wutaicum* Hurusawa。
药材八仙草，为本种的干燥全草，《中华本草》《中药大辞典》中有收载；《中华人民共和国药典》（1977 年版）、《湖北省中药材质量标准》（2009 年版、2018 年版）、《上海市中药材标准》（1994 年版）以"猪殃殃"之名收载之，《藏药标准》（1979 年版）以"猪秧秧"之名收载之。

四叶葎
Galium bungei Steud.

| 药 材 名 | 四叶葎（药用部位：全草）。

| 形态特征 | 多年生丛生直立草本。高 5 ~ 50 cm，有红色丝状根；茎有 4 棱，不分枝或稍分枝，常无毛或节上有微毛。叶纸质，4 轮生，叶卵状长圆形、卵状披针形、披针状长圆形或线状披针形，长 0.6 ~ 3.4 cm，宽 0.2 ~ 0.6 cm，中脉和边缘常有刺状硬毛，有时两面被糙伏毛，近无柄或有短柄。聚伞花序顶生和腋生，总花梗纤细，常 3 歧分枝，再形成圆锥状花序；花梗纤细，长 0.1 ~ 0.7 cm；花冠黄绿色或白色，辐状，直径 0.14 ~ 0.2 cm，花冠裂片卵形或长圆形，长 0.06 ~ 0.1 cm。果爿近球状，直径 0.1 ~ 0.2 cm，通常双生，有小疣点、小鳞片或短钩毛。

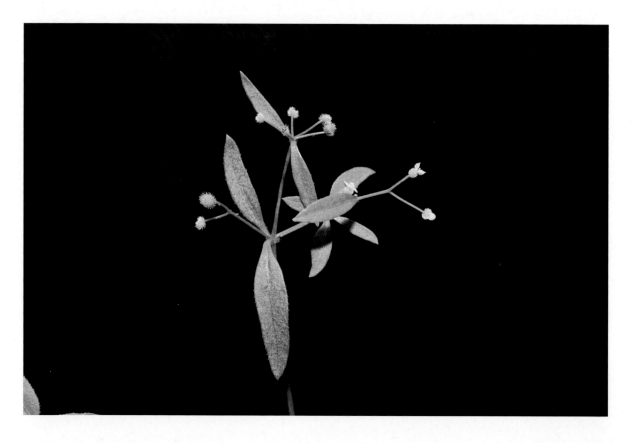

| 生境分布 | 生于海拔 50 m 以上的山地、丘陵、旷野、田间、沟边的林中、灌丛或草地。德兴各地均有分布。

| 资源情况 | 野生资源丰富。药材来源于野生。

| 采收加工 | 夏季花期采收,鲜用或晒干。

| 功能主治 | 甘、苦,平。归肝、脾经。清热解毒,利尿消肿。用于尿道感染,痢疾,咯血,赤白带下,疳积,痈肿疔毒,跌打损伤,毒蛇咬伤。

| 用法用量 | 内服煎汤,15 ~ 30 g。外用适量,鲜品捣敷。

| 附　方 | （1）治痢疾:四叶草 15 ~ 30 g,煎汤服,红糖为引,每日 1 剂。
（2）治咯血:鲜四叶草 6 g,洗净,捣烂,冷开水送服。
（3）治跌打损伤:四叶草根 30 g,煎汤,水酒兑服,每日 1 剂。
（4）治蛇头疔:鲜四叶草适量,捣敷。［方（1）~（4）出自《江西草药》］

| 附　注 | 本种异名:*Galium gracile* (non Wallr.) Bunge、*Galium gracilens* (A. Gray) Makino、*Galium mollugo* L.、*Galium remotiflorum* H. Lévl. et Vaniot、*Galium fukuyamai* Masam.、*Galium lutchuense* Nakai ex Kitag.、*Galium miltorrhizum* Hance。

茜草科 Rubiaceae 拉拉藤属 Galium

小叶猪殃殃 *Galium trifidum* L.

| 药 材 名 | 小红参（药用部位：全草）。

| 形态特征 | 多年生丛生草本，高达 50 cm。茎纤细，具 4 棱，多分枝，近无毛。叶纸质，通常 4 轮生，或有时 5 ~ 6 轮生，倒披针形或窄椭圆形，长 0.3 ~ 1.4 cm，宽 0.1 ~ 0.4 cm，无毛或近无毛，有时边缘有微小倒生刺毛；近无柄。聚伞花序腋生和顶生，少分枝，长 1 ~ 3 cm，有花 3 ~ 4，花序梗纤细；花直径约 0.2 cm；花梗纤细，长 0.1 ~ 0.8 cm；花冠白色，辐状，裂片 3 或 4，卵形，长约 0.1 cm；雄蕊 3。果爿近球状，双生或单生，直径 0.1 ~ 0.25 cm，无毛；果柄纤细，长 0.2 ~ 1 cm。

| 生境分布 | 生于海拔 300 m 以上的旷野、沟边、山地林下、草坡、灌丛、沼泽地。

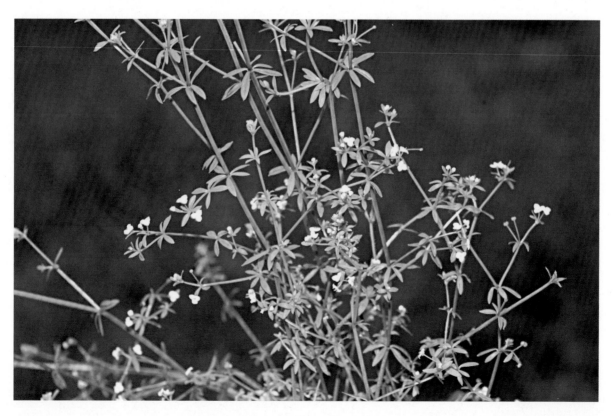

分布于德兴大茅山、三清山北麓等。

| **资源情况** | 野生资源一般。药材来源于野生。

| **采收加工** | 夏季花期采收，鲜用或晒干。

| **功能主治** | 甘，平。清热解毒，通经活络，利尿消肿，安胎，抗肿瘤。用于胃脘痛，贫血，流产，恶性肿瘤。

| **用法用量** | 内服煎汤，15 ~ 30 g。外用适量，鲜品捣敷。

| **附　注** | 本种异名：*Galium ruprechtii* Pobed.。

茜草科 Rubiaceae 栀子属 Gardenia

栀子

Gardenia jasminoides Ellis

| 药 材 名 | 栀子（药用部位：成熟果实）、栀子花（药用部位：花。别名：山栀子花）、栀子叶（药用部位：叶）、栀子根（药用部位：根）。

| 形态特征 | 灌木。叶对生或3叶轮生，有短柄；叶片革质，形状和大小常有很大差异，通常椭圆状倒卵形或矩圆状倒卵形，长5 ~ 14 cm，宽2 ~ 7 cm，先端渐尖，稍钝头，上面光亮，仅下面脉腋内簇生短毛；托叶鞘状。花大，白色，芳香，有短梗，单生枝顶；花萼全长2 ~ 3 cm，裂片5 ~ 7，条状披针形，通常比筒稍长；花冠高脚碟状，筒长通常3 ~ 4 cm，裂片倒卵形至倒披针形，伸展，花药露出。果实黄色，卵状至长椭圆状，长2 ~ 4 cm，通常有6翅状直棱，1室；种子很多，嵌于肉质胎座上。

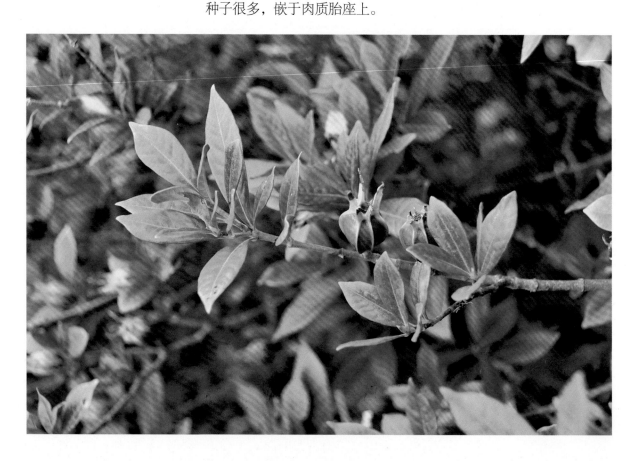

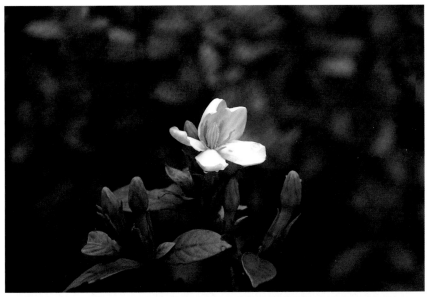

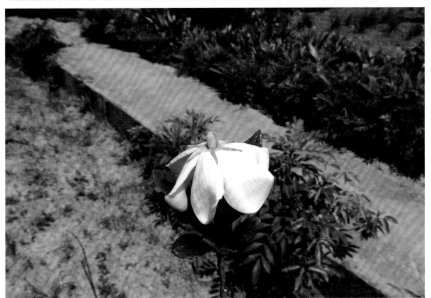

| **生境分布** | 生于海拔 10 ~ 1 500 m 的旷野、丘陵、山谷、山坡、溪边的灌丛或林中。德兴各地山区均有分布，黄柏有栽培。 |

| **资源情况** | 野生资源丰富，栽培资源丰富。药材主要来源于栽培。 |

| **采收加工** | **栀子**：9 ~ 11 月果实成熟且呈红黄色时采收，除去果柄和杂质，蒸至上气或置沸水中略烫，取出，干燥。 |

栀子花：5 ~ 7 月采摘，鲜用或晾干。

栀子叶：春、夏季采收，晒干。

栀子根：全年均可采收，洗净，鲜用，或切片，晒干。

| 药材性状 | **栀子**：本品呈长卵圆形或椭圆形，长 1.5 ～ 3.5 cm，直径 1 ～ 1.5 cm。表面红黄色或棕红色，具 6 翅状纵棱，棱间常有一明显的纵脉纹，并有分枝。先端残存萼片，基部稍尖，有残留果柄。果皮薄而脆，略有光泽；内表面色较浅，有光泽，具 2 ～ 3 隆起的假隔膜。种子多数，扁卵圆形，集结成团，深红色或红黄色，表面密具细小疣状突起。气微，味微酸而苦。
| | **栀子花**：本品为不规则团块或类三角锥形。表面淡棕色或棕色。萼筒卵形或倒卵形，先端 5 ～ 7 裂，裂片线状披针形。花冠旋卷，花冠下部连成筒状，裂片多数，倒卵形至倒披针形。雄蕊 6，花丝极短。质轻脆，易碎。气芳香，味淡。
| | **栀子根**：本品呈圆形，有分枝，多已切成短段，长 2 ～ 5 cm。表面灰黄色或灰色，具有瘤状凸起的须根痕。质坚硬，断面白色或灰白色，具放射状纹理。气微，味淡。

| 功能主治 | **栀子**：苦，寒。归心、肺、三焦经。泻火除烦，清热利湿，凉血解毒；外用消肿止痛。用于热病心烦，湿热黄疸，淋证涩痛，血热吐衄，目赤肿痛，火毒疮疡；外用于扭挫伤痛。
| | **栀子花**：苦，寒。归肺、肝经。清肺止咳，凉血止血。用于肺热咳嗽，鼻衄。
| | **栀子叶**：苦、涩，寒。归心、肝、肺经。活血消肿，清热解毒。用于跌打损伤，疔毒，痔疮，下疳。
| | **栀子根**：甘、苦，寒。归肝、胆、胃经。清热利湿，凉血止血。用于黄疸性肝炎，痢疾，胆囊炎，感冒高热，吐血，衄血，尿路感染，肾炎水肿，乳腺炎，风火牙痛，疮疡肿毒，跌打损伤。

| 用法用量 | **栀子**：内服煎汤，5 ～ 10 g；或入丸、散剂；脾虚便溏、胃寒作痛者慎服。外用适量，研末掺或调敷。清热泻火多生用，止血者炒焦用。
| | **栀子花**：内服煎汤，6 ～ 10 g；或焙研吹鼻。
| | **栀子叶**：内服煎汤，3 ～ 9 g；脾胃虚弱者慎用。外用适量，捣敷；或煎汤洗。
| | **栀子根**：内服煎汤，15 ～ 30 g；脾胃虚弱者忌服。外用适量，捣敷。

| 附　注 | 本种异名：*Gardenia radicans* Thunb.、*Gardenia schlechteri* H. Lévl.、*Gardenia florida* L.、*Gardenia augusta* (L.) Merr.、*Gardenia grandiflora* Lour.、*Gardenia jasminoides* Ellis f. *maruba* (Sieber ex Blume) Nakai ex Ishii。
| | 药材栀子，为本种的干燥成熟果实，《中华人民共和国药典》（1963 年版至 2020 年版）、《贵州省中药材标准规格·上集》（1965 年版）、《四川省中草药标准（试行稿）·第二批》（1979 年版）、《湖南省中药材标准》（1993 年版）

中有收载；《内蒙古蒙药材标准》（1986 年版）等以"大栀子"之名收载之。

药材栀子根，为本种的干燥根，《湖南省中药材标准》（2009 年版）、《浙江省中药材标准·第一册》（2017 年版）、《上海市中药材标准·附录》（1994 年版）中有收载。

《中华人民共和国药典》规定，按干燥品计算，栀子含栀子苷（$C_{17}H_{24}O_{10}$）不得少于 1.8%。

本种的花可炒食，或晾干后泡茶饮用。

茜草科 Rubiaceae 耳草属 Hedyotis

金毛耳草 *Hedyotis chrysotricha* (Palib.) Merr.

| **药 材 名** | 黄毛耳草（药用部位：全草。别名：爬地蜈蚣、下山蜈蚣）。

| **形态特征** | 多年生披散草本，全体被金黄色的毛。叶对生，具短柄，椭圆形或卵形，长 2 ~ 2.8 cm，宽 1 ~ 1.2 cm，短尖，基部短尖或宽楔尖，上面被疏而粗的短毛，下面被长粗毛，在脉上被毛较密，侧脉每边 2 ~ 3；托叶短合生，上部长凸尖，边缘具疏齿。花序腋生，短，有花 1 ~ 3；花 4 基数，近无梗；萼筒球形，长约 0.13 cm，裂片披针形，比筒长；花冠白色和淡紫色，漏斗状，长 0.5 ~ 0.6 cm，裂片矩圆形，近无毛，与花冠筒等长或稍短；雄蕊内藏。蒴果球形，具纵脉数条，直径约 0.2 cm，被疏毛，有宿存的萼檐裂片。

| **生境分布** | 生于山谷杂木林下或山坡灌丛中。德兴各地均有分布。

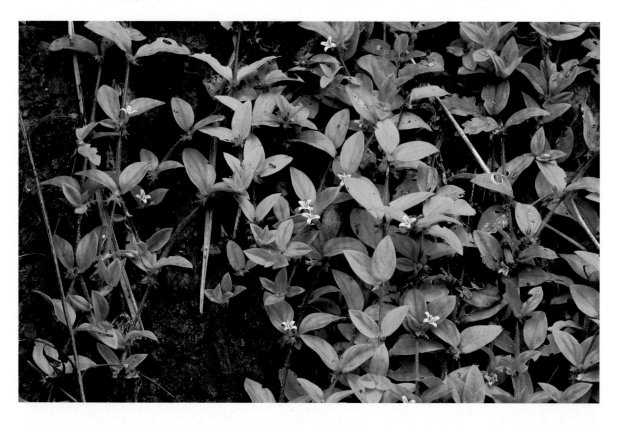

| 资源情况 | 野生资源丰富。药材来源于野生。

| 采收加工 | 夏、秋季茎叶茂盛时采收，除去杂质，鲜用或干燥。

| 药材性状 | 本品全体被黄色或灰白色柔毛。茎细，稍扭曲，表面黄绿色或绿褐色，有明显纵沟纹；节上有残留须根；质脆，易折断。叶对生，叶片多向外卷曲，完整者展平后呈卵形或椭圆状披针形，长 2 ~ 2.8 cm，宽 1 ~ 1.2 cm，全缘，上面绿褐色，下面黄绿色；两面均被黄色柔毛；托叶短，合生；叶柄短。蒴果球形，被疏毛，直径约 0.2 cm。气微，味苦。

| 功能主治 | 微苦，凉。归肝、胆、膀胱、大肠经。清热除湿，解毒消肿，活血舒筋。用于湿热黄疸，水肿，乳糜尿，痢疾，腹泻，跌打损伤，无名肿毒，乳腺炎。

| 用法用量 | 内服煎汤，15 ~ 30 g，大剂量可用至 60 g；或捣汁。外用适量，捣敷。

| 附　　注 | 本种异名：*Anotis chrysotricha* Palib.、*Oldenlandia chrysotricha* (Palib.) Chun。药材黄毛耳草，为本种的干燥全草，《中华人民共和国药典·附录》（2010年版）、《中华人民共和国卫生部药品标准·中药成方制剂·第二册·附录》（1990年版）、《中华人民共和国卫生部药品标准·中药成方制剂·第九册·附录》（1994年版）、《江苏省中药材标准》（1989年版、2016年版）、《江苏省中药材标准（试行稿）·第一批》（1986年版）、《浙江省中药材标准》（2000年版）、《浙江省中药材标准·第一册》（2017年版）、《上海市中药材标准》（1994年版）、《福建省中药材标准》（2006年版）、《江西省中药材标准》（1996年版、2014年版）中有收载。

茜草科 Rubiaceae 耳草属 Hedyotis

白花蛇舌草 *Hedyotis diffusa* Willd.

| **药材名** | 白花蛇舌草（药用部位：全草。别名：尖刀草、蛇舌草）。

| **形态特征** | 一年生披散草本。茎扁圆柱形，从基部分枝。叶对生，无柄，条形，长 1 ~ 3 cm；托叶合生，长 0.1 ~ 0.2 cm，上部芒尖。花 4 基数，单生或成对生于叶腋，常具短而略粗的花梗，稀无梗；萼筒球形，直径 0.15 cm，裂片矩圆状披针形，长 0.15 ~ 0.2 cm，有睫毛；花冠白色，筒状，长 0.35 ~ 0.4 cm，裂片卵状矩圆形，长约 0.2 cm；雄蕊生于花冠筒喉部。蒴果双生，膜质，扁球形，直径 0.2 ~ 0.25 cm，具宿存萼裂片，开裂。

| **生境分布** | 生于水田、田埂和湿润的旷地。德兴各地均有分布。

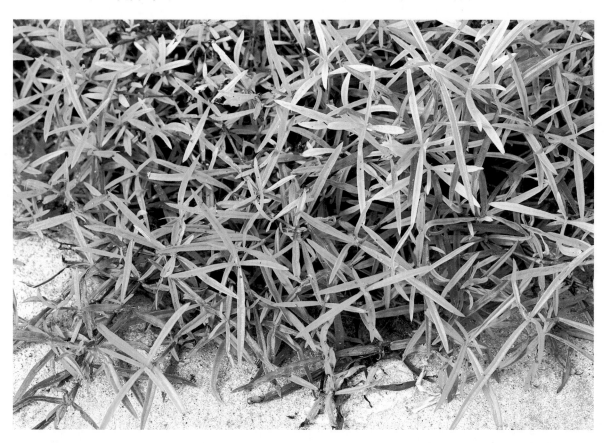

| 资源情况 | 野生资源丰富。药材来源于野生。

| 采收加工 | 夏、秋季采收，除去杂质，鲜用或晒干。

| 药材性状 | 本品多扭缠成团状，灰绿色至灰棕色。主根细长，直径约 0.2 cm，须根细，淡灰棕色。茎细，卷曲；质脆，易折断，中心髓部白色。叶多皱缩破碎，易脱落；托叶长 0.1 ～ 0.2 cm。花、果实单生或成对生于叶腋，花常具短而略粗的花梗。蒴果扁球形，直径 0.2 ～ 0.25 cm，室背开裂，宿萼先端 4 裂，边缘具短刺毛。气微，味淡。

| 功能主治 | 苦、甘，寒。归心、肝、脾经。清热解毒，消肿止痛。用于阑尾炎，气管炎，尿路感染，痈肿疔疮，毒蛇咬伤。

| 用法用量 | 内服煎汤，15 ～ 30 g，大剂量可用至 60 g；或捣汁；孕妇慎用。外用适量，捣敷。

| 附　注 | 本种异名：*Oldenlandia diffusa* (Willd.) Roxb.、*Oldenlandia herbacea* Linn. var. *uniflora* Benth.。

药材白花蛇舌草，为本种的干燥全草，《中华人民共和国药典·附录》（1985 年版至 2010 年版）、《湖南省中药材标准》（1993 年版、2009 年版）、《山西省中药材标准·附录》（1987 年版）、《山西省中药材标准》（2013 年版）、《内蒙古中药材标准》（1988 年版）、《北京市中药材标准》（1998 年版）、《福建省中药材标准》（2006 年版）、《广东省中药材标准》（2004 年版）、《广西中药材标准·第二册》（1996 年版）、《广西壮族自治区壮药质量标准·第一卷》（2008 年版）、《贵州省中药材、民族药材质量标准》（2003 年版）、《贵州省中药材质量标准》（1988 年版）、《河南省中药材标准》（1993 年版）、《湖北省中药材质量标准》（2009 年版、2018 年版）、《江苏省中药材标准》（1989 年版、2016 年版）、《江西省中药材标准》（1996 年版、2014 年版）、《山东省中药材标准》（1995 年版、2002 年版、2012 年版）、《上海市中药材标准》（1994 年版）、《四川省中草药标准（试行稿）·第四批》（1984 年版）、《四川省中药材标准》（1987 年版）、《新疆维吾尔自治区药品标准·第二册》（1980 年版）、《陕西省药材标准》（2015 年版）、《宁夏中药材标准》（2018 年版）、《吉林省中药材标准·第二册》（2019 年版）、《重庆市中药材质量标准·第一批》（2022 年版）等中有收载。

茜草科 Rubiaceae 耳草属 Hedyotis

纤花耳草

Hedyotis tenellifloa Bl.

| 药 材 名 | 石枫药（药用部位：全草）。

| 形态特征 | 柔弱、披散、多分枝草本。分枝上部为锐四棱形。叶对生，条形或条状披针形，长 2 ~ 5 cm；托叶顶部分裂成数条刚毛状刺。花 4 基数，无花梗，花 2 ~ 3 簇生于叶腋，有小苞片；萼筒倒卵形，长约 0.1 cm，裂片条状披针形，长约 0.18 cm；花冠白色，漏斗状，长约 0.35 cm，裂片矩圆形，长约 0.15 cm；雄蕊着生于花冠筒喉部。蒴果卵形，长约 0.25 cm，有宿存萼裂片，仅顶部开裂。

| 生境分布 | 生于山谷两旁坡地或田埂上。德兴各地山区均有分布。

| 资源情况 | 野生资源丰富。药材来源于野生。

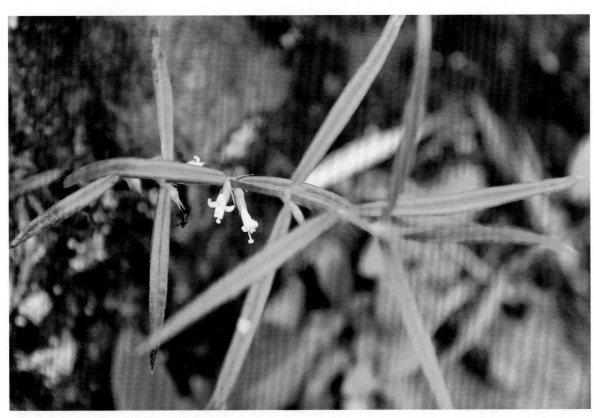

| 采收加工 | 夏、秋季采收，鲜用或晒干。

| 药材性状 | 本品多缠绕成团状，黑色。茎多分枝，上部为锐四棱形。叶对生，条形至条状披针形，长 2 ~ 5 cm，先端渐尖，上面黑褐色，下面色较淡；托叶顶部分裂成数条刚毛状刺。花 4 基数，无花梗，花 2 ~ 3 簇生于叶腋，有 2 苞片，萼筒倒卵形，花冠白色，漏斗状，裂片长圆形，雄蕊着生于花冠筒喉部。蒴果卵形，长约 0.25 cm，先端开裂，具宿萼。气微，味淡。

| 功能主治 | 微苦、平，寒。归肺、肝、胃、大肠经。清热解毒，活血止痛。用于肺热咳嗽，慢性肝炎，鼓胀，阑尾炎，痢疾，风火牙痛，小儿疝气，跌打损伤，蛇咬伤。

| 用法用量 | 内服煎汤，15 ~ 30 g。外用适量，捣敷。

| 附　注 | 本种异名：*Hedyotis tenelliflora* Blume、*Hedyotis angustifolia* Chamisso & Schlechtendal、*Oldenlandia tenelliflora* (Blume) Kuntze、*Oldenlandia angustifolia* (Cham. et Schltdl.) Benth.、*Scleromitrion angustifolium* (Chamisso & Schlechtendal) Bentham。

粗叶木

Lasianthus chinensis (Champ.) Benth.

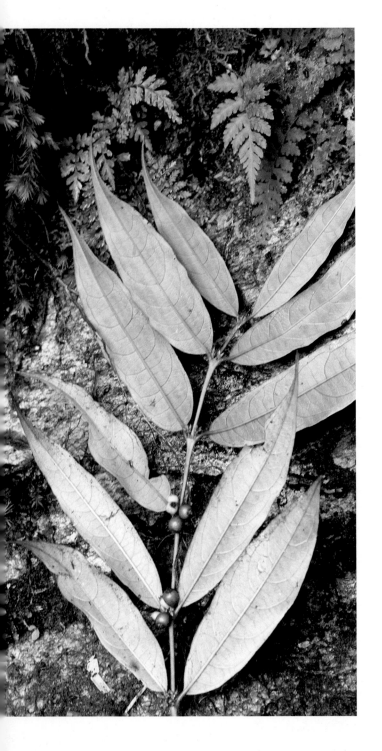

药材名

粗叶木（药用部位：根）、粗叶木叶（药用部位：叶）。

形态特征

灌木。小枝圆柱形，幼嫩部分、叶下面、叶柄和花同被暗黄色的短绒毛。叶对生，薄革质，矩圆形或矩圆状披针形，长 12 ~ 22 cm，先端长渐尖；叶柄长 0.6 ~ 1 cm；托叶小，三角形，先端芒尖，长约 0.3 cm。花近无梗，花 3 ~ 5 成束生于叶腋，无苞片；萼筒钟状，长 0.3 ~ 0.4 cm，裂片 4，小，下弯；花冠白色或带蓝色，长约 0.8 cm，顶部 5 ~ 6 裂，罕有 4 裂，裂片披针形，与花冠筒同长，先端内折而厚；雄蕊及子房室与花冠裂片同数。核果球形，被毛，直径 0.5 ~ 0.6 cm，蓝色，有宿存萼裂片。

生境分布

生于低海拔山谷溪畔或湿润疏林下。德兴各地均有分布。

资源情况

野生资源一般。药材来源于野生。

| 采收加工 | 粗叶木：秋后采挖，洗净，切片，晒干。
粗叶木叶：夏、秋季采收，洗净，鲜用或晒干。

| 功能主治 | 粗叶木：甘、涩，平。祛风胜湿，活血止痛。用于风寒湿痹，筋骨疼痛。
粗叶木叶：苦，寒。归肝经。清热除湿。用于湿热黄疸。

| 用法用量 | 粗叶木：内服煎汤，15 ~ 30 g，大剂量可用至 60 ~ 120 g。
粗叶木叶：内服煎汤，6 ~ 15 g。

| 附　　注 | 本种异名：*Mephitidia chinensis* Champion、*Mephitidia odajimae* Masam.、*Lasianthus odajimae* Masam.、*Lasianthus dinhensis* Pierre ex Pitard、*Lasianthus dinhensis* Pierre ex Pitard var. *tonkinensis* Pitard。

茜草科 Rubiaceae 粗叶木属 Lasianthus

日本粗叶木 *Lasianthus japonicus* Miq.

| **药 材 名** | 铁骨银参（药用部位：全株或根。别名：铁骨人参）。 |

| **形态特征** | 灌木。枝和小枝无毛或嫩部被柔毛。叶近革质或纸质，长圆形或披针状长圆形，长 9 ~ 15 cm，宽 2 ~ 3.5 cm，上面无毛或近无毛，下面脉上被贴伏的硬毛；叶柄长 0.7 ~ 1 cm，被柔毛或近无毛；托叶小，被硬毛。花无梗，花常 2 ~ 3 簇生在一腋生、很短的总梗上，有时无总梗；苞片小；花萼钟状，长 0.2 ~ 0.3 cm，被柔毛，萼齿三角形，短于萼管；花冠白色，管状漏斗形，长 0.8 ~ 1 cm，外面无毛，里面被长柔毛，裂片 5，近卵形。核果球形，直径约 0.5 cm，内含 5 分核。 |

| **生境分布** | 生于海拔 200 ~ 1 800 m 的林下。德兴各地山区均有分布。 |

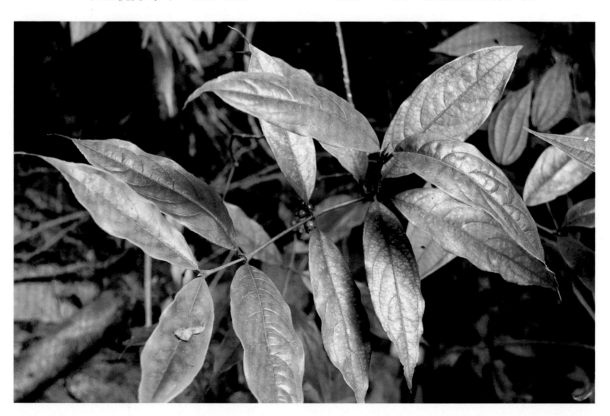

| **资源情况** | 野生资源一般。药材来源于野生。

| **采收加工** | 秋后采挖，洗净，切片，晒干。

| **功能主治** | 辛、微甘，温。归肝经。祛风除湿，活血止痛。用于风湿关节痛，腰肌劳损，跌打损伤。

| **用法用量** | 内服煎汤，15 ~ 30 g，大剂量可用至 60 ~ 120 g。外用适量，捣敷。

| **附　注** | 本种异名：*Lasianthus japonicus* Miq. var. *satsumensis* (Matsum.) Makino、*Lasianthus japonicus* Miq. var. *lancilimbus* (Merr.) Lo、*Lasianthus acuminatissimus* Merr.、*Lasianthus hartii* Franch.、*Lasianthus satsumensis* Matsum.。

羊角藤

Morinda umbellata L. ssp. *obovata* Y. Z. Ruan

| 药 材 名 | 羊角藤（药用部位：根及藤茎）、羊角藤叶（药用部位：叶）。

| 形态特征 | 攀缘灌木。叶对生，纸质，形状变异颇大，通常矩圆状披针形，长 5 ~ 10 cm，有时下面脉腋内有束毛；叶柄长 0.6 ~ 1 cm；托叶鞘状，膜质，长 0.2 ~ 0.5 cm。花序顶生，伞形花序式排列，通常由 6 个小头状花序组成，小头状花序直径 0.6 ~ 0.8 cm，有花 6 ~ 12，着生于长 0.5 ~ 1.2 cm 的总花梗上，萼筒半球形，长 0.08 ~ 0.1 cm，萼檐截平或不明显浅裂；花冠白色，4 深裂，裂片狭矩圆形，长 0.3 ~ 0.35 cm；雄蕊 4。聚合果扁球形或近肾形，直径 0.8 ~ 1.2 cm，红色，具槽纹。

| 生境分布 | 攀缘于海拔 300 ~ 1 200 m 山地林下、溪旁、路旁等疏阴或密阴的

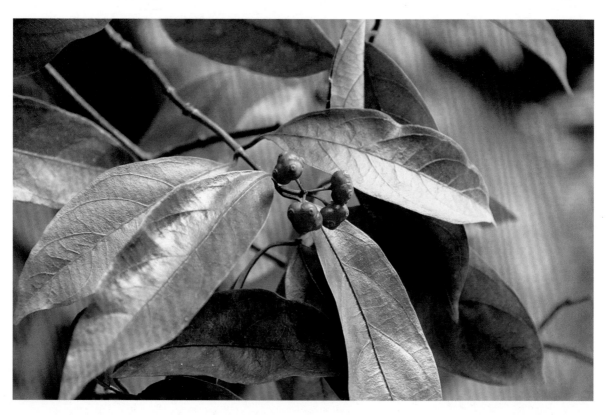

灌木上。德兴各地山区均有分布。

| 资源情况 | 野生资源丰富。药材来源于野生。

| 采收加工 | **羊角藤**：全年均可采收，鲜用或晒干。
羊角藤叶：夏、秋季采摘，鲜用。

| 药材性状 | **羊角藤**：本品根多呈圆柱形，长短不等，直径 0.8 ~ 2 cm。根皮呈不规则片状、槽状或卷筒状。外表面灰褐色或灰棕色，具不规则皱纹或较粗的纵皱纹，具少数横缢纹，有的皮部断裂而露出粗糙木部，形成长短不等的节。质坚硬，柴性，易折断，断面呈颗粒状，皮部较薄，内表面浅灰紫色，木部粗而脆，直径 0.5 ~ 1.4 cm，占直径的 60% ~ 70%。无臭，味淡、微甜。茎呈圆柱形，略扭曲。表面黄褐色至黑褐色，有细小点状凸起的皮孔，有的具纵向凹沟及棱丝。栓皮明显；皮较薄，脱落而露出黄白色的木部，具纵沟及棱线。节稍膨大，体轻，不易折断。切片常为斜切片，皮部薄，棕褐色；木部广，灰黄色，射线明显，维管束放射状；中部有髓或无，有时中空；折断面呈灰紫色。气微，味淡。

| 功能主治 | **羊角藤**：辛、甘，温。归肾经。祛风除湿，补肾止血。用于风湿关节痛，肾虚腰痛，阳痿，胃痛。
羊角藤叶：甘，凉。归肝、胃经。解毒，止血。用于蛇咬伤，创伤出血。

| 用法用量 | **羊角藤**：内服煎汤，15 ~ 60 g。
羊角藤叶：外用适量，鲜品捣敷。

| 附　注 | 药材羊角藤，为本种的根及藤茎，《广东省中药材标准》（2010 年版）中有收载。

茜草科 Rubiaceae 玉叶金花属 Mussaenda

黐花
Mussaenda esquirolii Lévl.

| **药 材 名** | 大叶白纸扇（药用部位：茎叶、根）。

| **形态特征** | 直立或藤状灌木。小枝被柔毛。叶膜质或薄纸质，宽卵形或宽椭圆形，长 10 ~ 20 cm，宽 5 ~ 12 cm，两面有疏柔毛，下面脉上毛较密；叶柄长 1.5 ~ 3.5 cm，有毛；托叶卵状披针形，先端常 2 裂，长 1 cm。聚伞花序顶生；苞片叶状，小，小苞片条状披针形，长 0.5 ~ 1 cm，被毛；花 5 基数，具梗；萼筒陀螺状，长约 0.4 cm，裂片披针形，长达 1 cm，外面被短毛，一些花的 1 裂片扩大成叶状，倒卵形，长 3 ~ 4 cm，白色；花冠黄色，长 1.4 cm，裂片卵形，长 0.2 cm，里面有污黄色粉末状绒毛。果实肉质，近球形，直径约 1 cm。

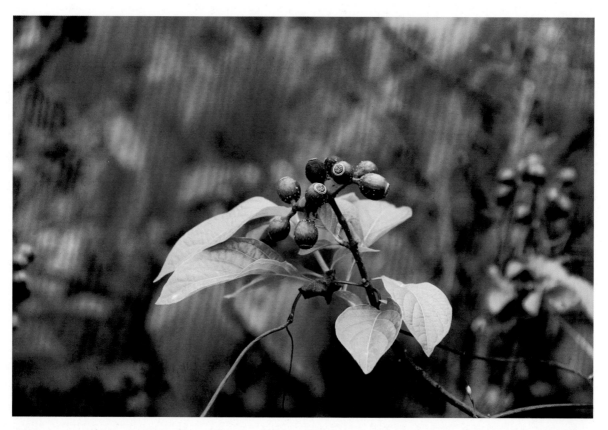

| 生境分布 | 生于海拔约 400 m 的山地疏林下或路边。德兴各地均有分布。

| 资源情况 | 野生资源丰富。药材来源于野生。

| 采收加工 | 夏季采集茎叶，全年均可采挖根，切碎，鲜用或晒干。

| 功能主治 | 苦、微甘，凉。归肺、胃、大肠经。清热解毒，解暑利湿。用于感冒，中暑高热，咽喉肿痛，痢疾，泄泻，小便不利，无名肿毒，毒蛇咬伤。

| 用法用量 | 内服煎汤，10 ~ 30 g。外用适量，捣敷。

| 附　注 | 本种异名：*Mussaenda shikokiana* Makino、*Mussaenda taiwaniana* Kaneh.、*Mussaenda wilsonii* Hutch.。

茜草科 Rubiaceae 玉叶金花属 Mussaenda

玉叶金花 Mussaenda pubescens W. T. Aiton

| 药 材 名 | 山甘草（药用部位：地上部分或茎叶）、白常山（药用部位：根或根及茎）。

| 形态特征 | 被毛的攀缘灌木。叶对生和轮生，卵状矩圆形或卵状披针形，长5～8 cm，上面无毛或被疏毛，下面密被短柔毛；叶柄长0.3～0.8 cm；托叶三角形，长0.5～0.7 cm，先端2深裂。聚伞花序顶生，稠密，有极短的总花梗和被毛的条形苞片；花5基数，被毛，无梗；萼筒陀螺状，长0.3～0.4 cm，裂片条形，比萼筒长2倍以上，一些花的1裂片扩大成叶状，白色，宽椭圆形，长2.5～4 cm，有纵脉；花冠黄色，长2～2.5 cm，裂片长约0.4 cm，内面有金黄色粉末状小凸点。果实肉质，近椭圆形，长0.8～1 cm，干后黑色。

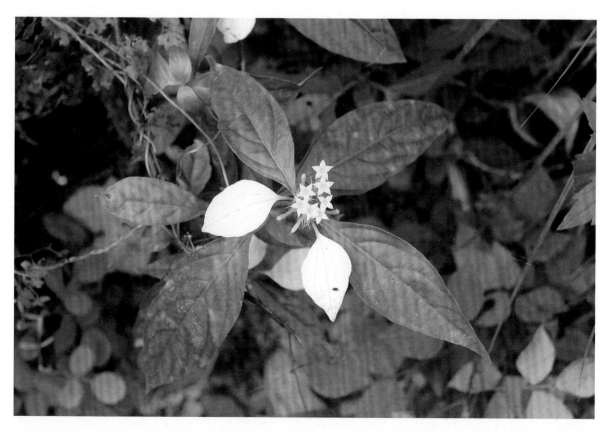

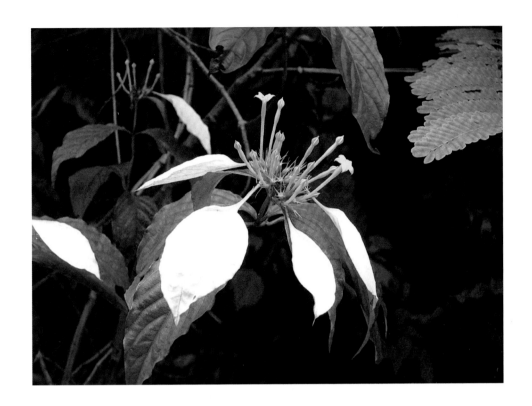

| 生境分布 | 生于灌丛、溪谷、山坡或村旁。德兴各地均有分布。

| 资源情况 | 野生资源丰富。药材来源于野生。

| 采收加工 | 山甘草：夏季采收，晒干。
白常山：8 ~ 10 月采挖，晒干。

| 药材性状 | 山甘草：本品茎呈圆柱形，直径 0.3 ~ 0.7 cm，表面棕色或棕褐色，具细纵皱纹、点状皮孔及叶痕。质坚硬，不易折断，断面黄白色或淡黄绿色。髓部明显，白色。气微，味淡。叶多皱缩卷曲、破碎。外表灰褐色或浅黑色，完整者展平后呈卵状长圆形或卵状披针形，长 5 ~ 8 cm，宽 2 ~ 2.5 cm，先端渐尖，基部楔尖，上表面无毛或被疏毛，下表面密被短柔毛。叶脉于背面较明显。质脆。气微香，味微苦。
白常山：本品主根大多粗直而长，或不规则弯曲；侧根多数，并有无数细根，表面灰棕色，具不规则纵横裂纹；皮部厚，新鲜时易剥离，内侧光滑，富有黏质。外形极似常山，但断面为白心，与常山之断面为黄白色不同。

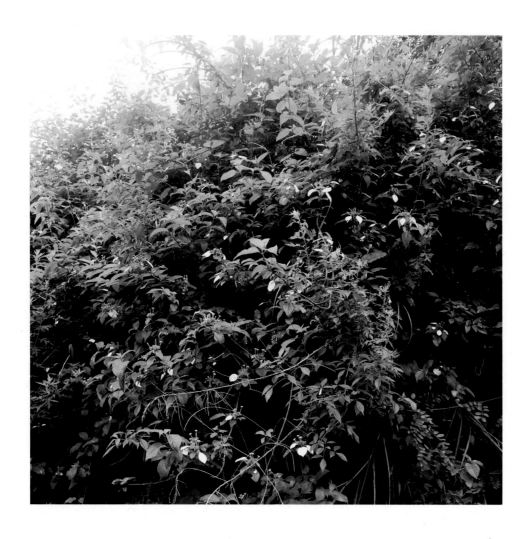

| 功能主治 | **山甘草**：甘、微苦，凉。归膀胱、肺、大肠经。清热利湿，解毒消肿。用于感冒，中暑发热，咳嗽，咽喉肿痛，泄泻，痢疾，肾炎水肿，湿热小便不利，疮疡脓肿，毒蛇咬伤。

白常山：苦，寒；有毒。解热抗疟。用于疟疾。

| 用法用量 | **山甘草**：内服煎汤，15 ~ 30 g，鲜品 30 ~ 60 g；或捣汁。外用适量，捣敷。

白常山：内服煎汤，6 ~ 10 g；体虚无食积寒热者忌用。

| 附　　注 | 本种异名：*Mussaenda pubescens* W. T. Aiton f. *clematidiflora* Chun ex Hsue et H. Wu、*Mussaenda bodinieri* H. Léveillé & Vaniot、*Mussaenda pubescens* W. T. Aiton var. *alba* X. F. Deng & D. X. Zhang。

药材山甘草，为本种的全草或茎叶，《中华人民共和国卫生部药品标准·中药成方制剂·第九册·附录》（1994 年版）、《福建省中药材标准》（2006 年版）中有收载。

药材白常山，为本种的干燥根或根及茎，《中华本草》中有收载；《中华人民共和国卫生部药品标准·中药成方制剂·第四册·附录》（1991年版）、《广西中药材标准》（1990年版）、《广西壮族自治区壮药质量标准·第一卷》（2008年版）、《广西壮族自治区瑶药材质量标准·第一卷》（2014年版）、《广东省中药材标准》（2019年版）、《湖南省中药材标准》（2009年版）以"玉叶金花"之名收载之。

茜草科 Rubiaceae 新耳草属 Neanotis

臭味新耳草 Neanotis ingrata (Wall. ex Hook. f.) Lewis

| 药 材 名 | 一柱香（药用部位：全草）。

| 形态特征 | 多年生草本，高达 1 m；全株有臭。茎直立或下部匍匐。叶具短柄，薄纸质，卵状披针形、长圆状披针形或椭圆状卵形，长 4 ~ 9 cm，宽 1.4 ~ 3.4 cm，具缘毛，两面被疏柔毛，托叶顶部具刚毛状、长 1 ~ 1.5 cm 的裂片。多歧聚伞花序顶生，花序梗和分枝均有窄翅状棱；花无梗或有短梗；花萼长约 0.25 cm，萼裂片披针形，比萼筒长；花冠白色，长 0.4 ~ 0.5 cm，裂片长圆形；雄蕊和花柱均伸出。蒴果近扁球状，常无毛，每室种子数粒；种子平凸，有小疣点。

| 生境分布 | 生于海拔 1 000 m 以上的山坡林内或河谷两岸草坡上。分布于德兴三清山北麓等。

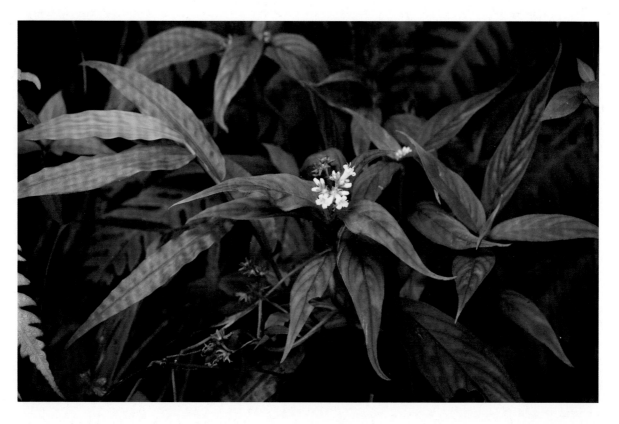

| **资源情况** | 野生资源较少。药材来源于野生。

| **采收加工** | 夏、秋季采收，鲜用或晒干。

| **功能主治** | 辛，凉。清热解毒，散瘀活血。用于赤眼红肿，无名肿毒，跌打损伤，蛇咬伤。

| **附　　注** | 本种异名：*Anotis ingrata* Hook. f.。
《全国中草药汇编》中"一柱香"的基原植物为败酱耳草 *Hedyotis capituligera* Hance。

茜草科 Rubiaceae 蛇根草属 Ophiorrhiza

日本蛇根草 *Ophiorrhiza japonica* Bl.

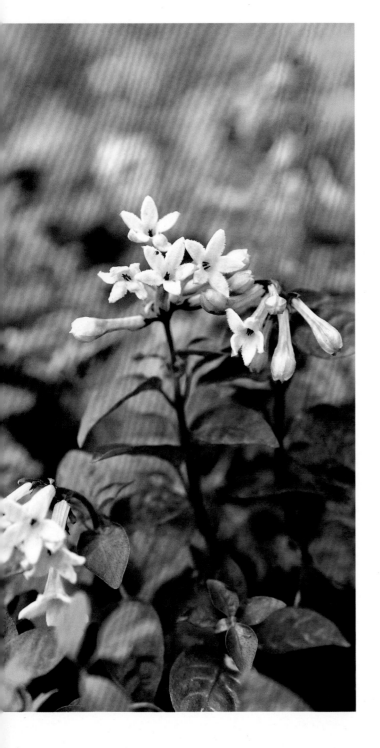

| 药 材 名 |

蛇根草（药用部位：全草）。

| 形态特征 |

多年生直立、近无毛草本，高 12 ~ 15 cm 或更高，干后茎、叶变红色。幼枝具棱，老枝圆柱形。叶对生，膜质，卵形或卵状椭圆形，长 2.5 ~ 8 cm，先端钝或钝渐尖，基部圆形或宽楔尖，两面无毛或上面有稀疏短柔毛，下面在脉上被微柔毛；叶柄长 1 ~ 2.5 cm，纤细；托叶短小，早落。聚伞花序顶生，二歧分枝，分枝短，有花 5 ~ 10；小苞片被毛，条形；花 5 基数，具短梗；萼筒宽陀螺状球形，长 0.15 cm，裂片三角形，开展；花冠漏斗状，稍具脉，长达 1.7 cm，裂片开展，短尖，里面被微柔毛；雄蕊内藏。蒴果菱形，宽 0.45 cm。

| 生境分布 |

生于山坡路边、林下阴湿处草丛中及水沟边。德兴各地均有分布。

| 资源情况 |

野生资源丰富。药材来源于野生。

| 采收加工 | 夏、秋季采收，鲜用或晒干。

| 药材性状 | 本品多皱缩成团，呈紫绿色至紫红色。茎下部圆柱形，嫩茎具棱，茎下部节上有不定根。叶对生，多皱缩破碎，完整者展平后呈椭圆形或圆形，先端急尖，基部广楔形，全缘；叶柄长 1 ~ 2.5 cm。聚伞花序着生于茎梢。气微，味淡。

| 功能主治 | 淡，平。归肝经。祛痰止咳，活血调经。用于咳嗽，劳伤吐血，大便下血，痛经，月经不调，筋骨疼痛，扭挫伤。

| 用法用量 | 内服煎汤，15 ~ 30 g。外用适量，鲜品捣敷。

| 附　　注 | 本种异名：*Ophiorrhiza nigricans* Lo、*Ophiorrhiza labordei* H. Lévl.、*Ophiorrhiza dimorphantha* Hayata、*Ophiorrhiza acutiloba* Hayata、*Ophiorrhiza eryei* Champion、*Ophiorrhiza monticola* Hayata、*Ophiorrhiza cavaleriei* H. Lévl.。

茜草科 Rubiaceae 蛇根草属 Ophiorrhiza

短小蛇根草

Ophiorrhiza pumila Champ. ex Benth.

| 药 材 名 |　短小蛇根草（药用部位：全草）。

| 形态特征 |　多年生矮小草本，平卧或上部直立，下部匍匐，在节上生根。叶对生，膜质，卵形或椭圆形，长 2 ~ 8 cm，先端短尖或钝，基部渐狭而成一长柄，上面被稀疏短粗毛，下面被短柔毛，脉上毛较密；叶柄长 0.7 ~ 2 cm，纤细，被柔毛；托叶小，钻形，早落。聚伞花序顶生，分枝短而少，有花数朵，具极短的总花梗；花 5 基数，无小苞片；萼筒近球形，长约 0.1 cm，被短而密的绒毛，裂片与萼筒近等长；花冠白色，干后变红黄色，长 0.4 ~ 0.5 cm，被粉末状柔毛，裂片卵形，长 0.15 ~ 0.2 cm；雄蕊着生于花冠筒中部，内藏。蒴果菱形，顶部宽 0.45 cm，被粉末状柔毛。

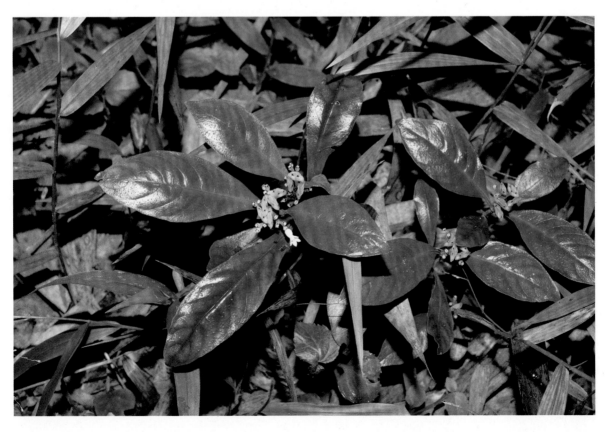

| **生境分布** | 生于林下沟溪边或湿地上阴处。分布于德兴大茅山梧风洞、三清山北麓等。

| **资源情况** | 野生资源较少。药材来源于野生。

| **采收加工** | 夏、秋季采收，鲜用或晒干。

| **药材性状** | 本品皱缩成团。茎下部节上有不定根。叶对生，多皱缩，破碎，膜质或纸质；完整者展平后呈卵形或椭圆形，先端钝圆，基部渐窄成长柄，上面疏被硬毛，下面被柔毛，脉上毛较密，侧脉 5 ~ 8；叶柄长 0.7 ~ 2 cm。聚伞花序顶生，花冠红黄色。气微，味淡。

| **功能主治** | 苦，寒。清热解毒。用于感冒发热，咳嗽，痈疽肿毒，毒蛇咬伤。

| **用法用量** | 内服煎汤，10 ~ 30 g。外用适量，捣敷。

| **附　注** | 本种异名：*Ophiorrhiza humilis* Tseng、*Ophiorrhiza aureolina* Lo f. *qiongyaensis* Lo、*Ophiorrhiza inflata* Maxim.、*Ophiorrhiza pumila* Champ. ex Benth. var. *inflata* (Maxim.) Masam.。

茜草科 Rubiaceae 鸡矢藤属 Paederia

鸡矢藤 *Paederia scandens* (Lour.) Merr.

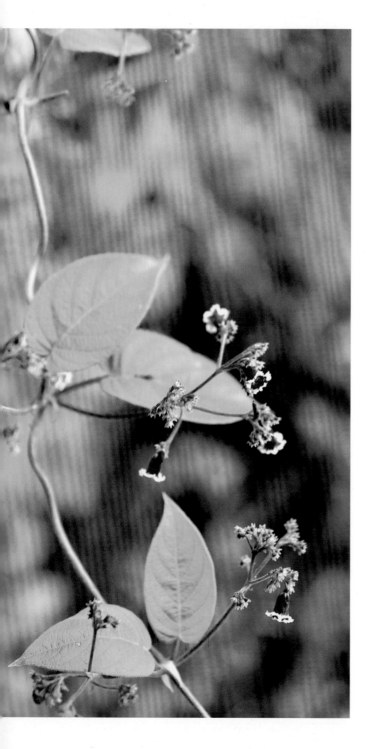

| 药 材 名 |

鸡屎藤（药用部位：地上部分）、鸡屎藤果（药用部位：果实）。

| 形态特征 |

藤本，多分枝。全株揉之有明显臭味。叶对生，纸质，形状和大小变异很大，宽卵形至披针形，长 5 ~ 15 cm，基部宽楔形、圆形至浅心形，两面无毛或下面稍被短柔毛；叶柄长 1.5 ~ 7 cm；托叶三角形，长 0.2 ~ 0.3 cm。聚伞花序排成顶生带叶的大圆锥花序或腋生而疏散少花，末回分枝常延长，一侧生花；小苞片披针形，长约 0.2 cm；花具短梗或无；萼管陀螺形，长 0.1 ~ 0.12 cm，萼檐裂片 5，裂片三角形，长 0.08 ~ 0.1 cm；花冠浅紫色，管长 0.7 ~ 1 cm，外面被粉末状柔毛，里面被绒毛，顶部 5 裂，裂片长 0.1 ~ 0.2 cm。核果成熟时近黄色，直径达 0.7 cm。

| 生境分布 |

生于溪边、河边、山坡、林中、林缘、沟谷边灌丛中或缠绕在灌木上。德兴各地均有分布。

| 资源情况 | 野生资源丰富。药材来源于野生。

| 采收加工 | 鸡屎藤：9 ~ 10 月割取地上部分，晒干或晾干。
鸡屎藤果：9 ~ 10 月采摘，鲜用或晒干。

| 药材性状 | 鸡屎藤：本品茎呈扁圆柱形，稍扭曲，无毛或近无毛，老茎灰棕色，直径 0.3 ~ 1.2 cm，栓皮常脱落，有纵皱纹及叶柄断痕，易折断，断面平坦，灰黄色；嫩茎黑褐色，直径 0.1 ~ 0.3 cm，质韧，不易折断，断面纤维性，灰白色或浅绿色。叶对生，多皱缩或破碎，完整者展平后呈宽卵形或披针形，长 5 ~ 15 cm，宽 2 ~ 6 cm，先端尖，基部楔形、圆形或浅心形，全缘，绿褐色，两面无柔毛或近无毛；叶柄长 1.5 ~ 7 cm，无毛或有毛。聚伞花序顶生或腋生，花序轴及花均被疏柔毛，花淡紫色。气特异，味微苦、涩。

| 功能主治 | 鸡屎藤：甘、涩，平。归脾、胃、肝、肺经。祛风除湿，消食化积，解毒消肿，活血止痛。用于风湿痹痛，食积腹胀，疳积，腹泻，痢疾，黄疸，烫火伤，湿疹，疮疡肿痛。
鸡屎藤果：甘、涩，平。归脾、胃、肝、肺经。解毒生肌。用于毒虫螫伤，冻疮。

| 用法用量 | 鸡屎藤：内服煎汤，10 ~ 15 g，大剂量可用至 30 ~ 60 g；或浸酒。外用适量，捣敷；或煎汤洗。
鸡屎藤果：外用适量，捣敷。

| 附　注 | 本种异名：*Paederia foetida* L.、*Paederia stenophylla* Merr.、*Paederia laxiflora* Merr. ex Li、*Paederia scandens* (Lour.) Merr. var. *tomentosa* (Bl.) Hand.-Mazz.、*Paederia tomentosa* Blume、*Paederia esquirolii* H. Lévl.、*Paederia dunniana* H. Lévl.、*Paederia chinensis* Hance。
药材鸡矢藤，为本种的干燥地上部分，《中华人民共和国药典》（1977 年版）、《福建省中药材标准》（2006 年版）、《福建省中药材标准（试行稿）·第一批》（1990 年版）、《上海市中药材标准》（1994 年版）、《贵州省中药材、民族药材质量标准》（2003 年版）、《湖北省中药材质量标准》（2009 年版、2018 年版）、《四川省中药材标准》（1987 年版增补本）、《河南省中药材标准》（1993 年版）、《广东省中药材标准》（2019 年版）、《广西壮族自治区壮药质量标准·第一卷》（2008 年版）、《湖南省中药材标准》（2009 年版）中有收载。
本种的茎藤可煲汤，叶干燥磨粉后可与糯米粉混合做饼。

茜草科 Rubiaceae 鸡矢藤属 Paederia

毛鸡矢藤
Paederia scandens (Lour.) Merr. var. *tomentosa* (Bl.) Hand.-Mazz.

| 药 材 名 | 毛鸡屎藤（药用部位：全草）。

| 形态特征 | 本变种与鸡矢藤的区别在于本变种小枝被柔毛或绒毛；叶上面被柔毛或无毛，下面被小绒毛或近无毛；花序常被小柔毛；花冠外面常有海绵状白毛。

| 生境分布 | 生于林下或河边阴湿处。德兴各地均有分布。

| 资源情况 | 野生资源一般。药材来源于野生。

| 采收加工 | 秋季采收，洗净，晒干。

| 药材性状 | 本品茎呈扁圆柱形，稍扭曲，被柔毛，易折断，断面平坦，灰黄

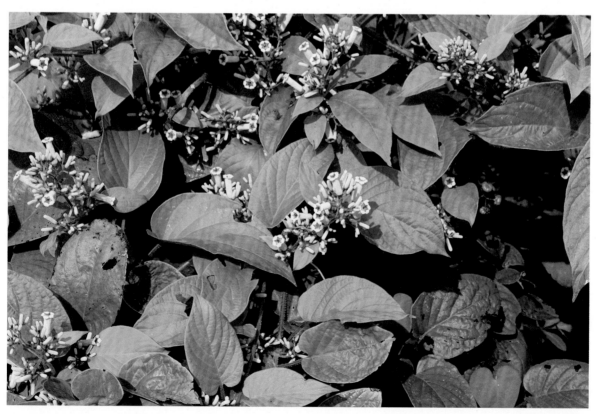

色至灰白色。叶对生，多皱缩或破碎，完整者展平后呈卵形、卵状长圆形至披针形，长 5 ~ 7 cm，宽 3 ~ 4.5 cm，先端渐尖，基部心形，两面均被柔毛，尤以下面为密。蝎尾状聚伞花序排成圆锥花序，腋生或顶生，花白色。果球形，黄色。气特异，味微苦、涩。

| 功能主治 | 酸、甘，平。归脾、胃、肝经。祛风除湿，清热解毒，理气化积，活血消肿。用于偏正头风，湿热黄疸，肝炎，痢疾，食积饱胀，跌打肿痛。

| 用法用量 | 内服煎汤，10 ~ 15 g。外用适量，煎汤洗；或鲜品捣敷。

| 附　　注 | 药材毛鸡矢藤，为本种的干燥地上部分，《江西省中药材标准》（1996 年版、2014 年版）中有收载；《四川省中药材标准》（1987 年版增补本、2010 年版）以"鸡矢藤"之名收载之。
本种的茎藤可煲汤，叶干燥磨粉后可与糯米粉混合做饼。

| 茜草科 | Rubiaceae | 茜草属 | *Rubia*

金剑草
Rubia alata Roxb.

| **药 材 名** | 长叶茜草（药用部位：根及根茎）。

| **形态特征** | 草质攀缘藤本。茎、枝有 4 棱或 4 翅，棱有倒生皮刺，无毛或节被白色硬毛。叶 4 轮生，薄草质，线形、披针状线形、窄披针形或披针形，长 3.5 ~ 9 cm，宽 0.4 ~ 2 cm，基部圆或浅心形，边缘反卷，基出脉 3 或 5；叶柄 2 长 2 短，长的长 3 ~ 10 cm，叶缘、下面脉上和叶柄常有倒生小皮刺。花序腋生或顶生，多回分枝圆锥花序式，花序轴和分枝有小皮刺；花梗长 0.2 ~ 0.3 cm，有 4 棱；小苞片卵形；萼筒近球形；花冠白或淡黄色，裂片卵状三角形或近披针形，长 0.12 ~ 0.15 cm，先端尾尖，内面和边缘均密被小乳凸状毛；雄蕊 5。浆果成熟时黑色，球形或双球形，长 0.05 ~ 0.07 cm。

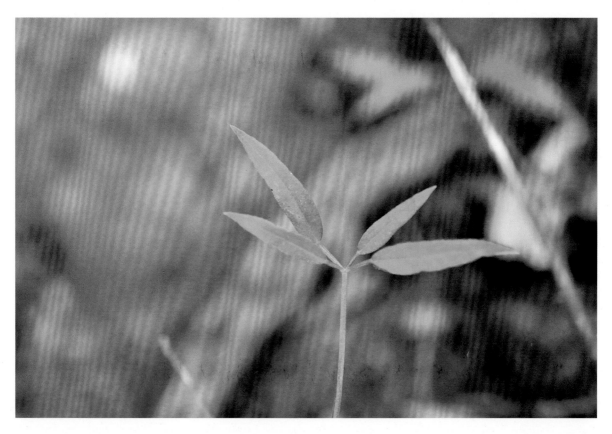

| 生境分布 | 生于海拔 1 500 m 以下的山坡林缘或灌丛中及村边和路边。德兴各地均有分布。

| 资源情况 | 野生资源一般。药材来源于野生。

| 采收加工 | 春、秋季采挖，除去泥沙，干燥。

| 药材性状 | 本品根茎呈结节状，丛生多条细根。根呈长圆柱形，略弯曲，长 10 ~ 30 cm，直径 0.2 ~ 1 cm；表面红棕色或暗棕色，具细纵皱纹及少数细根痕；皮部脱落处呈黄红色。质脆，易折断，断面平坦，皮部狭窄，紫红色，木部宽广，浅黄红色，可见多数小孔。气微，味微苦，久嚼刺舌。

| 功能主治 | 苦，寒。归心、肝、肺经。行血活血，通经活络，止痛。用于吐血，衄血，崩漏，闭经，月经不调，风湿骨痛，跌打损伤，牙痛。

| 用法用量 | 内服煎汤，10 ~ 15 g；或入丸、散剂；或浸酒。

| 附　注 | 本种异名：*Rubia lanceolata* Hayata、*Rubia cordifolia* Linn. var. *longifolia* Hand.-Mazz.。药材长叶茜草，为本种的干燥根及根茎，《中国中药资源志要》中有收载；《贵州省中药材、民族药材质量标准》（2003 年版）以"小血藤"之名收载之，《甘肃省中药材标准》（2008 年版、2009 年版）以"小茜草"之名收载之。

茜草科 Rubiaceae 茜草属 Rubia

东南茜草 *Rubia argyi* (Lévl. et Vaniot) Hara ex L. A. Lauener et D. K.

| 药 材 名 | 东南茜草（药用部位：根及根茎）。

| 形态特征 | 多年生草质藤本，全株各处常有倒生钩刺。茎、枝均有 4 棱或 4 窄翅。叶 4（~6）轮生，1 对较大，1 对较小，叶纸质，心形、宽卵状心形或近圆心形，长 1 ~ 5 cm，宽 1 ~ 4.5 cm，基部心形或近圆，两面粗糙或兼有柔毛；叶柄长 0.5 ~ 9 cm，有纵棱。聚伞花序分枝成圆锥花序式，顶生和小枝上部腋生，花序梗和总轴均有 4 棱，小苞片卵形或椭圆状卵形，花梗长 0.1 ~ 0.25 cm，近无毛或稍被硬毛；萼筒近球形；花冠白色，花冠筒长 0.5 ~ 0.7 cm，裂片 4 ~ 5，卵形或披针形，内面有小乳突。浆果近球形，直径 0.5 ~ 0.7 cm，成熟时黑色。

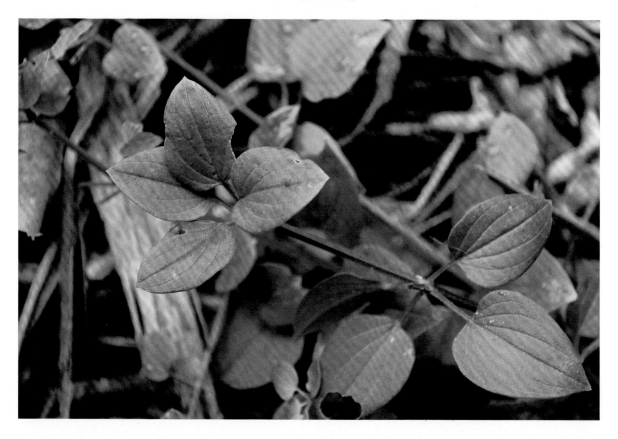

| 生境分布 | 生于林缘、灌丛或村边园篱等处。分布于德兴三清山北麓等。

| 资源情况 | 野生资源一般。药材来源于野生。

| 采收加工 | 春、秋季采挖，除去泥沙，干燥。

| 功能主治 | 活血化瘀，消肿止痛。用于吐血，衄血，崩漏下血，外伤出血，闭经瘀阻，关节痹痛，跌打肿痛。

| 用法用量 | 内服煎汤，6 ~ 9 g；或入丸、散剂；或浸酒。

| 附　注 | 本种异名：*Rubia chekiangensis* Deb、*Rubia akane* Nakai、*Rubia akane* Nakai var. *erecta* Masamune、*Galium argyi* H. Lévl. et Vaniot。

茜草 *Rubia cordifolia* L.

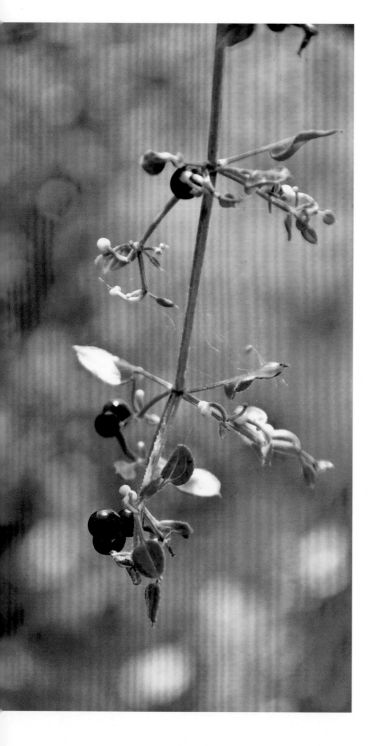

药材名

茜草（药用部位：根及根茎。别名：血见愁、小活血、红米消）、茜草藤（药用部位：地上部分）。

形态特征

草质攀缘藤本。茎数至多条，有4棱，棱有倒生皮刺，多分枝。叶4轮生，纸质，披针形或长圆状披针形，长 0.7 ~ 3.5 cm，基部心形，边缘有皮刺，两面粗糙，脉有小皮刺，基出脉3；叶柄长 1 ~ 2.5 cm，有倒生皮刺。聚伞花序腋生和顶生，多4分枝，有花10以上，花序梗和分枝有小皮刺；花冠淡黄色，干后淡褐色，裂片近卵形，微伸展，长 0.13 ~ 0.15 cm，无毛。果实球形，直径 0.4 ~ 0.5 cm，成熟时橘黄色。

生境分布

生于疏林、林缘、灌丛或草地上。德兴各地均有分布。

资源情况

野生资源丰富。药材来源于野生。

| 采收加工 | 茜草：春、秋季采挖，除去泥沙，干燥。
茜草藤：夏、秋季采集，切段，鲜用或晒干。

| 药材性状 | 茜草：本品根茎呈结节状，丛生粗细不等的根。根呈圆柱形，略弯曲，长
10 ～ 25 cm，直径 0.2 ～ 1 cm；表面红棕色或暗棕色，具细纵皱纹和少数细根
痕；皮部脱落处呈黄红色。质脆，易折断，断面平坦，皮部狭，紫红色，木部
宽广，浅黄红色，导管孔多数。气微，味微苦，久嚼刺舌。
茜草藤：本品干燥茎下端直径 0.3 ～ 0.4 cm，呈圆形，外表面淡紫红色或棕
红色；上端茎呈四方形，枯绿色，茎的棱上有粗糙细毛刺。体轻，质脆，易断，
断面平整，内心色白而松。茎节上轮生叶片，叶柄及叶背中肋上均有倒刺毛。
叶多脱落。气微，味微苦。

| 功能主治 | 茜草：苦，寒。归肝经。凉血，祛瘀，止血，通经。用于吐血，衄血，崩漏，
外伤出血，瘀阻闭经，关节痹痛，跌扑肿痛。
茜草藤：苦，凉。归心、肝、肾、大肠、小肠、心包经。活血消肿，止血，祛瘀。
用于吐血，血崩，跌打损伤，风湿痹痛，腰痛，痈疮疔毒。

| 用法用量 | 茜草：内服煎汤，6 ～ 10 g；或入丸、散剂；或浸酒；脾胃虚寒及无瘀滞者慎服。
茜草藤：内服煎汤，9 ～ 15 g，鲜品 30 ～ 60 g；或浸酒。外用适量，煎汤洗；
或捣敷。血虚发热、泄泻、无瘀滞者均忌用。

| 附　注 | 本种异名：*Rubia pratensis* (Maxim.) Nakai、*Rubia cordifolia* L. var. *rotundifolia*
Franch.、*Rubia cordifolia* L. var. *pratensis* Maxim.、*Rubia cordifolia* L. subsp.
pratensis (Maxim.) Kitamura、*Rubia cordifolia* L. var. *coriacea* Z. Ying Zhang。
药材茜草，为本种的干燥根及根茎，《中华人民共和国药典》（1963 年版至
2020 年版）、《内蒙古蒙药材标准》（1986 年版）、《维吾尔药材标准·上册》
（1993 年版）、《新疆维吾尔自治区药品标准·第二册》（1980 年版）、《藏
药标准》（1979 年版）、《四川省中草药标准（试行版）·第一批》（1977 年版）
等中有收载。
药材过山龙（茜草藤），为本种的干燥地上部分，《上海市中药材标准》（1994
年版）中有收载。
《中华人民共和国药典》规定，按干燥品计算，茜草含大叶茜草素（$C_{17}H_{16}O_4$）
不得少于 0.40%，羟基茜草素（$C_{14}H_8O_5$）不得少于 0.10%。

茜草科 Rubiaceae 白马骨属 Serissa

六月雪 *Serissa japonica* (Thunb.) Thunb.

| **药 材 名** | 白马骨（药用部位：全株。别名：白麻骨、路边荆）。

| **形态特征** | 小灌木，高达 90 cm。叶革质，卵形或倒披针形，长 0.6 ~ 2.2 cm，宽 0.3 ~ 0.6 cm，先端短尖或长尖，全缘，无毛；叶柄短。花单生或数朵簇生小枝顶部或腋生；苞片被毛，边缘浅波状；花萼裂片锥形，被毛；花冠淡红色或白色，长 0.6 ~ 1.2 cm，花冠筒比萼裂片长，花冠裂片扩展，先端 3 裂；雄蕊伸出花冠筒喉部；花柱长，伸出，柱头 2，直，略分开。核果近球形。

| **生境分布** | 生于山坡、路边、溪旁及灌丛中。德兴各地均有分布。

| **资源情况** | 野生资源丰富。药材来源于野生。

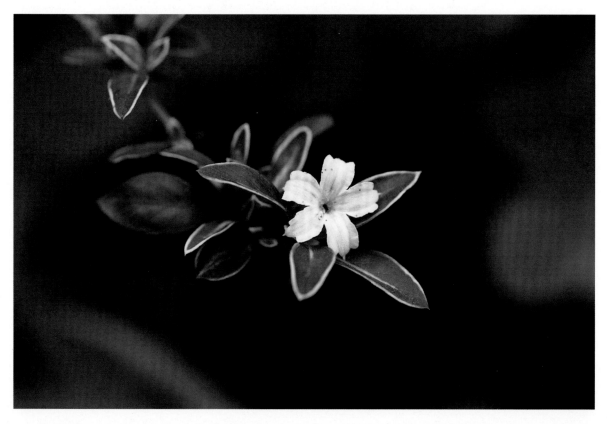

| 采收加工 | 4 ~ 6 月采收茎叶，秋季挖根，洗净，切段，鲜用或晒干。

| 药材性状 | 本品根呈细长圆柱形，有分枝，长短不一，直径 0.3 ~ 0.8 cm，表面深灰色、灰白色或黄褐色，有纵裂隙，栓皮易剥落。粗枝深灰色，表面有纵裂纹，栓皮易剥落；嫩枝浅灰色，微被毛；断面纤维性，木质，坚硬。叶对生或簇生，薄革质，黄绿色，卷缩或脱落，完整者展平后呈狭长椭圆形，长 0.6 ~ 2.2 cm，宽 0.3 ~ 0.6 cm，先端短尖或钝，基部渐狭成短柄，全缘，两面羽状网脉凸出。枝端叶间有时可见黄白色花，花萼裂片仅为花冠筒之半；偶见近球形的核果。气微，味淡。

| 功能主治 | 淡、苦、微辛，凉。归肝、脾经。祛风利湿，清热解毒。用于感冒，黄疸性肝炎，肾炎水肿，咳嗽，喉痛，角膜炎，肠炎，痢疾，腰腿疼痛，咯血，尿血，闭经，带下，疳积，惊风，风火牙痛，痈疽肿毒，跌打损伤。

| 用法用量 | 内服煎汤，10 ~ 15 g，鲜品 30 ~ 60 g。外用适量，烧灰，淋汁涂；或煎汤洗；或捣敷；阴疽忌用。

| 附　　注 | 本种异名：*Lyxium japonicum* Thunb.、*Lycium foetidum* Linn. f.、*Serissa foetida* (Linn. f.) Lam.。

药材白马骨，为本种的干燥全草，《贵州省中药材、民族药材质量标准》（2003年版）中有收载；《湖南省中药材标准》（2009 年版）、《山东省中药材标准》（2002 年版）以"六月雪"之名收载之。

德兴草医常将本种与白马骨混称"白麻骨"。

茜草科 Rubiaceae 白马骨属 Serissa

白马骨
Serissa serissoides (DC.) Druce

| **药 材 名** | 白马骨（药用部位：全株。别名：白麻骨）。

| **形态特征** | 小灌木，高达1 m。叶通常丛生，薄纸质，倒卵形或倒披针形，长1.5～4 cm，宽0.7～1.3 cm，除下面被疏毛外，其余无毛；托叶具锥形裂片，长0.2 cm，膜质，被疏毛。花无梗，生于小枝顶部；苞片膜质，斜方状椭圆形，长约0.6 cm，具疏散小缘毛；花托无毛；萼檐裂片5，坚挺延伸呈披针状锥形，长0.4 cm，具缘毛；花冠管长0.4 cm，喉部被毛，裂片5，长圆状披针形，长0.25 cm；花药内藏；花柱柔弱，长约0.7 cm，2裂。核果近球形。

| **生境分布** | 生于海拔800～1 900 m的山坡、路边、溪旁及灌丛中。德兴各地均有分布。

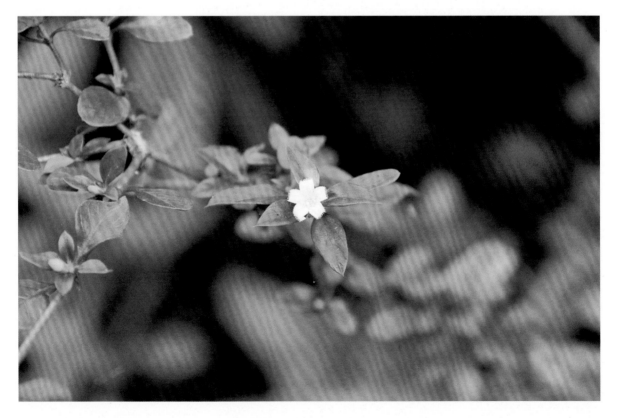

| 资源情况 | 野生资源丰富。药材来源于野生。

| 采收加工 | 4 ~ 6 月采收茎叶，秋季挖根，洗净，切段，鲜用或晒干。

| 药材性状 | 本品根呈细长圆柱形，有分枝，长短不一，直径 0.3 ~ 0.8 cm，表面深灰色、灰白色或黄褐色，有纵裂隙，栓皮易剥落。粗枝深灰色，表面有纵裂纹，栓皮易剥落；嫩枝浅灰色，微被毛；断面纤维性，木质，坚硬。叶对生或簇生，薄革质，黄绿色，卷缩或脱落，完整者展平后呈卵形或长圆状卵形，长 1.5 ~ 4 cm，宽 0.7 ~ 1.3 cm，先端短尖或钝，基部渐狭成短柄，全缘，两面羽状网脉凸出。枝端叶间有时可见黄白色花，花萼裂片几与花冠筒等长；偶见近球形的核果。气微，味淡。

| 功能主治 | 淡、苦、微辛，凉。归肝、脾经。祛风利湿，清热解毒。用于感冒，黄疸性肝炎，肾炎水肿，咳嗽，喉痛，角膜炎，肠炎，痢疾，腰腿疼痛，咯血，尿血，闭经，带下，疳积，惊风，风火牙痛，痈疽肿毒，跌打损伤。

| 用法用量 | 内服煎汤，10 ~ 15 g，鲜品 30 ~ 60 g。外用适量，烧灰，淋汁涂；或煎汤洗；或捣敷；阴疽忌用。

| 附　　注 | 本种异名：*Serissa democritea* Baill. ex Franch.、*Leptodermis nervosa* Hutch.、*Democritea serissoides* DC.。

药材白马骨，为本种的干燥全草，《贵州省中药材、民族药材质量标准》（2003 年版）中有收载；《中华人民共和国药典》（1977 年版）、《山东省中药材标准》（2002 年版）、《湖北省中药材质量标准》（2009 年版、2018 年版）、《上海市中药材标准》（1994 年版）以"六月雪（白马骨）"之名收载之。

德兴草医常将本种与六月雪混称"白麻骨"。

茜草科 Rubiaceae 乌口树属 Tarenna

白花苦灯笼
Tarenna mollissima (Hook. et Arn.) Rob.

| **药 材 名** | 乌口树（药用部位：根、叶）。

| **形态特征** | 灌木或小乔木。小枝密被柔毛，干后褐黄色。叶对生，长椭圆形，矩圆状披针形至卵形，长 8 ~ 16 cm 或稍长，上面有短而硬的糙毛，下面密被稍带绢质的柔毛；叶柄长 1 ~ 2 cm；托叶卵状三角形，长 0.5 ~ 0.8 cm，仅基部合生。聚伞花序顶生，伞房状，稠密而多花，密被短柔毛；花白色，有短梗；花萼和花冠均密被绢质柔毛；花冠长约 1 cm，裂片 4 或 5，与筒近等长或稍长，反折。浆果近球状，直径 0.5 ~ 0.6 cm，黑色，被短柔毛，有种子多数。

| **生境分布** | 生于海拔 200 ~ 1 100 m 的山地、丘陵、沟边的林中或灌丛中。分布于德兴大茅山、三清山北麓及新岗山等。

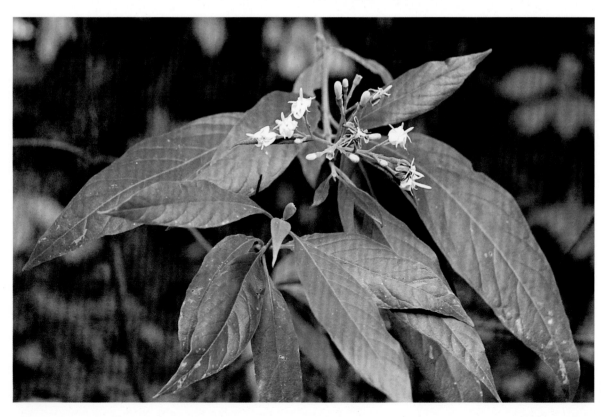

| **资源情况** | 野生资源一般。药材来源于野生。 |

| **采收加工** | 夏、秋季采收。根，洗净，切碎，鲜用或晒干；叶，鲜用。 |

| **功能主治** | 微苦，凉。归肝、肾经。清热解毒，祛风利湿。用于感冒发热，咳嗽，急性扁桃体炎，头痛，风湿性关节炎，坐骨神经痛，肾炎水肿，创伤，疮疖脓肿。 |

| **用法用量** | 内服煎汤，根 30 ～ 60 g。外用适量，鲜叶捣敷。 |

| **附　注** | 本种异名：*Stylocoryna mollissima* Walp.、*Webera mollissima* Benth. ex Hance、*Tarenna incana* Diels、*Mussaenda kuliangensis* Metcalf。 |

| 茜草科 | Rubiaceae | 狗骨柴属 | Diplospora

狗骨柴 *Diplospora dubia* (Lindl.) Masam.

| 药 材 名 | 狗骨柴（药用部位：根）。

| 形态特征 | 灌木或小乔木。小枝灰黄，除花序外几全株无毛。叶对生，革质，矩圆形或卵状矩圆形，长 6 ~ 15 cm；叶柄长不及 1 cm；托叶基部合生，上部三角形，渐尖。聚伞花序排成伞房状，腋生，稠密多花，总花梗很短；花黄绿色，4 基数；花萼长约 0.1 cm，裂片小；花冠长约 0.6 cm，花冠筒短，裂片矩圆形或稍呈披针形，反折；雄蕊生喉部，伸出。核果近球状，直径 0.5 ~ 0.9 cm，橙红色，顶有萼檐残迹，2 室；种子约 4。

| 生境分布 | 生于海拔 40 ~ 1 500 m 的山坡、山谷沟边、丘陵、旷野的林中或灌丛中。德兴各地均有分布。

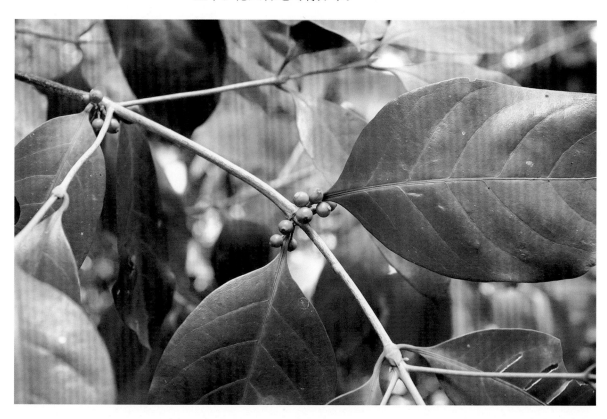

| 资源情况 | 野生资源丰富。药材来源于野生。

| 采收加工 | 夏、秋季采挖，洗净，切片，鲜用或晒干。

| 功能主治 | 苦，凉。归肝经。清热解毒，消肿散结。用于瘰疬，背痈，头疥，跌打肿痛。

| 用法用量 | 内服煎汤，30 ~ 60 g。外用适量，鲜品捣敷。

| 附　　注 | 本种异名：*Tricalysia viridiflora* (DC.) Matsum.、*Tricalysia dubia* (Lindl.) Ohwi、*Tricalysia lutea* Hand.-Mazz.、*Tricalysia viridiflora* (DC.) Matsum. var. *tanakai* (Hayata) Yamam.、*Tricalysia viridiflora* (DC.) Matsum. var. *buisanensis* (Hayata) Yamam.。

茜草科 Rubiaceae 钩藤属 Uncaria

钩藤

Uncaria rhynchophylla (Miq.) Miq. ex Havil.

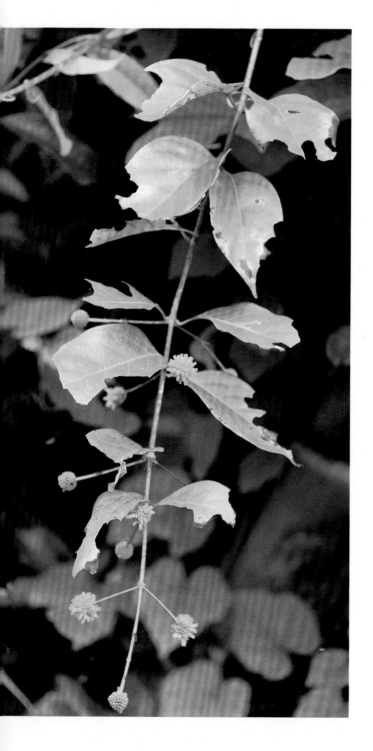

| 药 材 名 |

钩藤（药用部位：带钩茎枝。别名：金钩藤、金钩吊）、钩藤根（药用部位：根）。

| 形态特征 |

光滑藤本。小枝四棱柱形。叶对生，纸质，椭圆形，罕有卵形，长 6 ~ 10 cm，宽 3 ~ 6 cm，上面光亮，下面在脉腋内常有束毛，略呈粉白色；叶柄长 0.8 ~ 1.2 cm；托叶 2 深裂，裂片条状钻形，长 0.6 ~ 1.2 cm。头状花序单个腋生或为顶生的总状花序，直径 2 ~ 2.5 cm；总花梗纤细，长 2 ~ 5 cm，中部着生几枚苞片；花 5 数；花萼长约 0.2 cm，被小粗毛，萼檐裂片长不及 0.1 cm；花冠黄色，长 0.6 ~ 0.7 cm，仅裂片外面被粉末状柔毛。蒴果倒圆锥形，长 0.7 ~ 1 cm，直径 0.15 ~ 0.2 cm，被疏柔毛。

| 生境分布 |

生于山谷溪边的疏林或灌丛中。德兴各地均有分布。

| 资源情况 |

野生资源丰富。药材来源于野生。

| 采收加工 | 钩藤：秋、冬季采收，去叶，切段，晒干。
钩藤根：全年均可采收，除去杂质，切段，干燥。

| 药材性状 | 钩藤：本品茎枝呈圆柱形或类方柱形，长 2 ~ 3 cm，直径 0.2 ~ 0.5 cm。表面红棕色至紫红色者具细纵纹，光滑无毛；黄绿色至灰褐色者有的可见白色点状皮孔，被黄褐色柔毛。多数枝节上对生 2 向下弯曲的钩（不育花序梗），或仅一侧有钩，另一侧为凸起的疤痕；钩略扁或稍圆，先端细尖，基部较阔；钩基部的枝上可见叶柄脱落后的窝点状痕迹和环状的托叶痕。质坚韧，断面黄棕色，皮部纤维性，髓部黄白色或中空。气微，味淡。

钩藤根：本品呈圆柱形，稍弯曲，偶见须根，直径 0.3 ~ 2.5 cm。表面灰红棕色至灰褐色，粗糙，具纵皱纹，可见横向皮孔，表皮脱落处呈深褐色。质硬，不易折断。断面皮部厚，棕黄色至红棕色；木部浅棕黄色，具密集小孔。气微，味苦。

| 功能主治 | 钩藤：甘，凉。归肝、心包经。息风定惊，清热平肝。用于肝风内动，惊痫抽搐，高热惊厥，感冒夹惊，小儿惊啼，妊娠子痫，头痛眩晕。

钩藤根：甘，微寒。归肝经。清热镇痉，平肝熄火。用于感冒发热，高烧抽搐，高血压，头晕，疼痛，目眩。

| 用法用量 | 钩藤：内服煎汤，3 ~ 12 g，不宜久煎（后下）；或入散剂；脾胃虚寒者慎服。
钩藤根：内服煎汤，15 ~ 30 g。

| 附　　注 | 本种异名：*Ourouparia rhynchophylla* (Miq.) Matsum.、*Nauclea rhynchophylla* Miq.、*Uncaria rhynchophylla* (Miq.) Miq. ex Havil. var. *kouteng* T. Yamaz.、*Uncaria rhynchophylla* (Miq.) Miq. ex Havil. var. *koutong* Yamazaki。

药材钩藤，为本种的干燥带钩茎枝，《中华人民共和国药典》（1963 年版至 2020 年版）、《广西壮族自治区壮药质量标准·第一卷》（2008 年版）、《贵州省中药材、民族药材质量标准·副篇》（2003 年版）、《新疆维吾尔自治区药品标准·第二册》（1980 年版）、《贵州省中药材标准规格·上集》（1965 年版）等中有收载。

药材钩藤根，为本种的干燥根，《广西壮族自治区瑶药材质量标准·第一卷》（2014 年版）中有收载。

旋花科 Convolvulaceae 菟丝子属 Cuscuta

南方菟丝子 *Cuscuta australis* R. Br.

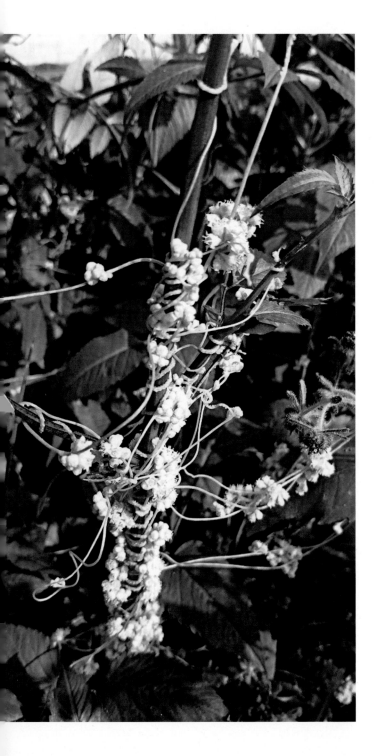

药材名

菟丝子（药用部位：成熟种子）、菟丝（药用部位：地上部分。别名：金丝草）。

形态特征

一年生寄生草本。茎缠绕，金黄色，纤细，直径约 0.1 cm，无叶。花序侧生，少花或多花簇生成小伞形或小团伞花序，总花序梗近无；苞片及小苞片均小，鳞片状；花梗稍粗壮，长 0.1 ~ 0.25 cm；花萼杯状，基部联合，裂片 3 ~ 5，长圆形或近圆形，通常不等大，长 0.08 ~ 0.18 cm；花冠乳白色或淡黄色，杯状，长约 0.2 cm，裂片卵形或长圆形，宿存；雄蕊着生于花冠裂片弯缺处，比花冠裂片稍短；鳞片小，边缘短流苏状；子房扁球形，花柱 2。蒴果扁球形，直径 0.3 ~ 0.4 cm，下半部为宿存花冠所包，成熟时不规则开裂；通常种子 4，淡褐色，卵形，长约 0.15 cm，表面粗糙。

生境分布

寄生于海拔 50 m 以上的田边、路旁的豆科、菊科蒿属、马鞭草科牡荆属等草本或小灌木上。德兴各地均有分布。

| 资源情况 | 野生资源一般。药材来源于野生。

| 采收加工 | **菟丝子**：秋季果实成熟时采收植株，晒干，打下种子，除去杂质。
菟丝：秋季采收，鲜用或晒干。

| 药材性状 | **菟丝子**：本品呈类球形，直径 0.1 ~ 0.2 cm。表面灰棕色至棕褐色，粗糙，种脐线形或扁圆形。质坚实，不易以指甲压碎。气微，味淡。
菟丝：本品茎纤细，棕黄色，直径小于 0.1 cm，多缠结成团。表面具纵皱纹，节处多分枝，有结节状的吸盘。花序呈团伞状，侧生于节间；花有小花梗；雄蕊着生于花冠裂片弯缺处。蒴果近球形，先端凹陷，宿存膜质花萼，种子 4。气微甘，味淡。

| 功能主治 | **菟丝子**：辛、甘、平。归肝、胃、脾经。补益肝肾，固精缩尿，安胎，明目，止泻，消风祛斑。用于肝肾不足，腰膝酸软，阳痿遗精，遗尿尿频，肾虚胎漏，胎动不安，目昏耳鸣，脾肾虚泻；外用于白癜风。
菟丝：苦、甘、平。归肝、肾、膀胱经。清热解毒，凉血止血，健脾利湿。用于痢疾，黄疸，吐血，衄血，便血，血崩，淋浊，带下，便溏，目赤肿痛，咽喉肿痛，痈疽肿毒，痱子。

| 用法用量 | **菟丝子**：内服煎汤，6 ~ 12 g；或入丸、散剂；阴虚火旺、阳强不痿及大便燥结之证者禁服。外用适量，炒研调敷。
菟丝：内服煎汤，9 ~ 15 g；或研末。外用适量，煎汤洗；或捣敷；或捣汁涂、滴。

| 附　注 | 本种异名：*Cuscuta kawakamii* Hayata、*Cuscuta hygrophilae* H. Pearson、*Cuscuta obtusiflora* Kunth var. *australis* (R. Br.) Engelm.、*Cuscuta millettii* Hooker & Arnott。
药材菟丝子，为本种的干燥成熟种子，《中华人民共和国药典》（2010 年版至 2020 年版）、《广西壮族自治区壮药质量标准·第二卷》（2011 年版）等中有收载。
药材菟丝，为本种的干燥地上部分，《中华本草》《中药大辞典》中有收载；《上海市中药材标准》（1994 年版）以"金丝草"之名收载之。
《中华人民共和国药典》规定，按干燥品计算，菟丝子含金丝桃苷（$C_{21}H_{20}O_{12}$）不得少于 0.10%。

| 旋花科 | Convolvulaceae | 菟丝子属 | *Cuscuta*

菟丝子 *Cuscuta chinensis* Lam.

| **药 材 名** | 菟丝子（药用部位：成熟种子）、菟丝（药用部位：全草。别名：黄丝草）。

| **形态特征** | 一年生寄生草本。茎细，缠绕，黄色，无叶。花多数，簇生，花梗粗壮；苞片2，有小苞片；花萼杯状，长约0.2 cm，5裂，裂片卵圆形或矩圆形；花冠白色，壶状或钟状，长为花萼的2倍，先端5裂，裂片向外反曲；雄蕊5，花丝短，与花冠裂片互生；鳞片5，近矩圆形，边缘流苏状；子房2室，花柱2，直立，柱头头状，宿存。蒴果近球形，稍扁，成熟时被花冠全部包住，长约0.3 cm，盖裂；种子2～4，淡褐色，表面粗糙，长约0.1 cm。

| **生境分布** | 生于海拔200 m以上的田边、山坡阳处、路边灌丛或海边沙丘，通常寄生于豆科、菊科、蒺藜科等多种植物上。德兴各地均有分布。

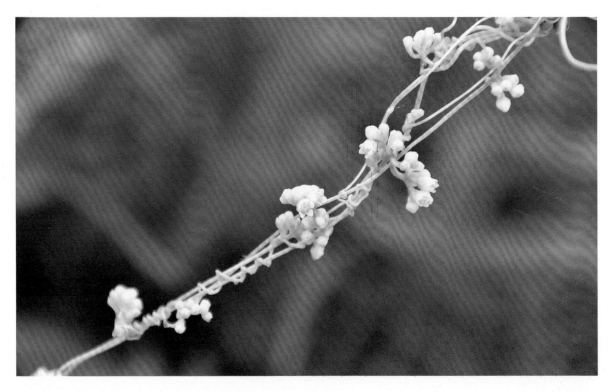

| **资源情况** | 野生资源一般。药材来源于野生。

| **采收加工** | 菟丝子：秋季果实成熟时采收，晒干，打下种子，除去杂质。
菟丝：秋季采收，鲜用或晒干。

| **药材性状** | 菟丝子：本品呈类球形，直径 0.1 ～ 0.2 cm。表面灰棕色至棕褐色，粗糙，种脐线形或扁圆形。质坚实，不易以指甲压碎。气微，味淡。
菟丝：本品干燥茎多缠绕成团，呈棕黄色，柔细，直径约 1 mm。叶退化成鳞片状，多脱落。花簇生于茎节，呈球形。果实圆形或扁球形，大小不一，棕黄色。气微，味苦。

| **功能主治** | 菟丝子：辛、甘，平。归肝、胃、脾经。补益肝肾，固精缩尿，安胎，明目，止泻，消风祛斑。用于肝肾不足，腰膝酸软，阳痿遗精，遗尿尿频，肾虚胎漏，胎动不安，目昏耳鸣，脾肾虚泻；外用于白癜风。
菟丝：苦、甘，平。归肝、肾、膀胱经。清热解毒，凉血止血，健脾利湿。用于痢疾，黄疸，吐血，衄血，便血，血崩，淋浊，带下，便溏，目赤肿痛，咽喉肿痛，痈疽肿毒，痱子。

| **用法用量** | 菟丝子：内服煎汤，6 ～ 12 g；或入丸、散剂；阴虚火旺、阳强不痿及大便燥结之证者禁服。外用适量，炒研调敷。
菟丝：内服煎汤，9 ～ 15 g；或研末。外用适量，煎汤洗；或捣敷；或捣汁涂、滴。

| **附　注** | 药材菟丝子，为本种的干燥成熟种子，《中华人民共和国药典》（1963 年版至 2020 年版）、《新疆维吾尔自治区药品标准·第二册》（1980 年版）、《维吾尔药材标准·上册》（1993 年版）等中有收载。
药材菟丝，为本种的干燥地上部分，《中华本草》《中药大辞典》中有收载；《中华人民共和国卫生部药品标准·中药成方制剂·第九册·附录》（1994 年版）以 "菟丝子藤" 之名收载之，《中华人民共和国卫生部药品标准·维吾尔药分册》（1999 年版）以 "菟丝草" 之名收载之，《上海市中药材标准》（1994 年版）以 "金丝草" 之名收载之。
《中华人民共和国药典》规定，按干燥品计算，菟丝子含金丝桃苷（$C_{21}H_{20}O_{12}$）不得少于 0.10%。

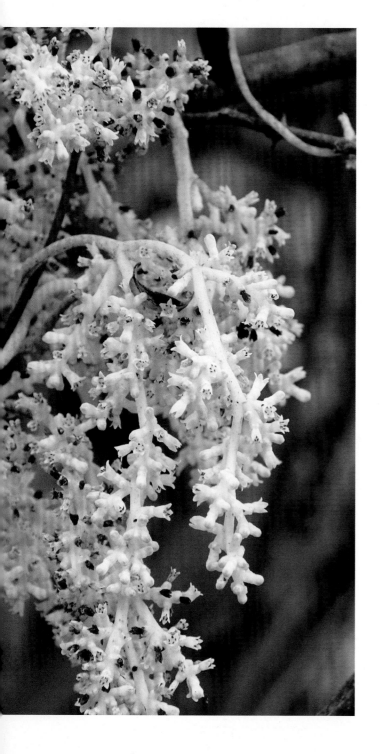

旋花科 Convolvulaceae 菟丝子属 Cuscuta

金灯藤

Cuscuta japonica Choisy

| 药 材 名 |

大菟丝子（药用部位：成熟种子）。

| 形态特征 |

一年生寄生草本。茎较粗壮，黄色，常带紫红色瘤状斑点，多分枝，无叶。花序穗状，基部常多分枝；苞片及小苞片鳞片状，卵圆形，先端尖；花萼碗状，长约 0.2 cm，5裂，裂片卵圆形，相等或不等，先端尖，常有紫红色瘤状突起；花冠钟状，绿白色，长0.3 ~ 0.5 cm，先端 5 浅裂，裂片卵状三角形；雄蕊 5，花药卵圆形，花丝无或几无；鳞片 5，矩圆形，边缘流苏状；子房 2 室，花柱长，合生为一，柱头 2 裂。蒴果卵圆形，近基部盖裂，长约 0.5 cm；种子 1 ~2，光滑，褐色，长 0.3 ~ 0.5 cm。

| 生境分布 |

寄生于草本或灌木上。德兴各地均有分布。

| 资源情况 |

野生资源丰富。药材来源于野生。

| 采收加工 |

秋季果实成熟时采收，晒干，打下种子，除

去杂质。

| **药材性状** | 本品呈类圆形或卵圆形，两侧常凹陷，直径 0.2 ~ 0.3 cm。表面黄棕色至棕红色，微粗糙，在放大镜下观察，表面有排列不整齐的短线斑纹，一端有 1 淡色圆点，中央有线形种脐。质坚硬，不易破碎。纵剖面外面为种皮，中央为卷旋状的胚，胚乳膜质套状，位于胚之周围。种子用沸水浸泡，表面有黏性，加热煮至种皮破裂，则露出黄白色、细长、卷旋状的胚，称"吐丝"。气微，味淡、微涩，嚼之有黏性。

| **功能主治** | 辛、甘，平。归肝、肾、脾经。滋补肝肾，固精缩尿，安胎，明目，止泻。用于肾虚腰痛，阳痿遗精，腰膝酸软，目昏耳鸣，胎动不安，尿频或余沥不尽。

| **用法用量** | 内服煎汤，5 ~ 15 g；或入丸、散剂。外用适量，炒后研末调敷。

| **附　　注** | 本种异名：*Cuscuta colorans* Maxim.、*Cuscuta reflexa* Roxb. var. *densiflora* Benth.、*Cuscuta japonica* Choisy var. *thyrsoidea* Engelm.、*Cuscuta japonica* Choisy var. *paniculata* Engelm.。
药材大菟丝子，为本种的干燥成熟种子，《四川省中草药标准（试行稿）·第二批》（1979 年版）、《四川省中药材标准》（1987 年版、2010 年版）、《内蒙古中药材标准》（1988 年版）中有收载；《贵州省中药材、民族药材质量标准》（2003 年版）以"大菟子（菟丝子）"之名收载之，《湖南省中药材标准》（2009 年版）、《贵州省中药材质量标准》（1988 年版）以"菟丝子（大菟丝子）"之名收载之，《湖南省中药材标准》（1993 年版）、《贵州省中药材标准规格·上集》（1965 年版）以"菟丝子"之名收载之。

旋花科 Convolvulaceae 马蹄金属 Dichondra

马蹄金 *Dichondra repens* Forst.

| **药 材 名** | 马蹄金（药用部位：全草。别名：小金钱草、小叶积雪草）。

| **形态特征** | 多年生草本。茎细长，匍匐地面，被灰色短柔毛，节上生根。叶互生，圆形或肾形，长 0.5 ～ 1 cm，宽 0.4 ～ 2.5 cm，先端钝圆或微凹，全缘，基部心形；叶柄长 1 ～ 2 cm。花单生叶腋，黄色，形小，花梗短于叶柄；萼片 5，倒卵形，长约 0.2 cm；花冠钟状，5 深裂，裂片矩圆状披针形；雄蕊 5，着生于二裂片间弯缺处，花丝短；子房 2 室，胚珠 2，花柱 2，柱头头状。蒴果近球形，膜质，短于花萼；种子 1 ～ 2，外被毛茸。

| **生境分布** | 生于海拔 1 300 ～ 1 980 m 的山坡草地、路旁或沟边。分布于德兴三清山北麓等。

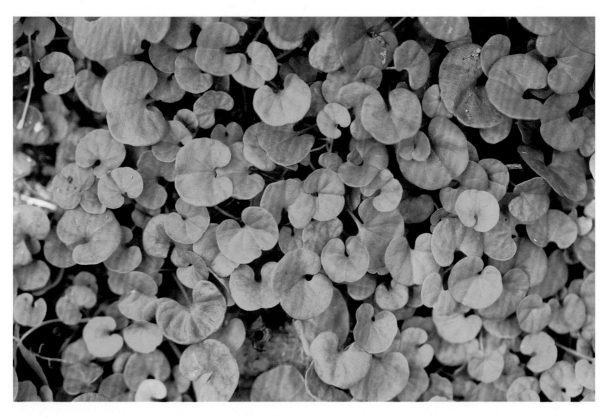

| **资源情况** | 野生资源一般。药材来源于野生。

| **采收加工** | 春、夏季采收，洗净，鲜用或干燥。

| **药材性状** | 本品多缠绕成团。茎细长，被灰色短柔毛，节上生根；质脆，易折断，断面有小孔。叶互生，多皱缩，青绿色、灰绿色或棕色，完整者展平后呈圆形或肾形，宽 0.4 ~ 2.5 cm，基部心形，上面微被毛，下面具短柔毛，全缘；叶柄长约 2 cm；质脆，易碎。偶见灰棕色近圆球形果实，直径约 0.2 cm；种子 1 ~ 2，黄色或褐色。气微，味辛。

| **功能主治** | 苦、辛，凉。归肺、肝、大肠经。清热解毒，利水活血。用于黄疸，淋证，白浊，水肿，痈疮肿毒，跌打损伤。

| **用法用量** | 内服煎汤，6 ~ 15 g，鲜品 30 ~ 60 g；忌盐及辛辣食物。外用适量，研末调敷；或鲜品捣敷。

| **附　注** | 本种异名：*Dichondra micrantha* Urb.、*Sipthorpia evolvulacea* Linn.、*Steripha reniformia* Gaertn.。

药材马蹄金，为本种的干燥全草，《广西壮族自治区壮药质量标准·第一卷》（2008 年版）、《广西壮族自治区瑶药材质量标准·第二卷》（2021 年版）、《贵州省中药材、民族药材质量标准》（2003 年版）、《广西中药材标准》（1990 年版）、《上海市中药材标准》（1994 年版）中有收载；《中华人民共和国卫生部药品标准·中药成方制剂·第四册·附录》（1991 年版）以"荷包草"之名收载之。

旋花科 Convolvulaceae 番薯属 Ipomoea

蕹菜
Ipomoea aquatica Forsk.

| 药 材 名 | 蕹菜（药用部位：茎叶。别名：空心菜）、蕹菜根（药用部位：根）。

| 形态特征 | 一年生蔓草本，全株光滑。茎中空，匍匐地上或浮水上。叶互生，椭圆状卵形或长三角形，长 6 ~ 15 cm，先端短尖或钝，全缘或波状，基部心形或戟形，具长叶柄。聚伞花序腋生，有 1 至多花，总花梗长 3 ~ 6 cm；苞片 2；萼片 5，卵圆形，长 0.5 ~ 0.8 cm，先端钝；花冠漏斗状，白色或紫色，长约 5 cm，先端 5 浅裂；雄蕊 5；子房 2 室，柱头头状，有 2 裂片。蒴果卵球形；种子卵圆形，有细毛。

| 生境分布 | 德兴各地均有栽培。

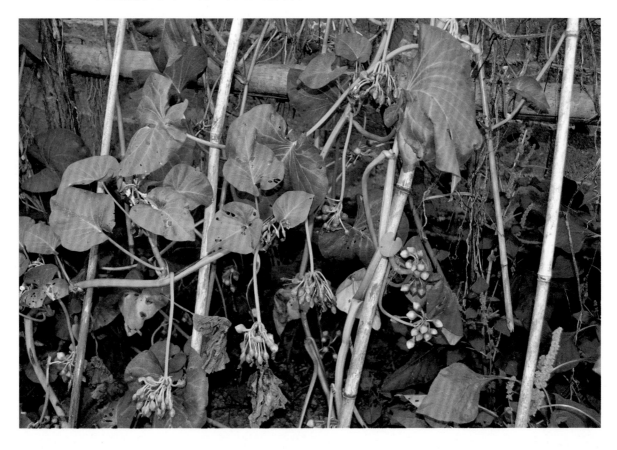

| 资源情况 | 栽培资源丰富。药材来源于栽培。

| 采收加工 | **蕹菜**：夏、秋季采收，多鲜用。
蕹菜根：秋季采收，洗净，鲜用或晒干。

| 药材性状 | **蕹菜**：本品常缠绕成把。茎扁柱形，皱缩，有纵沟，具节，表面浅青黄色至淡棕色，节上或有分枝，节处色较深，近下端节处多带有少许淡棕色小须根；质韧，不易折断，断面中空。叶片皱缩，灰青色，展平后呈卵形、三角形或披针形；具长柄。气微，味淡。

| 功能主治 | **蕹菜**：甘，寒。归大肠、胃经。凉血清热，利湿解毒。用于鼻衄，便血，尿血，便秘，淋浊，痔疮，痈肿，蛇虫咬伤。
蕹菜根：淡，平。健脾利湿。用于带下，虚淋。

| 用法用量 | **蕹菜**：内服煎汤，60～120 g；或捣汁。外用适量，煎汤洗；或捣敷。
蕹菜根：内服煎汤，120～250 g。

| 附　注 | 本种异名：*Ipomoea subdentata* Miq.、*Ipomoea reptans* Poir.、*Ipomoea repens* Roth、*Convolvulus repens* Vahl。
本种为常见蔬菜，其嫩茎叶可炒食、炖汤等。

番薯 *Ipomoea batatas* (L.) Lam.

| 药 材 名 | 番薯（药用部位：块根、茎。别名：红薯）、番薯藤（药用部位：地上部分）。

| 形态特征 | 多年生草质藤本，光滑或稍被毛，有乳汁。块根白色、红色或黄色。茎粗壮，匍匐地面而生不定根。叶互生，宽卵形或心状卵形，长 5 ~ 12 cm，全缘或分裂，先端渐尖，基部截形至心形；叶柄有毛，与叶片近等长。花红紫色或白色，成腋生聚伞花序，有时单生，总花梗长；花萼 5 深裂，裂片不等长，长 0.8 ~ 1 cm，卵圆形，有小锐尖；花冠钟状漏斗形，长 3 ~ 5 cm，先端具不开展的 5 裂片；雄蕊 5，不等长，基部膨大，被小鳞毛；子房 2 室，花柱长，柱头头状，2 裂。蒴果；种子 4，卵圆形，无毛。

| 生境分布 | 德兴各地均有栽培。

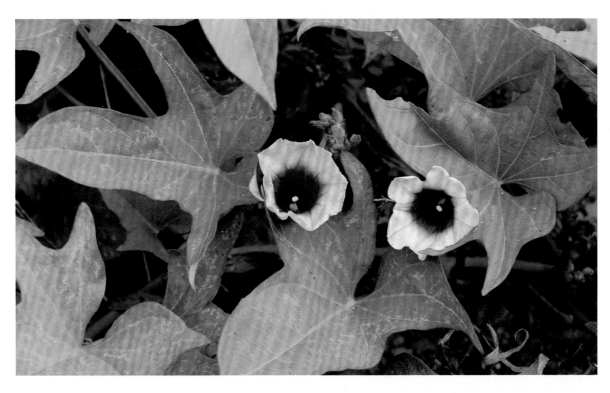

| 资源情况 | 栽培资源丰富。药材来源于栽培。

| 采收加工 | **番薯**：秋、冬季采挖，洗净，切片，晒干，亦可窖藏。
番薯藤：秋、冬季茎叶茂盛时采割，除去泥沙，干燥。

| 药材性状 | **番薯**：本品常为类圆形斜切片，宽 2 ~ 4 cm，厚约 0.2 cm，偶见未去净的淡红色或灰褐色外皮。切面白色或淡黄白色，粉性，可见淡黄棕色的筋脉点线纹，近皮部可见一圈淡黄棕色的环纹，质柔软，具弹性，可弯成弧状而不折断。气清香，味甘甜。
番薯藤：本品茎呈扁圆柱形或圆柱形，略扭曲，有的分枝，长 20 ~ 150 cm，直径 0.3 ~ 0.5 cm。表面淡棕色至棕褐色，有纵纹。质硬，易折断，断面髓部中空。叶互生，多皱缩，完整者展平后呈宽卵形或心状卵形，长 5 ~ 12 cm，宽 5 ~ 10 cm；全缘或分裂，先端渐尖，基部截形至心形；上表面灰绿色或棕褐色，下表面色较浅，主脉明显；叶柄长 5 ~ 15 cm。有的带花，花紫红色或白色；蒴果少见。气微，味甘、微涩。

| 功能主治 | **番薯**：甘，平。归脾、肾经。补中和血，益气生津，宽肠胃，通便秘。用于脾虚水肿，便泄，疮疡肿毒，大便秘结。
番薯藤：甘、涩，微凉。清热解毒，消肿止痛，止血。用于各种毒蛇咬伤，痈疮，吐泻，便血，崩漏，乳汁不通。

| 用法用量 | **番薯**：内服适量，生食或煮食；湿阻中焦、气滞食积者慎服。外用适量，捣敷。
番薯藤：内服煎汤，15 ~ 24 g。外用适量，捣敷。

| 附　　注 | 本种异名：*Ipomoea fastigiata* Sweet、*Ipomoea edulis* (Thunb. ex Murray) Makino、*Ipomoea batatas* (L.) Lamarck var. *lobata* Gagnep. et Courch.、*Ipomoea batatas* (L.) Lamarck var. *edulis* (Thunb. ex Murray) Makino、*Convolvulus edulis* Thunb. ex Murray。
药材番薯，为本种的新鲜块根，《山东省中药材标准》（2002 年版、2012 年版）中有收载。
药材番薯藤，为本种的干燥地上部分，《湖南省中药材标准》（1993 年版、2009 年版）中有收载。
本种为常见蔬菜及粮食作物，其嫩茎叶可炒食；块根可煮食、烧烤等，也可制作各种小吃。

旋花科 Convolvulaceae 牵牛属 Pharbitis

牵牛 *Pharbitis nil* (L.) Choisy

| 药 材 名 | 牵牛子（药用部位：成熟种子。别名：喇叭花子）。

| 形态特征 | 一年生缠绕草本，全株被粗硬毛。叶互生，近卵状心形，长 8 ～ 15 cm，常 3 裂，裂口宽而圆，先端尖，基部心形；叶柄长 5 ～ 7 cm。花序有花 1 ～ 3，总花梗稍短于叶柄；萼片 5，基部密被开展的粗硬毛，裂片条状披针形，长 2 ～ 2.5 cm，先端尾尖；花冠漏斗状，白色、蓝紫色或紫红色，长 5 ～ 8 cm，先端 5 浅裂；雄蕊 5；子房 3 室，柱头头状。蒴果球形；种子 5 ～ 6，卵圆形，无毛。

| 生境分布 | 生于海拔 100 ～ 200 m 的山坡灌丛、干燥河谷、路边、园边宅旁、山地路边，或为栽培。德兴各地均有分布。

| 资源情况 | 野生资源较丰富，栽培资源一般。药材主要来源于栽培。

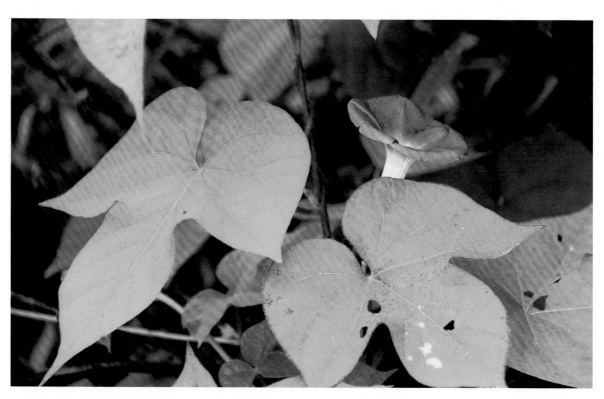

| 采收加工 | 秋末果实成熟、果壳未开裂时采割植株，晒干，打下种子，除去杂质。

| 药材性状 | 本品似橘瓣状，长 0.4 ～ 0.8 cm，宽 0.3 ～ 0.5 cm。表面灰黑色或淡黄白色，背面有 1 浅纵沟，腹面棱线的下端有 1 点状种脐，微凹。质硬，横切面可见淡黄色或黄绿色、皱缩折叠的子叶，微显油性。气微，味辛、苦，有麻感。

| 功能主治 | 苦，寒；有毒。归肺、胃、大肠经。泻水通便，消痰涤饮，杀虫攻积。用于水肿胀满，二便不通，痰饮积聚，气逆喘咳，虫积腹痛。

| 用法用量 | 内服煎汤，3 ～ 6 g；或入丸、散剂，每次 1.5 ～ 3 g。炒用药性较缓；孕妇禁用，体质虚弱者慎服；不宜与巴豆、巴豆霜同用。

| 附　　注 | 本种异名：*Ipomoea nil* (Linnaeus) Roth、*Ipomoea hederacea* (L.) Jacq.、*Ipomoea scabra* Forssk.、*Ipomoea trichocalyx* Steud.、*Ipomoea vaniotiana* H. Lévl.、*Ipomoea setosa* Blume、*Ipomoea nil* (Linnaeus) Roth var. *setosa* (Blume) Boerl.、*Convolvulus hederaceus* L.。

药材牵牛子，为本种的干燥成熟种子，《中华人民共和国药典》（1953 年版至 2020 年版）、《新疆维吾尔自治区药品标准·第二册》（1980 年版）、《贵州省中药材标准规格·上集》（1965 年版）等中有收载。

本种不宜多服、久服，以免引起头晕头痛，呕吐，剧烈腹痛腹泻，心率加快，心音低钝，语言障碍，突然发热，血尿，腰部不适，甚至高热昏迷，四肢冰冷，口唇发绀，全身皮肤青紫，呼吸急促短浅等中毒反应。

旋花科 Convolvulaceae 牵牛属 Pharbitis

圆叶牵牛

Pharbitis purpurea (L.) Voigt

| 药 材 名 | 牵牛子（药用部位：成熟种子）。

| 形态特征 | 一年生草本，全株被粗硬毛。茎缠绕，多分枝。叶互生，心形，长 5 ~ 12 cm，具掌状脉，先端尖，基部心形；叶柄长 4 ~ 9 cm。花序有花 1 ~ 5，总花梗与叶柄近等长，小花梗伞形，结果时上部膨大；苞片 2，条形；萼片 5，卵状披针形，长 1.2 ~ 1.5 cm，先端钝尖，基部有粗硬毛；花冠漏斗状，紫色、淡红色或白色，长 4 ~ 5 cm，先端 5 浅裂；雄蕊 5，不等长，花丝基部有毛；子房 3 室，柱头头状，3 裂。蒴果球形；种子卵圆形，无毛。

| 生境分布 | 生于田边、路边、宅旁或山谷林内，栽培或逸为野生。德兴各地均有分布。

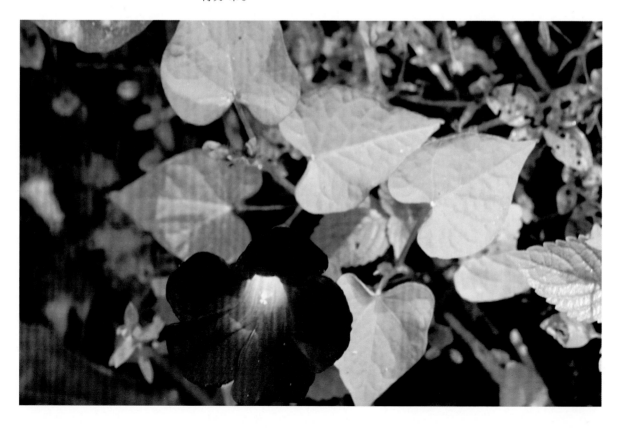

| 资源情况 | 野生资源一般，栽培资源一般。药材主要来源于栽培。

| 采收加工 | 秋末果实成熟、果壳未开裂时采割植株，晒干，打下种子，除去杂质。

| 药材性状 | 本品似橘瓣状，长 0.4 ~ 0.8 mm，宽 0.3 ~ 0.5 cm。表面灰黑色或淡黄白色，背面有 1 浅纵沟，腹面棱线的下端有 1 点状种脐，微凹。质硬，横切面可见淡黄色或黄绿色、皱缩折叠的子叶，微显油性。气微，味辛、苦，有麻感。

| 功能主治 | 苦，寒；有毒。归肺、胃、大肠经。泻水通便，消痰涤饮，杀虫攻积。用于水肿胀满，二便不通，痰饮积聚，气逆喘咳，虫积腹痛。

| 用法用量 | 内服煎汤，3 ~ 6 g；或入丸、散剂，每次 1.5 ~ 3 g。炒用药性较缓；孕妇禁用，体质虚弱者慎服；不宜与巴豆、巴豆霜同用。

| 附　　注 | 本种异名：*Ipomoea purpurea* (Linn.) Roth、*Ipomoea chanetii* H. Lévl.、*Pharbitis hispida* Choisy、*Convolvulus purpureus* L.。
药材牵牛子，为本种的干燥成熟种子，《中华人民共和国药典》（1963 年版至 2020 年版）、《新疆维吾尔自治区药品标准·第二册》（1980 年版）、《贵州省中药材标准规格·上集》（1965 年版）中有收载。
本种不宜多服、久服，以免引起头晕头痛，呕吐，剧烈腹痛腹泻，心率加快，心音低钝，语言障碍，突然发热，血尿，腰部不适，甚至高热昏迷，四肢冰冷，口唇发绀，全身皮肤青紫，呼吸急促短浅等中毒反应。

██ 旋花科 ██ Convolvulaceae ██ 茑萝属 ██ *Quamoclit*

茑萝松 *Quamoclit pennata* (Desr.) Boj.

| 药 材 名 | 茑萝松（药用部位：全草或根）。

| 形态特征 | 一年生草本。茎柔弱缠绕，光滑无毛，长可达 4 m。叶互生，羽状细裂，长 4 ～ 7 cm，裂片条形，基部 2 裂片再 2 裂；叶柄短，扁平状，短于叶片；托叶与叶同形。聚伞花序腋生，有花数朵，通常长于叶；萼片 5，长约 0.5 cm，椭圆形，先端钝或有小凸尖；花冠深红色，长约 2.5 cm，筒上部稍膨大，檐部 5 浅裂；雄蕊 5，不等长，外伸，花丝基部被小鳞毛；子房 4 室，柱头头状，2 裂。蒴果卵圆形；种子 4，卵圆形，无毛。

| 生境分布 | 德兴银城、花桥有栽培。

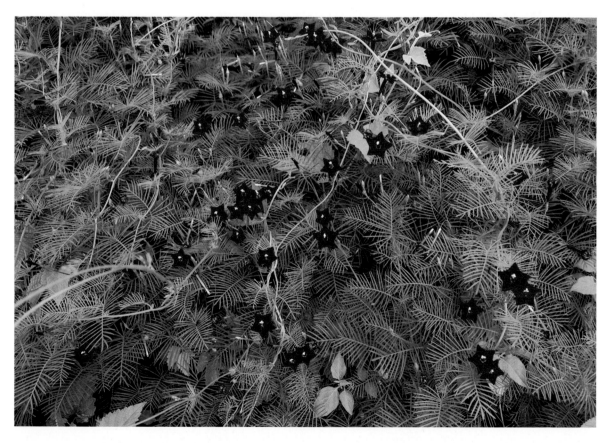

| 资源情况 | 栽培资源一般。药材来源于栽培。

| 采收加工 | 夏、秋季采收，晒干；鲜用多随采随用。

| 药材性状 | 本品多缠绕成团。茎纤细，黄绿色，光滑无毛。叶枯绿色，互生，多皱缩，完整者展平后，长 4 ~ 7 cm，羽状细裂，裂片条状，有的基部再 2 裂，枯绿色，质脆，易碎。有的可见聚伞花序，花条形，湿润后花冠筒较长，外表面淡红色，先端膨大，5 浅裂，呈五角星状，深红色。气微，味淡。

| 功能主治 | 甘，寒。清热解毒，凉血止血。用于耳疗，痔漏，蛇咬伤。

| 用法用量 | 内服煎汤，6 ~ 9 g。外用适量，鲜品捣敷；或煎汤洗。

| 附　　注 | 本种异名：*Convolvulus pennatus* Desr.、*Convolvulus quamoclit* Spreng.、*Ipomoea quamoclit* Linn.、*Quamoclit vulgaris* Choisy。

紫草科 Boraginaceae 斑种草属 Bothriospermum

柔弱斑种草

Bothriospermum tenellum (Hornem.) Fisch. et Mey.

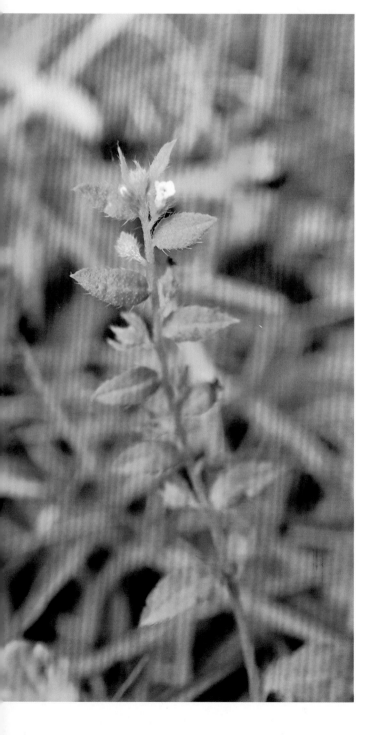

| 药 材 名 |

鬼点灯（药用部位：全草）。

| 形态特征 |

一年生草本。茎高 10 ~ 30 cm，直立或渐升，通常多分枝，有贴伏的短糙毛。叶狭椭圆形或矩圆状椭圆形，长 1.2 ~ 4.8 cm，宽 0.5 ~ 1.5 cm，疏生紧贴的短糙毛。花序狭长，长达 12 cm；苞片椭圆形或狭卵形；花萼长约 0.15 cm，有糙伏毛，5 裂近基部；花冠淡蓝色，直径约 0.2 cm，喉部有 5 附属物；雄蕊 5；子房 4 裂，花柱内藏。小坚果 4，肾形，长约 0.12 cm，密生小疣状突起，内面有纵椭圆状凹陷。

| 生境分布 |

生于海拔 300 m 以上的山坡路边、田间草丛、山坡草地及溪边阴湿处。德兴各地均有分布。

| 资源情况 |

野生资源较少。药材来源于野生。

| 采收加工 |

夏、秋季采收，拣净，晒干。

| 功能主治 | 微苦、涩，平；有小毒。归肺经。止咳，止血。用于咳嗽，吐血。

| 用法用量 | 内服煎汤，9 ~ 12 g。止血，炒焦用。

| 附　　注 | 本种异名：*Bothriospermum zeylanicum* (J. Jacquin) Druce、*Bothriospermum asperugoides* Siebold et Zucc.、*Bothriospermum tenellum* (Hornem.) Fisch. et Mey. var. *asperugoides* (Siebold et Zucc.) Maxim.、*Anchusa zeylanica* Vahl ex Hornem.、*Anchusa tenellum* Hornem.。

紫草科 Boraginaceae 琉璃草属 Cynoglossum

琉璃草

Cynoglossum zeylanicum (Vahl) Thunb. ex Lehm.

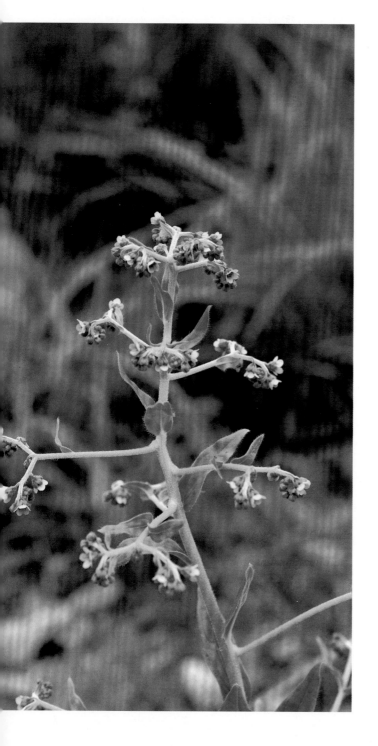

| 药 材 名 |

琉璃草（药用部位：全草。别名：铁箍散）、土玄参（药用部位：根）。

| 形态特征 |

多年生草本。茎高 50 ～ 100 cm，有短毛，分枝。基生叶和下部叶有柄，矩圆形，长达 25 cm，宽达 5 cm，两面密生短柔毛或短糙毛；茎中部以上叶无柄，矩圆状披针形或披针形，长 3 ～ 9 cm，宽 0.8 ～ 3 cm。花序分枝成钝角叉状分开，无苞片；花梗长 0.1 ～ 0.15 cm，结果时几不增长；花萼长 0.15 ～ 0.22 cm，外面密生短毛，裂片卵形；花冠淡蓝色，檐部直径 0.4 ～ 0.6 cm，5 裂，喉部有 5 梯形附属物；雄蕊 5，内藏；子房 4 裂。小坚果 4，卵形，长 0.2 ～ 0.28 cm，密生锚状刺。

| 生境分布 |

生于海拔 300 m 以上的林间草地、向阳山坡及路边。德兴各地均有分布。

| 资源情况 |

野生资源丰富。药材来源于野生。

| 采收加工 | 琉璃草：春、夏季采集，洗净，切段，鲜用或晒干。
土玄参：冬季采挖，洗净，干燥。

| 药材性状 | 琉璃草：本品根的特征同"土玄参"。茎中空，外表面暗褐色，密被向下舒展的粗毛。基生叶及茎下部叶具柄，展平后呈长圆形或长圆状披针形，长达25 cm，宽达 5 cm，叶面密被贴伏硬毛，毛基部略增粗，无钟乳体，下表面被向叶柄方向舒展的柔毛；茎上部叶无柄，狭小，被密伏的硬毛。气微，味微苦。

土玄参：本品根呈类圆锥形，扭曲，长 6 ～ 10 cm，直径 0.5 ～ 3 cm。根头部膨大，有残留茎基和被白色绵毛的叶柄残基；表面灰褐色或暗棕褐色，有不规则的纵沟及横裂纹，可见横长皮孔及点状的须根痕。质坚实，不易折断，断面不平坦，角质样，木部黄白色。气微，味甘。

| 功能主治 | 琉璃草：苦，寒。归肝经。清热解毒，活血散瘀，利湿。用于急性肾炎，牙龈脓肿，急性淋巴结炎，疮疖痛肿，水肿，月经不调。

土玄参：甘、淡，微寒。归肾、膀胱、脾经。利水通淋，清热利湿。用于肾病水肿，小便不利，妇女赤白带下，小儿阴虚发热。

| 用法用量 | 琉璃草：内服煎汤，9 ～ 12 g。外用适量，捣敷；或研末敷。

土玄参：内服煎汤，15 ～ 30 g。

| 附　注 | 本种异名：*Cynoglossum furcatum* Wall.、*Cynoglossum villosulum* Nakai、*Cynoglossum formosanum* Nakai、*Anchusa zeylanica* Vahl ex Hornem.、*Echinospermum zeylanicum* Lehm.。

药材琉璃草，为本种的干燥全草，《中华人民共和国卫生部药品标准·中药成方制剂·第十一册·附录》（1996 年版）、《福建省中药材标准》（2006 年版）中有收载；《四川省中草药标准（试行稿）·第三批》（1980 年版）以"蓝布裙"之名收载之。

药材土玄参，为本种的干燥根，《云南省中药材标准·第四册·彝族药（Ⅱ）》（2005 年版）中有收载。

厚壳树

Ehretia thyrsiflora (Sieb. et Zucc.) Nakai

| 药 材 名 | 大岗茶（药用部位：心材）、大岗茶树皮（药用部位：树皮）、大岗茶叶（药用部位：叶）。

| 形态特征 | 乔木。小枝无毛。叶纸质，椭圆形、狭倒卵形或狭椭圆形，长7 ~ 16 cm，宽 3.5 ~ 8 cm，边缘有细锯齿，上面疏生短伏毛，下面近无毛；叶柄长 0.8 ~ 2.2 cm。花序圆锥状，顶生或腋生，长达20 cm，疏生短毛；花在花序分枝上密集，有香气；花萼钟状，长约 0.15 cm，5 浅裂；花冠白色，裂片 5，长 0.2 ~ 0.3 cm，筒长约0.1 cm；雄蕊 5，着生在花冠筒上，长约 0.3 cm；花柱 2 裂。核果橘红色，近球形，直径约 0.4 cm。

| 生境分布 | 生于海拔 100 ~ 1 700 m 的丘陵、平原疏林、山坡灌丛及山谷密林。

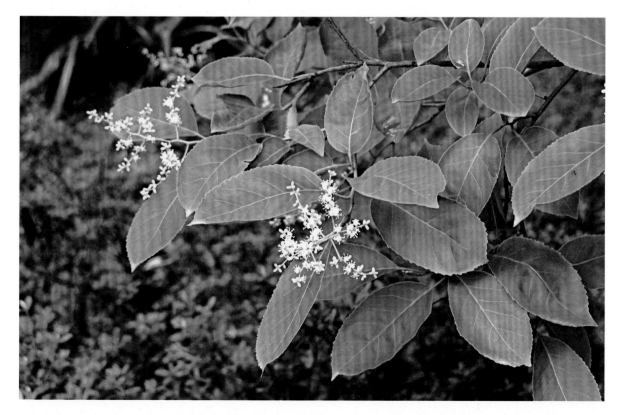

德兴各地均有分布。

| 资源情况 | 野生资源一般。药材来源于野生。

| 采收加工 | **大岗茶**：全年均可采收，除去皮部，锯成小段，劈成小块，晒干。

大岗茶树皮：全年均可采剥树皮，切片，晒干。

大岗茶叶：夏、秋季采摘，晒干。

| 功能主治 | **大岗茶**：甘、咸，平。散瘀，消肿，止痛。用于跌打肿痛，骨折，痈疮红肿。

大岗茶树皮：苦、涩，平。敛止泻。用于慢性肠炎。

大岗茶叶：甘、微苦，平。清热解暑，祛腐生肌。用于感冒，偏头痛。

| 用法用量 | **大岗茶**：外用适量，捣敷；或研末调酒敷。

大岗茶树皮：内服煎汤，9 ~ 15 g。

大岗茶叶：内服煎汤，10 ~ 15 g。

| 附　注 | 本种异名：*Ehretia acuminata* R. Brown、*Ehretia kantonensis* Masam.、*Ehretia argyi* H. Lévl.、*Ehretia taiwaniana* Nakai、*Ehretia acuminata* R. Brown var. *obovata* (Lindl.) I. M. Johnst.、*Ehretia acuminata* R. Brown var. *grandifolia* Pamp.。

本种为陕西省濒危级保护植物。

本种的嫩芽焯水后可炒食。

紫草
Lithospermum erythrorhizon Sieb. et Zucc.

| 药 材 名 | 紫草（药用部位：根）、紫草子（药用部位：成熟果实）。

| 形态特征 | 多年生草本。根含紫色物质。茎高 45 ~ 95 cm，有糙伏毛，同时还有开展的糙毛。叶无柄，披针形或狭卵形，长 3.5 ~ 6.5 cm，宽 1 ~ 1.5 cm，两面均有短糙伏毛。花序长达 15 cm，有糙伏毛；苞片狭卵形或披针形，长达 2.8 cm；花萼长约 0.35 cm，5 裂近基部；花冠白色，筒长约 0.4 cm，檐部直径约 0.45 cm；雄蕊 5；子房 4 裂，柱头 2 裂。小坚果卵形，长 0.3 ~ 0.4 cm，平滑，有光泽，白色带褐色。

| 生境分布 | 生于山坡草地。分布于德兴三清山北麓等。

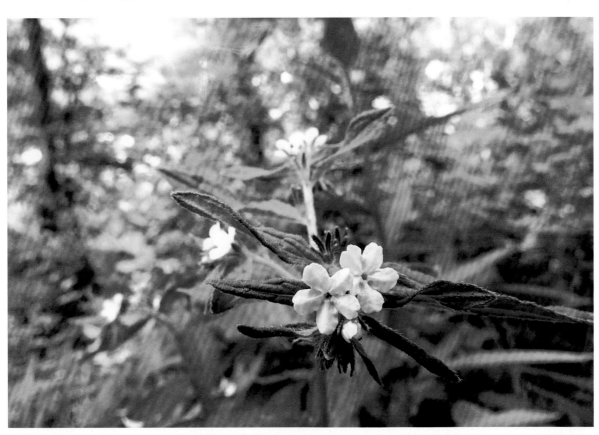

| 资源情况 | 野生资源稀少。药材来源于野生。

| 采收加工 | **紫草**：春、秋季采挖，除去泥沙，晒干。

紫草子：秋季采摘，清水漂净杂物和瘪粒，晾干。

| 药材性状 | **紫草**：本品呈圆锥形，扭曲，有分枝，长 7 ~ 14 cm，直径 1 ~ 2 cm。表面紫红色或紫黑色，粗糙，有纵纹，皮部薄，易剥落。质硬而脆，易折断，断面皮部深紫色，木部较大，灰黄色。气特异，味酸、甜。

紫草子：本品呈卵圆形，长约 2.5 cm，直径约 0.2 cm。表面灰白色或淡褐色，平滑，有光泽。上端尖而偏斜，基部钝，稍平截，具褐色圆形果柄痕。一侧有钝棱，可见与果实等长的纵直缝线。切面果皮白色，质硬脆。种皮黑褐色，较薄；胚乳淡黄白色，富油质。气弱，味淡。

| 功能主治 | **紫草**：苦，寒。归心、肝经。凉血活血，解毒透疹。用于斑疹，麻疹，吐血，衄血，尿血，紫癜，黄疸，痈疽，烫伤。

紫草子：甘，平。归心、肝、大肠经。活血化瘀，润肠。用于高脂血症。

| 用法用量 | **紫草**：内服煎汤，3 ~ 9 g；或入散剂。外用适量，熬膏；或制油涂。

| 附　注 | 本种异名：*Lithospermum officinale* L. subsp. *erythrorhizon* (Sieb. et Zucc.) Hand.-Mazz.。药材紫草子，为本种的干燥成熟果实，《黑龙江省中药材标准》（2001 年版）中有收载。

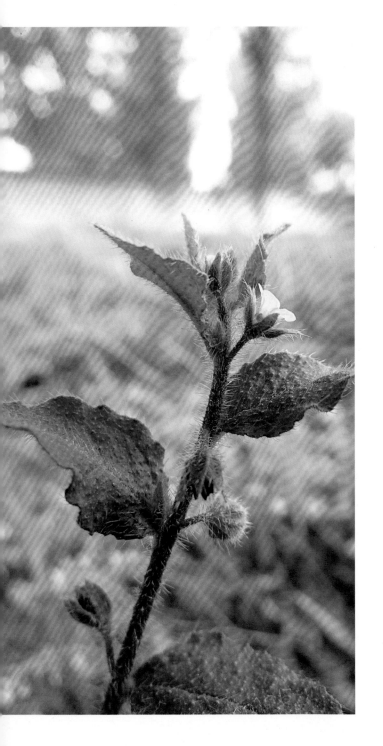

紫草科 Boraginaceae 盾果草属 Thyrocarpus

弯齿盾果草

Thyrocarpus glochidiatus Maxim.

| 药 材 名 |

弯齿盾果草（药用部位：全草）。

| 形态特征 |

一年生草本。茎 1 至数条，直立或斜升，高 10 ~ 30 cm，常自下部分枝，有开展的糙毛。基生叶在果期枯萎，匙形，或狭倒披针形，两面有短糙毛，茎下部叶似基生叶，长 1.5 ~ 6.5 cm，宽 0.3 ~ 1.4 cm。花序狭长，长达 15 cm；苞片狭椭圆形至披针形，长 0.5 ~ 3 cm；花萼长 0.3 cm，5 裂近基部，裂片狭披针形；花冠淡蓝色，檐部直径约 0.45 cm，5 裂，筒比花萼短，在喉部有 5 附属物；雄蕊 5，内藏；子房 4 裂。小坚果长约 0.15 cm，密生瘤状突起，外面有 2 层向内弯曲的突起，外层突起有齿，齿狭三角形，先端膨大，内层突起全缘。

| 生境分布 |

生于山坡草地、田埂、路旁。分布于德兴三清山北麓等。

| 资源情况 |

野生资源较少。药材来源于野生。

| **采收加工** | 4～6月采收，鲜用或晒干。

| **功能主治** | 苦，凉。清热解毒，消肿。用于痈疖肿痛。

| **用法用量** | 外用适量，捣敷。

| **附　　注** | 本种为我国特有植物。

紫草科 Boraginaceae 盾果草属 *Thyrocarpus*

盾果草
Thyrocarpus sampsonii Hance

| 药 材 名 | 盾果草（药用部位：全草）。

| 形态特征 | 一年生草本。茎1至数条，直立或斜升，高 20 ~ 45 cm，常自下部分枝，有开展的糙毛。基生叶丛生，具柄，匙形，长 3.5 ~ 19 cm，宽 1 ~ 5 cm，两面有细糙毛；茎中部叶较小，无柄，狭矩圆形或倒披针形。花序狭长，长 7 ~ 20 cm；苞片狭卵形至披针形；花萼长 0.15 ~ 0.25 cm，5 深裂；花冠紫色、蓝色或白色，檐部直径 0.3 ~ 0.6 cm，裂片 5，长 0.1 ~ 0.25 cm，筒较裂片稍长，在喉部有 5 附属物；雄蕊 5，内藏。小坚果 4，长约 0.2 cm，密生瘤状突起，外面有 2 层碗状突起，突起直立，外层有齿，齿狭三角形，先端不膨大，内层全缘。

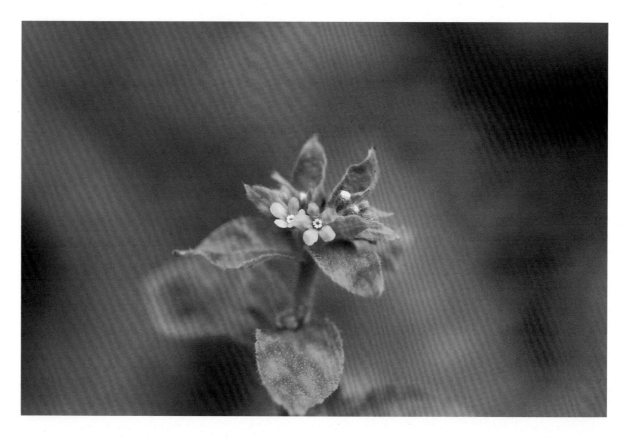

| **生境分布** | 生于山坡草丛或灌丛下。德兴各地均有分布。

| **资源情况** | 野生资源较丰富。药材来源于野生。

| **采收加工** | 4 ~ 6 月采收，鲜用或晒干。

| **药材性状** | 本品茎较细，1 至数条，圆柱形，长 10 ~ 30 cm，表面枯绿色，具灰白色糙毛，质脆，易折断，断面白色。基生叶丛生，皱缩卷曲，湿润展平后呈匙形，具柄，长 3.5 ~ 19 cm，宽 1 ~ 5 cm，枯绿色或深绿色，两面均具灰白色粗毛；茎生叶较小，无柄，叶片稍厚。有时可见蓝色或紫色小花，或有 2 层碗状突起的小坚果，基顶部外层有直立的齿轮，内层紧贴边缘。气微，味微苦。

| **功能主治** | 苦，凉。归心、大肠经。清热解毒，消肿。用于痈疖疔疮，痢疾，泄泻，咽喉痛；外用于乳疮，疔疮。

| **用法用量** | 内服煎汤，9 ~ 15 g，鲜品 30 g。外用适量，鲜品捣敷。

| **附　注** | 本种异名：*Bothriospermum majusculum* (Hayata) Suzuki、*Bothriospermum tenellum* (Hornem.) Fisch. et Mey. var. *majusculum* Hayata。

| 紫草科 | Boraginaceae | 附地菜属 | *Trigonotis*

附地菜
Trigonotis peduncularis (Trev.) Benth. ex Baker et Moore

| **药 材 名** | 附地菜（药用部位：全草）。

| **形态特征** | 一年生草本。茎1至数条，直立或渐升，高8～38 cm，常分枝，有短糙伏毛。基生叶有长柄；叶片椭圆状卵形、椭圆形或匙形，长达2 cm，宽达1.5 cm，两面有短糙伏毛。茎下部叶似基生叶，中部以上的叶有短柄或无柄。花序长达20 cm，只在基部有2～3苞片，有短糙伏毛；花有细梗；花萼长0.11～0.15 cm，5深裂，裂片矩圆形或披针形；花冠直径0.15～0.2 cm，蓝色，喉部黄色，5裂，喉部附属物5；雄蕊5，内藏；子房4裂。小坚果4，四面体形，长约0.08 cm，有稀疏的短毛或无毛，有短柄，棱尖锐。

| **生境分布** | 生于平原、丘陵草地、林缘、田间及荒地。德兴各地均有分布。

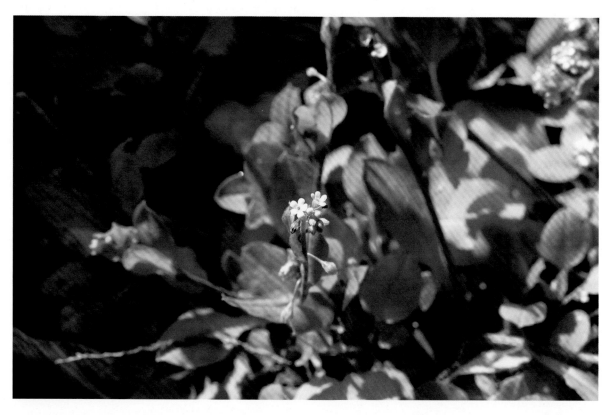

| 资源情况 | 野生资源丰富。药材来源于野生。

| 采收加工 | 初夏采收，鲜用或晒干。

| 药材性状 | 本品多皱缩成团。湿润展平后，根呈细长圆锥形。茎 1 至数条，纤细，多分枝，基部淡紫棕色，上部枯绿色，有短糙毛。基生叶有长柄，叶片椭圆状卵形，长可达 2 cm，两面有糙毛；茎生叶几无柄，叶片稍小。总状花序细长，可达 20 cm，可见类白色或蓝色小花。有时具四面体形的小坚果。有青草气，味微苦、涩。

| 功能主治 | 苦、辛，平。温中健胃，消肿止痛，止血。用于手脚麻木，胸胁疼痛，遗尿，胃痛反酸，吐血；外用于跌打损伤，骨折。

| 用法用量 | 内服煎汤，15 ~ 30 g，或研末。外用适量，捣敷；或研末擦。

| 附　注 | 本种异名：*Trigonotis clavata* Stev.、*Myosotis chinensis* A. DC.、*Myosotis peduncularis* Trevis.、*Eritrichium pedunculare* (Trevis.) A. DC.、*Eritrichium japonicum* Miq.。本种的嫩苗焯水后可凉拌或炒食，也可与面一同蒸食。

马鞭草科 Verbenaceae 紫珠属 Callicarpa

紫珠 *Callicarpa bodinieri* Lévl.

| **药 材 名** | 珍珠风（药用部位：地上部分。别名：紫珠）、珍珠风子（药用部位：果实）。 |

| **形态特征** | 灌木。小枝有毛。叶椭圆形至卵状椭圆形，长 7 ~ 18 cm，宽 4 ~ 7 cm，先端渐尖，基部楔形，上面略有细毛，下面有黄褐色或灰褐色星状毛，两面都有红色腺点；叶柄长 0.5 ~ 1 cm。聚伞花序 5 ~ 7 分歧，总花梗长约 1 cm；花萼有星状毛和红色腺点，萼齿钝三角形；花冠紫红色；有腺点；药室纵裂。果实紫红色，光滑。 |

| **生境分布** | 生于海拔 200 m 以上的林中、林缘及灌丛中。德兴各地均有分布。 |

| **资源情况** | 野生资源丰富。药材来源于野生。 |

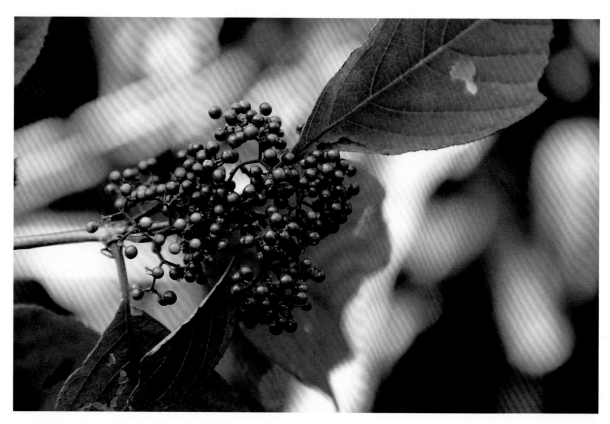

| 采收加工 | 珍珠风：夏、秋季采收，切片，晒干或烘干。
珍珠风子：秋季采收，除去杂质，晒干。

| 药材性状 | 珍珠风：本品茎枝呈圆柱形，小枝有毛。叶多皱缩，灰棕色，完整者展平后呈卵状长椭圆形至椭圆形，长 7 ～ 18 cm，宽 4 ～ 7 cm，先端渐尖，基部楔形，边缘具细锯齿。上面有细毛，下面密被星状柔毛，两面有暗红色细粒状腺点；叶柄长 0.5 ～ 1 cm。气微，味淡。

| 功能主治 | 珍珠风：苦、微辛，平。归肺、脾、肝经。散瘀止血，祛风除湿，解毒消肿。用于血瘀痛经，衄血，咯血，吐血，崩漏，尿血，风湿痹痛，跌打瘀肿，外伤出血，烫伤，丹毒。
珍珠风子：辛，温。发表散寒。用于风寒感冒。

| 用法用量 | 珍珠风：内服煎汤，10 ～ 15 g；或浸酒。外用适量，捣敷；研末撒或调敷。
珍珠风子：内服煎汤，6 ～ 12 g。

| 附　　注 | 本种异名：*Callicarpa seguinii* H. Lévl.、*Callicarpa tsiangii* Moldenke、*Callicarpa tonkinensis* P. Dop、*Callicarpa feddei* H. Lévl.。
药材珍珠风，为本种的干燥地上部分，《中华本草》《中药大辞典》中有收载；《湖南省中药材标准》（1993 年版、2009 年版）以"紫珠"之名收载之。

马鞭草科 Verbenaceae 紫珠属 Callicarpa

华紫珠

Callicarpa cathayana H. T. Chang

药 材 名	紫珠叶（药用部位：叶）、紫珠果（药用部位：果实）。
形态特征	灌木。小枝纤细，有不明显的皮孔。叶椭圆形至卵状披针形，长 4～8 cm，宽 1.5～3 cm，边缘有锯齿，两面仅脉上有毛，下面有红色腺点；叶柄长 0.4～0.8 cm。聚伞花序纤细，3～4 分歧，总花梗稍长于叶柄或近等长；花萼有星状毛和红色腺点，萼齿不明显；花冠淡紫色，有腺点；花丝与花冠近等长；药室纵裂。果实紫色。
生境分布	生于海拔 1 200 m 以下的山坡、谷地的丛林中。德兴各地均有分布。
资源情况	野生资源丰富。药材来源于野生。
采收加工	**紫珠叶**：7～8 月采收，晒干。

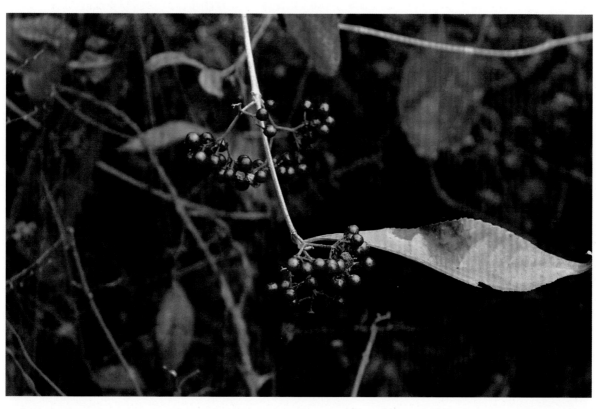

紫珠果：夏、秋季采收，晒干。

| 药材性状 | **紫珠叶**：本品完整叶片呈椭圆形或卵形，长 4 ~ 8 cm，宽 1.5 ~ 3 cm；先端渐尖，基部楔形，边缘密生细锯齿，两面近无毛，有显著的红棕色腺点，侧脉 5 ~ 7 对，在两面均稍隆起，细脉和网脉下陷；叶柄长 0.4 ~ 0.8 cm。气微，味微苦、涩。

紫珠果：本品呈类圆形，直径约 0.2 cm。表面棕黄色或紫褐色，光滑，有的可见皱缩的凹窝；基部有残存果柄或果柄痕；质硬而脆。种子椭圆形，略扁，淡黄棕色，表面光滑；质硬，略显油性。气微，味微涩。

| 功能主治 | **紫珠叶**：苦、涩，凉。归肝、肺、胃经。收敛止血，清热解毒。用于咯血，呕血，衄血，牙龈出血，尿血，便血，崩漏，皮肤紫癜，外伤出血，痈疽肿毒，毒蛇咬伤，烧伤。

紫珠果：淡、涩，凉。归肝经。清热利湿，解毒。用于湿热黄疸，胁痛不适。

| 用法用量 | **紫珠叶**：内服煎汤，10 ~ 15 g，鲜品 30 ~ 60 g；或研末，1.5 ~ 3 g，每日 1 ~ 3 次。外用适量，鲜品捣敷；或研末撒。表证初起者慎用。

紫珠果：内服煎汤，3 ~ 9 g；或入丸、散剂。

| 附　注 | 药材紫珠叶，为本种的干燥叶，《贵州省中药材、民族药材质量标准》（2003 年版）中有收载。

药材紫珠果，为本种的干燥成熟果实，《贵州省中药材、民族药材质量标准》（2003 年版）中有收载。

马鞭草科 Verbenaceae 紫珠属 Callicarpa

白棠子树 *Callicarpa dichotoma* (Lour.) K. Koch

| 药 材 名 | 紫珠（药用部位：地上部分或叶。别名：紫珠叶）。

| 形态特征 | 灌木。小枝带紫红色，略有星状毛。叶片倒卵形，长 2 ～ 6 cm，宽 1 ～ 3 cm，边缘上半部疏生锯齿，两面无毛，下面有黄色腺点；叶柄长 0.2 ～ 0.5 cm。聚伞花序纤弱，2 ～ 3 分歧，总花梗长为叶柄的 3 ～ 4 倍；苞片条形；花萼杯状，先端有不明显的裂齿或近无齿；花冠紫红色，无毛；药室纵裂；子房无毛，有腺点。果实球形，紫色。

| 生境分布 | 生于海拔 600 m 以下的低山丘陵灌丛中。德兴各地均有分布。

| 资源情况 | 野生资源一般。药材来源于野生。

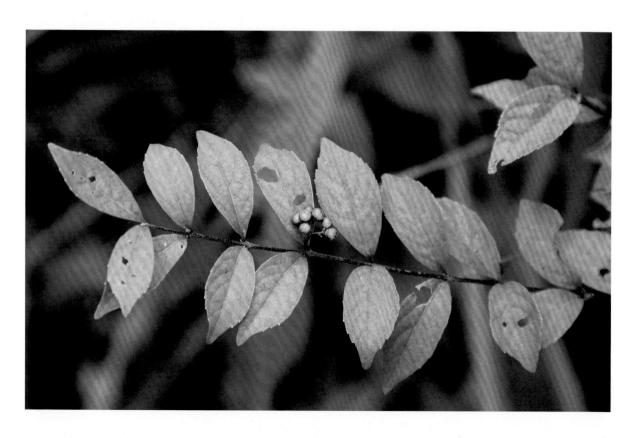

| **采收加工** | 夏、秋季枝叶茂盛时采摘，干燥。

| **药材性状** | 本品茎呈圆柱形，多分枝，幼嫩小枝部分有星状毛；质脆，易折断，断面髓部明显。完整叶片呈倒卵形或披针形，长 2 ~ 6 cm，宽 1 ~ 3 cm；先端急尖或尾状尖，基部楔形，边缘中部以下具数个粗锯齿，上表面粗糙，下表面无毛，密生细小黄色腺点，侧脉 5 ~ 6 对；叶柄较短，长约 0.5 cm。气微，味微苦、涩。

| **功能主治** | 苦、涩，凉。归肝、肺、胃经。收敛止血，清热解毒。用于咯血，呕血，衄血，牙龈出血，尿血，便血，崩漏，皮肤紫癜，外伤出血，痈疽肿毒，毒蛇咬伤，烧伤。

| **用法用量** | 内服煎汤，10 ~ 15 g，鲜品 30 ~ 60 g；或研末，1.5 ~ 3 g，每日 1 ~ 3 次。外用适量，鲜品捣敷；或研末撒。表证初起者慎用。

| **附　注** | 本种异名：*Porphyra dichotoma* Lour.、*Callicarpa dichotoma* (Lour.) Raeuch.、*Callicarpa purpurea* Juss.、*Callicarpa gracilis* Sieb. et Zucc.。
药材紫珠，为本种的干燥地上部分或叶，《湖南省中药材标准》（1993 年版、2009 年版）中有收载；《河南省中药材标准》（1993 年版）以"紫珠叶"之名收载之。

马鞭草科 Verbenaceae 紫珠属 Callicarpa

杜虹花
Callicarpa formosana Rolfe

| **药 材 名** | 紫珠叶（药用部位：叶）、紫珠（药用部位：地上部分）。

| **形态特征** | 灌木。小枝、叶柄及花序密被灰黄色星状毛及分枝绒毛。叶卵状椭圆形或椭圆形，长 5.5 ~ 15 cm，具细锯齿，上面被短硬毛，下面被灰黄色星状毛及黄腺点；叶柄长 1 ~ 2.5 cm。花序常 4 ~ 5 歧分枝，直径 3 ~ 4 cm，花序梗长 1.5 ~ 2.5 cm；花萼杯状，被星状毛及黄腺点，萼齿 4，钝三角形；花冠淡紫色或紫色，无毛，长约 0.25 cm，裂片钝圆；雄蕊较花冠长 2 倍，花药椭圆形，药室纵裂；子房无毛。果实卵球形，紫色，直径约 0.2 cm。

| **生境分布** | 生于海拔 1 500 m 以下的平地、山坡和溪边的林中或灌丛中。德兴各地均有分布。

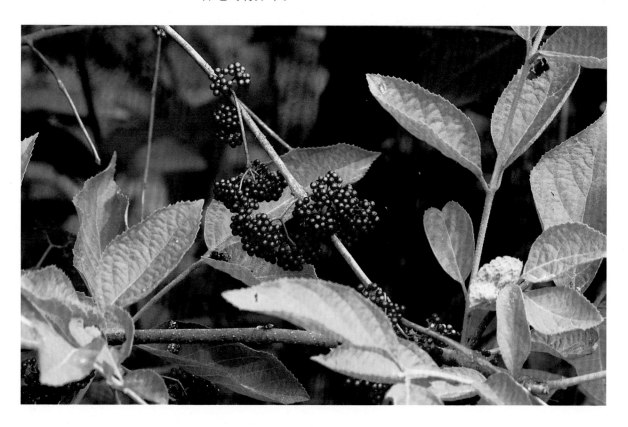

| **资源情况** | 野生资源一般。药材来源于野生。

| **采收加工** | **紫珠叶**：夏、秋季枝叶茂盛时采摘，干燥。

紫珠：夏、秋季采收，切片，晒干或烘干。

| **药材性状** | **紫珠叶**：本品多皱缩、卷曲，有的破碎，完整者展平后呈卵状椭圆形或椭圆形，长 5.5 ~ 15 cm，宽 2.5 ~ 9 cm。先端渐尖或钝圆，基部宽楔形或钝圆，边缘有细锯齿，近基部全缘。上表面灰绿色或棕绿色，被星状毛和短粗毛；下表面淡绿色或淡棕绿色，密被黄褐色星状毛和金黄色腺点，主脉和侧脉凸出，小脉伸入齿端。叶柄长 1 ~ 2.5 cm。气微，味微苦、涩。

紫珠：本品茎呈圆柱形，多分枝，直径 0.5 ~ 0.8 cm。表面灰棕色，小枝叶柄密被灰黄色星状毛；质脆，易折断，断面髓部明显。叶的特征同"紫珠叶"。聚伞花序腋生。果实近球形。气微，味淡。

| **功能主治** | **紫珠叶**：苦、涩，凉。归肝、肺、胃经。凉血，收敛止血，散瘀解毒，消肿。用于衄血，咯血，吐血，便血，崩漏，外伤出血，热毒疮疡，烫火伤。

紫珠：苦、涩，平。归肺、胃经。止血散瘀，除热解毒。用于衄血，咳血，胃肠出血，子宫出血，上呼吸道感染，扁桃腺炎，肺炎；外用治外伤出血，烧伤。

| **用法用量** | **紫珠叶**：内服煎汤，3 ~ 15 g；或研末吞服，1.5 ~ 3 g。外用适量，研末调敷于患处。

紫珠：内服煎汤，3 ~ 10 g。外用适量，研末敷患处。

| **附　注** | 本种异名：*Callicarpa aspera* Hand.-Mazz.、*Callicarpa ningpoensis* Matsum.、*Callicarpa rubella* Lindl. f. *robusta* C. P'ei、*Callicarpa integerrima* Champ. var. *serrulata* H. L. Li。

药材紫珠叶，为本种的干燥叶，《中华人民共和国药典》（1977 年版、2010 年版至 2020 年版）、《湖南省中药材标准》（2009 年版）、《河南省中药材标准》（1993 年版）中有收载。

药材紫珠，为本种的干燥地上部分，《湖南省中药材标准》（1993 年版、2009 年版）中有收载。

马鞭草科 Verbenaceae 紫珠属 Callicarpa

老鸦糊
Callicarpa giraldii Hesse ex Rehd.

| 药 材 名 | 紫珠叶（药用部位：叶）、紫珠果（药用部位：果实）。

| 形态特征 | 灌木。小枝圆，被星状毛。叶宽椭圆形或披针状长圆形，长 5 ~ 15 cm，具锯齿，上面近无毛，下面疏被星状毛，密被黄腺点；叶柄长 1 ~ 2 cm。花序 4 ~ 5 歧分枝，直径 2 ~ 3 cm；花萼钟状，被星状毛及黄腺点，萼齿钝三角形；花冠紫色，长约 0.3 cm，疏被星状毛及黄腺点；雄蕊伸出花冠，花药卵圆形，药室纵裂；子房被星状毛。果实球形，紫色，直径 0.2 ~ 0.3 cm，幼时被毛，后脱落。

| 生境分布 | 生于海拔 200 m 以上的疏林和灌丛中。德兴各地均有分布。

| 资源情况 | 野生资源一般。药材来源于野生。

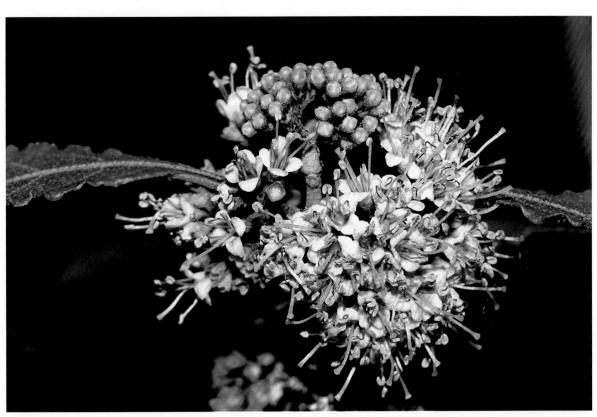

| 采收加工 | 紫珠叶：7～8 月采收，晒干。
紫珠果：夏、秋季采收，晒干。

| 药材性状 | 紫珠叶：本品完整叶片呈宽椭圆形至披针状长圆形，长 5～15 cm，宽 2～7 cm；先端渐尖，基部楔形或下延成狭楔形，边缘有锯齿，上表面黄绿色，稍有微毛，下表面淡绿色，疏被星状毛和细小黄色腺毛，侧脉 8～10 对，主脉、侧脉和细脉在叶背均隆起；叶柄长 1～2 cm。气微，味微苦、涩。

紫珠果：本品呈类圆形，直径约 0.2 cm。表面棕黄色或紫褐色，光滑，有的可见皱缩的凹窝；基部有残存果柄或果梗痕；质硬而脆。种子椭圆形，略扁，淡黄棕色，表面光滑，质硬，略显油性。气微，味微涩。

| 功能主治 | 紫珠叶：苦、涩，凉。归肝、肺、胃经。收敛止血，清热解毒。用于咯血，呕血，衄血，牙龈出血，尿血，便血，崩漏，皮肤紫癜，外伤出血，痈疽肿毒，毒蛇咬伤，烧伤。

紫珠果：淡、涩，凉。归肝经。清热利湿，解毒。用于湿热黄疸，胁痛不适。

| 用法用量 | 紫珠叶：内服煎汤，10～15 g，鲜品 30～60 g；或研末，1.5～3 g，每日 1～3 次。外用适量，鲜品捣敷；或研末撒。表证初起者慎用。

紫珠果：内服煎汤，3～9 g。

| 附　　注 | 本种异名：*Callicarpa giraldiana* Hesse ex Rehder、*Callicarpa mairei* H. Lévl.、*Callicarpa bodinieri* Lévl. var. *giraldii* (Hesse) Rehder。

药材紫珠叶，为本种的干燥叶或带叶嫩枝，《贵州省中药材、民族药材质量标准》（2003 年版）中有收载。

药材紫珠果，为本种的成熟果实，《贵州省中药材、民族药材质量标准》（2003 年版）中有收载。

马鞭草科 Verbenaceae 紫珠属 Callicarpa

日本紫珠 *Callicarpa japonica* Thunb.

| 药 材 名 | 日本紫珠（药用部位：叶）。

| 形态特征 | 灌木，高约 2 m。小枝无毛。叶变异大，卵形、倒卵形至卵状椭圆形，长 7 ~ 15 cm，宽 3 ~ 5.5 cm，先端急尖，基部楔形，边缘有锯齿，两面通常无毛；叶柄长 0.5 ~ 1 cm。聚伞花序短小，腋生，总花梗与叶柄等长或短于叶柄；花萼无毛，萼齿钝三角形；花冠白色；花丝与花冠筒近等长，花药先端孔裂。果实球形，紫色。

| 生境分布 | 生于海拔 220 ~ 850 m 的山坡和谷地溪旁的丛林中。分布于德兴张村、昄大等。

| 资源情况 | 野生资源一般。药材来源于野生。

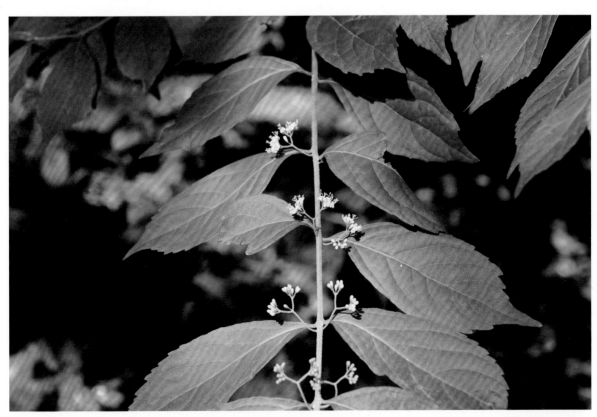

| **采收加工** | 7～8月采收，晒干。

| **功能主治** | 苦、涩，凉。清热，凉血，止血，消炎。用于各种出血。

| **用法用量** | 内服煎汤，10～15 g，鲜品30～60 g；或研末，1.5～3 g，每日1～3次。外用适量，鲜品捣敷；或研末撒。

| **附　　注** | 本种异名：*Callicarpa taquetii* H. Lévl.、*Callicarpa japonica* Thunb. f. *kuruninsularis* Masam.、*Callicarpa japonica* Thunb. var. *typica* Lam. et Bakh.。
本种的IUCN评估等级为LC级。本种为山西省保护植物。

马鞭草科 Verbenaceae 紫珠属 *Callicarpa*

窄叶紫珠

Callicarpa japonica Thunb. var. *angustata* Rehd.

| 药 材 名 | 止血草（药用部位：叶）。

| 形态特征 | 灌木。叶片质地较薄，倒披针形或披针形，绿色或略带紫色，长 6 ～ 10 cm，宽 2 ～ 3（～ 4）cm，两面常无毛，有不明显的腺点，侧脉 6 ～ 8 对，边缘中部以上有锯齿；叶柄长不超过 0.5 cm。聚伞花序宽约 1.5 cm，花序梗长约 0.6 cm；萼齿不显著，花冠长约 0.35 cm；花丝与花冠约等长，花药长圆形，药室孔裂。果实直径约 0.3 cm。

| 生境分布 | 生于海拔 1 300 m 以下的山坡、溪旁林中或灌丛中。分布于德兴大茅山及畈大、绕二等。

| 资源情况 | 野生资源一般。药材来源于野生。

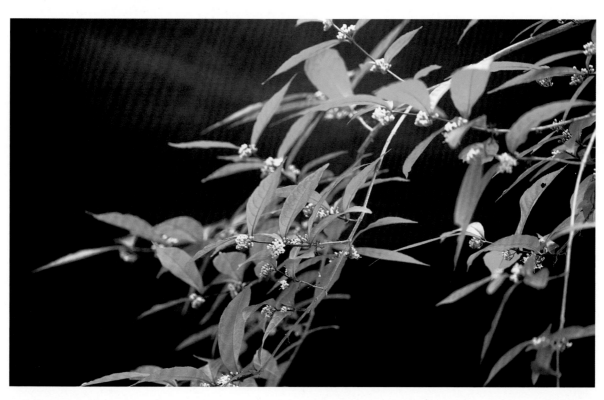

| 采收加工 | 7～8 月采收，晒干。

| 功能主治 | 辛、微苦，凉。散瘀止血，祛风止痛。用于吐血，咯血，衄血，便血，崩漏，创伤出血，痈疽肿毒，喉痹。

| 用法用量 | 内服煎汤，10～15 g。外用适量，捣敷；或研末撒。

| 附　注 | 本种异名：*Callicarpa membranacea* H. T. Chang。
本种为山西省保护植物。

马鞭草科 Verbenaceae 紫珠属 Callicarpa

广东紫珠 *Callicarpa kwangtungensis* Chun

| 药 材 名 | 广东紫珠（药用部位：茎枝、叶或地上部分）。

| 形态特征 | 灌木。幼枝疏被星状毛，老枝无毛。叶窄椭圆状披针形、披针形或线状披针形，长 15 ~ 26 cm，具细锯齿，两面无毛，下面被黄色腺点；叶柄长 0.5 ~ 0.8 cm。花序 3 ~ 5 歧分枝，直径 2 ~ 3 cm，被星状毛，花序梗长 0.5 ~ 0.8 cm；花萼杯状，被星状毛，后脱落无毛，萼齿钝三角形；花冠白色或带紫红色，被星状毛；雄蕊与花冠近等长，花药长椭圆形，药室孔裂；子房无毛，被黄色腺点。果实球形，紫红色。

| 生境分布 | 生于 300 ~ 600 m 的山坡林中或灌丛中。德兴各地均有分布。

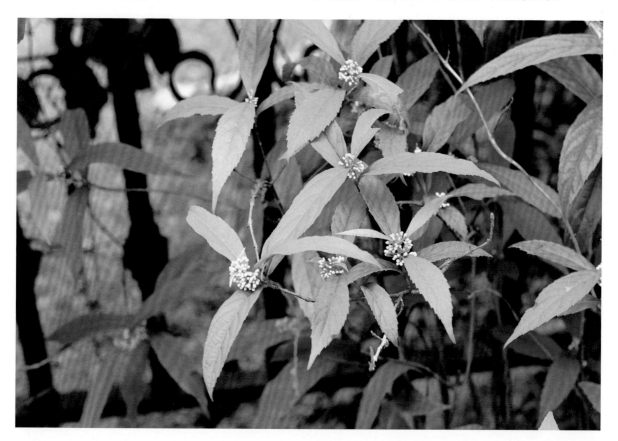

| **资源情况** | 野生资源丰富，栽培资源一般。药材来源于栽培。

| **采收加工** | 夏、秋季采收，切成 10 ~ 20 cm 的段，干燥。

| **药材性状** | 本品茎呈圆柱形，分枝少，长 10 ~ 20 cm，直径 0.2 ~ 1.5 cm；表面灰绿色或灰褐色，有的具灰白色花斑，有细纵皱纹及多数长椭圆形、稍凸起的黄白色皮孔；嫩枝可见对生的类三角形叶柄痕，腋芽明显。质硬，切面皮部呈纤维状，中部具较大的类白色髓。叶多脱落或皱缩、破碎，完整者展平后呈狭椭圆状披针形，先端渐尖，基部楔形，边缘具锯齿，下表面有黄色腺点；叶柄长 0.5 ~ 0.8 cm。气微，味微苦、涩。

| **功能主治** | 苦、涩，凉。归肝、肺、胃经。收敛止血，散瘀，清热解毒。用于衄血，咯血，吐血，便血，崩漏，外伤出血，肺热咳嗽，咽喉肿痛，热毒疮疡，烫火伤。

| **用法用量** | 内服煎汤，9 ~ 15 g。外用适量，研末敷。

| **附　　注** | 本种异名：*Callicarpa brevipes sensu* Hand.-Mazz.、*Callicarpa japonica* Thunb. var. *angustata* Rehd.。

药材广东紫珠，为本种的干燥茎枝和叶或地上部分，《中华人民共和国药典》（2010 年版至 2020 年版）、《江西省中药材标准》（1996 年版）、《中华人民共和国卫生部药品标准·中药成方制剂·第十一册·附录》（1996 年版）、《湖南省中药材标准》（2009 年版）中有收载；《湖南省中药材标准》（1993 年版）以"紫珠"之名收载之。

《中华人民共和国药典》规定，按干燥品计算，广东紫珠含连翘酯苷 B（$C_{34}H_{44}O_{19}$）和金石蚕苷（$C_{35}H_{46}O_{19}$）的总量不得少于 0.50%。

| 马鞭草科 | *Verbenaceae* | 莸属 | *Caryopteris*

兰香草
Caryopteris incana (Thunb.) Miq.

| **药 材 名** | 兰香草（药用部位：全株）。

| **形态特征** | 小灌木。枝条圆柱形，密生绒毛。叶有短柄，卵形、卵状披针形或矩圆形，长 1.5 ~ 9 cm，宽 1 ~ 4 cm，边缘有粗锯齿，两面密生短柔毛，下面灰白色和有黄色腺点。聚伞花序腋生；花萼钟状，先端5 深裂，外面有绒毛；花冠淡蓝色或淡紫色，5 裂，较大的 1 裂片上部分裂成细条状；雄蕊 4。果实上半部有毛。

| **生境分布** | 生于较干旱的山坡、路旁或林边。德兴各地均有分布。

| **资源情况** | 野生资源较丰富。药材来源于野生。

| **采收加工** | 夏、秋季采收，除去杂质，鲜用或阴干。

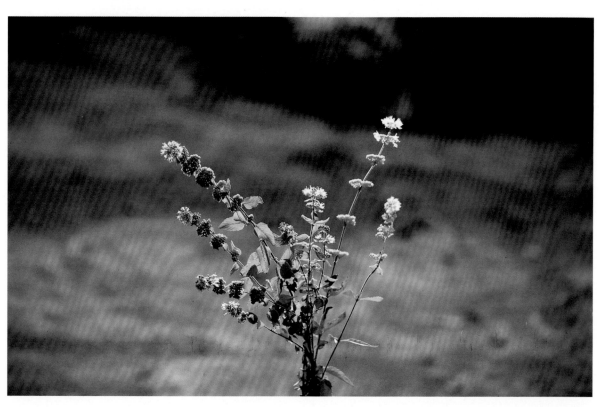

| 药材性状 | 本品根较粗壮，呈圆柱形，直径 0.3 ~ 0.7 cm，表面黄棕色，粗糙，有纵裂及纵皱纹。茎呈圆柱形，幼茎略呈钝方形，直径 0.2 ~ 0.5cm，灰褐色或棕褐色；质脆，易折断，断面黄白色，髓部较大，白色。叶对生，多皱缩或已脱落，展平后呈长卵形至卵形，长 1.5 ~ 9 cm，宽 1 ~ 4 cm；灰褐色至黑褐色，先端稍尖，基部宽楔形至圆形，边缘具粗锯齿，两面均密被灰白色短柔毛。聚伞花序腋生或顶生。蒴果近球形，成熟时分裂为 4 小坚果。气微香，味苦、微辛。

| 功能主治 | 辛，温。归肝、脾经。疏风解表，祛痰止咳，散瘀止痛。用于上呼吸道感染，百日咳，支气管炎，风湿关节痛，胃肠炎，跌打肿痛，产后瘀血，腹痛，毒蛇咬伤，湿疹，皮肤瘙痒。

| 用法用量 | 内服煎汤，10 ~ 15 g；或浸酒。外用适量，捣敷；或绞汁涂；或煎汤熏洗。

| 附　注 | 本种异名：*Caryopteris mastacanthuo* Schauer、*Caryopteris sinensis* (Lour.) Dippel、*Caryopteris ovata* Miq.、*Barbula sinensis* Lour.、*Nepeta incana* Thunb. ex Houtt.、*Nepeta japonica* Willd.、*Mastacanthus sinensis* (Lour.) Endl.。
药材兰香草，为本种的干燥全草，《上海市中药材标准·附录》（1994 年版）、《江苏省中药材标准》（2016 年版）、《江西省中药材标准》（1996 年版、2014 年版）中有收载；《广东省中药材标准》（2010 年版）以"独脚球"之名收载之。

馬鞭草科 Verbenaceae 大青属 Clerodendrum

臭牡丹
Clerodendrum bungei Steud.

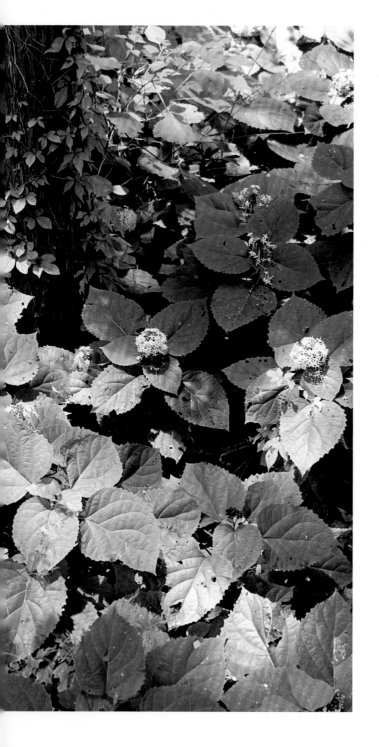

药材名

臭牡丹（药用部位：茎叶。别名：臭芙蓉、臭草）、臭牡丹根（药用部位：根）。

形态特征

小灌木。嫩枝稍有柔毛，枝内白色中髓坚实。叶有强烈臭味，宽卵形或卵形，长 8 ~ 20 cm，宽 5 ~ 15 cm，先端尖或渐尖，基部心形或近截形，边缘有大或小的锯齿，两面多少有糙毛或近无毛，下面有小腺点。聚伞花序紧密，顶生，苞片早落；花萼紫红色或下部绿色，长 0.3 ~ 0.9 cm，外面有绒毛和腺点；花冠淡红色、红色或紫色，长约 1.5 cm；花柱不超出雄蕊。核果倒卵形或球形，直径 0.8 ~ 1.2 cm，成熟后蓝紫色。

生境分布

生于山坡、林缘、沟谷、路旁、灌丛湿润处，常人工栽培。分布于德兴梧风洞等，德兴各地均有栽培。

资源情况

野生资源一般，栽培资源一般。药材主要来源于栽培。

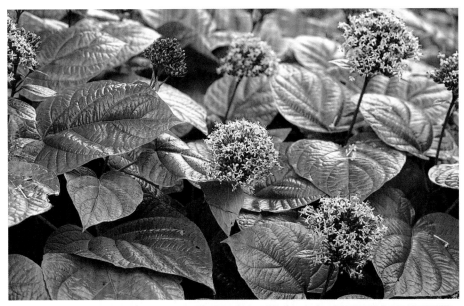

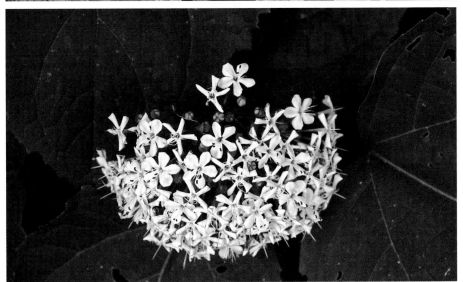

| 采收加工 | **臭牡丹**：夏、秋季采集，鲜用，或切段，晒干。
臭牡丹根：夏、秋季采挖，洗净，切片，晒干。

| 药材性状 | **臭牡丹**：本品小枝呈长圆柱形，长 1 ~ 1.5 m，直径 0.3 ~ 1.2 cm，表面灰棕色
至灰褐色，皮孔点状或稍纵向延长，节处叶痕呈凹点状；质硬，不易折断，切
断面皮部棕色，菲薄，木部灰黄色，髓部白色。气微，味淡。叶多皱缩破碎，
完整者展平后呈宽卵形，长 8 ~ 20 cm，宽 5 ~ 15 cm，先端渐尖，基部截形或
心形，边缘有细锯齿，上面棕褐色至棕黑色，疏被短柔毛，下面色稍淡，无毛
或仅脉上有毛，基部脉腋处可见黑色疤痕状的腺体；叶柄黑褐色，长 4 ~ 17 cm。
气臭，味微苦、辛。

臭牡丹根：本品呈圆柱形，常扭曲，表面棕褐色，具纵皱纹，可见点状或横长皮孔，难折断，断面纤维性，黄白色。气微，味淡。

| 功能主治 | 臭牡丹：辛、微苦，平；有小毒。解毒消肿，祛风湿，降血压。用于痈疽，疔疮，发背，乳痈，痔疮，湿疹，丹毒，风湿痹痛，高血压。

臭牡丹根：辛、苦，微温。归肝、脾、肾、肺经。行气健脾，祛风除湿，解毒消肿，降血压。用于食滞腹胀，头昏，虚咳，久痢脱肛，肠痔下血，淋浊带下，风湿痛，脚气，痈疽肿毒，漆疮，高血压。

| 用法用量 | 臭牡丹：内服煎汤，10 ~ 15 g，鲜品 30 ~ 60 g；或捣汁；或入丸剂。外用适量，煎汤熏洗；或捣敷；或研末调敷。

臭牡丹根：内服煎汤，15 ~ 30 g；或浸酒。外用适量，煎汤熏洗。

| 附　方 | （1）治痈肿发背：臭牡丹叶晒干，研细末，蜂蜜调敷。

（2）治内、外痔：臭牡丹叶 120 g，煎汤，加食盐少许，放桶内，趁热熏患处，至水凉为度，渣再煎再熏，每日 2 次。

（3）治疟疾：臭牡丹枝头嫩叶（晒干，研末）30 g，生甘草末 3 g，混合，拌和为丸如黄豆大，每服 7 丸，早晨用生姜汤送下。

（4）治头昏痛：臭牡丹根 15 ~ 30 g，煎汤，打入鸡蛋 2 个（整煮），去滓，食蛋及汤。

（5）治大便下血：臭牡丹根 15 ~ 30 g，猪大肠不拘量，同炖汤服。

（6）治风湿关节痛：臭牡丹根 30 ~ 45 g，水、酒各半煎，分 2 次服；或与猪蹄筋 60 g 炖汤服。

（7）治瘰疬、跌打损伤：臭牡丹根 120 g，烧酒 500 g，同封浸（16 天可服），每日饮酒 30 ~ 60 g。［方（1）~（7）方出自《江西民间草药》］

| 附　注 | 本种异名：*Pavetta esquirollii* H. Lévl.、*Pavetta esquirolii* H. Léveillé、*Clerodendrum yatschuense* H. Winkl.、*Clerodendrum fragrans* (Vent.) Willd. var. *foetidum* (Bunge) Bakh.、*Clerodendrum foetidum* Bunge。

药材臭牡丹，为本种的干燥地上部分，《四川省中药材标准》（2010 年版）、《贵州省中药材、民族药材质量标准》（2003 年版）、《湖南省中药材标准》（2009 年版）中有收载。

马鞭草科 Verbenaceae 大青属 Clerodendrum

大青
Clerodendrum cyrtophyllum Turcz.

| 药 材 名 | 木大青叶（药用部位：叶）、大青根（药用部位：根。别名：土常山、牛角柴、大叶青）、路边青（药用部位：地上部分或全草）。

| 形态特征 | 灌木。枝内中髓色白而坚实。叶长椭圆形至卵状椭圆形，长 6 ~ 20 cm，宽 3 ~ 9 cm，先端尖或渐尖，基部圆形或宽楔形，全缘，无毛；叶柄长 1 ~ 8 cm。伞房状聚伞花序，顶生或腋生，花有柑橘香；花萼粉红色，长约 0.3 cm，结果时增大，变为紫红色；花冠白色，花冠筒长约 1 cm，先端 5 裂，裂片长约 0.5 cm。果实成熟时蓝紫色，直径 0.5 ~ 0.7 cm。

| 生境分布 | 生于海拔 1 700 m 以下的平原、丘陵、山地林下或溪谷旁。德兴各地均有分布。

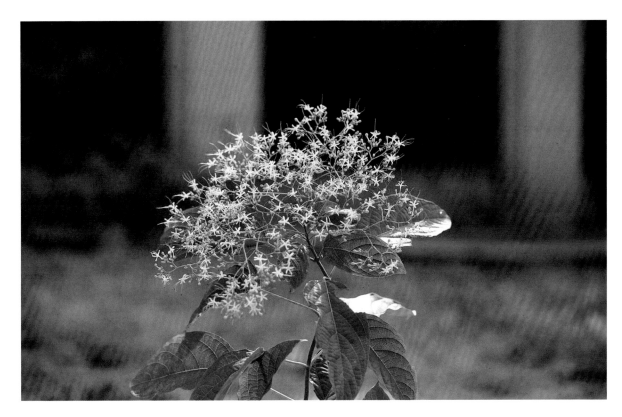

| 资源情况 | 野生资源丰富。药材来源于野生。

| 采收加工 | **木大青叶**：夏、秋季采收，鲜用或干燥。

大青根：夏、秋季采挖，洗净，切片，晒干。

路边青：夏、秋季采收，晒干。

| 药材性状 | **木大青叶**：本品微折皱，有的将叶及幼枝切成小段。完整叶片展平后呈长椭圆形至细长卵圆形，长 6 ~ 20 cm，宽 3 ~ 9 cm；全缘，先端渐尖，基部钝圆，上面棕黄色、棕黄绿色至暗棕红色，下面色较浅；叶柄长 1 ~ 8 cm；纸质而脆。气微臭，味稍苦而涩。

大青根：本品呈圆柱形，弯曲，有的有分支，长 22 ~ 30 cm，直径 0.3 ~ 4 cm。表面淡棕色至暗棕色，具纵皱纹、纵沟、须根或须根痕；外皮脱落处显棕褐色；皮部窄，脱落后露出类白色木部。质坚硬，不易折断，折断面不整齐，类白色；横切面可见木部特别发达，约占直径的 90%。细根中心无髓，较粗的根中心有小髓，有的中空，髓部略呈偏心性。气微，味淡。

路边青：本品长 20 ~ 60 cm。茎呈圆柱形或方形，常有分枝；老茎灰绿色至灰褐色，嫩枝黄绿色，有突起的点状皮孔，质硬而脆。切面纤维性，中央有白色的髓部。单叶对生，多皱缩，完整者展平后呈椭圆形或长卵圆形，长 6 ~ 20 cm，宽 3 ~ 9 cm；上表面黄绿色至棕黄色，下表面色稍浅，先端渐尖或急尖；基部圆形或楔形，全缘；叶脉上表面平坦，被短柔毛，下表面网状脉明显隆起。气微，味微苦、涩。

| 功能主治 | **木大青叶**：苦，寒。归胃、心经。清热凉血，解毒。用于流行性感冒，腮腺炎，上呼吸道感染，丹毒，疔疮肿毒，蛇咬伤。

大青根：苦，寒。归胃、心经。清热，凉血，解毒。用于流行性感冒，感冒高热，流行性乙型脑炎，流行性脑脊髓膜炎，腮腺炎，血热发斑，麻疹肺炎，黄疸性肝炎，热泻热痢，风湿热痹，头痛，咽喉肿痛，风火牙痛，睾丸炎。

路边青：苦，寒。归胃、心经。清热利湿，凉血解毒。用于流行性脑脊髓膜炎，流行性乙型脑炎，感冒高热，头痛，热痢，痄腮，喉痹，丹毒，黄疸。

| 用法用量 | **木大青叶**：内服煎汤，10 ~ 15 g，鲜品加倍；脾胃虚寒者慎服。外用适量，捣敷；或煎汤洗。

大青根：内服煎汤，10 ~ 15 g，鲜品 30 ~ 60 g。

路边青：内服煎汤，15 ~ 30 g，鲜品加倍。

| 附 注 | 本种异名：*Clerodendrum formosanum* Maxim.、*Clerodendrum amplius* Hance、*Cordia venosa* Hemsl.。

药材木大青叶，为本种的干燥叶，《江西省中药材标准》（1996 年版、2014 年版）中有收载；《湖南省中药材标准》（1993 年版、2009 年版）以"大青叶"之名收载之。

药材大青根，为本种的干燥根，《湖南省中药材标准》（1993 年版、2009 年版）中有收载。

药材路边青，为本种的干燥全株或地上部分，《广西中药材标准》（1990 年版）、《湖南省中药材标准》（2009 年版）、《广西壮族自治区壮药质量标准·第二卷》（2011 年版）、《广东省中药材标准》（2019 年版）中有收载。

马鞭草科 Verbenaceae 大青属 Clerodendrum

尖齿臭茉莉

Clerodendrum lindleyi Decne. ex Planch.

| 药 材 名 | 过墙风（药用部位：全株）。

| 形态特征 | 灌木。幼枝被柔毛。叶宽卵形或心形，长 6.5 ~ 12.5 cm，先端渐尖，基部心形或近平截，具不规则齿或波状，两面被柔毛，下面基部脉腋具盾状腺体；叶柄长 2 ~ 11 cm，被柔毛。伞房状聚伞花序密集成头状，顶生，花序梗被柔毛；苞片披针形，被柔毛、腺点及盾状腺体；花萼密被柔毛及腺体，裂片线状披针形；花冠淡红色或紫红色，花冠筒长 2 ~ 3 cm，裂片倒卵形，长 0.5 ~ 0.7 cm。核果近球形，直径 0.5 ~ 0.6 cm，蓝黑色，为紫红色宿萼包被。

| 生境分布 | 生于山坡、沟边、杂木林或路边。德兴各地均有分布。

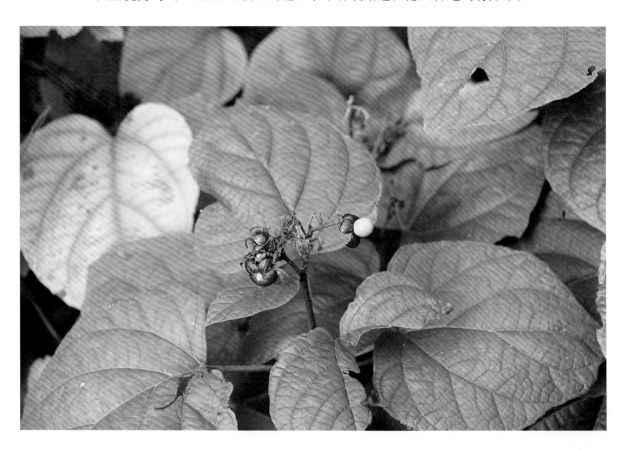

| **资源情况** | 野生资源一般。药材来源于野生。 |

| **采收加工** | 全年均可采收，洗净，切段，晒干。 |

| **药材性状** | 本品根为不规则圆柱形的短段，长 3 ~ 5 cm，直径 0.5 ~ 2.5 cm，表面灰褐色至棕褐色，有白色点状皮孔及细皱纹。质坚实，断面黄白色，具不明显的环纹和放射状纹理。嗅之有不愉快感，味微甘、微苦。 |

| **功能主治** | 苦，温。祛风除湿，活血消肿。用于风湿痹痛，偏头痛，带下，子宫脱垂，湿疹，疮疡。 |

| **用法用量** | 内服煎汤，9 ~ 15 g。 |

| **附　注** | 本种异名：*Clerodendron fragrans* auct. non Vent.。 |

馬鞭草科 Verbenaceae　大青属 Clerodendrum

龙吐珠

Clerodendrum thomsonae Balf.

| **药 材 名** | 九龙吐珠（药用部位：全株或叶）。

| **形态特征** | 柔弱木质藤本。枝内中髓疏松，干后中空。叶卵状矩圆形或卵形，长 6 ~ 10 cm，宽 1.5 ~ 4 cm，全缘，先端渐尖，基部圆形，叶脉在基部 3 出，近叶缘处弯拱而相互联结；叶柄长 1 ~ 2 cm。聚伞花序腋生或顶生，2 歧分枝；花萼长 1.3 ~ 2 cm，5 裂，裂片白色，卵形；花冠先端 5 裂，裂片深红色，长约 0.6 cm；花冠筒柔弱，长约 2 cm，淡绿色；雄蕊与花柱伸出花冠外；子房无毛和腺点。

| **生境分布** | 德兴有栽培。

| **资源情况** | 栽培资源稀少。药材来源于栽培。

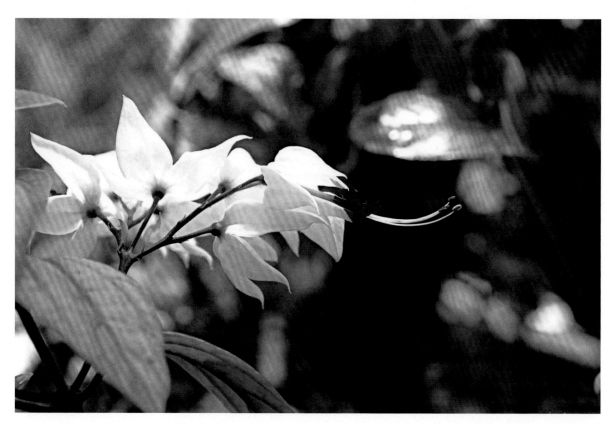

| **采收加工** | 全年均可采收，洗净，全株切段，晒干；叶，鲜用。

| **功能主治** | 淡，平。归肝、脾经。解毒。用于慢性中耳炎，跌打损伤。

| **用法用量** | 内服煎汤，6 ~ 15 g。

马鞭草科 Verbenaceae 大青属 Clerodendrum

海州常山 *Clerodendrum trichotomum* Thunb.

| 药 材 名 | 臭梧桐（药用部位：嫩枝、叶）、臭梧桐花（药用部位：花）、臭梧桐子（药用部位：果实或带宿萼的果实）、臭梧桐根（药用部位：根）。

| 形态特征 | 灌木。嫩枝和叶柄多有黄褐色短柔毛，枝内白色中髓有淡黄色薄片横隔。叶片宽卵形、卵形、三角状卵形或卵状椭圆形，长5～16 cm，宽3～13 cm，全缘或有波状齿，两面疏生短柔毛或近无毛；叶柄长2～8 cm。伞房状聚伞花序顶生或腋生；花萼紫红色，5裂几达基部；花冠白色或带粉红色；花柱不超出雄蕊。核果近球形，成熟时蓝紫色。

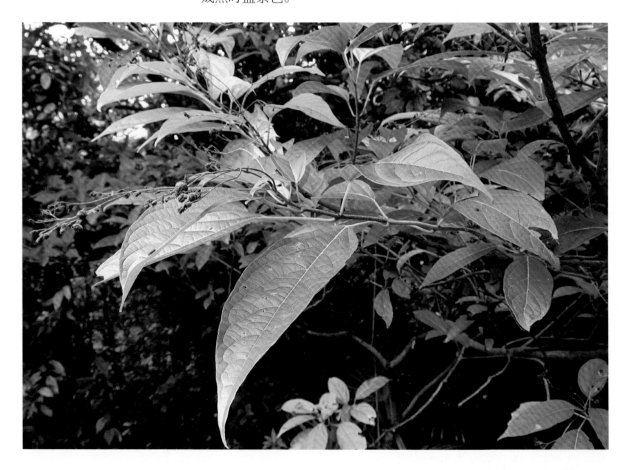

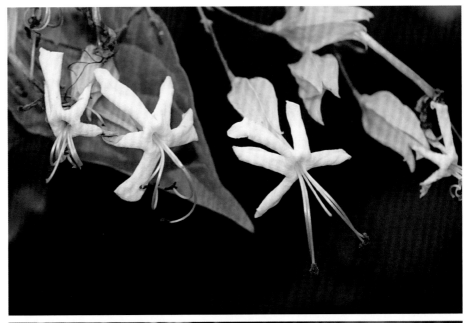

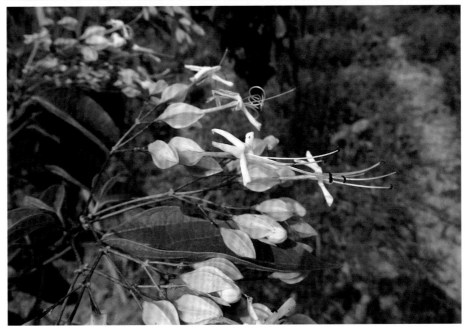

| 生境分布 | 生于山坡灌丛中。德兴各地均有分布。

| 资源情况 | 野生资源一般。药材来源于野生。

| 采收加工 | **臭梧桐**：6 ～ 10 月采收，捆扎成束，晒干。

臭梧桐花：6 ～ 7 月采摘，晾干。

臭梧桐子：9 ～ 10 月果实成熟时采收，鲜用或晒干。

臭梧桐根：秋季采挖，洗净，切片，鲜用或晒干。

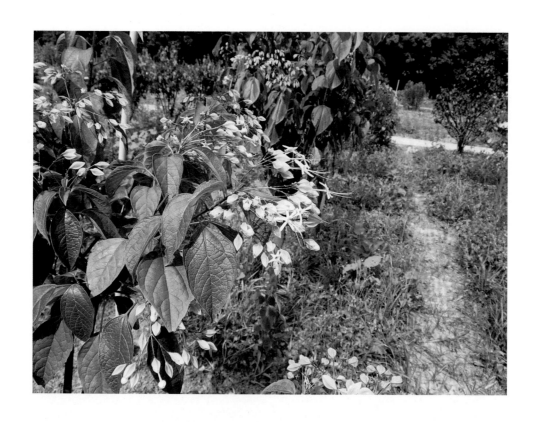

| **药材性状** | **臭梧桐**：本品干燥小枝呈类圆形，或略带方形，棕褐色，具黄色点状皮孔，密被短柔毛。叶对生，广卵形至椭圆形，上面灰绿色，下面黄绿色，具短柔毛，叶片多已皱缩、卷曲或破碎；叶柄密被短柔毛。枝叶质脆，易折断，小枝断面黄白色，中央具白色的髓，髓中有淡黄色分隔。有特异臭气，味苦、涩。
臭梧桐花：本品聚伞花序排列成伞房状。花萼棕黄色至褐黄色，下部合生，5裂，裂片卵形或卵状长椭圆形；花冠类白色至淡红色，下部合生成细管状，5裂，裂片长椭圆形；雄蕊4，二强，花丝伸出；花柱伸出，柱头分叉。气微，味苦。
臭梧桐根：本品呈圆柱状，直径0.7～1cm，多有侧根和细小纤维状支根，表面黄绿色至黄褐色，有明显的纵皱纹，具圆点状皮孔和侧根痕。质硬而脆，易折断，断面纤维状，皮部类白色，约占断面的1/3，木部黄色，木射线明显，导管密集易见。气微清香，味微苦、涩。 |

| **功能主治** | **臭梧桐**：苦、微辛，平。归肝经。祛风除湿，平肝降压，解毒杀虫。用于风湿痹痛，半身不遂，高血压，偏头痛，疟疾，痢疾，痈疽疮毒，湿疹疥癣。
臭梧桐花：苦、微辛，平。归肺、肝、大肠经。祛风，降血压，止痢。用于风气头痛，高血压，痢疾，疝气。
臭梧桐子：苦、微辛，平。归肺、肝经。祛风，止痛，平喘。用于风湿痹痛，牙痛，气喘。 |

臭梧桐根：苦、微辛，温。祛风止痛，行气消食。用于头风痛，风湿痹痛，食积气滞，脘腹胀满，疳积，跌打损伤，乳痈肿毒。

| 用法用量 |　臭梧桐：内服煎汤，10 ~ 15 g，鲜品 30 ~ 60 g；或浸酒；或入丸、散剂。外用适量，煎汤洗；或捣敷；研末掺或调敷。

臭梧桐花：内服煎汤，5 ~ 10 g；或研末；或浸酒。

臭梧桐子：内服煎汤，10 ~ 15 g。外用适量，热敷。

臭梧桐根：内服煎汤，10 ~ 15 g；或捣汁冲酒。

| 附　　注 |　本种异名：*Siphonanthus trichotomum* (Thunb.) Nakai、*Siphonanthus trichotomum* (Thunb.) Nakai var. *fargesii* (Dode) Nakai、*Clerodendrum serotinum* Carrière、*Clerodendrum fargesii* Dode、*Clerodendrum koshunense* Hayata。

药材臭梧桐，为本种的干燥嫩枝及叶或叶，《山东省中药材标准》（1995 年版、2002 年版）、《湖南省中药材标准》（2009 年版）中有收载；《中华人民共和国药典》（1977 年版）、《上海市中药材标准》（1994 年版）、《北京市中药材标准》（1998 年版）以"臭梧桐叶"之名收载之。

药材臭梧桐叶，为本种的干燥叶或带叶嫩枝，《中华人民共和国药典》（1977 年版）、《上海市中药材标准》（1994 年版）、《北京市中药材标准》（1998 年版）中有收载。

药材臭梧桐花，为本种的干燥花或带有宿萼的花或幼果嫩枝，《上海市中药材标准》（1994 年版）、《湖北省中药材质量标准》（2009 年版、2018 年版）中有收载。

药材臭梧桐根，为本种的干燥根，《上海市中药材标准》（1994 年版）、《湖北省中药材质量标准》（2018 年版）中有收载。

马鞭草科 Verbenaceae 假连翘属 Duranta

假连翘 *Duranta repens* L.

| 药 材 名 | 假连翘（药用部位：果实）、假连翘叶（药用部位：叶）。

| 形态特征 | 灌木。枝条常下垂，有刺或无刺，嫩枝有毛。叶多数对生，偶有轮生，有短柄；叶片卵状椭圆形或倒卵形，长 2 ~ 6.5 cm，宽 1.5 ~ 3 cm，边缘在中部以上有锯齿。总状花序顶生或腋生；萼筒先端有 5 齿，结果时先端扭曲；花冠蓝色或淡蓝紫色。果实成熟时橘黄色，有光泽，完全包藏在扩大的花萼内。

| 生境分布 | 德兴有栽培，供观赏用。

| 资源情况 | 栽培资源稀少。药材来源于栽培。

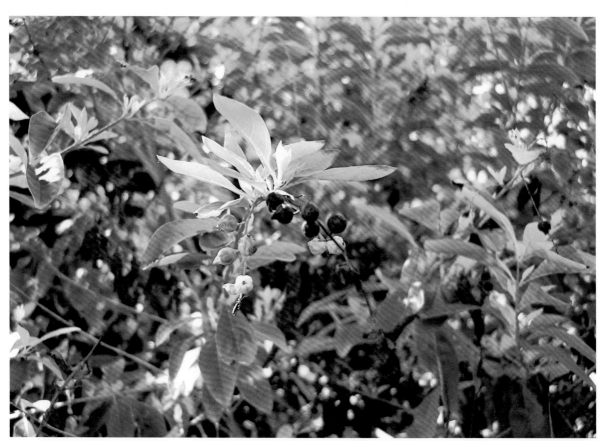

| 采收加工 | **假连翘**：夏、秋季采收，鲜用或晒干。
假连翘叶：春、夏季采收，鲜用或晒干。

| 功能主治 | **假连翘**：甘、微辛，温；有小毒。散热透邪，行血祛瘀，止痛杀虫，消肿解毒。用于疟疾，痈毒初起，脚底脓肿。
假连翘叶：甘、微辛，温；有小毒。散瘀，解毒。用于跌打瘀肿，痈肿。

| 用法用量 | **假连翘**：内服煎汤，14 ~ 20 g；或研末；孕妇忌用。
假连翘叶：外用适量，捣敷。

| 附　注 | 本种异名：*Duranta erecta* Linnaeus。

马鞭草科 Verbenaceae 马缨丹属 Lantana

马缨丹 *Lantana camara* L.

| 药 材 名 | 五色梅花（药用部位：花）、五色梅叶（药用部位：叶或嫩枝叶）、五色梅根（药用部位：根）、五色梅（药用部位：地上部分）。

| 形态特征 | 直立或半藤状灌木，高 1 ～ 2 m，有臭味。茎四方形，有糙毛，无刺或有下弯的钩刺。叶对生，有柄，卵形至卵状矩圆形，长 3 ～ 9 cm，宽 1.5 ～ 5 cm，边缘有锯齿，两面都有糙毛。头状花序腋生，总花梗长于叶柄 1 ～ 3 倍；苞片披针形，有短柔毛；花萼筒状，先端有极短的齿；花冠黄色、橙黄色、粉红色以至深红色。果实圆球形，成熟时紫黑色。

| 生境分布 | 德兴有栽培，供观赏用。

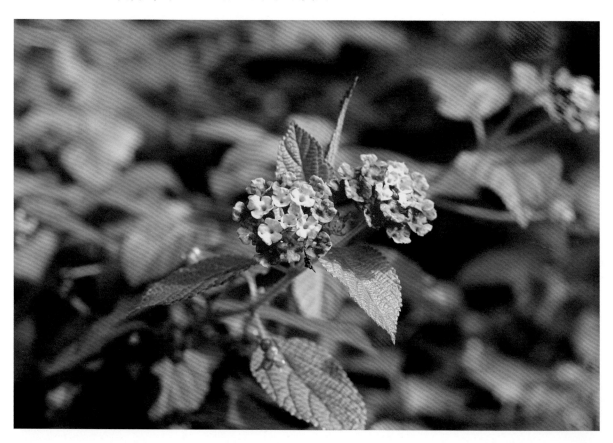

| 资源情况 | 栽培资源一般。药材来源于栽培。

| 采收加工 | 五色梅花：全年均可采收，鲜用或晒干。

五色梅叶：春、夏季采收，鲜用或晒干。

五色梅根：全年均可采挖，鲜用，或切片，晒干。

五色梅：全年均可采收，除去杂质，洗净，干燥。

| 药材性状 | 五色梅：本品茎呈方柱形，分枝多对生。表面灰绿色至灰棕色，有短柔毛及倒钩状刺；质韧，难折断，断面中部有类白色髓；嫩枝具棱，棱上有倒钩状刺。叶多皱缩、破碎，绿褐色，完整者展平后呈卵形或矩圆状卵形，先端短尖，基部阔楔形，边缘有锯齿；上表面粗糙而有短刺毛，下表面被小刚毛。气臭特异，味甘、辛。

| 功能主治 | 五色梅花：苦、微甘，凉；有毒。归肺、肝、肾经。清热，止血。用于肺痨咯血，腹痛吐泻，湿疹，阴痒。

五色梅叶：辛、苦，凉；有毒。归大肠经。清热解毒，祛风止痒。用于痈肿毒疮，湿疹，疥癣，皮炎，跌打损伤。

五色梅根：苦，寒。归膀胱、肝、肾经。清热泻火，解毒散结。用于感冒发热，伤暑头痛，胃火牙痛，咽喉炎，疟腮，风湿痹痛，瘰疬痰核。

五色梅：苦，寒。归肺、胃经。消肿解毒，祛风止痒。用于痈肿，湿毒，疥癞，毒疮。

| 用法用量 | 五色梅花：内服煎汤，5 ~ 10 g；或研末，3 ~ 5 g；孕妇及体弱者忌用。外用适量，捣敷。

五色梅叶：内服煎汤，15 ~ 30 g；或捣汁冲酒；内服不宜过量，孕妇及体弱者禁服。外用适量，煎汤洗；或捣敷；或绞汁涂。

五色梅根：内服煎汤，15 ~ 30 g，鲜品加倍；孕妇及体弱者忌用。外用适量，煎汤含漱。

五色梅：内服煎汤，1.5 ~ 3 g。外用适量，煎水洗患处。

| 附 注 | 本种异名：*Lantana aculeata* Linn.。

药材五色梅，为本种的干燥地上部分，《广东省中药材标准》（2019 年版）中有收载。

豆腐柴 Premna microphylla Turcz.

| 药 材 名 | 腐婢（药用部位：茎、叶。别名：老鸦乌、乌蚁青）、腐婢根（药用部位：根）。

| 形态特征 | 灌木。幼枝有柔毛，老枝无毛。叶有臭味，卵形、卵状披针形、倒卵形或椭圆形，长 3 ~ 13 cm，宽 1.5 ~ 6 cm，先端急尖至长渐尖，基部渐狭下延，全缘以至不规则的粗齿，无毛或有短柔毛；叶柄长 0.5 ~ 2 cm。聚伞圆锥花序顶生；花萼绿色，有时带紫色，杯状，有腺点，几无毛，边缘有睫毛，5 浅裂，近二唇形；花冠淡黄色，外有柔毛和腺点。核果紫色，球形至倒卵形。

| 生境分布 | 生于山坡林下或林缘。德兴各地均有分布。

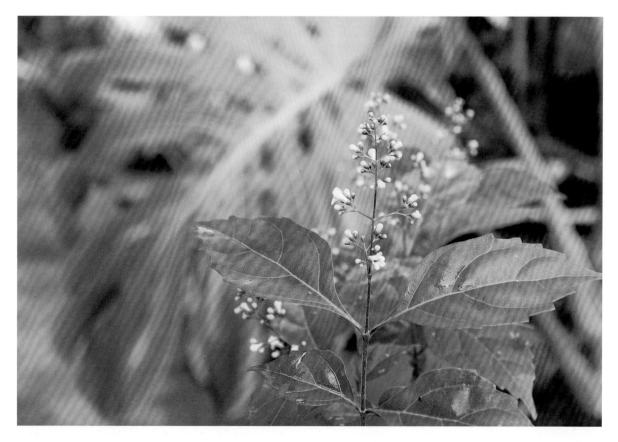

| 资源情况 | 野生资源较丰富。药材来源于野生。

| 采收加工 | **腐婢**：春、夏、秋季均可采收，鲜用或晒干。
腐婢根：全年均可采收，鲜用，或切片，晒干。

| 药材性状 | **腐婢**：本品茎枝呈圆柱形，淡棕色，具纵沟，嫩枝被黄色短柔毛。叶对生，皱缩，完整者展平后呈卵状披针形，长 3 ~ 13 cm 或更长，宽 1.5 ~ 6 cm，先端尾状急尖或近急尖，基部渐狭，下延；边缘中部以上具不规则的粗锯齿，淡棕黄色，两面均有短柔毛；叶柄长约 0.5 ~ 2 cm。偶见残留黑色圆形小果。气臭，味苦。

| 功能主治 | **腐婢**：苦、微辛，寒。归肝、大肠经。清热解毒。用于疟疾，泄泻，痢疾，醉酒头痛，痈肿，疔疮，丹毒，蛇虫咬伤，创伤出血。
腐婢根：苦，寒。归脾经。清热解毒。用于疟疾，小儿夏季热，风湿痹痛，风火牙痛，跌打损伤，烫火伤。

| 用法用量 | **腐婢**：内服煎汤，10 ~ 15 g；或研末。外用适量，捣敷；或研末调敷；或煎汤洗。
腐婢根：内服煎汤，10 ~ 15 g，鲜品 30 ~ 60 g。外用适量，捣敷；或研末调敷。

| 附　　注 | 本种异名：*Premna formosana* Maxim.、*Premna japonica* Miq.、*Premna microphylla* Turcz. var. *glabra* Nakai。
药材腐婢，为本种的干燥茎叶，《贵州省中药材、民族药材质量标准》（2003 年版）中有收载。
本种的树叶可制成绿豆腐食用，习称"神仙豆腐"。

马鞭草科 Verbenaceae 马鞭草属 Verbena

马鞭草 *Verbena officinalis* L.

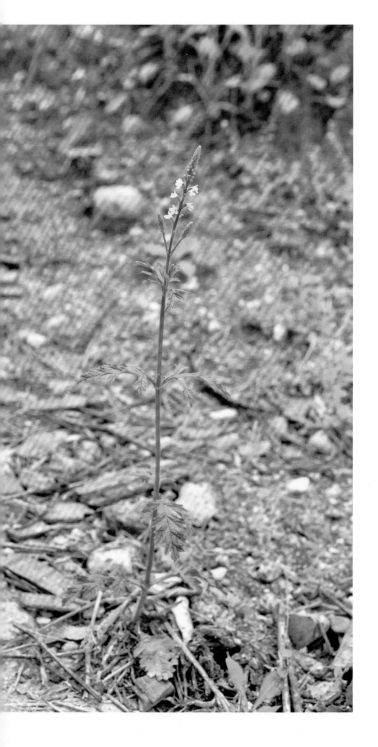

| 药 材 名 |

马鞭草（药用部位：全草。别名：酒药草、刀口草、铁马鞭）。

| 形态特征 |

多年生草本，高 30 ~ 80 cm。茎四方形。叶对生，卵圆形至矩圆形，长 2 ~ 8 cm，宽 1 ~ 4 cm，基生叶的边缘通常有粗锯齿和缺刻，茎生叶多数 3 深裂，裂片边缘有不整齐的锯齿，两面有粗毛。穗状花序顶生或腋生，每朵花有 1 苞片，苞片和萼片都有粗毛；花冠淡紫色或蓝色。蒴果，长约 0.2 cm，外果皮薄，成熟时裂为 4 小坚果。

| 生境分布 |

生于路边、山坡、溪边或林旁。德兴各地均有分布。

| 资源情况 |

野生资源丰富。药材来源于野生。

| 采收加工 |

6 ~ 8 月花开时采割，除去杂质，晒干。

| 药材性状 | 本品茎呈方柱形，多分枝，四面有纵沟，长 0.5 ~ 1 m；表面绿褐色，粗糙；质硬而脆，断面有髓或中空。叶对生，皱缩，多破碎，绿褐色，完整者展平后叶片 3 深裂，边缘有锯齿。穗状花序细长，有小花多数。气微，味苦。

| 功能主治 | 苦，凉。归肝、脾经。活血散瘀，解毒，利水，退黄，截疟。用于癥瘕积聚，痛经闭经，喉痹，痈肿，水肿，黄疸，疟疾。

| 用法用量 | 内服煎汤，5 ~ 10 g，大剂量可用至 15 ~ 30 g，鲜品 30 ~ 60 g；或入丸、散剂；孕妇，血虚及脾、肾虚而胃弱者，疮证久而虚者慎用。外用适量，捣敷；或煎汤洗。

| 附　注 | 本种异名：*Verbena officinalis* Linn. var. *ramosa* Lévl.。

药材马鞭草，为本种的干燥地上部分，《中华人民共和国药典》（1963 年版至 2020 年版）中有收载。

《中华人民共和国药典》规定，按干燥品计算，马鞭草含齐墩果酸（$C_{30}H_{48}O_3$）和熊果酸（$C_{30}H_{48}O_3$）的总量不得少于 0.30%。

马鞭草科 Verbenaceae 牡荆属 Vitex

黄荆

Vitex negundo L.

| 药 材 名 | 黄荆子（药用部位：成熟果实）、黄荆叶（药用部位：叶）、黄荆枝（药用部位：枝条）、黄荆沥（药材来源：茎用火烤灼而流出的液汁）、黄荆根（药用部位：根）、五指柑（药用部位：全株或地上部分）、黄荆油（药材来源：新鲜叶经水蒸气蒸馏得到的挥发油）。

| 形态特征 | 灌木或小乔木。枝四方形，密生灰白色绒毛。掌状复叶，小叶 5，间有 3，中间小叶最大，两侧依次渐小；小叶片椭圆状卵形至披针形，先端渐尖，基部楔形，通常全缘或每边有少数锯齿，下面密生灰白色细绒毛。圆锥花序顶生，长 10 ～ 27 cm；花萼钟状，先端有 5 裂齿；花冠淡紫色，外面有绒毛，先端 5 裂，二唇形。果实球形、黑色。

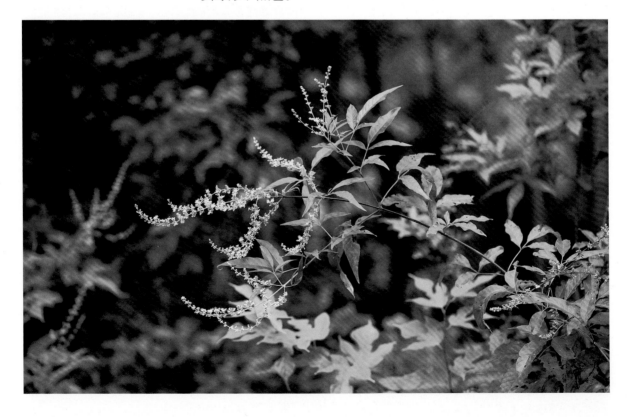

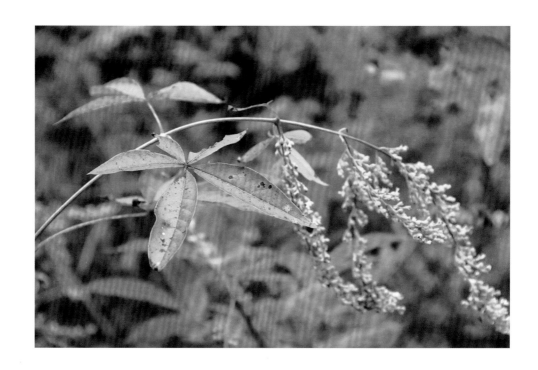

| 生境分布 | 生于山坡路旁或灌丛中。德兴各地均有分布。

| 资源情况 | 野生资源丰富。药材来源于野生。

| 采收加工 | **黄荆子**：秋季采摘，除去杂质，晾晒干燥。
黄荆叶：夏末开花时采收，鲜用或堆叠踏实，使其发汗，倒出晒至半干，再堆叠踏实，待绿色变黑润，再晒至足干。
黄荆枝：春、夏、秋季均可采收，切段，晒干。
黄荆沥：茎用火烤灼而流出的液汁。
黄荆根：2 月或 8 月采挖，洗净，鲜用，或切片，晒干。
五指柑：夏、秋季枝叶茂盛时采割，晒干。
黄荆油：新鲜叶经水蒸气蒸馏得到的挥发油。

| 药材性状 | **黄荆子**：本品果实连同宿萼及短果柄呈倒卵状类圆形或近梨形，长 0.3 ~ 0.55 cm，直径 0.15 ~ 0.2 cm。宿萼灰褐色，密被棕黄色或灰白色绒毛，包被整个果实的 2/3 或更多，萼筒先端 5 齿裂，外面具 5 ~ 10 脉纹。果实近球形，上端稍大，略平圆，有花柱脱落的凹痕，基部稍狭尖，棕褐色。质坚硬，不易破碎，断面黄棕色，4 室，每室有黄白色或黄棕色种子 1，或不育。气香，味微苦、涩。
黄荆叶：本品皱缩，灰黑色或绿褐色，背面色较暗淡，被短毛；叶片长卵圆形

至披针形，先端长尖，基部楔形；叶柄方形，被毛。质脆，易碎，有香气。味辛、微苦。

黄荆枝： 本品呈类圆柱形或类方柱形，直径 0.2 ~ 2 cm。表面灰色、灰黄色或灰黑色，有较密的细纵纹，有时可见灰黑色小斑点。小枝多有 4 条明显的纵棱。茎枝上可见对生的分枝残基或叶柄残基。质坚硬，不易折断，断面纤维性，皮部深褐色至灰黑色；老茎木质部发达。髓部白色，略呈方形。气微，味微苦。

五指柑： 本品根外表黄白色至灰褐色，外皮常呈片状剥落。茎枝黄棕色至棕褐色，上部呈明显的四棱形，下部类圆柱形，密被短绒毛。掌状复叶对生，小叶 5 或 3，多皱缩，完整者展平后呈椭圆状卵形，中央 3 小叶较大，两侧的较小而无柄，先端渐尖，基部楔形，全缘或两侧边缘具粗锯齿 2 ~ 5；上表面淡绿色，下表面灰白色；两面沿叶脉有短茸毛。圆锥花序顶生。花萼钟形，密被白色短柔毛，5 齿裂；花冠淡紫色，被毛，二唇形。果实圆球形或倒卵圆形，下半部包于宿萼内。气微臭，味苦、微涩。

黄荆油： 本品为黄色的澄明液体，具特殊的香气，味微辛。

| **功能主治** | **黄荆子：** 苦、辛，温。归肺、大肠经。祛风化痰，下气，止痛。用于咳嗽哮喘，中暑发痧，胃痛，疝气，带下。

黄荆叶： 辛、苦，凉。归肺、胃、大肠经。解表散热，化湿和中，杀虫止痒。用于感冒发热，伤暑吐泻，痧气腹痛，肠炎，痢疾，疟疾，湿疹，癣，疥，蛇虫咬伤。

黄荆枝： 辛、微苦，平。祛风解表，消肿止痛。用于感冒发热，咳嗽，喉痹肿痛，风湿骨痛，牙痛，烫伤。

黄荆沥： 甘、微苦，凉。归心、肺、肠经。清热，化痰，定惊。用于肺热咳嗽，痰黏难咳，小儿惊风，痰壅气逆，惊厥抽搐。

黄荆根： 辛、微苦，温。归肺、胃、肝经。解表，止咳，祛风除湿，理气止痛。用于感冒，慢性支气管炎，风湿痹痛，胃痛，痧气，腹痛。

五指柑： 辛、苦，温。归肺、脾、肾经。祛风解表，消暑止泻，利湿，止痛。用于外感，暑湿在表，中暑发痧，腹痛，吐泻，脚气，足癣。

黄荆油： 祛痰，镇咳，平喘。用于慢性支气管炎。

| **用法用量** | **黄荆子：** 内服煎汤，5 ~ 10 g；或入丸、散剂；凡湿热燥渴无气滞者忌用。

黄荆叶： 内服煎汤，15 ~ 30 g，鲜品 30 ~ 60 g。外用适量，煎汤洗；或捣敷；或绞汁涂。

黄荆枝：内服煎汤，10～15 g，鲜品加倍。外用适量，捣敷，或煅存性，研末调敷。

黄荆沥：内服，50～100 ml，小儿酌减。

黄荆根：内服煎汤，15～30 g，根皮用量酌减。

五指柑：内服煎汤，9～15 g；或入丸、散剂。

黄荆油：口服，1 次 20～40 mg，每日 3 次；胃溃疡患者慎用。

| **附 注** | 本种异名：*Vitex arborea* Desf.、*Vitex paniculata* Lam.、*Vitex negundo* L. f. *alba* C. P′ei、*Vitex negundo* L. f. *laxipaniculata* C. P′ei。

药材五指柑，为本种的干燥全株，《中华人民共和国药典·附录》（1977 年版）、《江西省中药材标准》（1996 年版、2014 年版）、《广西中药材标准》（1990 年版）、《广西壮族自治区壮药质量标准·第一卷》（2008 年版）、《广东省中药材标准》（2004 年版）、《中华人民共和国卫生部药品标准·中药成方制剂·第五册·附录》（1992 年版）、《湖南省中药材标准》（2009 年版）中有收载。文献中记载的五指柑基原还包括牡荆 *Vitex negundo* L. var. *cannabifolia* (Sieb. et Zucc.) Hand.-Mazz. ［《江西省中药材标准》（1996 年版、2014 年版）］。

药材黄荆子，为本种的干燥成熟果实，《山东省中药材标准·附录》（1995、2002 年版）、《贵州省中药材、民族药材质量标准》（2003 年版）、《贵州省中药材质量标准》（1988 年版）、《湖北省中药材质量标准》（2009 年版）、《江西省中药材标准》（1996 年版、2014 年版）、《中华人民共和国卫生部药品标准·中药成方制剂·第五册·附录》（1992 年版）、《河南省中药材标准》（1993 年版）、《四川省中草药标准（试行稿）·第一批》（1977 年版）、《四川省中药材标准》（1987 年版）、《湖南省中药材标准》（2009 年版）中有收载。

药材黄荆枝，为本种的幼嫩枝条，《上海市中药材标准·附录》（1994 年版）中有收载；《湖北省中药材质量标准》（2018 年版）以"黄荆条"之名收载之。

药材黄荆油，为本种的挥发油，《中华人民共和国卫生部药品标准·中药材·第一册》（1992 年版）中有收载。

本种的嫩茎叶焯水后可凉拌、炒食，也可制作豆瓣酱。

马鞭草科 Verbenaceae 牡荆属 Vitex

牡荆

Vitex negundo L. var. *cannabifolia* (Sieb. et Zucc.) Hand.-Mazz.

| **药 材 名** | 牡荆叶（药用部位：叶）、牡荆子（药用部位：果实）、牡荆茎（药用部位：茎）、牡荆沥（药材来源：茎用火烤灼而流出的液汁）、牡荆根（药用部位：根）、牡荆油（药材来源：叶经水蒸气蒸馏提取的挥发油）、五指柑（药用部位：地上部分）。

| **形态特征** | 与黄荆相比，本变种叶边缘有粗锯齿。

| **生境分布** | 生于山坡路边灌丛中。德兴各地均有分布。

| **资源情况** | 野生资源丰富。药材来源于野生。

| **采收加工** | **牡荆叶**：夏、秋季叶茂盛时采收，除去茎枝，鲜用或晒干。

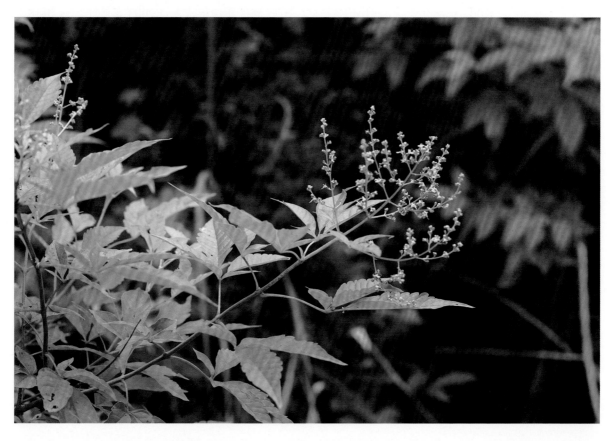

牡荆子：秋季果实成熟时采收，用手搓下，扬净，晒干。

牡荆茎：夏、秋季采收，切段，晒干。

牡荆沥：夏、秋季采收新鲜茎，截约 0.3 m 长，两端架于砖上，其下以火烧之，则茎汁从两端沥出，以器取之。

牡荆根：秋后采挖，洗净，切片，晒干。

牡荆油：生长季节均可采收叶，蒸馏提取挥发油。

五指柑：夏、秋季枝叶茂盛时采割，晒干。

| 药材性状 | 牡荆叶：本品为掌状复叶，小叶 5 或 3，披针形或椭圆状披针形，中间小叶长 5 ~ 10 cm，宽 2 ~ 4 cm，两侧小叶依次渐小，先端渐尖，基部楔形，边缘具粗锯齿；上表面绿色，下表面淡绿色，两面沿叶脉有短茸毛，嫩叶下表面毛较密；总叶柄长 2 ~ 6 cm，有 1 浅沟槽，密被灰白色茸毛。气芳香，味辛、微苦。

牡荆子：本品呈圆锥形或卵形，上端略大而平圆，有花柱脱落的凹痕，下端稍尖。长约 0.3 cm，直径 0.2 ~ 0.3 cm。宿萼灰褐色，密被灰白色细绒毛，包被整个果实的 2/3 或更多，萼筒先端 5 齿裂，外面有 5 ~ 10 脉纹。果实表面棕褐色，坚硬，不易破碎；断面棕黄色，4 室，每室有黄白色种子 1 或不育。气香，味苦、涩。

牡荆根：本品为不规则块片，大小不等。表面土黄色至黄棕色，有的具茎残基。断面皮部较薄，棕黄色；木部黄棕色，可见数个同心环纹，中心颜色较深，质硬。无臭，味淡。

牡荆油：本品为淡黄色至橙黄色的澄清液体，具特殊的香气，味微辛。

五指柑：本品茎呈圆柱形，先端嫩枝呈类方形；表面棕色或灰棕色，有明显的节，嫩枝密被茸毛；质硬脆，断面呈纤维状，髓部白色或中空。叶的特征同"牡荆叶"。圆锥花序顶生或侧生，有时可见紫黑色的浆果。气芳香，味辛、微苦。

| 功能主治 | 牡荆叶：微苦、辛，平。归肺经。祛痰，止咳，平喘。用于咳嗽痰多。

牡荆子：苦、辛，温。归肺、大肠经。祛风化痰，下气，止痛。用于咳嗽哮喘，中暑发痧，胃痛，疝气，带下。

牡荆茎：辛、微苦，平。祛风解表，消肿止痛。用于感冒，喉痹，牙痛，脚气，疮肿，烧伤。

牡荆沥：甘，凉。归心、肝经。除风热，化痰涎，通经络，行气血。用于中风口噤，痰热惊痫，头晕目眩，喉痹，热痢，火眼。

牡荆根：辛、微苦，温。归肺、肝、脾经。祛风解表，除湿止痛。用于感冒头痛，牙痛，疟疾，风湿痹痛。

牡荆油：微苦、辛，平。归肺经。祛痰，止咳，平喘。用于慢性支气管炎。

五指柑：辛、苦，温。归肺、脾、肾经。祛风解表，消暑止泻，利湿，止痛。用于外感，暑湿在表，中暑发痧，腹痛，吐泻，脚气，足癣。

| 用法用量 | 牡荆叶：内服煎汤，9 ~ 15 g，鲜品 30 ~ 60 g；或捣汁饮。外用适量，捣敷；或煎汤熏洗。

牡荆子：内服煎汤，6 ~ 10 g；或研末；或浸酒。恶石膏；病非干外邪者一概不宜用。

牡荆茎：内服煎汤，10 ~ 15 g。外用适量，煎汤洗；或含漱。

牡荆沥：内服沸水冲，30 ~ 60 ml。外用适量，涂敷；或点眼。

牡荆根：内服煎汤，10 ~ 15 g。

牡荆油：内服，20 ~ 40 mg。

五指柑：内服煎汤，9 ~ 15 g；或入丸、散剂。

| 附　注 | 本种异名：*Vitex cannabifolia* Sieb. et Zucc.、*Vitex negundo* L. f. *intermedia* C. P'ei、*Vitex negundo* L. var. *typica* Lam.。

药材牡荆叶，为本种的干燥叶或枝叶，《中华本草》《中药大辞典》中有收载；《中华人民共和国药典》（1977 年版至 2020 年版）、《上海市中药材标准·附录》（1994 年版）以"牡荆"之名收载之。

牡荆油，为本种的挥发油，《中华人民共和国药典》（1977 年版至 2020 年版）中有收载。

药材牡荆子，为本种的干燥成熟果实，《中华人民共和国卫生部药品标准·中药成方制剂·第九册·附录》（1994 年版）中有收载；《贵州省中药材、民族药材质量标准》（2003 年版）、《贵州省中药材质量标准》（1988 年版）、《河南省中药材标准》（1993 年版）、《湖北省中药材质量标准》（2009 年版、2018 年版）、《江苏省中药材标准》（1989 年版、2016 年版）、《江西省中药材标准》（1996 年版、2014 年版）、《四川省中药材标准》（1987 年版、2010 年版）、《中华人民共和国卫生部药品标准·中药成方制剂·第五册·附录》（1992 年版）、《湖南省中药材标准》（2009 年版）、《上海市中药材标准》（1994 年版）、《重庆市中药材质量标准·第一批》（2022 年版）以"黄荆子"之名收载之。

药材五指柑，为本种的干燥地上部分或全株，《中华人民共和国卫生部药品标准·中药成方制剂·第五册·附录》（1992 年版）、《江西省中药材标准》（1996 年版、2014 年版）、《广西中药材标准》（1990 年版）、《广西壮族自治区壮药质量标准·第一卷》（2008 年版）、《广东省中药材标准》（2004 年版、2019 年版）、《湖南省中药材标准》（2009 年版）中有收载；《福建省中药材标准》（2006 年版）以"牡荆"之名收载之。文献记载的五指柑的基原还包括黄荆 *Vitex negundo* L.［《江西省中药材标准》（2014 年版）］。

药材牡荆根，为本种的干燥根，《中华人民共和国卫生部药品标准·中药成方制剂·第十二册·附录》（1997 年版）、《福建省中药材标准》（2006 年版）中有收载。

本种的嫩茎叶焯水后可凉拌、炒食，也可制作豆瓣酱。

牡荆叶、荆条、牡荆根经北京医疗队研究，具有很好的治疗慢性支气管炎的功效，并研发"牡荆油胶丸"。1978 年，德兴县制药厂与北京医疗队合作研制牡荆油胶丸，获省科技成果奖和全国科学大会奖；1980 年，德兴县制药厂生产的牡荆油胶丸获省优产品奖；1983 年，德兴县制药厂生产的牡荆油胶丸获省优产品奖；1984 年获省优产品奖、国家医药管理局优质产品奖；1987 年德兴县制药厂生产的牡荆油胶丸获省优产品奖；1988 年，香屯制药厂生产的牡荆油胶丸获省优产品奖。

■ 唇形科 ■ Labiatae ■ 藿香属 ■ *Agastache*

藿香
Agastache rugosa (Fisch. et Mey.) O. Ktze.

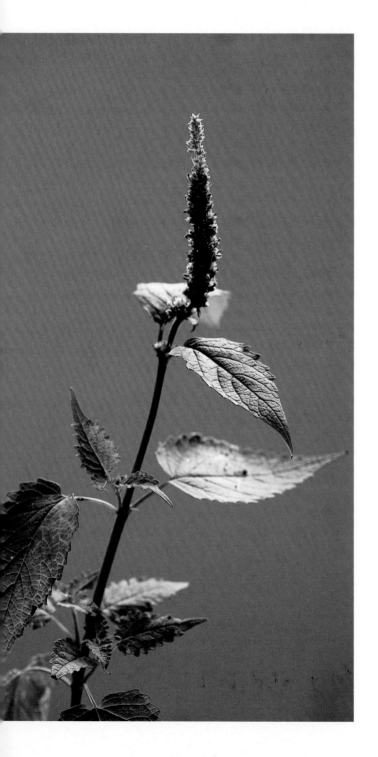

| 药 材 名 |

藿香（药用部位：地上部分。别名：土藿香、薄荷）。

| 形态特征 |

多年生直立草本。茎高 0.5 ~ 1.5 m，上部被极短的细毛。叶具长柄，心状卵形至矩圆状披针形，长 4.5 ~ 11 cm，宽 3 ~ 6.5 cm。轮伞花序多花，在主茎或侧枝上组成顶生、密集、圆筒状的穗状花序；苞片披针状条形；花萼筒状倒锥形，长约 0.6 cm，被具腺微柔毛及黄色小腺体，常染有浅紫色或紫红色；齿 5，三角状披针形，前 2 齿稍短；花冠淡紫蓝色，长约 0.8 cm，筒直伸，上唇微凹，下唇 3 裂，中裂片最大，先端微凹，边缘波状；雄蕊 4，二强，伸出；花柱先端等 2 裂。小坚果卵状矩圆形，腹面具棱，先端具短硬毛。

| 生境分布 |

常见栽培。德兴零星栽培于庭园。

| 资源情况 |

栽培资源稀少。药材来源于栽培。

| 采收加工 | 6 ～ 7 月，当花序抽出而未开花时，择晴天齐地割取地上部分，薄摊晒至日落后，收回堆叠过夜，次日再晒。第 2 次在 10 月收割，迅速晾干、晒干或烤干。

| 药材性状 | 本品长 30 ～ 90 cm，常对折或切断扎成束。茎方柱形，多分枝，直径 0.2 ～ 1 cm，四角有棱脊，四面平坦或凹成宽沟状；表面暗绿色，有纵皱纹，稀有毛茸；节明显，常有叶柄脱落的疤痕，节间长 3 ～ 10 cm；老茎坚硬，质脆，易折断，断面白色，髓部中空。叶对生；叶片深绿色，多皱缩或破碎，完整者展平后呈卵形，长 4.5 ～ 11 cm，宽 3 ～ 6.5 cm，先端尖或短渐尖，基部圆形或心形，边缘有钝锯齿，上表面深绿色，下表面浅绿色，两面微具毛茸。茎先端有时有穗状轮伞花序，呈土棕色。气芳香，味淡、微凉。

| 功能主治 | 辛，微温。归肺、脾、胃经。祛暑解表，化湿和胃。用于夏令感冒，寒热头痛，胸脘痞闷，呕吐泄泻，妊娠呕吐，鼻渊，手足癣。

| 用法用量 | 内服煎汤，6 ～ 10 g；或入丸、散剂。外用适量，煎汤洗；或研末搽；不宜久煎，阴虚火旺者禁服。

| 附　　注 | 本种异名：*Lophanthus rugosus* Fisch. et C. A. Mey.、*Lophanthus argyi* H. Lévl.、*Lophanthus formosanus* Hayata、*Elsholtzia monostachya* H. Lévl. et Vaniot。

药材藿香，为本种的干燥地上部分，《贵州省中药材质量标准》（1988 年版）、《中华人民共和国药典·附录》（2010 年版）、《甘肃省中药材标准》（2009 年版）、《山东省中药材标准》（1995 年版、2002 年版）、《四川省中草药标准》（1987 年版）、《北京市中药材标准·附录》（1998 年版）、《贵州省中药材、民族药材质量标准》（2003 年版）、《维吾尔药材标准·上册》（1993 年版）、《新疆维吾尔自治区药品标准·第二册》（1980 年版）、《中华人民共和国药典》（1977 年版）、《河南省中药材标准》（1991 年版）、《上海市中药材标准》（1994 年版）等中有收载；《辽宁省中药材标准》（2009 年版）以"土藿香"之名收载之。

本种的嫩茎叶焯水后可凉拌，或与鱼肉、牛肉等一同烧制，也可煎蛋、煎饼等。

唇形科 Labiatae 筋骨草属 *Ajuga*

筋骨草
Ajuga ciliata Bunge

| **药 材 名** | 筋骨草（药用部位：全草）。

| **形态特征** | 多年生草本。茎高 25 ~ 40 cm，紫红色或绿紫色，通常无毛，幼嫩部分被灰白色长柔毛。叶具短柄，卵状椭圆形至狭椭圆形，长 4 ~ 7.5 cm，宽 3.2 ~ 4 cm，两面略被糙伏毛。轮伞花序多花，密集排成顶生假穗状花序；苞片叶状，有时呈紫红色，卵圆形，长 1 ~ 1.5 cm；花萼漏斗状钟形，脉 10，齿 5，近相等；花冠紫色，具蓝色条纹，筒近基部具 1 毛环，檐部近二唇形，上唇直立，先端圆形，微凹，下唇伸延，中裂片倒心形；雄蕊 4，二强，伸出。小坚果矩圆状三棱形，背部具网状皱纹。

| **生境分布** | 生于海拔 340 ~ 1 800 m 的山谷溪旁，阴湿的草地上，林下湿润处

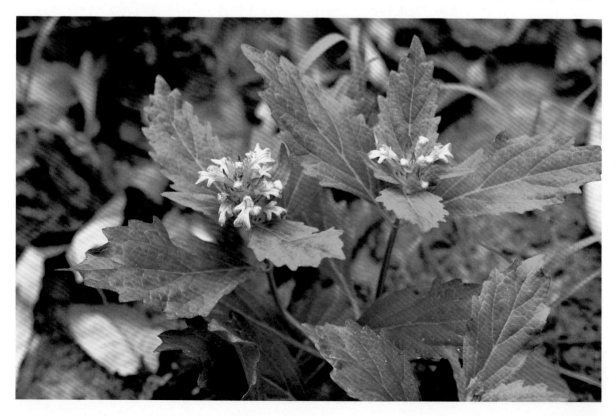

及路旁草丛中。德兴各地均有分布。

| 资源情况 | 野生资源丰富。药材来源于野生。

| 采收加工 | 5 ~ 8 月花开时采收，洗净，鲜用或晒干。

| 功能主治 | 苦，寒。归肺经。清热解毒，凉血消肿。用于咽喉肿痛，肺热咯血，跌打肿痛。

| 用法用量 | 内服煎汤，15 ~ 30 g。外用适量，捣敷。

| 附　　注 | 本种异名：*Ajuga ciliata* Bunge f. a. *typica* Kudo。

唇形科 Labiatae 筋骨草属 Ajuga

金疮小草 *Ajuga decumbens* Thunb.

| **药 材 名** | 白毛夏枯草（药用部位：全草。别名：筋骨草、苦草）。

| **形态特征** | 一年生或二年生草本，平卧或斜上升，具匍匐茎，全体被白色长柔毛。基生叶较茎生叶长而大，叶柄具狭翅；叶片匙形或倒卵状披针形，长 3 ~ 12 cm，宽 1.5 ~ 5 cm，两面被疏糙伏毛。轮伞花序多花，排列成间断的假穗状花序；苞片大，匙形至披针形；花萼漏斗状，脉 10，齿 5，近相等；花冠淡蓝色或淡红紫色，稀白色，筒长0.8 ~ 1 cm，近基部具毛环，檐部近二唇形，上唇直立，圆形，微凹，下唇伸延，中裂片狭扇形或倒心形；雄蕊 4，二强，伸出。小坚果倒卵状三棱形，背部具网状皱纹。

| **生境分布** | 生于海拔 360 ~ 1 400 m 的溪边、路旁及湿润的草坡上。德兴各地

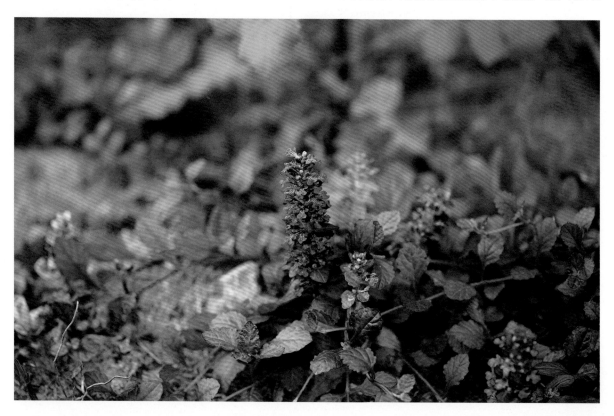

均有分布。

| **资源情况** | 野生资源丰富。药材来源于野生。

| **采收加工** | 春季花开时采收，除去泥沙，晒干。

| **药材性状** | 本品长 10 ~ 35 cm。根细小，暗黄色。地上部分灰黄色或黄绿色，密被白色柔毛。细茎丛生，质软、柔韧，不易折断。叶对生，多皱缩破碎，完整者展平后呈匙形或倒卵状披针形，长 3 ~ 12 cm，宽 1.5 ~ 5 cm，绿褐色，边缘有波状粗齿，叶柄具狭翅。轮伞花序腋生，小花二唇形，黄棕色。气微，味苦。

| **功能主治** | 苦，寒。归肺经。清热解毒，凉血消肿。用于咽喉肿痛，肺热咯血，跌打肿痛。

| **用法用量** | 内服煎汤，10 ~ 30 g，鲜品 30 ~ 60 g；或捣汁。外用适量，捣敷；或煎汤洗。

| **附　　注** | 本种异名：*Ajuga genevensis* auct. non Linn.、*Ajuga remota* auct. non Benth.。
药材筋骨草，为本种的干燥全草，《中华人民共和国药典》（1977 年版、2010年版至 2020 年版）中有收载；《贵州省中药材、民族药材质量标准》（2003年版）、《上海市中药材标准》（1994 年版）、《湖北省中药材质量标准》（2009年版）以"白毛夏枯草"之名收载之。
《中华人民共和国药典》规定，按干燥品计算，筋骨草（白毛夏枯草）含乙酰哈巴苷（$C_{17}H_{26}O_{11}$）不得少于 0.40%。

紫背金盘 *Ajuga nipponensis* Makino

| 药 材 名 | 紫背金盘草（药用部位：全草或根）。

| 形态特征 | 一年生或二年生草本。茎通常直立，稀平卧，常从基部分枝而无基生叶，高 10 ~ 20 cm，全体被疏柔毛。茎生叶具柄；叶片宽椭圆形或倒卵状椭圆形，长 2 ~ 4.5 cm，宽 1.5 ~ 2.5 cm，两面被疏糙伏毛。轮伞花序下部者远隔，向上渐密集成顶生假穗状花序；苞片小，卵形至宽披针形；花萼钟状，脉 10，齿 5，近相等；花冠淡蓝色或蓝紫色，稀白色或白绿色，具深色条纹，筒长 0.8 ~ 1.1 cm，近基部具毛环，檐部近二唇形，上唇短，2 浅裂，下唇伸延，中裂片扇形；雄蕊 4，二强，伸出。小坚果卵圆状三棱形，背部具网状皱纹。

| 生境分布 | 生于海拔 100 m 以上的田边、矮草地湿润处、林内及向阳坡地。德

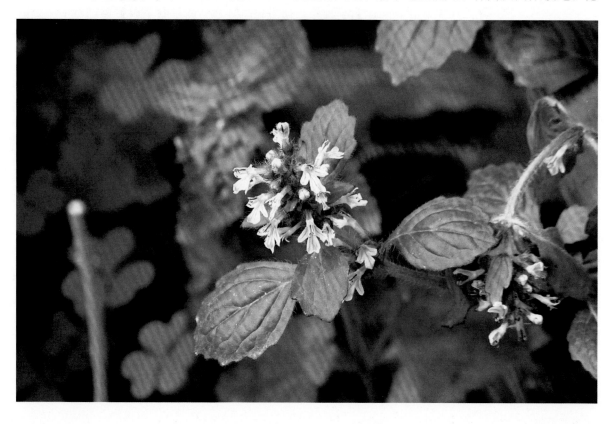

兴有栽培。

| **资源情况** | 栽培资源稀少。药材来源于栽培。

| **采收加工** | 春、夏季采收，洗净，鲜用或晒干。

| **药材性状** | 本品茎呈细方柱形，被柔毛，基部常带紫色，有分枝。无基生叶；茎生叶多皱缩，完整者展平后呈阔椭圆形或倒卵状椭圆形，长 2 ~ 4.5 cm，宽 1.5 ~ 2.5 cm，先端钝，基部楔形，下延，边缘有不整齐的波状圆齿，具缘毛，两面有柔毛，下部叶背面常带紫色；叶柄具狭翅，有时呈深紫色。轮伞花序多花，苞叶与叶同形，向上渐小；花萼钟形，外面上部及齿缘有柔毛；花冠二唇形，淡蓝色或蓝紫色，稀白色或白绿色，外面有柔毛，内面近基部有毛环。小坚果卵状三棱形，背面有网状皱纹，果脐占果轴的 3/5。气微，味苦。

| **功能主治** | 苦、辛，寒。归肺、肝、胃经。清热解毒，凉血散瘀，消肿止痛。用于肺热咳嗽，咯血，咽喉肿痛，乳痈，肠痈，疮疖肿毒，痔疮出血，跌打肿痛，外伤出血，烫火伤，毒蛇咬伤。

| **用法用量** | 内服煎汤，15 ~ 30 g；或根研末；孕妇慎服。外用适量，捣敷。

| **附　注** | 本种异名：*Ajuga nipponensis* Makino var. *pallescens* (Maxim.) C. Y. Wu et C. Chen、*Ajuga matsumurana* Kudo、*Ajuga pallescens* (Maxim.) W. R. Price et F. P. Metcalf、*Ajuga decumbens* Thunb. var. *pallescens* (Maxim.) Hand.-Mazz.、*Ajuga labordei* Vaniot。

唇形科 Labiatae 风轮菜属 Clinopodium

风轮菜 *Clinopodium chinense* (Benth.) O. Ktze.

| 药 材 名 | 风轮菜（药用部位：全草或地上部分）。

| 形态特征 | 多年生草本。茎基部匍匐生根，上部上升，高可达 1 m，密被短柔毛及具腺微柔毛。叶片卵形，长 2 ~ 4 cm，上面密被平伏短硬毛，下面被疏柔毛；叶柄长 0.3 ~ 0.8 cm，密被疏柔毛。轮伞花序多花，半球形；苞叶叶状，苞片针状；花萼狭筒状，常染紫红色，长约 0.6 cm，外被长而柔软的柔毛及部分具腺微柔毛，内面在喉部被柔毛，具 13 脉，上唇 3 齿，下唇 2 齿，较长，具刺尖；花冠紫红色，长约 0.9 cm，上唇直伸，先端微缺，下唇 3 裂。小坚果倒卵形。

| 生境分布 | 生于海拔 1 000 m 以下的山坡、草丛、路边、沟边、灌丛、林下。德兴各地均有分布。

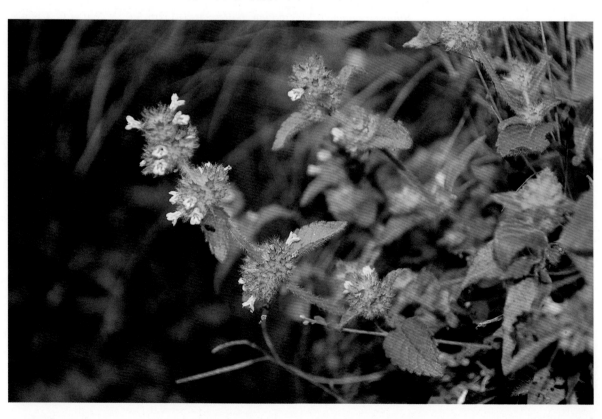

| 资源情况 | 野生资源较丰富。药材来源于野生。

| 采收加工 | 夏季开花前采收，除去泥沙，鲜用或晒干。

| 药材性状 | 本品茎呈四方柱形，直径 0.2 ~ 0.5 cm，长 70 ~ 100 cm，节间长 3 ~ 8 cm；表面棕红色或棕褐色，具细纵条纹，密被柔毛，四棱处尤多。叶对生，有柄，多卷缩或破碎，完整者展平后呈卵圆形，长 2 ~ 4 cm，宽 0.8 ~ 3 cm，边缘具锯齿，上面褐绿色，下面灰绿色，均被柔毛。轮伞花序具残存的花萼，外被毛茸。小坚果倒卵形，黄棕色。全体质脆，易折断与破碎，茎断面淡黄白色，中空。气香，味微辛。

| 功能主治 | 微苦、涩，凉。归肝经。收敛止血。用于崩漏，尿血，鼻衄，牙龈出血，创伤出血。

| 用法用量 | 内服煎汤，9 ~ 15 g；或捣汁。外用适量，捣敷；或煎汤洗。

| 附 注 | 本种异名：*Satureja chinensis* (Benth.) Briq.、*Calamintha chinensis* Benth.、*Calamintha clinopodium* Spenn. var. *chinensis* (Benth.) Miq.。

药材断血流，为本种的干燥地上部分，《中华人民共和国药典》（1977 年版、1990 年版至 2020 年版）中有收载。

唇形科 Labiatae 风轮菜属 Clinopodium

邻近风轮菜 *Clinopodium confine* (Hance) O. Ktze.

| 药 材 名 | 剪刀草（药用部位：全草）。

| 形态特征 | 一年生铺散草本。茎无毛或疏被微柔毛。叶卵形或近圆形，长 0.8 ~ 2.2 cm，具 5 ~ 7 对圆齿状锯齿，两面无毛；叶柄长 0.2 ~ 1 cm。轮伞花序具多花，近球形，直径 1 ~ 1.8 cm，苞叶叶状，苞片小。花梗长 0.1 ~ 0.2 cm，被微柔毛；花萼近圆柱形，基部稍窄，长约 0.4 cm，无毛或沿脉疏被毛，喉部内面被柔毛，齿具缘毛，上 3 齿三角形，下 2 齿长三角形；花冠粉红或紫红色，稍伸出花萼，长约 0.5 cm，被微柔毛，喉部直径 0.12 cm，稍被毛或近无毛，冠檐长约 0.06 cm，下唇中裂片先端微缺。小坚果卵球形，长 0.08 cm，平滑。

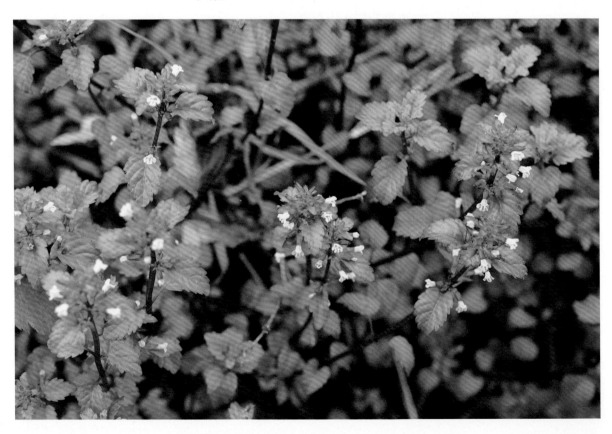

| **生境分布** | 生于海拔 500 m 以下的田边、山坡、草地。德兴各地均有分布。

| **资源情况** | 野生资源较丰富。药材来源于野生。

| **采收加工** | 6～8 月采收，洗净，鲜用或晒干。

| **药材性状** | 本品茎无毛或有疏微毛。叶卵圆形，长 0.8～2.2 cm，宽 0.5～1.7 cm，边缘近基部以上具 5～7 对圆齿，侧脉 3～4 对，两面均毛；叶柄长 0.2～1 cm，腹平背凸，被疏微柔毛。气微，味微苦。

| **功能主治** | 苦、辛，凉。祛风清热，行气活血，解毒消肿。用于感冒发热，食积腹痛，呕吐，泄泻，痢疾，白喉，咽喉肿痛，痈肿丹毒，荨麻疹，毒虫咬伤，跌打肿痛，外伤出血。

| **用法用量** | 内服煎汤，15～30 g，鲜品 30～60 g；或捣汁。外用适量，捣敷；或煎汤洗。

| **附　　方** | （1）治中暑腹痛：剪刀草 15 g，青木香根 6 g，煎汤服，每日 1 剂。（《江西草药》）

（2）治跌打损伤、积瘀疼痛：鲜剪刀草加甜酒酿糟，捣烂，敷患处。（《江西民间草药验方》）

| **附　　注** | 本种异名：*Clinopodium confine* (Hance) O. Ktze. var. *globosum* C. Y. Wu et Hsuan ex H. W. Li、*Clinopodium argyi* H. Lévl.、*Calamintha confinis* Hance、*Clinopodium clinopodium* (Spenn.) Degen var. *umbrosa* f. argyi (Lévl.) Lévl.、*Satureja confinis* (Hance) Kudo。

唇形科 Labiatae 风轮菜属 Clinopodium

细风轮菜 Clinopodium gracile (Benth.) Matsum.

| 药 材 名 | 剪刀草（药用部位：全草。别名：细叶风轮草）。

| 形态特征 | 一年生草本。茎高 8 ~ 30 cm，自匍匐茎发出，柔弱，被微柔毛。叶片卵形，或茎最下部的叶圆卵形而较小，长 1.2 ~ 3.4 cm，下面脉上疏被短硬毛；叶柄长 0.3 ~ 1.8 cm。轮伞花序疏离或于茎顶密集，少花；苞片针状，远较花梗为短；花萼筒状，长约 0.3 cm，果时下倾，基部膨大，长约 0.5 cm，具 13 脉，脉上被短硬毛，其余部分被微柔毛或几无毛，上唇 3 齿短，三角形，果时向上反折，下唇 2 齿略长，先端钻状平伸，齿均被睫毛；花冠白色或紫红色，上唇直伸，下唇 3 裂。

| 生境分布 | 生于路旁、沟边、空旷草地、林缘、灌丛中。德兴各地均有分布。

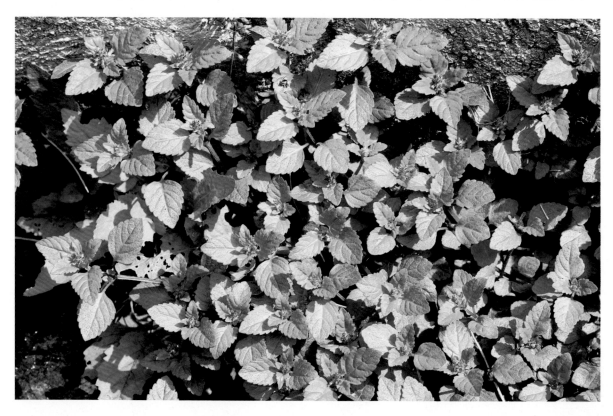

| 资源情况 | 野生资源较丰富。药材来源于野生。

| 采收加工 | 6 ~ 8 月采收，洗净，鲜用或晒干。

| 药材性状 | 本品茎枝细柔，呈方柱形，直径约 0.15 cm。表面紫棕色，有纵槽，被倒向短柔毛；折断面黄棕色。叶黄棕色或淡绿色，皱缩易碎，完整者展平后呈卵形，长 1.2 ~ 3.4 cm，宽 1 ~ 2.4 cm，先端钝，基部圆形或楔形，边缘具疏齿，侧脉 2 ~ 3 对，下面脉上有疏短硬毛，茎最下部叶细小，圆卵形，长、宽均约 1 cm，上部叶卵状披针形；叶柄长 0.3 ~ 1.8 cm，腹凹背凸，基部常带紫红色，密被短柔毛。轮伞花序常仅残留黄绿色花萼。有时可见黄白色的小坚果。气微，味微苦。

| 功能主治 | 苦、辛，凉。清热解毒，消肿止痛。用于白喉，咽喉肿痛，泄泻，痢疾，乳痈，感冒，产后咳嗽，雷公藤中毒；外用于过敏性皮炎。

| 用法用量 | 内服煎汤，15 ~ 30 g，鲜品 30 ~ 60 g；或捣汁。外用适量，捣敷；或煎汤洗。

| 附　　注 | 本种异名：*Satureja gracilis* (Benth.) Briq.、*Satureja ussuriensis* Kudo、*Catureja radicans* Vaniot、*Calamintha gracilis* Benth.。
药材剪刀草，为本种的干燥全草，《上海市中药材标准》（1994 年版）中有收载。

唇形科 Labiatae 风轮菜属 Clinopodium

灯笼草

Clinopodium polycephalum (Vaniot) C. Y. Wu et Hsuan ex P. S. Hsu

| **药 材 名** | 断血流（药用部位：地上部分）。

| **形态特征** | 直立多年生草本。茎高达 1 m，基部有时匍匐，多分枝，被平展糙伏毛及腺毛。叶卵形，长 2 ~ 5 cm，疏生圆齿状牙齿，两面被糙伏毛；叶柄长达 1 cm。轮伞花序具多花，球形，组成圆锥花序；苞片针状，长 0.3 ~ 0.5 cm；花萼长约 0.6 cm，直径 0.1 cm，脉被长柔毛及腺微柔毛，喉部疏被糙硬毛，果萼基部一边肿胀，直径达 0.2 cm，上唇 3 齿三角形，尾尖，下唇 2 齿芒尖；花冠紫红色，长约 0.8 cm，被微柔毛；花冠筒伸出，上唇直伸，先端微缺，下唇 3 裂；雄蕊内藏。小坚果褐色，卵球形，长约 0.1 cm，平滑。

| **生境分布** | 生于山坡、路边、林下、灌丛中。德兴各地均有分布。

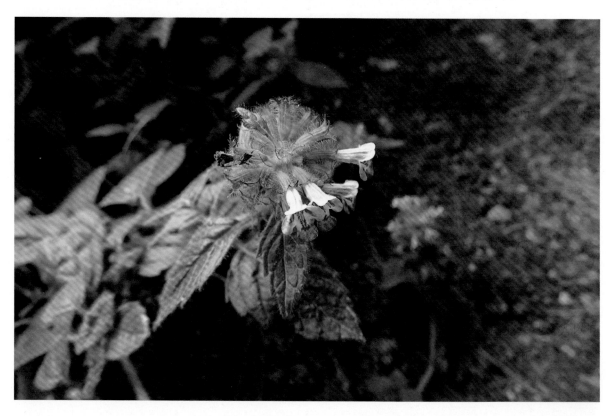

| 资源情况 | 野生资源一般。药材来源于野生。

| 采收加工 | 夏季开花前采收，除去泥沙，鲜用或晒干。

| 药材性状 | 本品茎呈方柱形，四面凹成槽，分枝对生，长 30 ~ 90 cm，直径 0.15 ~ 0.4 cm；上部密被灰白色茸毛，下部较稀疏或近无毛，节间长 2 ~ 8 cm，表面灰绿色或绿褐色；质脆，易折断，断面不平整，中央有髓或中空。叶对生，有柄，多皱缩破碎，完整者展平后呈卵形，长 2 ~ 5 cm，宽 1.5 ~ 3.2 cm；边缘具疏锯齿，上表面绿褐色，下表面灰绿色，两面均密被白色茸毛。气微香，味涩、微苦。

| 功能主治 | 微苦、涩，凉。归肝经。收敛止血。用于崩漏，尿血，鼻衄，牙龈出血，创伤出血。

| 用法用量 | 内服煎汤，9 ~ 15 g，大剂量可用至 15 ~ 30 g；或捣汁。外用适量，捣敷；或研末撒。

| 附　　注 | 本种异名：*Calamintha polycephala* Vaniot、*Calamintha tsacapanensis* H. Lévl.、*Calamintha clinopodium* Spenn. var. *nepalensis* (D. Don) Dunn、*Calamintha clinopodium* Spenn. var. *pratensis* Dunn、*Calamintha clinopodium* Spenn. var. *polycephala* (Vaniot) Dunn。
药材断血流，为本种的干燥地上部分，《中华人民共和国药典》（1977 年版、1990 年版至 2020 年版）中有收载。

唇形科 Labiatae 香薷属 *Elsholtzia*

紫花香薷 *Elsholtzia argyi* Lévl.

| 药 材 名 | 紫花香薷（药用部位：地上部分。别名：牙刷草）。

| 形态特征 | 一年生草本，高 0.5 ~ 1 m。茎四棱形，紫色，槽内被疏生或密集的白色短柔毛。叶卵形至阔卵形，长 2 ~ 6 cm，宽 1 ~ 3 cm，边缘在基部以上具圆齿或圆齿状锯齿，两面多少被毛，下面满布腺点；叶柄长 0.8 ~ 2.5 cm，具狭翅，被毛。穗状花序长 2 ~ 7 cm，生于茎、枝先端，偏向一侧；苞片圆形，长、宽均约 0.5 cm，先端具刺芒状尖头，外面被毛及腺点，常带紫色；花萼管状，长约 0.25 cm，外面被白色柔毛，萼齿 5，钻形，先端具芒刺；花冠玫瑰红紫色，长约 0.6 cm，外面被白色柔毛；雄蕊 4，前对较长，伸出，花药黑紫色；花柱先端相等 2 浅裂。小坚果长圆形，长约 0.1 cm，深棕色。

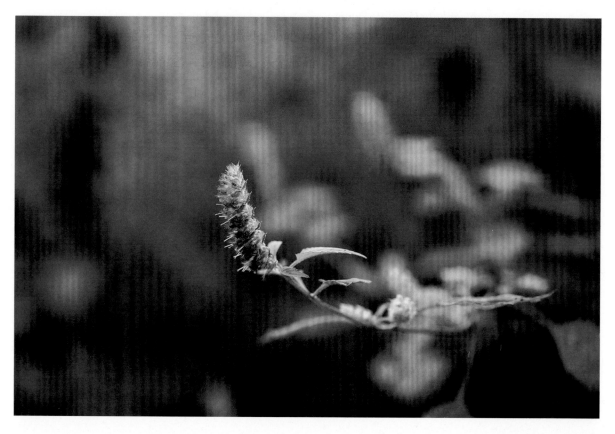

| **生境分布** | 生于海拔 200 ～ 1 200 m 的山坡灌丛中、林下、溪旁及河边草地。德兴各地均有分布。 |

| **资源情况** | 野生资源较丰富。药材来源于野生。 |

| **采收加工** | 夏、秋季采收，切段，鲜用或晒干。 |

| **功能主治** | 辛，微温。发汗解暑，利尿，止吐泻，散寒湿。用于感冒，发热无汗，黄疸，淋证，带下，咳嗽，暑热口臭，吐泻。 |

| **用法用量** | 内服煎汤，9 ～ 15 g，鲜品加倍。外用适量，捣敷；煎汤含漱或熏洗。 |

| **附　注** | 本种异名：*Elsholtzia macrostemon* Hand.-Mazz.。 |

唇形科 Labiatae 香薷属 Elsholtzia

香薷 *Elsholtzia ciliata* (Thunb.) Hyland.

| **药 材 名** | 土香薷（药用部位：全草。别名：香薷草）。

| **形态特征** | 一年生草本。茎高 30 ~ 50 cm，被倒向疏柔毛，下部常脱落。叶片卵形或椭圆状披针形，长 3 ~ 9 cm，疏被小硬毛，下面满布橙色腺点；叶柄长 0.5 ~ 3 cm，被毛。轮伞花序多花，组成偏向一侧、顶生的假穗状花序，后者长 2 ~ 7 cm，花序轴被疏柔毛；苞片宽卵圆形，多半褪色，长、宽均约 0.3 cm，先端针芒状，具睫毛，外近无毛而被橙色腺点；花萼钟状，长约 0.15 cm，外被毛，齿 5，三角形，前 2 齿较长，齿端呈针芒状；花冠淡紫色，外被柔毛，上唇直立，先端微凹，下唇 3 裂，中裂片半圆形。小坚果矩圆形。

| **生境分布** | 生于路旁、山坡、荒地、林内、河岸。分布于德兴大茅山及花桥等。

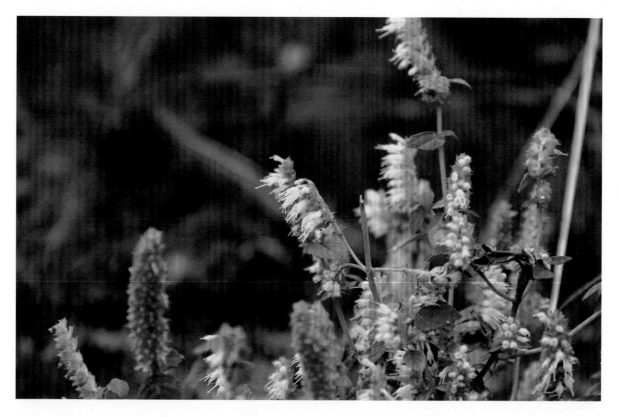

| **资源情况** | 野生资源一般。药材来源于野生。

| **采收加工** | 夏、秋季采收，切段，鲜用或晒干。

| **药材性状** | 本品茎呈方柱形，多分枝，长 30 ~ 50 cm，表面紫褐色；质脆。叶卷曲皱缩，展平后呈卵形或椭圆状披针形，长 3 ~ 9 cm，宽 1 ~ 4 cm，上面暗绿色，有疏生硬毛，下面淡绿色，散生多数亮黄色腺点；叶柄长 0.5 ~ 3 cm，有小硬毛。顶生假穗状花序，稍偏向一侧，花淡紫色。揉搓后有特异清香，味辛、凉。

| **功能主治** | 辛，微温。归肺、胃经。发汗解暑，化湿利尿。用于夏季感冒，中暑，泄泻，小便不利，水肿，湿疹，痈疮。

| **用法用量** | 内服煎汤，9 ~ 15 g，鲜品加倍；热病汗多表虚者忌用。外用适量，捣敷；煎汤含漱或熏洗。

| **附　注** | 本种异名：*Elsholtzia ciliata* (Thunb.) Hyland. var. *brevipes* C. Y. Wu et S. C. Huang、*Elsholtzia ciliata* (Thunb.) Hyland. var. *ramosa* (Nakai) C. Y. Wu et S. C. Huang、*Elsholtzia ciliata* (Thunb.) Hyland. var. *depauperata* C. Y. Wu et S. C. Huang、*Elsholtzia ciliata* (Thunb.) Hyland. var. *remota* C. Y. Wu et S. C. Huang、*Elsholtzia formosana* Hayata。

药材土香薷，为本种的干燥地上部分，《中华本草》《中药大辞典》中有收载；《吉林省药品标准》（1977 年版）、《辽宁省药品标准》（1980 年版、1987 年版）、《辽宁省中药材标准》（2009 年版、2019 年版）以"北香薷"之名收载之。

本种的 IUCN 评估等级为 LC 级。本种为内蒙古保护植物。

唇形科 Labiatae 香薷属 *Elsholtzia*

野草香

Elsholtzia cyprianii (Pavolini) S. Chow ex P. S. Hsu

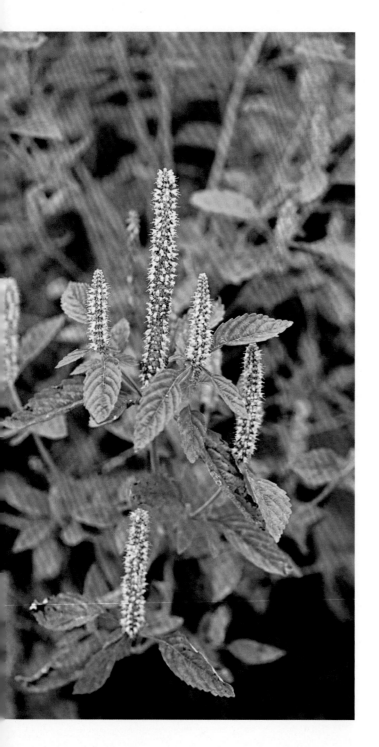

| 药 材 名 |

野草香（药用部位：叶或茎叶）。

| 形态特征 |

一年生草本。茎高 60 ~ 100 cm，被卷曲微柔毛。叶片卵形至矩圆形，长 2 ~ 6.5 cm，两面被微柔毛，下面散布腺点；叶柄长 0.2 ~ 2 cm。假穗状花序圆柱形，顶生；苞片具睫毛；花萼筒状钟形，长约 0.2 cm，外密被短柔毛，齿 5，近相等；花冠淡紫色，长约 0.3 cm，外被柔毛，内无毛，上唇直伸，先端微凹，下唇 3 裂，中裂片圆形。小坚果矩圆状椭圆形，被微柔毛。

| 生境分布 |

生于海拔 400 m 以上的田边、路旁、河谷两岸、林中或林边草地。德兴各地均有分布。

| 资源情况 |

野生资源一般。药材来源于野生。

| 采收加工 |

夏、秋季采收，鲜用或晒干。

| 药材性状 | 本品叶多卷曲皱缩，展平后呈卵形或长圆形，长 2 ~ 6.5 cm，宽 1 ~ 3 cm，先端尖，边缘具锯齿，上面被柔毛，下面密被短柔毛和腺点；叶柄长 0.2 ~ 2 cm。揉搓后有特殊清香，味辛、凉。

| 功能主治 | 辛，凉。清热发表，解毒截疟。用于风热感冒，咽喉肿痛，鼻渊头痛，风湿关节痛，泻痢腹痛，疟疾，疔疮肿毒，汗斑，神经性皮炎。

| 用法用量 | 内服煎汤，10 ~ 30 g；孕妇禁服。外用适量，捣汁涂。

| 附 注 | 本种异名：*Elsholtzia cyprianii* (Pavolini) S. Chow ex P. S. Hsu、*Elsholtzia cyprianii* (Pavolini) S. Chow ex P. S. Hsu var. *angustifolia* C. Y. Wu et S. C. Huang、*Elsholtzia alopecuroides* H. Lévl. et Vaniot、*Pogostemon cyprianii* (Pavol.) Pamp.、*Lophanthus cyprianii* Pavol.。

唇形科 Labiatae 活血丹属 Glechoma

活血丹
Glechoma longituba (Nakai) Kupr.

| 药 材 名 | 连钱草（药用部位：地上部分。别名：大叶金钱草、活血丹、铜钱草）。

| 形态特征 | 多年生上升草本，具匍匐茎。茎高 10 ~ 20 cm，幼嫩部分被疏长柔毛。茎下部叶较小，心形或近肾形，上部者较大，心形，长 1.8 ~ 2.6 cm，上面被疏粗伏毛，下面常带紫色，被疏柔毛；叶柄长为叶片的 1 ~ 2 倍。轮伞花序少花；苞片刺芒状；花萼筒状，长 0.9 ~ 1.1 cm，齿 5，长披针形，先端芒状，冠檐二唇形，上唇 3 齿较长；花冠淡蓝色至紫色，下唇具深色斑点，筒有长短两型，长者长 1.7 ~ 2.2 cm，短者长 1 ~ 1.4 cm，檐部二唇形，下唇中裂片肾形。小坚果矩圆状卵形。

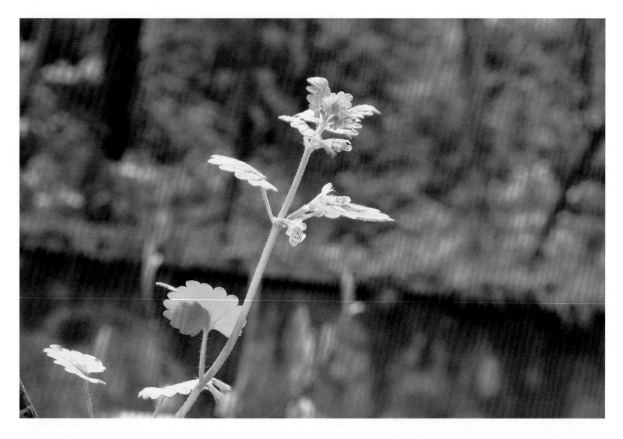

| **生境分布** | 生于海拔 50 m 以上的林缘、疏林下、草地中、溪边等阴湿处。德兴各地均有分布。

| **资源情况** | 野生资源丰富。药材来源于野生。

| **采收加工** | 春、夏、秋季采收，除去杂质，鲜用或晒干。

| **药材性状** | 本品长 10 ~ 20 cm，疏被短柔毛。茎呈方柱形，细而扭曲；表面黄绿色或紫红色，节上有不定根；质脆，易折断，断面常中空。叶对生，多皱缩，展平后呈肾形或近心形，长 1.8 ~ 2.6 cm，宽 1.5 ~ 3 cm，灰绿色或绿褐色，边缘具圆齿；叶柄纤细，长 4 ~ 7 cm。轮伞花序腋生，花冠二唇形，长达 2 cm。搓之气芳香，味微苦。

| **功能主治** | 辛、微苦，微寒。归肝、肾、膀胱经。利湿通淋，清热解毒，散瘀消肿。用于热淋，石淋，湿热黄疸，疮痈肿痛，跌打损伤。

| **用法用量** | 内服煎汤，15 ~ 30 g；或浸酒，或捣汁；阴疽、血虚者及孕妇慎服。外用适量，捣敷；或绞汁涂敷。

| **附　注** | 本种异名：*Glechoma brevituba* Kuprian.、*Glechoma hederacea* L. var. *longituba* Nakai、*Nepeta glechoma* Benth. var. *sinensis* Miq.、*Nepeta glechoma* Benth. var. *hirsuta* Debeaux。
药材连钱草，为本种的干燥地上部分，《中华人民共和国药典》（1977 年版至 2020 年版）、《广西壮族自治区壮药质量标准·第一卷》中有收载。

唇形科 Labiatae 香简草属 *Keiskea*

香薷状香简草 *Keiskea elsholtzioides* Merr.

| **药 材 名** | 木梳（药用部位：全草）。

| **形态特征** | 草本。茎高约 40 cm，幼部密生平展的纤毛状柔毛。叶片卵形或卵状矩圆形，长 1.5 ~ 15 cm，上面疏生短硬毛，近粗糙，下面疏生短纤毛；叶柄长 5.5 ~ 7 cm。假总状花序顶生或腋生，花后延长至 18 cm，花序轴密被平展的纤毛状柔毛；苞片宿存，宽卵状圆形，突渐尖；花萼钟状，长约 0.3 cm，具纤毛状硬毛，5 深裂，裂片披针形至卵状披针形，内面于裂片间有纤毛状硬毛束；花冠白色，带紫色，长约 0.8 cm，内面近基部有横向毛环，上唇直立，2 裂，下唇 3 裂，裂片近圆形。小坚果近球形。

| **生境分布** | 生于海拔 500 m 以上的红壤丘陵草丛或树丛中。分布于德兴三清山

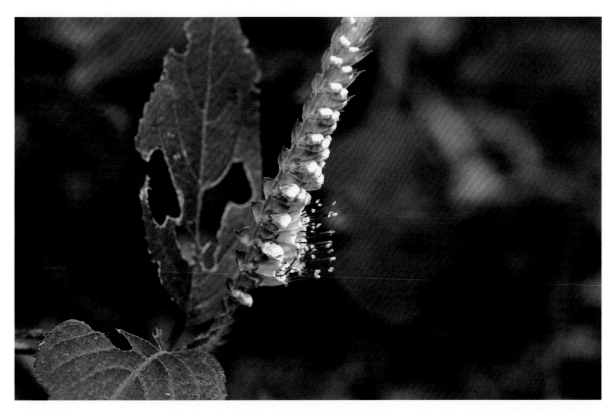

北麓等。

| **资源情况** | 野生资源较少。药材来源于野生。

| **采收加工** | 夏、秋季采收，鲜用或干燥。

| **药材性状** | 本品根呈圆柱形，长 2 ~ 10 cm，直径 0.1 ~ 0.5 cm，表面灰黄色至灰褐色。根茎呈不规则团块状，外表皮灰褐色；质坚硬，断面外层呈棕褐色。茎呈方柱形，长 20 ~ 60 cm，直径 0.2 ~ 1 cm，表面棕黄色或棕褐色，被纤毛状柔毛；质脆易折断，断面木部窄，黄棕色，髓部大，白色。叶片灰绿色，多皱缩，易破碎，完整者展平后呈卵形或长卵圆形，长 1.5 ~ 15 cm，宽 1 ~ 8 cm，先端渐尖，基部楔形或类圆形，边缘具圆齿状锯齿或粗锯齿，表面被柔毛；叶柄长 5.5 ~ 7 cm，腹凹背凸，凹槽被柔毛，背部具条纹。气微，味苦。

| **功能主治** | 淡、涩，微寒。归肝、胃经。清热解毒，活血镇痛。用于腰腿疼痛，跌打损伤。

| **用法用量** | 内服煎汤，6 ~ 9 g；或入丸、散剂。外用适量，捣敷。

| **附　　注** | 本种异名：*Keiskea elsholtzioides* Merr. f. *purpurea* X. H. Guo。
药材木梳，为本种的干燥全草，《湖北省中药材质量标准》（2018 年版）、《中华人民共和国卫生部药品标准·中药成方制剂·第十五册·附录》（1998 年版）中有收载。

唇形科 Labiatae 野芝麻属 Lamium

宝盖草

Lamium amplexicaule L.

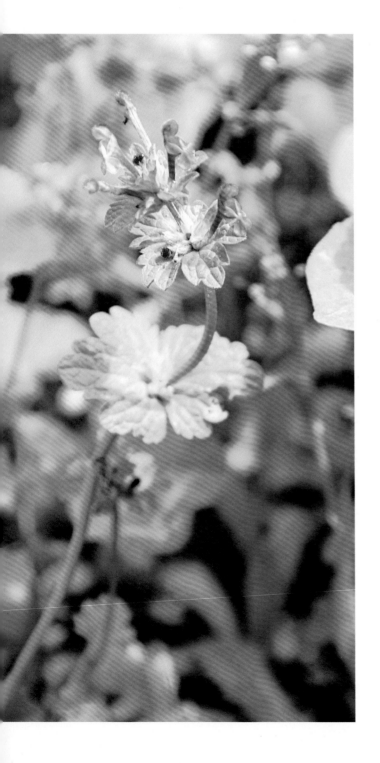

| 药 材 名 |

宝盖草（药用部位：全草）。

| 形态特征 |

一年生或二年生上升植物。茎高 10 ~ 30 cm，几无毛。叶无柄，圆形或肾形，长 1 ~ 2 cm，宽 0.7 ~ 1.5 cm，两面均被疏生的伏毛。轮伞花序有花 6 ~ 10，其中常有闭花授精型的花；苞片披针状钻形，具睫毛；花萼筒状钟形，长 0.4 ~ 0.5 cm，齿 5，近等大；花冠粉红色或紫红色，长 1.7 cm，筒细长，内无毛环，上唇直立，下唇 3 裂，中裂片倒心形，先端深凹，基部收缩；花药平叉开，有毛。小坚果倒卵状三棱形，表面有白色的疣突。

| 生境分布 |

生于路旁、林缘、沼泽、草地及宅旁，为田间杂草。分布于德兴三清山北麓等。

| 资源情况 |

野生资源稀少。药材来源于野生。

| 采收加工 |

夏季采收，洗净，鲜用或晒干。

| 药材性状 | 本品茎呈方柱形，长 10 ~ 30 cm，表面略带紫色，被稀疏毛茸。叶多皱缩或破碎，完整者展平后呈肾形或圆形，基部心形或圆形，边缘具圆齿或小裂，两面被毛；茎生叶无柄，根出叶具柄。轮伞花序。小坚果长圆形，具 3 棱，先端截形，褐黑色，表面有白色疣突。质脆。气微，味苦。

| 功能主治 | 辛、苦，微温。活血通络，解毒消肿。用于跌打损伤，筋骨疼痛，四肢麻木，半身不遂，面瘫，黄疸，鼻渊，瘰疬，肿毒，黄水疮。

| 用法用量 | 内服煎汤，10 ~ 15 g；或入丸、散剂。外用适量，捣敷；或研末撒。

| 附　　注 | 本种异名：*Pollichia amplexicaulis* (L.) Willd.、*Lamiopsis amplexicaulis* (L.) Opiz、*Galeobdolon amplexicaule* (L.) Moench。

唇形科 Labiatae | 野芝麻属 Lamium

野芝麻

Lamium barbatum Sieb. et Zucc.

| **药 材 名** | 野芝麻（药用部位：全草）、野芝麻花（药用部位：花）、野芝麻根（药用部位：根）。

| **形态特征** | 多年生直立草本。根茎有地下长匍匐枝。茎高达 1 m，几无毛。叶片卵形、卵状心形至卵状披针形，长 4.5 ~ 8.5 cm，两面均被短硬毛；叶柄长 1 ~ 7 cm，向上渐短。轮伞花序有花 4 ~ 14，生于茎顶部叶腋；苞片狭条形，具睫毛；花萼钟状，长约 1.5 cm，齿 5，披针状钻形，具睫毛；花冠白色或淡黄色，长约 2 cm，筒内有毛环，上唇直伸，下唇 3 裂，中裂片倒肾形，先端深凹，基部急收缩，侧裂片浅圆裂片状，先端有 1 针状小齿。小坚果倒卵形。

| **生境分布** | 生于路边、溪旁、田埂及荒坡上。德兴各地均有分布。

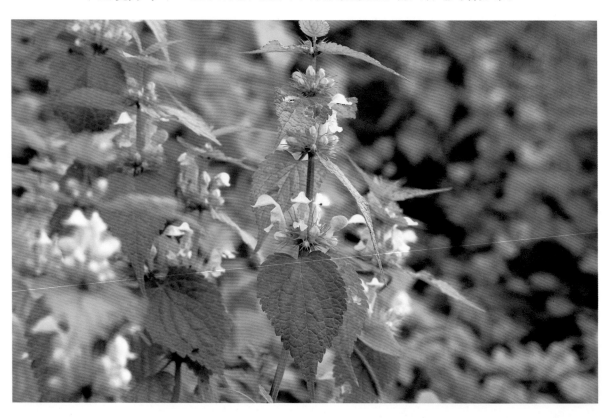

| 资源情况 | 野生资源一般。药材来源于野生。

| 采收加工 | 野芝麻：5 ~ 6 月采收，鲜用或阴干。

野芝麻花：4 ~ 6 月采收，阴干。

野芝麻根：夏、秋季采挖，洗净，鲜用或晒干。

| 药材性状 | 野芝麻：本品茎呈类方柱形，长 25 ~ 50 cm。叶对生，多皱缩或破碎，完整者展平后呈心状卵形，先端长尾状，基部心形或近截形，边缘具粗齿，两面具伏毛；叶柄长 1 ~ 7 cm。轮伞花序生于上部叶腋，苞片线形，具睫毛；花萼钟形，5 裂；花冠多皱缩，灰白色至灰黄色。质脆。气微香，味淡、微辛。

| 功能主治 | 野芝麻：辛、甘，平。凉血止血，活血止痛，利湿消肿。用于肺热咯血，血淋，月经不调，崩漏，水肿，带下，胃痛，疳积，跌打损伤，肿毒。

野芝麻花：甘、辛，平。归肺、肝经。活血调经，凉血清热。用于月经不调，痛经，赤白带下，肺热咯血，小便淋痛。

野芝麻根：微甘，平。归肺、肝、脾、肾经。清肝利湿，活血消肿。用于眩晕，肝炎，咳嗽咯血，水肿，带下，疳积，痔疮，肿毒。

| 用法用量 | 野芝麻：内服煎汤，9 ~ 15 g；或研末。外用适量，鲜品捣敷；或研末调敷。

野芝麻花：内服煎汤，10 ~ 25 g。

野芝麻根：内服煎汤，9 ~ 15 g；或研末，3 ~ 9 g。外用适量，鲜品捣敷。

| 附　　方 | （1）治血淋：野芝麻炒后研末，每服 9 g，热米酒冲服。

（2）治小儿虚热：野芝麻 9 g，地骨皮 9 g，石斛 12 g，煎汤服。

（3）治肿毒、毒虫咬伤：野芝麻、山莴苣、萱草，共捣烂，敷患处。[方（1）~（3）出自《草药手册》（江西）]

| 附　　注 | 本种异名：*Lamium barbatum* Sieb. et Zucc. var. *glabrescens* C. Y. Wu et Hsuan、*Lamium barbatum* Sieb. et Zucc. var. *rigidum* C. Y. Wu et Hsuan、*Lamium barbatum* Sieb. et Zucc. var. *hirsutum* C. Y. Wu et Hsuan、*Lamium album* L. var. *barbatum* (Siebold et Zucc.) Franch. et Sav.。

唇形科 Labiatae 益母草属 Leonurus

益母草

Leonurus artemisia (Laur.) S. Y. Hu

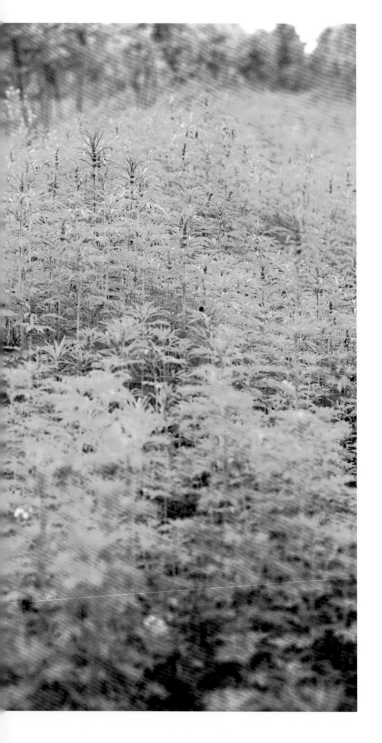

| 药 材 名 |

茺蔚子（药用部位：成熟果实）、益母草（药用部位：地上部分。别名：三角小胡麻、充蔚臭艾、红花益母草）、益母草花（药用部位：花。别名：益母花）、童子益母草（药用部位：基生叶或幼苗）。

| 形态特征 |

一年生或二年生直立草本。茎高 30 ~ 120 cm，有倒向糙伏毛。茎下部叶卵形，掌状 3 裂，其上再分裂，中部叶通常 3 裂成矩圆形裂片，花序上的叶呈条形或条状披针形，全缘或具稀少牙齿，最小裂片宽在 0.3 cm 以上；叶柄长 2 ~ 3 cm 至近无柄。轮伞花序圆形，直径 2 ~ 2.5 cm，下有刺状小苞片；花萼筒状钟形，长 0.6 ~ 0.8 cm，脉 5，齿 5，前 2 齿靠合；花冠粉红色至淡紫红色，长 1 ~ 1.2 cm，花冠筒内有毛环，檐部二唇形，上唇外被柔毛，下唇 3 裂，中裂片倒心形。小坚果矩圆状三棱形。

| 生境分布 |

生于田埂、路旁、溪边或山坡草地，尤以向阳地带为多。德兴各地均有分布。

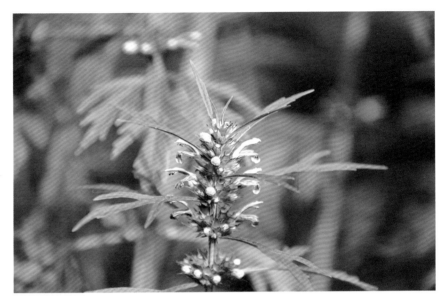

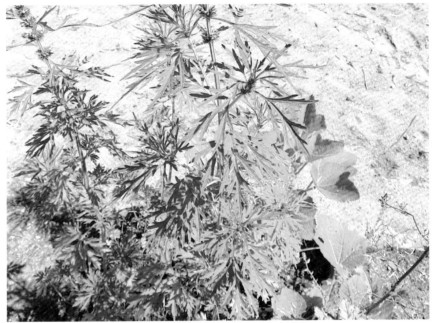

| 资源情况 | 野生资源丰富。药材来源于野生。

| 采收加工 | **茺蔚子**：秋季果实成熟时采割地上部分，晒干，打下果实，除去杂质。

益母草：鲜品春季幼苗期至初夏花前期采割；干品夏季茎叶茂盛、花未开或初开时采割，晒干，或切段晒干。

益母草花：夏季花初开时采收，除去杂质，晒干。

童子益母草：秋末冬初采挖，除去杂质，晒干。

| 药材性状 | **茺蔚子**：本品呈三棱形，长 0.2 ~ 0.3 cm，宽约 0.15 cm。表面灰棕色至灰褐色，

有深色斑点，一端稍宽，平截状，另一端渐窄而钝尖。果皮薄，子叶类白色，富油性。气微，味苦。

益母草：鲜益母草，幼苗期无茎，基生叶圆心形，5 ～ 9 浅裂，每裂片有 2 ～ 3 钝齿。花前期茎呈方柱形，上部多分枝，四面凹成纵沟，长 30 ～ 60 cm，直径 0.2 ～ 0.5 cm；表面青绿色；质鲜嫩，断面中部有髓。叶交互对生，有柄；叶片青绿色，质鲜嫩，揉之有汁；下部茎生叶掌状 3 裂，上部叶羽状 3 深裂或 3 浅裂，裂片全缘或具少数锯齿。气微，味微苦。干益母草，茎表面灰绿色或黄绿色；体轻，质韧，断面中部有髓。叶片灰绿色，多皱缩破碎，易脱落。轮伞花序腋生，小花淡紫色；花萼筒状；花冠二唇形。切段者长约 2 cm。气微，味微苦。

益母草花：本品呈棒状，花冠上部粗，向基部渐细，长 1 ～ 1.3 cm。表面淡紫色或淡棕色。上部二唇形，上唇长圆形，全缘，外面密被白色长毛；下唇 3 裂，中央裂片倒心形；外面被短柔毛，基部联合成管。雄蕊 4，二强，着生在花冠筒内。气微，味淡。

童子益母草：本品叶多皱缩卷曲，展平后为广卵圆形至圆心形，直径达 4 cm。上表面灰黄绿色，下表面灰绿色，两面均被糙伏毛，边缘 5 ～ 9 浅裂，每一裂片又具 2 ～ 3 钝齿，叶柄纤细，长 4 ～ 7 cm。气清香，味微淡。

| 功能主治 | **茺蔚子**：辛、苦，微寒。归心包、肝经。活血调经，清肝明目。用于月经不调，闭经痛经，目赤翳障，头晕胀痛。

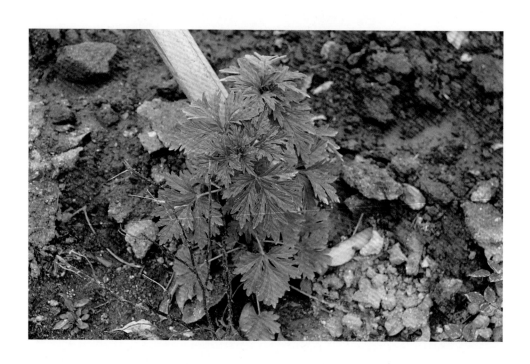

益母草：苦、辛，微寒。归肝、心包、膀胱经。活血调经，利尿消肿，清热解毒。用于月经不调，痛经闭经，恶露不尽，水肿尿少，疮疡肿毒。

益母草花：甘、微苦，凉。归肺、肝经。养血，活血，利水。用于贫血，疮疡肿毒，血滞闭经，痛经，产后瘀阻腹痛，恶露不下。

童子益母草：辛、苦，微寒。归肝、心包、膀胱经。活血调经，利尿消肿，清热解毒。用于月经不调，痛经闭经，恶露不净，水肿尿少，疮疡肿毒。

| 用法用量 | 茺蔚子：内服煎汤，5 ~ 10 g；或入丸、散剂；或捣绞取汁；瞳孔散大者慎用。

益母草：内服煎汤，9 ~ 30 g，鲜品 12 ~ 40 g；或熬膏；或入丸、散剂；孕妇慎用。外用适量，煎汤洗；或鲜品捣敷。

益母草花：内服煎汤，6 ~ 9 g；脾虚泄泻者禁服。

童子益母草：内服煎汤，9 ~ 30 g；孕妇慎用。

| 附　注 | 本种异名：*Leonurus japonicus* Houtt.、*Leonurus heterophyllus* Sweet、*Stachys artemisia* Lour.。

药材茺蔚子，为本种的干燥果实，《中华人民共和国药典》（1977 年版至 2020 年版）、《贵州省中药材标准规格·上集》（1965 年版）、《内蒙古蒙药材标准》（1986 年版）、《新疆维吾尔自治区药品标准·第二册》（1980 年版）、《藏药标准》（1979 年版）等中有收载。

药材益母草，为本种的新鲜或干燥地上部分，《中华人民共和国药典》（1977 年版至 2020 年版）、《贵州省中药材标准规格·上集》（1965 年版）、《内蒙古蒙药材标准》（1986 年版）、《新疆维吾尔自治区药品标准·第二册》（1980 年版）、《广西壮族自治区壮药质量标准·第二卷》（2011 年版）等中有收载。

药材益母草花，为本种的干燥花，《中华本草》《中药大辞典》中有收载；《江苏省中药材标准》（1989 年版、2016 年版）以"益母花"之名收载之。

药材童子益母草，为本种的干燥基生叶或幼苗，《上海市中药材标准》（1994 年版）、《甘肃省中药材标准》（2008 年版、2009 年版）中有收载。

《中华人民共和国药典》规定，按干燥品计算，益母草含盐酸水苏碱（$C_7H_{13}NO_2 \cdot HCl$）不得少于 0.50%，盐酸益母草碱（$C_{14}H_{21}O_5N_3 \cdot HCl$）不得少于 0.050%；茺蔚子含盐酸益母草碱（$C_{14}H_{21}O_5N_3 \cdot HCl$）不得少于 0.050%。

本种的嫩苗可煎蛋或炖汤。

唇形科 Labiatae 益母草属 *Leonurus*

白花益母草 *Leonurus artemisia* (Laur.) S. Y. Hu var. *albiflorus* (Migo) S. Y. Hu

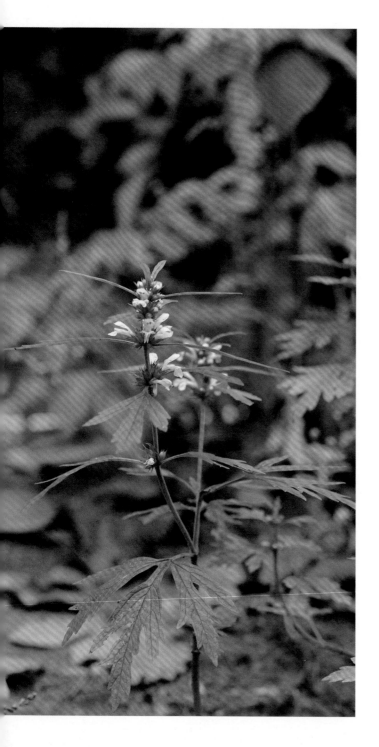

| 药材名 |

益母草（药用部位：地上部分。别名：白花益母草）。

| 形态特征 |

与益母草相比，本变种花为白色。

| 生境分布 |

生于田埂、路旁、溪边或山坡草地，尤以向阳地带为多。德兴各地均有分布。

| 资源情况 |

野生资源较少。药材来源于野生。

| 采收加工 |

鲜品春季幼苗期至初夏花前期采割；干品夏季茎叶茂盛、花未开或初开时采割，晒干，或切段晒干。

| 药材性状 |

本品呈不规则段状。茎方形，四面凹成纵沟，灰绿色或黄绿色。切面中部有白髓。叶片灰绿色，多皱缩破碎。轮伞花序腋生，花黄白色，花萼筒状，花冠二唇形。气微，味微苦。

| **功能主治** | 苦、辛，微寒。归肝、心包、膀胱经。活血调经，利尿消肿，清热解毒。用于月经不调，痛经闭经，恶露不尽，水肿尿少，疮疡肿毒。 |

| **用法用量** | 内服煎汤，9～30 g，鲜品12～40 g；或熬膏；或入丸、散剂；孕妇慎用。外用适量，煎汤洗；或鲜品捣敷。 |

唇形科 Labiatae 地笋属 Lycopus

硬毛地笋

Lycopus lucidus Turcz. var. *hirtus* Regel

| **药 材 名** | 泽兰（药用部位：地上部分）、地笋（药用部位：根茎）。

| **形态特征** | 多年生草本。根茎横走，先端膨大成圆柱形，在节上有鳞叶及少数须根，或侧生有肥大的具鳞叶的地下枝。茎高 0.6 ~ 1.7 m，茎棱上被向上小硬毛，节上密被硬毛。叶披针形，长 4 ~ 8 cm，上面密被细刚毛状硬毛，叶缘具缘毛，下面主要在肋及脉上被刚毛状硬毛，两端渐狭，边缘具锐齿；叶柄极短或近无叶柄。轮伞花序无梗，球形，多花密集；小苞片卵形至披针形；花萼钟状，长 0.3 cm，齿 5，披针状三角形；花冠白色，长 0.3 cm，内面在喉部有白色短柔毛，不明显二唇形，上唇先端 2 裂，下唇 3 裂。小坚果倒卵圆状三棱形。

| **生境分布** | 生于沼泽地、水边等潮湿处。德兴各地均有分布或栽培作蔬菜。

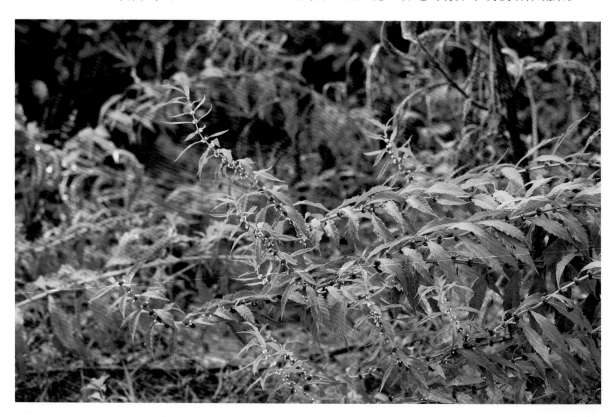

| **资源情况** | 野生资源一般，栽培资源一般。药材主要来源于栽培。 |

| **采收加工** | 泽兰：夏、秋季茎叶茂盛时采割，晒干。

地笋：秋季采挖，除去地上部分，洗净，晒干。

| **药材性状** | 泽兰：本品茎呈方柱形，少分枝，四面均有浅纵沟，长 50 ~ 100 cm，直径 0.2 ~ 0.6 cm；表面黄绿色或带紫色，节处紫色明显，有白色茸毛；质脆，断面黄白色，髓部中空。叶对生，有短柄或近无柄；叶片多皱缩，展平后呈披针形或长圆形，长 4 ~ 8 cm；上表面黑绿色或暗绿色，下表面灰绿色，密具腺点，两面均有短毛；先端尖，基部渐狭，边缘有锯齿。轮伞花序腋生；花冠多脱落，苞片和花萼宿存，小苞片披针形，有缘毛；花萼钟形，齿 5。气微，味淡。

地笋：本品形似地蚕，长 4 ~ 8 cm，直径约 1 cm。表面黄棕色至棕褐色，皱缩，有 7 ~ 12 微隆起的环节，节间长 0.3 ~ 1 cm，节上可见膜质鳞叶或须根。体轻，质脆，易折断，断面白色。气香，味甘、微苦。

| **功能主治** | 泽兰：苦、辛，微温。归肝、脾经。活血调经，祛瘀消痈，利水消肿。用于月经不调，闭经，痛经，产后瘀血腹痛，疮痈肿毒，水肿腹水。

地笋：甘、辛，平。化瘀止血，益气利水。用于衄血，吐血，产后腹痛，黄疸，水肿，带下，气虚乏力。

| **用法用量** | 泽兰：内服煎汤，6 ~ 12 g，或入丸、散剂；无血瘀或血虚者慎服。外用适量，鲜品捣敷；或煎汤熏洗。

地笋：内服煎汤，4 ~ 9 g；或浸酒。外用适量，捣敷；或浸酒涂。

| **附　注** | 本种异名：*Lycopus formosanus* (Hayata) Sasaki、*Lycopus lucidus* Turcz. var. *formosanus* Hayata。

药材泽兰，为本种的干燥地上部分，《中华人民共和国药典》（1977 年版至 2020 年版）、《新疆维吾尔自治区药品标准·第二册》（1980 年版）、《广西壮族自治区瑶药材质量标准·第二卷》（2021 年版）等中有收载。

药材地笋，为本种的干燥根茎，《湖南省中药材标准》（1993 年版、2009 年版）中有收载。

本种的根茎可凉拌、炒食、炖汤等，也可制作酱菜、咸菜。

唇形科 Labiatae 薄荷属 Mentha

薄荷

Mentha haplocalyx Briq.

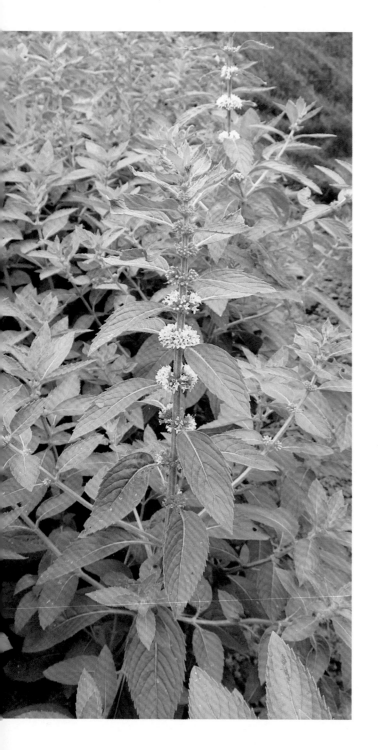

| 药 材 名 |

薄荷（药用部位：地上部分。别名：香薄荷、家薄荷、小叶薄荷）、薄荷素油（药材来源：鲜茎叶经蒸馏而得到的挥发油）、薄荷露（药材来源：鲜茎叶的蒸馏液）、薄荷脑（药材来源：全草中提炼出的结晶）。

| 形态特征 |

多年生草本。茎高 30 ～ 60 cm，上部具倒向微柔毛，下部仅沿棱上具微柔毛。叶具柄，矩圆状披针形至披针状椭圆形，长 3 ～ 7 cm，上面沿脉密生，其余部分疏生微柔毛，或除脉外近无毛，下面常沿脉密生微柔毛。轮伞花序腋生，球形，具梗或无梗；花萼筒状钟形，长约 0.25 cm，脉 10，齿 5，狭三角状钻形；花冠淡紫色，外被毛，内面在喉部下被微柔毛，檐部 4 裂，上裂片先端 2 裂，较大，其余 3 裂片近等大；雄蕊 4，前对较长，均伸出。小坚果卵球形。

| 生境分布 |

生于水旁潮湿地。分布于德兴三清山北麓及畈大等，常见栽培。

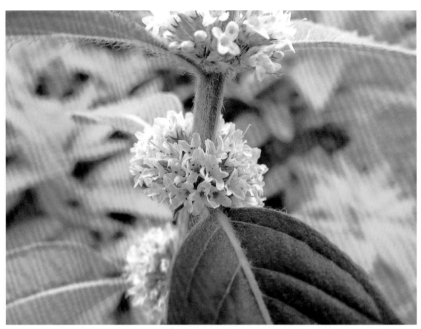

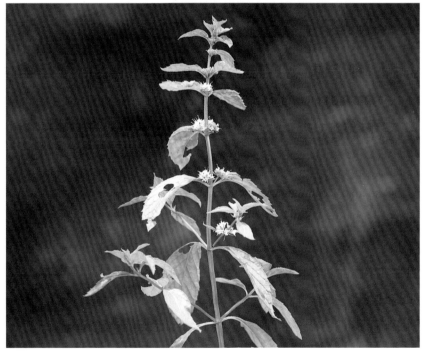

| 资源情况 | 野生资源较少，栽培资源一般。药材来源于栽培。

| 采收加工 | 薄荷：夏、秋季茎叶茂盛或花开至 3 轮时，选晴天，分次采割，晒干或阴干。
薄荷素油：新鲜茎和叶经水蒸气蒸馏、冷冻、部分脱脑加工提取的挥发油。
薄荷露：薄荷水蒸气蒸馏提取挥发油时收集的蒸馏液。
薄荷脑：新鲜茎和叶经水蒸气蒸馏、冷冻、重结晶得到的一种饱和的环状醇。

| 药材性状 | 薄荷：本品茎呈方柱形，有对生分枝，长 15 ～ 40 cm，直径 0.2 ～ 0.4 cm；表面紫棕色或淡绿色，棱角处具茸毛，节间长 2 ～ 5 cm；质脆，断面白色，髓部中空。叶对生，有短柄；叶片皱缩卷曲，完整者展平后呈宽披针形、长椭圆形或卵形，长 3 ～ 7 cm，宽 1 ～ 3 cm；上表面深绿色，下表面灰绿色，稀被茸毛，有凹点状腺鳞。轮伞花序腋生；花萼钟状，先端 5 齿裂；花冠淡紫色。揉搓后有特殊清凉香气，味辛、凉。

薄荷素油：本品为无色或淡黄色的澄清液体。有特殊清凉香气，味初辛而后凉。存放日久，色渐变深。

薄荷脑：本品为无色针状或棱柱状结晶，或白色结晶性粉末。有薄荷的特殊香气，味初灼热而后清凉。

| 功能主治 | 薄荷：辛，凉。归肺、肝经。疏散风热，清利头目，利咽，透疹，疏肝行气。用于风热感冒，风温初起，头痛，目赤，喉痹，口疮，风疹，麻疹，胸胁胀闷。

薄荷素油：辛，凉。疏风，清热。用于外感风热，头痛目赤，咽痛，齿痛，皮肤风痒。

薄荷露：辛，凉。散风热，清头目。用于风热客表，头痛，目赤，发热，咽痛，牙痛。

薄荷脑：辛，凉。疏风，清热。用于风热感冒，头痛，目赤，咽喉肿痛，齿痛，皮肤瘙痒。

| 用法用量 | 薄荷：内服煎汤，3 ～ 6 g，不可久煎，宜作后下；或入丸、散剂；表虚汗多者禁服。外用适量，煎汤洗；或捣汁涂敷。

薄荷素油：内服，开水冲，1 ～ 3 滴。外用适量，涂擦。

薄荷露：内服水冲，3 ～ 6 ml；体虚及素有鼻衄者不宜。

薄荷脑：内服，0.02 ～ 0.1 g，多入片剂含服。外用适量，入醋剂、软膏剂，涂搽。

| 附　　方 | （1）治小儿惊风、小儿手脚抽搐、不省人事、眼睛反白：薄荷叶 7 片，四季葱根 7 只，雄黄 9 ～ 15 g，将雄黄研成粉末，与前两味药擂汁成浆，再用白布包好，从头熨到脚。

（2）治下肢溃疡（烂脚）：薄荷、荆芥、金银花藤、寒莓、松树叶、仙鹤草、青木香，煎汤洗。

（3）治野蜂叮伤：薄荷加艾，捣烂外搽。

（4）治毒蛇咬伤：薄荷叶、香薷叶均不拘量，捣烂，桐油调敷。［方（1）～（4）出自《草药手册》（江西）］

| 附　注 | 本种异名：*Mentha canadensis* Linnaeus、*Mentha pedunculata* Hu et Tsai、*Mentha arvensis* L. var. *haplocalyx* (Briq.) Briq.、*Mentha arvensis* L. f. *chinensis* Debeaux、*Mentha haplocalyx* Briq. f. *alba* X. L. Liu et X. H. Guo。

药材薄荷，为本种的干燥地上部分，《中华人民共和国药典》（1953 年版至 2020 年版）、《新疆维吾尔自治区药品标准·第二册》（1980 年版）、《广西壮族自治区壮药质量标准·第二卷》（2011 年版）等中有收载。

药材薄荷油或薄荷素油，为本种的挥发油，《中华人民共和国药典》（1977 年版至 2020 年版）中有收载。

药材薄荷脑，为本种的挥发油经重结晶得到的一种饱和环状醇，《中华人民共和国药典》（1953 年版、1977 年版至 2020 年版）中有收载。

《中华人民共和国药典》规定，薄荷含挥发油不得少于 0.80%（ml/g），薄荷脑（$C_{10}H_{20}O$）不得少于 0.20%。

本种的嫩茎叶可与牛肉、鱼肉等一同烧制，也可作调料拌面食、豆腐等食用。

唇形科 Labiatae 石荠苎属 Mosla

小花荠苎 *Mosla cavaleriei* Lévl.

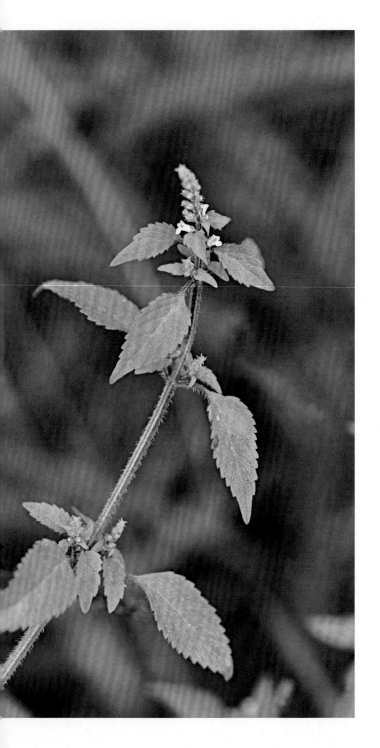

药材名

七星剑（药用部位：全草。别名：痱子草、小叶香薷）。

形态特征

一年生草本。茎高达 1 m，疏被柔毛。叶卵形或卵状披针形，长 2 ～ 5 cm，边缘具细锯齿，两面被柔毛，下面密被腺点；叶柄长 1 ～ 2 cm，被柔毛。总状花序长 2.5 ～ 4.5 cm，果时长达 8 cm，被柔毛；苞片卵状披针形，被柔毛；花梗长约 0.1 cm，被柔毛；花萼长约 0.12 cm，被柔毛；上唇 3 齿三角形，下唇 2 齿披针形；花冠紫色或粉红色，长约 0.25 cm，被短柔毛，下唇较上唇稍长。小坚果灰褐色，球形，直径 0.15 cm，被疏网纹，无毛。

生境分布

生于海拔 700 ～ 1 600 m 的疏林下、山坡草地上。分布于德兴大茅山等。

资源情况

野生资源较少。药材来源于野生。

| **采收加工** | 9 ~ 11 月采收，洗净，鲜用或晒干。 |

| **药材性状** | 本品茎呈方柱形，具分枝，长 25 ~ 100 cm，具节，被柔毛；质脆。叶卷曲皱缩，展平后呈卵形或卵状披针形，上面被具节疏柔毛，下面满布小窝点，纸质。可见轮伞花序组成的顶生总状花序，多皱缩成团，花小，花冠淡紫色。小坚果类球形，褐色，直径 0.15 cm。有特异清香，味辛、凉。 |

| **功能主治** | 辛，微温。归肝、脾经。发汗解暑，健脾利湿，止痒，解蛇毒。用于感冒，中暑，呕吐，泄泻，水肿，湿疹，疮疡肿毒，带状疱疹，阴疽瘰疬，跌打伤痛，毒蛇咬伤。 |

| **用法用量** | 内服煎汤，9 ~ 15 g；或鲜品捣汁。外用适量，鲜品捣敷；或干品煎汤洗。 |

| **附　注** | 本种异名：*Orthodon cavaleriei* (Lévl.) Kudo。 |

唇形科 Labiatae 石荠苎属 Mosla

石香薷 *Mosla chinensis* Maxim.

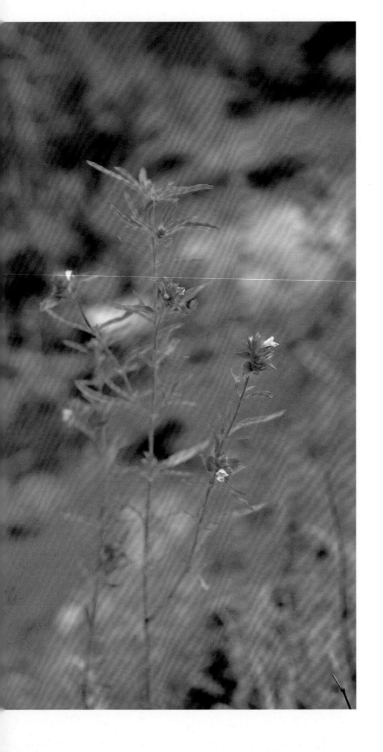

| 药 材 名 |

香薷（药用部位：地上部分。别名：小叶香薷）、七星剑（药用部位：全草）。

| 形态特征 |

一年生草本。茎高 9 ~ 50 cm，纤细，被白色疏柔毛。叶具短柄，条状矩圆形或条状披针形，长 1.3 ~ 3 cm，两面均被疏短柔毛及棕色凹陷腺点。花序头状或假穗状，长 1 ~ 3 cm；苞片覆瓦状排列，偶见稀疏排列，圆倒卵形，长 0.4 ~ 0.7 cm，宽 0.3 ~ 0.5 cm，两面被疏柔毛，边缘具睫毛；花萼钟状，长约 0.3 cm，外被白色绵毛及腺体，齿 5，等大，钻形；花冠紫红色至白色，长约 0.5 cm，上唇微缺，下唇 3 裂，中裂片较大，具圆齿；雄蕊 4，后对能育。小坚果近球形，具深雕纹。

| 生境分布 |

生于海拔 1 400 m 以下的草坡或林下。德兴各地均有分布。

| 资源情况 |

野生资源一般。药材来源于野生。

| 采收加工 | 香薷：夏季茎叶茂盛、花盛时择晴天采割，除去杂质，阴干。
七星剑：夏、秋季采收，晒干。

| 药材性状 | 香薷：本品长 30 ～ 50 cm，基部紫红色，上部黄绿色或淡黄色，全体密被白色茸毛。茎方柱形，基部类圆形，直径 0.1 ～ 0.2 cm，节明显，节间长 4 ～ 7 cm；质脆，易折断。叶对生，多皱缩或脱落，展平后呈长卵形或披针形，暗绿色或黄绿色，边缘有 3 ～ 5 疏浅锯齿。花序顶生及腋生，苞片圆卵形或圆倒卵形，脱落或残存；花萼宿存，钟状，淡紫红色或灰绿色，先端 5 裂，密被茸毛。小坚果 4，直径 0.07 ～ 0.11 cm，近圆球形，具网纹。气香，味微辛、凉。
七星剑：本品根呈圆柱状，主根较细，侧根须状。茎、叶、花的特征同"香薷"。

| 功能主治 | 香薷：辛，微温。归肺、胃经。发汗解表，化湿和中。用于暑湿感冒，恶寒发热，头痛无汗，腹痛吐泻，水肿，小便不利。
七星剑：辛，温。解表利湿，祛风解毒，散瘀消肿，止血止痛。用于感冒，胃腹痛，泄泻，水肿，跌打损伤，湿疹，疮疖肿毒，毒蛇咬伤。

| 用法用量 | 香薷：内服煎汤，3 ～ 10 g；或入丸、散剂；或煎汤含漱；内服宜凉饮，热饮易致呕吐，表虚者禁服。外用适量，捣敷。
七星剑：内服煎汤，9 ～ 15 g。外用适量，煎水洗患处；或取鲜品捣敷。

| 附　方 | （1）治多发疖肿、痱子：鲜香薷适量，捣敷。
（2）治中暑发热、风热感冒、喉咙肿痛：香薷全草 25 g，煎汤服。［方（1）～（2）出自《草药手册》（江西）］

| 附　注 | 本种异名：*Orthodon fordii* (Maxim.) Hand.-Mazz.、*Orthodon chinensis* (Maxim.) Kudo、*Mosla fordii* Maxim.、*Calamintha clipeata* Vaniot。
药材香薷，为本种的干燥地上部分，《中华人民共和国药典》（1977 年版至 2020 年版）中有收载。
药材七星剑，为本种的干燥全草，《广西中药材标准》（1990 年版）中有收载。
《中华人民共和国药典》规定，香薷含挥发油不得少于 0.60%（ml/g），麝香草酚（$C_{10}H_{14}O$）与香荆芥酚（$C_{10}H_{14}O$）的总量不得少于 0.16%。

唇形科 Labiatae 石荠苎属 Mosla

小鱼仙草 *Mosla dianthera* (Buch.-Ham.) Maxim.

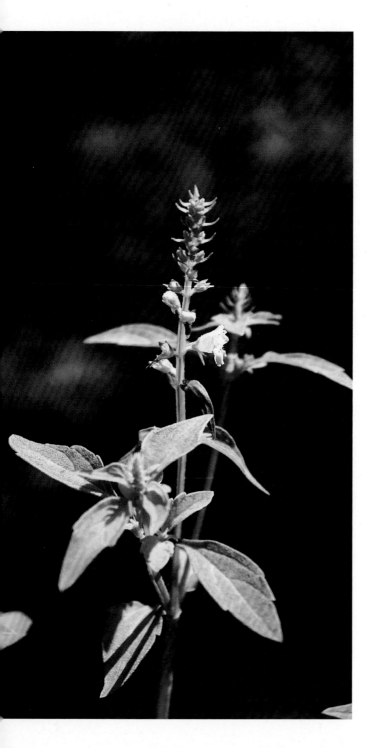

| 药 材 名 |

热痱草（药用部位：全草）。

| 形态特征 |

一年生草本。茎高至 1 m，近无毛。叶卵状披针形或菱状披针形，有时卵形，长 1.2 ~ 3.5 cm，两面无毛或近无毛，下面具凹陷腺点；叶柄长 0.3 ~ 1.8 cm。总状花序顶生，长 3 ~ 15 cm；苞片针状或条状披针形；花萼钟状，长约 0.2 cm，外面脉上被短硬毛，上唇 3 齿，齿卵形，中齿较短，下唇 2 齿披针形，果时萼增大；花冠淡紫色，长 0.4 ~ 0.5 cm，上唇微缺，下唇 3 裂，中裂片较大，具圆齿；雄蕊 4，后对能育。小坚果近球形，具疏雕纹。

| 生境分布 |

生于海拔 175 m 以上的山坡、路旁或水边。德兴各地均有分布。

| 资源情况 |

野生资源丰富。药材来源于野生。

| 采收加工 |

夏、秋季采收，鲜用或晒干。

| **药材性状** | 本品茎呈方柱形，多分枝，长 20～70 cm，近无毛。叶多皱缩，展平后呈卵状披针形，长 1.2～3.5 cm，宽 0.5～2 cm，边缘有锐尖的稀疏锯齿，叶面有棕黄色凹陷腺点；叶柄长 0.3～1.8 cm。可见轮伞花序组成的顶生总状花序，花冠淡棕黄色。小坚果类球形，直径 0.1～0.15 cm，表面灰褐色，具稀疏的网状雕纹。揉搓后有特异清香，味辛、凉。 |

| **功能主治** | 辛、苦，微温。归肺、脾、胃经。发表祛暑，利湿和中，消肿止血，散风止痒。用于风寒感冒，阴暑头痛，恶心，脘痛，白痢，水肿，衄血，痔血，疮疖，阴痒，湿疹，痱毒，外伤出血，蛇虫咬伤。 |

| **用法用量** | 内服煎汤，9～15 g；体虚多汗者慎服。外用适量，捣敷；或煎汤洗。 |

| **附　注** | 本种异名：*Orthodon diantherus* (Buch.-Ham. ex Roxb.) Hand.-Mazz.、*Lycopus diantherus* Buch. -Ham. ex Roxb.、*Orthodon punctatum* (Thunb.) Kudo var. *tetrantherus* Hand.-Mazz.、*Lycopus dianthera* Buchanan-Hamilton ex Roxburgh、*Mosla ocimoides* Buch.-Ham. ex Benth.。
药材热痱草，为本种的干燥地上部分，《中华本草》《中药大辞典》中有收载；《广西中药材标准·第二册》（1996 年版）以"小鱼仙草"之名收载之。 |

唇形科 Labiatae 石荠苧属 Mosla

荠苧
Mosla grosseserrata Maxim.

| **药 材 名** | 荠苧（药用部位：茎、叶）。

| **形态特征** | 一年生草本。茎直立，被倒生短微柔毛，最后无毛，亮绿色，分枝平展。叶卵形，基部全缘，渐狭成柄，两边均有 3～5 大齿（有时附加 1～2 小齿）。总状花序较短，全部顶生于枝上；苞片披针形，比花梗长；花萼被短柔毛，果时近无毛，被光亮腺点，比花梗长，上唇具锐齿，中齿较短；花冠为花萼长的 1.5 倍，长为宽的 2 倍，无毛环。小坚果近球形，具疏网纹，基部小窝明显。

| **生境分布** | 生于河边草地、路旁或灌丛中。德兴各地均有分布。

| **资源情况** | 野生资源一般。药材来源于野生。

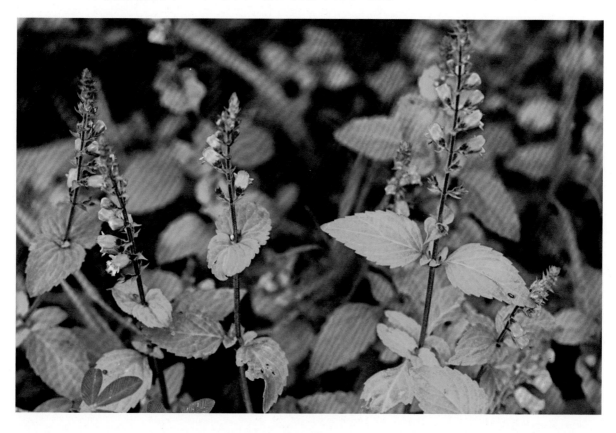

| 采收加工 | 7 ~ 8 月采收，晒干。

| 药材性状 | 本品茎呈方柱形，长 20 ~ 50 cm，近无毛，质脆。叶卷曲皱缩，展平后呈卵形、阔卵形或菱状卵形，长 1 ~ 3 cm，宽 1 ~ 2.5 cm，先端尖，基部楔形，边缘具粗锯齿。有特异清香，味辛、凉。

| 功能主治 | 辛，温。归胃、大肠经。利水消肿，和胃制酸。用于腹水水肿，泄泻，胃酸过多，虫积腹痛，痔疮肿痛。

| 用法用量 | 内服煎汤，9 ~ 15 g。外用适量，捣敷。

| 附　　注 | 本种异名：*Orthodon grosseserratus* (Maxim.) Kudo。

唇形科 Labiatae 石荠苧属 Mosla

石荠苧

Mosla scabra (Thunb.) C. Y. Wu et H. W. Li

| 药 材 名 | 石荠苧（药用部位：全草。别名：小叶香薷、细叶香薷）。

| 形态特征 | 一年生草本。茎高 20 ～ 100 cm，多分枝，密被短柔毛。叶卵形或卵状披针形，长 1.5 ～ 3.5 cm，宽 0.9 ～ 1.7 cm，自基部以上为锯齿状，上面被灰色微柔毛，下面密布凹陷腺点，被毛少；叶柄长 0.3 ～ 2 cm。总状花序生于主茎及侧枝上，长 2.5 ～ 15 cm；苞片卵形，长 0.27 ～ 0.35 cm，先端尾状渐尖；花萼钟形，长约 0.25 cm，宽约 0.2 cm，外面被疏柔毛，二唇形，果时花萼长至 0.4 cm；花冠粉红色，长 0.4 ～ 0.5 cm，外面被微柔毛，内面基部具毛环，花冠筒向上渐扩大，冠檐二唇形，上唇先端微凹，下唇 3 裂，中裂片较大；雄蕊 4，后对能育；花柱先端相等 2 浅裂。小坚果黄褐色，球形，

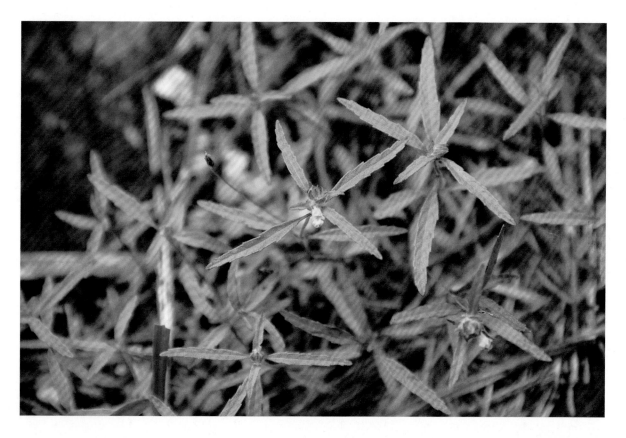

直径约 0.1 cm，具深雕纹。

| 生境分布 | 生于海拔 50 ～ 1 150 m 的山坡、路旁或灌丛下。德兴各地均有分布。

| 资源情况 | 野生资源丰富。药材来源于野生。

| 采收加工 | 7 ～ 8 月采收，鲜用或晒干。

| 药材性状 | 本品长 20 ～ 100 cm，有须根。茎呈方柱形，多分枝，长 20 ～ 60 cm，表面有下曲的柔毛。叶多皱缩，展平后呈卵形或长椭圆形，长 1.5 ～ 3.5 cm，宽 0.9 ～ 1.7 cm，边缘有浅锯齿，叶面近无毛，具黄褐色腺点。可见轮伞花序组成的顶生总状花序，花多脱落，花萼宿存。小坚果类球形，表皮呈黄褐色，有网状凸起的皱纹。气香，味辛、凉。

| 功能主治 | 辛、苦，凉。疏风解表，清暑除湿，解毒止痒。用于感冒头痛，咳嗽，中暑，风疹，肠炎，痢疾，痔血，血崩，热痱，湿疹，足癣，蛇虫咬伤。

| 用法用量 | 内服煎汤，4.5 ～ 15 g；体虚感冒者及孕妇慎用。外用适量，煎汤洗；或捣敷；或烧炭存性，研末调敷。

| 附　注 | 本种异名：*Orthodon punctatum* (Thunb.) Kudo、*Orthodon lanceolatus* (Benth.) Kudo、*Orthodon scaber* (Thunb.) Hand.-Mazz.、*Orthodon punctulatus* (J. F. Gmelin) Ohwi、*Orthodon punctulatum* (J. Gmelin) Ohwi。

药材石荠苧，为本种的干燥全草，《中华人民共和国卫生部药品标准·中药成方制剂·第九册·附录》（1994 年版）、《福建省中药材标准》（2006 年版）中有收载。

唇形科 Labiatae 钩萼草属 Notochaete

钩萼草 *Notochaete hamosa* Benth.

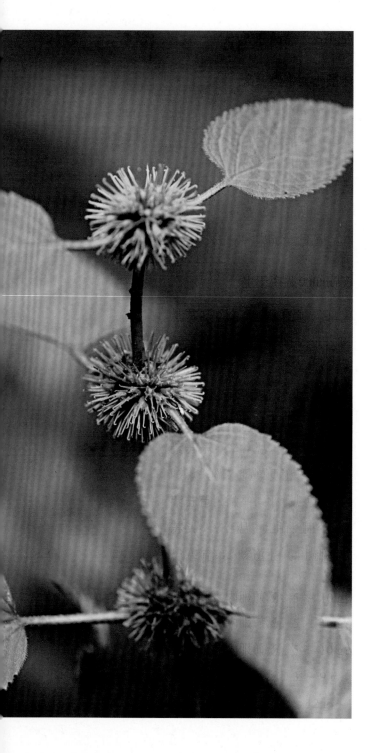

| 药 材 名 |

钩萼草（药用部位：全草）。

| 形态特征 |

多年生直立草本。茎高达 2.5 m。茎枝具纵
纹，幼时疏被星状毛，后渐无毛。叶卵形，
长 5 ~ 14 cm，基部以上密生锯齿状圆齿，
两面密被微硬毛，下面疏被星状毛；叶柄长
3 ~ 7 cm。轮伞花序直径约 2.5 cm；苞片长
约 1 cm，下面被长柔毛及星状毛；花萼管状，
连钩刺长约 1 cm，萼筒中部以上被星状毛，
内面喉部密被长柔毛，萼齿三角形，连钩刺
长 0.4 cm，果时长达 0.6 cm，背面具钩刺；
花冠粉红色或黄色，长约 0.6 cm。小坚果褐
色，长 0.4 cm，无毛。

| 生境分布 |

生于海拔 1 200 m 以上的亚热带常绿林林缘
或谷地。分布于德兴大茅山等。

| 资源情况 |

野生资源稀少。药材来源于野生。

| 采收加工 |

7 ~ 8 月采收，鲜用或晒干。

| **功能主治** | 祛风解表。用于感冒。

| **用法用量** | 内服煎汤，3 ~ 9 g。

| **附 注** | 本种为江西省新分布种。

唇形科 Labiatae 罗勒属 Ocimum

罗勒
Ocimum basilicum L.

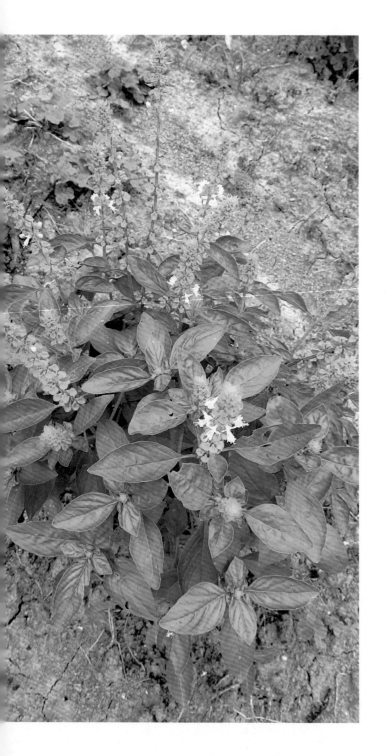

| 药 材 名 |

罗勒（药用部位：全草或地上部分。别名：九层塔）、香草油（药材来源：挥发油）、罗勒子（药用部位：果实）、罗勒根（药用部位：根）。

| 形态特征 |

一年生草本，高 20 ~ 80 cm。茎上部常有红色，被倒向微柔毛，多分枝。叶卵圆形至卵圆状长圆形，长 2.5 ~ 5 cm，边缘具不规则牙齿或近全缘，两面近无毛，下面具腺点；叶柄长约 1.5 cm，向叶基多具狭翅。总状花序顶生于茎、枝上，各部均被微柔毛，通常长 10 ~ 20 cm，由多数具 6 花交互对生的轮伞花序组成；苞片倒披针形，长 0.5 ~ 0.8 cm，边缘具纤毛；花梗花时长约 0.3 cm，果时伸长；花萼钟形，长 0.4 cm，外面被短柔毛，萼齿 5，呈二唇形，果时花萼明显增大；花冠淡紫色，或上唇白色下唇紫红色，长约 0.6 cm，冠檐二唇形；雄蕊 4；花柱先端相等 2 浅裂。小坚果卵珠形，黑褐色，基部有 1 白色果脐。

| 生境分布 |

德兴香屯有零星栽培。

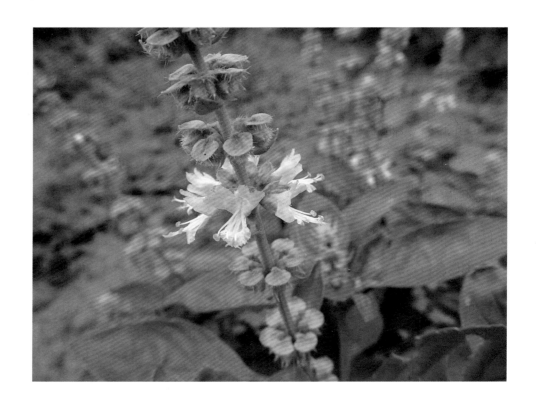

| 资源情况 | 栽培资源较少。药材来源于栽培。

| 采收加工 | **罗勒**：开花后割取地上部分，鲜用或阴干。

香草油：新鲜枝叶经水蒸气蒸馏提取得到的挥发油。

罗勒子：9 月采收成熟果实，晒干。

罗勒根：9 月采挖，除去茎叶，洗净，晒干。

| 药材性状 | **罗勒**：本品茎呈方柱形，长短不等，直径 0.1 ~ 0.4 cm，表面紫色或黄紫色，有纵沟纹，具柔毛；质坚硬，折断面纤维性，黄白色，中央有白色的髓。叶多脱落或破碎，完整者展平后呈卵圆形或卵状披针形，长 2.5 ~ 5 cm，宽 1 ~ 2.5 cm，先端钝或尖，基部渐狭，边缘有不规则牙齿或近全缘，两面近无毛，下面有腺点；叶柄长约 1.5 cm，被微柔毛。总状花序微被毛，花冠脱落；苞片倒披针形，宿萼钟状，黄棕色，膜质，有网纹，外被柔毛，内面喉部被柔毛。宿萼内含小坚果。搓碎后有强烈香气，味辛，有清凉感。

香草油：本品为无色或淡黄色的澄清液体。气芳香，味辛、凉。

罗勒子：本品呈卵形，长约 0.2 cm，基部具果柄痕，表面灰棕色至黑色，微带光泽，于放大镜下可见细密小点。质坚硬。横切面呈三角形，子叶肥厚，乳白色，富油质。气弱，味淡，有黏液感；浸水中果实膨胀，表面产生白色黏液质层。

| **功能主治** | **罗勒**：辛、甘，温。归肺、脾、胃、大肠经。疏风解表，化湿和中，行气活血，解毒消肿。用于感冒头痛，发热咳嗽，中暑，食积不化，不思饮食，脘腹胀满疼痛，呕吐泻痢，风湿痹痛，遗精，月经不调，牙痛口臭，胬肉遮睛，皮肤湿疮，瘾疹瘙痒，跌打损伤，蛇虫咬伤。

罗勒子：甘、辛，凉。归肺经。清热，明目，祛翳。用于目赤肿痛，倒睫目翳，走马牙疳。

罗勒根：苦，平。收湿敛疮。用于黄烂疮。

| **用法用量** | **罗勒**：内服煎汤，5 ~ 15 g，大剂量可用至 30 g；或捣汁；或入丸、散剂；气虚血燥者慎服。外用适量，捣敷；或烧炭存性，研末调敷；或煎汤洗；或含漱。

香草油：按照制剂要求使用。

罗勒子：内服煎汤，3 ~ 5 g；风寒头目作痛者忌用。外用适量，研末点目。

罗勒根：外用适量，炒炭存性，研末敷。

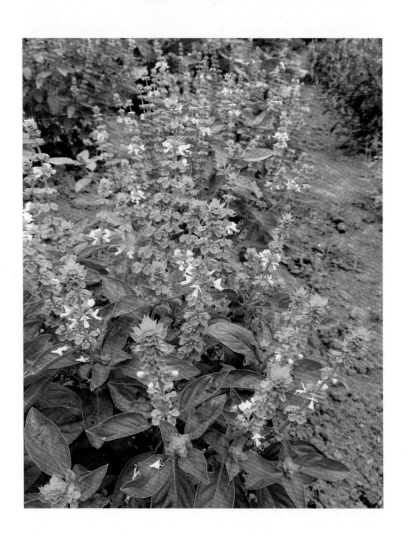

| 附　注 | 本种异名：*Ocimum basilicum* L. var. *majus* Benth.。

药材罗勒，为本种的干燥全草或地上部分，《中华本草》《中药大辞典》中有收载；《中华人民共和国卫生部药品标准·中药材·第一册》（1992 年版）、《维吾尔药材标准·上册》（1993 年版）、《广西中药材标准》（1990 年版）以"九层塔"之名收载之。

药材罗勒子，为本种的果实，《维吾尔药材标准·上册》（1993 年版）、《中华人民共和国卫生部药品标准·维吾尔药分册》（1999 年版）中有收载。

药材香草油，为本种的挥发油，《广东省中药材标准》（2010 年版）中有收载。

唇形科 Labiatae 牛至属 Origanum

牛至
Origanum vulgare L.

| 药 材 名 | 牛至（药用部位：地上部分或全草）。

| 形 态 特 征 | 多年生草本或半灌木。茎高达 60 cm，直立或近基部平卧，稍带紫色，被倒向或微卷曲短柔毛。叶卵形或长圆状卵形，长 1 ~ 4 cm，先端钝，基部宽楔形或圆形，全缘或疏生细齿，上面亮绿色带紫晕，疏被长柔毛，下面密被长柔毛，两面被腺点；叶柄长 0.2 ~ 0.7 cm，被柔毛。穗状花序长圆柱形；苞叶多无柄，带紫色，苞片绿色或带紫晕，长圆状倒卵形或倒披针形；花萼长约 0.3 cm，被细糙硬毛或近无毛，萼齿三角形，长约 0.05 cm；花冠紫红色或白色，管状钟形，长 0.5 ~ 0.7 cm；两性花花冠筒长 0.5 cm，伸出花萼，雌花花冠筒长约 0.3 cm，均疏被短柔毛，上唇卵形，2 浅裂，下唇裂片长圆状卵形。小坚果褐色，长约 0.06 cm。

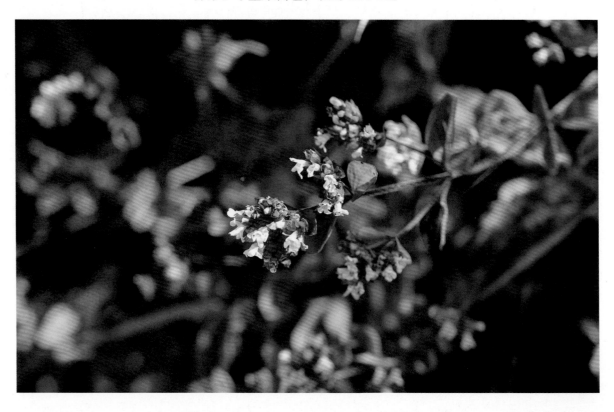

| 生境分布 | 生于海拔 500 m 以上的路旁、山坡、林下及草地。德兴各地均有分布。

| 资源情况 | 野生资源一般。药材来源于野生。

| 采收加工 | 7 ~ 8 月开花前割取地上部分，或将全草连根拔起，抖净泥沙，鲜用，或扎把晒干。

| 药材性状 | 本品长 23 ~ 60 cm。根较细小，略弯曲，直径 0.2 ~ 0.4 cm，表面灰棕色；质略韧，断面黄白色。茎呈方柱形，紫棕色至淡棕色，密被细毛，节明显，节间长 2 ~ 5 cm。叶对生，多折皱或脱落，暗绿色或黄绿色，完整者展平后呈卵圆形或宽卵形，长 1 ~ 4 cm，宽 0.7 ~ 1.7 cm，先端钝，基部圆形，全缘，两面均有棕黑色腺点及细毛。聚伞花序顶生；苞片倒长卵形，黄绿色或黄褐色，有的先端带紫色；花萼钟状，先端 5 裂，边缘密生白色细柔毛。小坚果扁卵形，红棕色。气微香，味微苦。

| 功能主治 | 辛、微苦，凉。解表，理气，清暑，利湿。用于感冒发热，中暑，胸膈胀满，腹痛吐泻，痢疾，黄疸，水肿，带下，疳积，麻疹，皮肤瘙痒，疮疡肿痛，跌打损伤。

| 用法用量 | 内服煎汤，3 ~ 9 g，大剂量可用至 15 ~ 30 g；或泡茶；表虚汗多者禁服。外用适量，煎汤洗；或鲜品捣敷。

| 附 注 | 本种异名：*Origanum normale* D. Don、*Origanum creticum* Lour.、*Origanum vulgare* L. var. *formosanum* Hayata。

药材牛至，为本种的干燥地上部分或全草，《中华人民共和国药典》（1977 年版、2010 年版附录）、《中华人民共和国卫生部药品标准·维吾尔药分册》（1999 年版）、《湖南省中药材标准》（1993 年版、2009 年版）、《甘肃省中药材标准》（2008 年版、2009 年版）、《湖北省中药材质量标准》（2009 年版、2018 年版）、《广东省中药材标准》（2004 年版）中有收载；《贵州省中药材标准》（1988 年版）以"牛至（土香薷）"之名收载之，《贵州省中药材、民族药材质量标准》（2003 年版）以"牛至（满坡香）"之名收载之，《四川省中药材标准》（1987 年版）以"川香薷"之名收载之。

唇形科 Labiatae 紫苏属 Perilla

紫苏
Perilla frutescens (L.) Britt.

| 药 材 名 | 紫苏（药用部位：地上部分。别名：野紫苏）、紫苏子（药用部位：果实）、紫苏子油（药材来源：果实压榨出的脂肪油）、紫苏叶（药用部位：叶或带叶嫩枝）、紫苏梗（药用部位：茎）、紫苏油（药材来源：挥发油）、紫苏根（药用部位：根）。

| 形态特征 | 一年生直立草本，高达 2 m。茎绿色或紫色，密被长柔毛。叶宽卵形或圆形，长 7 ~ 13 cm，先端尖或骤尖，基部圆或宽楔形，具粗锯齿，上面被柔毛，下面被平伏长柔毛；叶柄长 3 ~ 5 cm，被长柔毛。总状花序密被长柔毛；苞片宽卵形或近圆形，长约 0.4 cm，具短尖，被红褐色腺点，无毛；花梗长约 0.15 cm，密被柔毛；花萼长约 0.3 cm，直伸，下部被长柔毛及黄色腺点，下唇较上唇稍长；花冠紫色或白色，长 0.3 ~ 0.4 cm，稍被微柔毛，花冠筒长 0.2 ~

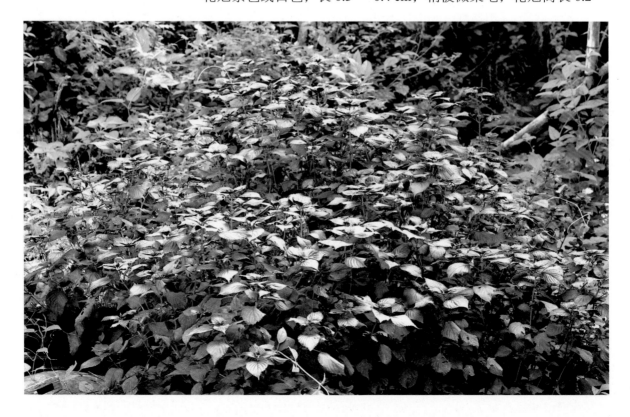

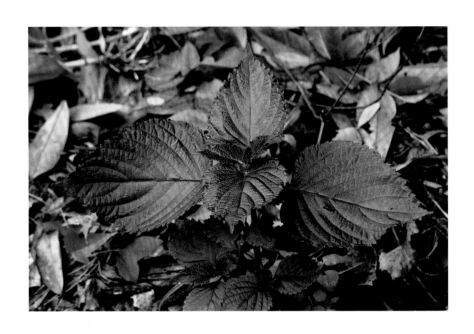

0.25 cm。小坚果灰褐色，近球形，直径约 0.15 cm。

| **生境分布** | 德兴常栽植于庭园。

| **资源情况** | 栽培资源丰富。药材来源于栽培。

| **采收加工** | 紫苏：秋季采收，除去杂质，倒挂通风处阴干。

紫苏子：秋季果实成熟时，割取地上部分，打下果实，除去杂质，晒干。

紫苏子油：果实压榨出的脂肪油。

紫苏叶：夏、秋季采收，置通风处阴干；或连嫩茎采收，切成小段，晾干。

紫苏梗：秋季果实成熟时，割取老茎，除去果实及枝叶，晒干。

紫苏油：干燥嫩枝及叶经水蒸气蒸馏提取得到的挥发油。

紫苏根：秋季采挖，除去地上茎及须根，晒干。

| **药材性状** | 紫苏：本品茎呈方柱形，四棱钝圆，长短不一，直径 0.5 ~ 1.5 cm；表面紫棕色或暗紫色，四面有纵沟及细纵纹，节部稍膨大；断面裂片状，木部黄白色，髓部白色。叶对生，多皱缩卷曲、破碎，完整者展平后呈长卵形；先端长渐尖，基部圆形或宽楔形，边缘具粗圆齿；两面紫色，疏生灰白色毛。总状花序顶生或腋生，花冠管状。小坚果卵形，褐色；种子 1。气芳香，味微辛。

紫苏子：本品呈卵圆形或类球形，直径约 0.15 cm。表面灰棕色或灰褐色，有微隆起的暗紫色网纹，基部稍尖，有灰白色点状果柄痕。果皮薄而脆，易压碎。种子黄白色，种皮膜质，子叶 2，类白色，有油性。压碎有香气，味微辛。

紫苏叶：本品多皱缩卷曲、破碎，完整者展平后呈卵圆形，长 4 ~ 11 cm，宽 2.5 ~ 9 cm。先端长尖或急尖，基部圆形或宽楔形，边缘具圆锯齿。两面紫色或上表面绿色、下表面紫色，疏生灰白色毛，下表面有多数凹点状的腺鳞。叶柄长 3 ~ 5 cm，紫色或紫绿色。质脆。带嫩枝者，枝的直径 0.2 ~ 0.5 cm，紫绿色，断面中部有髓。气清香，味微辛。

紫苏梗：本品呈方柱形，四棱钝圆，长短不一，直径 0.5 ~ 1.5 cm。表面紫棕色或暗紫色，四面有纵沟和细纵纹，节部稍膨大，有对生的枝痕和叶痕。体轻，质硬，断面裂片状。切片厚 0.2 ~ 0.5 cm，常呈斜长方形，木部黄白色，射线细密，呈放射状，髓部白色，疏松或脱落。气微香，味淡。

紫苏油：本品为淡黄色至黄棕色的液体。气清香，味微辛。

紫苏根：本品呈类圆锥形，下部常弯曲，长 10 ~ 20 cm，直径 0.5 ~ 3.5 cm。表面浅棕褐色，具细纵纹及支根痕，先端常有残留的类方柱形茎基。体轻，质硬，难折断，断面不整齐，皮部极薄，木部宽大，黄白色，具髓。气微香，味淡。

| 功能主治 | 紫苏：辛，温。归肺、脾经。散寒解表，理气宽中。用于风寒感冒，头痛，咳嗽，胸腹胀满。

紫苏子：辛，温。归肺经。降气化痰，止咳平喘，润肠通便。用于痰壅气逆，咳嗽气喘，肠燥便秘。

紫苏子油：辛，温。润肠，乌发。用于肠燥便秘，头发枯燥。

紫苏叶：辛，温。归肺、脾经。解表散寒，行气和胃。用于风寒感冒，咳嗽呕恶，妊娠呕吐，鱼蟹中毒。

紫苏梗：辛，温。归肺、脾经。理气宽中，止痛，安胎。用于胸膈痞闷，胃脘疼痛，嗳气呕吐，胎动不安。

紫苏根：辛，温。散肺热，止咳。用于肺燥咳嗽。

| 用法用量 | 紫苏：内服煎汤，3 ~ 10 g。

紫苏子：内服煎汤，5 ~ 10 g。

紫苏子油：内服煎汤，3 ~ 5 g；多食发心闷。外用适量，涂抹。

紫苏叶：内服煎汤，5 ~ 10 g；或研末；阴虚者慎用。外用适量，和醋捣敷。

紫苏梗：内服煎汤，5 ~ 10 g。

紫苏油：按照制剂要求使用。

紫苏根：内服煎汤，4.5 ~ 9 g。

| 附　方 | （1）治感冒风寒：白苏15 g，煎汤，加冰糖调服，服后暖睡取微汗。

（2）治脚气肿胀：鲜白苏茎叶30 g，牡荆叶21 g，丝瓜络、老大蒜梗15 g，冬瓜皮21 g，橘皮9 g，生姜9 g，煎汤，熏洗患处。[方（1）～（2）出自《草药手册》（江西）]

| 附　注 | 本种异名：*Mentha perilloides* Lam.、*Perilla urticaefolia* Salisb.、*Perilla ocymoides* L.、*Perilla avium* Dunn、*Ocimum frutescens* L.、*Melissa cretica* Lour.、*Melissa maxima* Ard.。

药材紫苏子，为本种的干燥成熟果实，《中华人民共和国药典》（1985年版至2020年版）等中有收载。

药材紫苏叶，为本种的干燥叶（或带嫩枝），《中华人民共和国药典》（1985年版至2020年版）、《广西壮族自治区壮药质量标准·第二卷》（2011年版）等中有收载。

药材紫苏梗，为本种的干燥茎，《中华人民共和国药典》（1985年版至2020年版）等中有收载。

药材紫苏油，为本种的挥发油，《上海市中药材标准·附录》（1994年版）、《广东省中药材标准》（2010年版）中有收载。

药材紫苏根，为本种的干燥根，《山西省中药材标准》（1987年版）中有收载。

药材紫苏，为本种的干燥地上部分，《中华人民共和国卫生部药品标准·中药成方制剂·第九册·附录》（1994年版）、《江西省中药材标准》（1996年版、2014年版）、《山西省中药材标准·附录》（1987年版）、《新疆维吾尔自治区药品标准·第二册》（1980年版）中有收载。

《中华人民共和国药典》规定，按干燥品计算，紫苏子含迷迭香酸（$C_{18}H_{16}O_8$）不得少于0.25%；紫苏叶含挥发油不得少于0.40%（ml/g）；紫苏梗含迷迭香酸（$C_{18}H_{16}O_8$）不得少于0.10%。

本种的嫩茎叶可同鱼肉一起烧制，果实可榨油食用。

唇形科 Labiatae 紫苏属 Perilla

回回苏

Perilla frutescens (L.) Britt. var. *crispa* (Thunb.) Hand.-Mazz.

| 药 材 名 | 紫苏（药用部位：地上部分）。

| 形态特征 | 与紫苏相比，本变种叶具狭而深的锯齿，常为紫色；果萼较小。

| 生境分布 | 德兴有栽培。

| 资源情况 | 栽培资源一般。药材来源于栽培。

| 采收加工 | 秋季采收，除去杂质，倒挂通风处阴干。

| 功能主治 | 辛，温。归肺、脾经。散寒解表，理气宽中。用于风寒感冒，头痛，咳嗽，胸腹胀满。

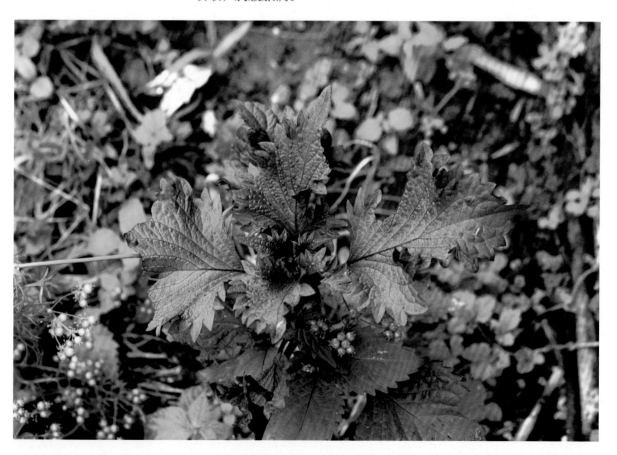

| 用法用量 |　内服煎汤，3 ～ 10 g。

| 附　　注 |　本种异名：*Perilla nankinensis* (Lour.) Decne.、*Perilla arguta* Benth.、*Perilla frutescens*
(L.) Britt. var. *nankinensis* (Lour.) Britton、*Perilla frutescens* (L.) Britt. var. *arguta*
(Benth.) Hand.-Mazz.、*Perilla ocymoides* L. var. *crispa* Benth.。

药材紫苏子，为本种的干燥成熟果实，《贵州省中药材标准规格·上集》（1965
年版）等中有收载。

药材紫苏叶，为本种的干燥叶，《贵州省中药材标准规格·上集》（1965 年版）
等中有收载。

药材紫苏梗，为本种的干燥茎，《贵州省中药材标准规格·上集》（1965 年版）
等中有收载。

唇形科 Labiatae 紫苏属 Perilla

野生紫苏 *Perilla frutescens* (L.) Britt. var. *acuta* (Thunb.) Kudo

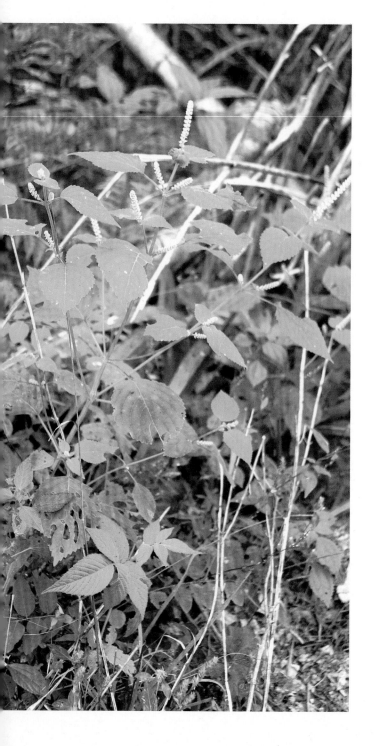

| 药 材 名 |

紫苏叶（药用部位：叶）、紫苏梗（药用部位：茎）、紫苏子（药用部位：果实）、紫苏苞（药用部位：宿萼）、苏头（药用部位：根及近根的老茎）。

| 形态特征 |

与紫苏相比，本变种果萼小，长 0.4 ~ 0.55 cm，下部被疏柔毛，具腺点；茎被短疏柔毛；叶较小，卵形，长 4.5 ~ 7.5 cm，宽 2.8 ~ 5 cm，两面被疏柔毛；小坚果较小，土黄色，直径 0.1 ~ 0.15 cm。

| 生境分布 |

生于山地路旁、村边荒地，或栽培于舍旁。德兴各地均有分布或栽培。

| 资源情况 |

野生资源较少，栽培资源一般。药材主要来源于栽培。

| 采收加工 |

紫苏叶：7 ~ 8 月枝叶茂盛时收割，摊在地上或悬于通风处阴干，干后将叶摘下即可。

紫苏梗：9 ~ 11 月采收，割取地上部分，除

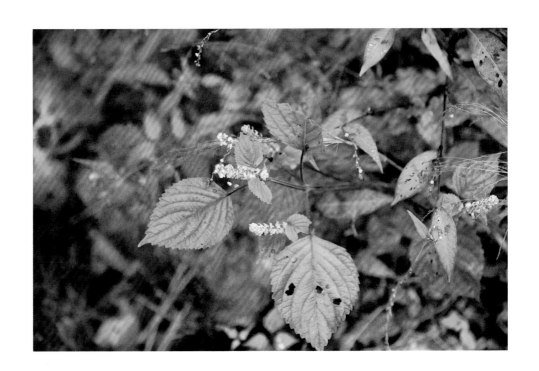

去小枝、叶片、果实，晒干。

紫苏子：秋季果实成熟时采收，除去杂质，晒干。

紫苏苞：秋季将成熟果实打下，留取宿存花萼，晒干。

苏头：秋季采收，切取根头，抖净泥沙，晒干。

| **药材性状** | **紫苏叶**：本品多皱缩卷曲、破碎，完整者展平后呈卵形，长 4 ~ 7 cm，宽 2.5 ~ 5 cm；叶两面绿色、暗绿色或带紫色，边缘具锯齿。气清香，味微辛。

紫苏梗：本品呈方柱形，四棱钝圆，长短不一，直径 0.5 ~ 1.5 cm。表面淡黄棕色，四面有纵沟和细纵纹，节部稍膨大，有对生的枝痕和叶痕。体轻，质硬，断面裂片状。切片厚 0.2 ~ 0.5 cm，常呈斜长方形，木部黄白色，射线细密，呈放射状，髓部白色，疏松或脱落。气微香，味淡。

紫苏子：本品呈卵圆形或类球形，直径 0.1 ~ 0.15 cm。表面棕色或灰棕色，外层常剥落，露出浅黄色石细胞层。果皮薄而脆，易压碎。种子黄白色，种皮膜质，子叶 2，类白色，有油性。压碎有香气，味微辛。

紫苏苞：本品呈钟形，棕色，外面下部密生柔毛，先端唇形，上唇 3 裂，下唇 2 裂。

苏头：本品干燥的根头上有须根，但末端多已折断，地上茎秆长 3 ~ 5 cm，自切口的断面可见白色髓心。有紫苏香气，但不甚浓。

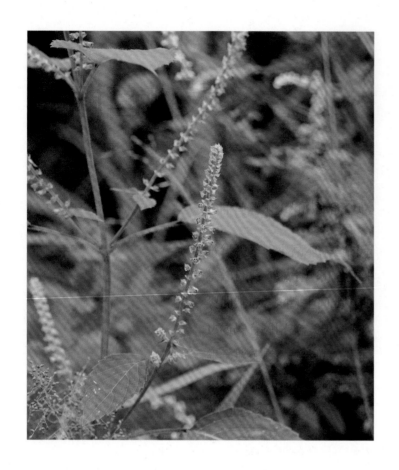

| 功能主治 | **紫苏叶**：辛，温。归肺、脾、胃经。散寒解表，宣肺化痰，行气和中，安胎，解鱼蟹毒。用于风寒表证，咳嗽痰多，胸脘胀满，恶心呕吐，腹痛吐泻，胎气不和，妊娠恶阻，食鱼蟹中毒。

紫苏梗：辛，温。归脾、胃、肺经。理气宽中，安胎，和血。用于脾胃气滞，脘腹痞满，胎气不和，水肿脚气，咯血吐衄。

紫苏子：辛，温。归肺、大肠经。降气，消痰，平喘，润肠。用于痰壅气逆，咳嗽气喘，肠燥便秘。

紫苏苞：微辛，平。归肺经。解表。用于血虚感冒。

苏头：辛，温。归肺、脾经。疏风散寒，降气祛痰，和中安胎。用于头晕，身痛，鼻塞流涕，咳逆上气，胸膈痰饮，胸闷胁痛，腹痛泄泻，妊娠呕吐，胎动不安。

| 用法用量 | **紫苏叶**：内服煎汤，5 ~ 10 g。外用适量，捣敷；或研末掺；或煎汤洗。

紫苏梗：内服煎汤，5 ~ 10 g；或入散剂。

紫苏子：内服煎汤，5 ~ 10 g；或入丸、散剂。

紫苏苞：内服煎汤，3 ~ 9 g。

苏头：内服煎汤，6 ~ 12 g。外用适量，煎汤洗。

| 附 注 | 本种异名：*Ocimum acutum* Thunb.、*Perilla heteromorpha* Carr.、*Perilla cavaleriei* Lévl.、*Perilla ocymoides* Linn. var. *purpurascens* Hayata、*Perilla schimadae* Kudo、*Perilla albiflora* Odashima、*Perilla ocymoides* auct. non Linn.。

药材紫苏叶，为本种的干燥叶或带嫩枝，《中华人民共和国药典》（1963 年版、1977 年版）、《湖南省中药材标准》（1993 年版、2009 年版）中有收载；《新疆维吾尔自治区药品标准·第二册》（1980 年版）以"紫苏"之名收载之。

药材紫苏子，为本种的干燥成熟果实，《中华人民共和国药典》（1963 年版、1977 年版）、《新疆维吾尔自治区药品标准·第二册》（1980 年版）、《湖南省中药材标准》（1993 年版、2009 年版）中有收载。

药材紫苏梗，为本种的干燥茎，《中华人民共和国药典》（1963 年版、1977 年版）中有收载。

本种的嫩茎叶可同鱼肉一起烧制，果实可榨油食用。

唇形科 Labiatae 夏枯草属 Prunella

夏枯草 *Prunella vulgaris* L.

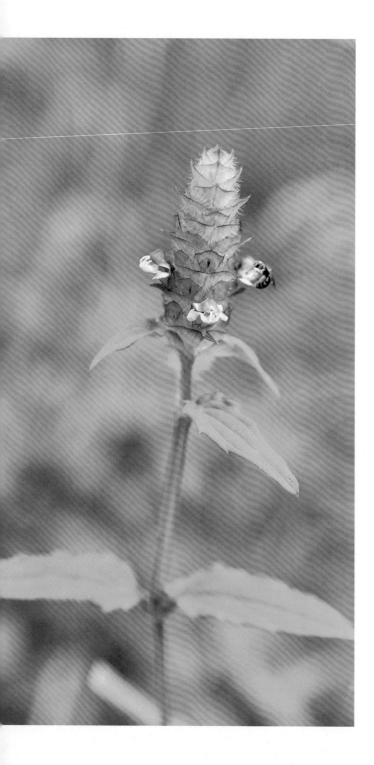

| 药 材 名 |

夏枯草（药用部位：果穗。别名：芒锤草、夏枯球）。

| 形态特征 |

多年生上升草本。茎高 10 ~ 30 cm，被稀疏糙毛或近无毛。叶柄长 0.7 ~ 2.5 cm，叶片卵状矩圆形或卵形，长 1.5 ~ 6 cm。轮伞花序密集排列成顶生长 2 ~ 4 cm 的假穗状花序；苞片心形；花萼钟状，长 1 cm，二唇形，上唇扁平，先端有 3 个不明显的短齿，中齿宽大，下唇 2 裂，裂片披针形，果时花萼由于下唇 2 齿斜伸而闭合；花冠紫色、蓝紫色或红紫色，长约 1.3 cm，下唇中裂片宽大，边缘具流苏状小裂片；花丝具 2 齿，1 齿具药。小坚果矩圆状卵形。

| 生境分布 |

生于荒坡、草地、溪边及路旁等湿润地上。德兴各地均有分布。

| 资源情况 |

野生资源丰富。药材来源于野生。

| 采收加工 | 夏季果穗呈棕红色时采收，除去杂质，晒干。

| 药材性状 | 本品呈圆柱形，略扁，长 1.5 ～ 6 cm，直径 0.8 ～ 1.5 cm；淡棕色至棕红色。全穗由数轮至 10 数轮宿萼与苞片组成，每轮有对生苞片 2，呈扇形，先端尖尾状，脉纹明显，外表面有白毛。每一苞片内有花 3，花冠多已脱落，宿萼二唇形，内有小坚果 4，卵圆形，棕色，尖端有白色突起。体轻。气微，味淡。

| 功能主治 | 辛、苦，寒。归肝、胆经。清肝泻火，明目，散结消肿。用于目赤肿痛，目珠夜痛，头痛眩晕，瘰疬，瘿瘤，乳痈，乳癖，乳房胀痛。

| 用法用量 | 内服煎汤，6 ～ 15 g，大剂量可用至 30 g；或熬膏；或入丸、散剂；脾胃虚弱者慎服。外用适量，煎汤洗；或捣敷。

| 附 注 | 本种异名：*Prunella vulgaris* L. var. *leucantha* Schur sec.、*Prunella vulgaris* L. var. *elongata* Makino、*Prunella vulgaris* L. var. *japonica* Kudo、*Brunella vulgaris* L.。
药材夏枯草，为本种的干燥果穗或全草，《中华人民共和国药典》（1963 年版至 2020 年版）、《贵州省中药材标准规格·上集》（1965 年版）、《云南省药品标准》（1974 年版、1996 年版）、《新疆维吾尔自治区药品标准·第二册》（1980 年版）、《贵州省中药材质量标准》（1988 年版）、《四川省中草药标准（试行稿）·第二批》（1979 年版）、《四川省中药材标准》（1987 年版）、《广西壮族自治区壮药质量标准·第二卷》（2011 年版）等中有收载。
《中华人民共和国药典》规定，按干燥品计算，夏枯草含迷迭香酸（$C_{18}H_{16}O_8$）不得少于 0.20%。

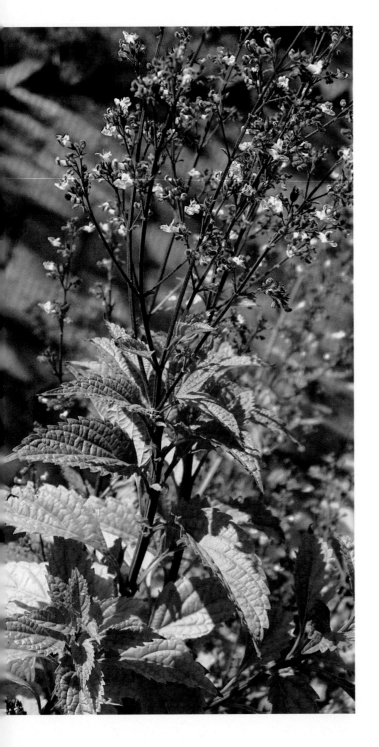

唇形科 Labiatae 香茶菜属 Rabdosia

香茶菜
Rabdosia amethystoides (Benth.) Hara

| 药 材 名 |

香茶菜（药用部位：地上部分）、香茶菜根（药用部位：根。别名：铁拳头、四方蒁）。

| 形态特征 |

多年生直立草本。茎高 0.3 ~ 1.5 m，密被倒向贴生疏柔毛或短柔毛。叶卵形至披针形，长 0.8 ~ 11 cm，上面被疏或密的短刚毛，有时近无毛，下面被疏柔毛至短绒毛，或近无毛，密被腺点；叶柄长 0.2 ~ 2.5 cm。聚伞花序多花，组成顶生、疏散的圆锥花序；苞片及小苞片卵形或针状，明显可见；花萼钟状，长宽约 0.25 cm，外疏被极短硬毛或近无毛，满布腺点，齿 5，近相等，三角形，长为萼长的 1/3，果萼增大，呈宽钟状，直立；花冠白色，上唇带紫蓝色，长约 0.7 cm，筒基部上面浅囊状，上唇 4 圆裂，下唇阔圆形。小坚果卵形。

| 生境分布 |

生于海拔 200 ~ 920 m 的林下或草丛中的湿润处。德兴各地均有分布。

| 资源情况 |

野生资源较丰富。药材来源于野生。

| 采收加工 | 香茶菜：6 ～ 10 月开花时割取，晒干，或随采随用。
香茶菜根：夏、秋季采挖，洗净，切片，鲜用或晒干。

| 药材性状 | 香茶菜：本品茎呈方柱形，上部多分枝，长 20 ～ 50 cm，直径约 0.2 cm；表面灰绿色或灰棕色，四面凹成纵沟，密被倒向的柔毛；质脆，易折断，断面木部窄，黄棕色，髓部大，白色。叶对生，灰绿色，多皱缩、破碎，完整者展平后呈卵形、卵状披针形，长 0.8 ～ 11 cm，宽 0.7 ～ 3.5 cm，边缘具粗锯齿，先端渐尖，基部楔形，两面有柔毛；叶柄长 0.2 ～ 2.5 cm。气微，味苦。
香茶菜根：本品呈椭圆形，为不规则的厚片，大小不一。外表面灰褐色，具皱纹，有的可见残留的须根或须根痕。切面皮部灰褐色，木部淡黄棕色，纤维性。质硬而脆。气微，味微苦。

| 功能主治 | 香茶菜：辛、苦，凉。归肝、肾经。清热利湿，活血散瘀，解毒消肿。用于湿热黄疸，淋证，水肿，咽喉肿痛，关节痹痛，闭经，乳痈，痔疮，发背，跌打损伤，毒蛇咬伤。
香茶菜根：甘、苦，凉。归肝、心、胃经。清热解毒，祛瘀止痛。用于毒蛇咬伤，疮疖肿毒，筋骨酸痛，跌打损伤，烫火伤。

| 用法用量 | 香茶菜：内服煎汤，10 ～ 15 g；孕妇慎服。外用适量，鲜叶捣敷；或煎汤洗。
香茶菜根：内服煎汤，15 ～ 30 g。外用适量，煎汤洗；或鲜品捣敷。

| 附　注 | 本种异名：*Isodon amethystoides* (Bentham) H. Hara、*Rabdosia daitonensis* (Hayata) Hara、*Plectranthus amethystoides* Benth.、*Plectranthus daitonensis* Hayata。
药材香茶菜，为本种的干燥地上部分或全草，《中华人民共和国卫生部药品标准·中药成方制剂·第十五册·附录》（1998 年版）、《浙江省中药材标准·第一册》（2017 年版）、《江苏省中药材标准》（1989 年版、2016 年版）、《湖北省中药材质量标准》（2018 年版）中有收载。

唇形科 Labiatae 香茶菜属 Rabdosia

显脉香茶菜 *Rabdosia nervosa* (Hemsl.) C. Y. Wu et H. W. Li

| **药 材 名** | 大叶蛇总管（药用部位：全草）。

| **形态特征** | 多年生草本。茎高达 1 m，密被倒向微柔毛。叶片狭披针形，长
3.5 ~ 12 cm，侧脉两面隆起，上面仅脉上有微柔毛，下面近无毛；
叶柄长 0.5 ~ 1 cm，被微柔毛。聚伞花序具梗，有花 5 ~ 11，于
茎顶组成疏松的圆锥花序，花序轴及花梗均密被微柔毛；苞片狭披
针形，小苞片条形，细小；花萼钟状，长约 0.15 cm，外密被微柔毛，
齿 5，披针形，锐尖，与筒等长，果时萼增大，呈宽钟状，长 0.25 cm，
宽达 0.3 cm；花冠蓝色，长约 0.6 cm，花冠筒近基部上面浅囊状，
上唇 4 等裂，下唇舟形；雄蕊及花柱略伸出。小坚果倒卵形，被微
柔毛。

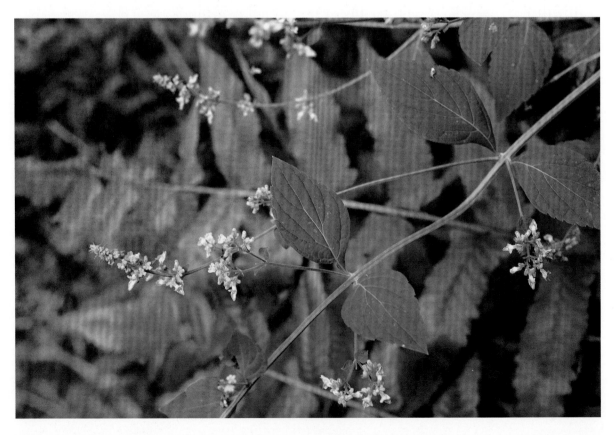

| 生境分布 | 生于海拔 300 ~ 600 m 的山谷、草丛或林下阴湿处。分布于德兴三清山北麓、大茅山等。

| 资源情况 | 野生资源一般。药材来源于野生。

| 采收加工 | 7 ~ 9 月采收，鲜用，或切段，晒干。

| 药材性状 | 本品茎呈方形，全株被毛。叶对生；椭圆状卵形或披针形，先端渐尖或急尖，边缘有粗锯齿，基部渐狭，下延于叶柄；叶背有透明腺点。圆锥状聚伞花序，对生于叶腋或顶生于株端；苞片披针形。气微，味微苦。

| 功能主治 | 微辛、苦，寒。归肺、脾经。利湿和胃，解毒敛疮。用于急性肝炎，消化不良，脓疱疮，湿疹，皮肤瘙痒，烫火伤，毒蛇咬伤。

| 用法用量 | 内服煎汤，15 ~ 60 g。外用适量，鲜品捣敷；或煎汤洗。

| 附　注 | 本种异名：*Isodon nervosus* (Hemsley) Kudo、*Plectranthus nervosus* Hemsl.。

唇形科 Labiatae 香茶菜属 Rabdosia

溪黄草
Rabdosia serra (Maxim.) Hara

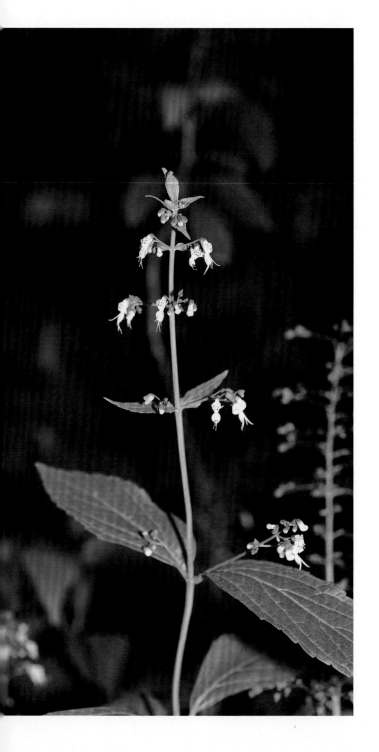

| 药 材 名 |

溪黄草（药用部位：地上部分）。

| 形态特征 |

多年生草本。茎高达 1.5 m，密被倒向微柔毛。叶卵形或卵状披针形，长 3.5 ~ 10 cm，两面沿脉被微柔毛；叶柄长 0.5 ~ 3.5 cm。聚伞花序具梗，5 至多花，组成顶生、疏松的圆锥花序，密被灰白色微柔毛；苞片及小苞片狭卵形至条形，密被微柔毛；花萼钟状，长约 0.15 cm，外密被灰白色微柔毛夹有腺点，齿 5，长三角形，近等大，与萼筒等长，果时萼增大，长达 0.3 cm，呈宽钟状；花冠紫色，长约 0.55 cm，花冠筒近基部上面浅囊状，上唇 4 等裂，下唇舟形；雄蕊及花柱不伸出。小坚果宽倒卵形，先端具髯毛。

| 生境分布 |

生于海拔 120 ~ 1 250 m 的山坡、路旁、田边、溪旁、河岸、草丛、灌丛、林下砂壤土上。分布于德兴香屯、海口等。

| 资源情况 |

野生资源一般。药材来源于野生。

| 采收加工 | 夏、秋季采割，除去杂质，晒干。

| 药材性状 | 本品茎枝呈方柱形，密被倒向微柔毛。叶对生，常破碎，完整者多皱缩，展平后呈卵形或卵状披针形，长 3.5 ～ 10 cm，两面沿脉被微柔毛，叶柄长 0.5 ～ 3.5 cm。聚伞花序具梗，由 5 至多花组成顶生圆锥花序；苞片及小苞片狭卵形至条形，密被柔毛；花萼钟状，长约 0.15 cm，外面密被灰白色柔毛并夹有腺点，萼齿三角形，近等大，与萼筒等长；花冠紫色，长约 0.55 cm，花冠筒近基部上面浅囊状，上唇 4 等裂，下唇舟形；雄蕊及花柱不伸出花冠。气微，味苦。

| 功能主治 | 苦，寒。归肝、胆、大肠经。清热利湿，退黄，凉血散瘀。用于湿热黄疸，湿热泻痢，跌打瘀肿。

| 用法用量 | 内服煎汤，15 ～ 30 g；脾胃虚寒者慎服。外用适量，捣敷；或研末搽。

| 附　注 | 本种异名：*Isodon serra* (Maximowicz) Kudo、*Plectranthus serra* Maximowicz。药材溪黄草，为本种的干燥地上部分，《中华人民共和国药典·附录》（2010年版）、《中华人民共和国卫生部药品标准·中药成方制剂·第五册·附录》（1992 年版）、《广东省中药材标准》（2010 年版）中有收载；《广西中药材标准·第二册》（1996 年版）、《广西壮族自治区壮药质量标准·第一卷》（2008 年版）、《广西壮族自治区瑶药材质量标准·第一卷》（2014 年版）以"蓝花柴胡"之名收载之。

唇形科 Labiatae 鼠尾草属 Salvia

南丹参
Salvia bowleyana Dunn

| 药 材 名 | 南丹参（药用部位：根及根茎。别名：红萝卜、紫丹参）。

| 形态特征 | 多年生草本。茎高约 1 m，被长柔毛。叶为羽状复叶；小叶 5 ~ 7，先端小叶卵状披针形，长 4 ~ 7.5 cm，下面脉上被疏柔毛，侧生小叶较小；叶柄长 4 ~ 6 cm，被长柔毛。轮伞花序 8 至多花，苞片披针形；花萼筒状，长 0.8 ~ 1 cm，外被具腺疏柔毛，二唇形，上唇三角形，先端尖，下唇三角形，浅裂为 2 齿；花冠淡紫色至蓝紫色，长 1.9 ~ 2.4 cm，花冠筒内具毛环，下唇中裂片倒心形，边缘具小齿；花丝长约 0.4 cm，药隔长 1.9 cm，上臂长达 1.5 cm，下臂长约 0.4 cm，2 下臂药室不发育，且先端联合。小坚果椭圆形，先端有毛。

| 生境分布 | 生于海拔 30 ~ 960 m 的山地、山谷、路旁、林下或水边。德兴各地

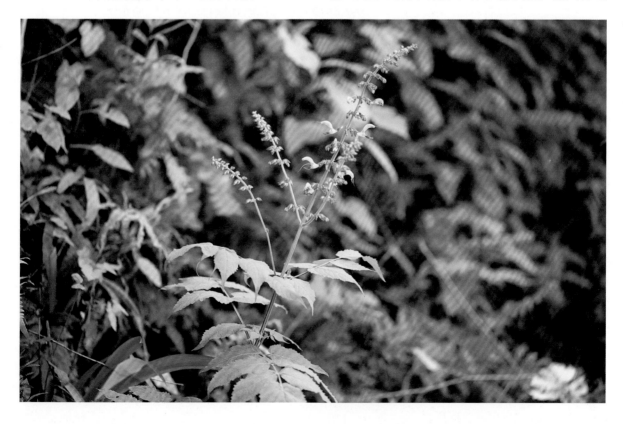

均有分布。

| **资源情况** | 野生资源较丰富。药材来源于野生。

| **采收加工** | 春、秋季采挖，除去杂质，干燥。

| **药材性状** | 本品根茎粗短，上端残留茎基。根数条，圆柱形，微卷曲，长 5 ~ 20 cm，直径 0.2 ~ 0.8 cm；表面灰棕色或灰红色。质坚硬，易折断，断面不平坦，角质样。气微，味微苦。

| **功能主治** | 苦，微寒。归心、肝经。祛瘀止痛，活血通经，清心除烦。用于月经不调，痛经闭经，癥瘕积聚，胸腹刺痛，疮疡肿痛，心烦不眠，肝脾肿大。

| **用法用量** | 内服煎汤，9 ~ 15 g；或入丸、散剂。

| **附　　注** | 本种异名：*Salvia miltiorrhiza* Bunge var. *australis* Stib.。
药材南丹参，为本种的干燥根及根茎，《江西省中药材标准》（1996 年版、2014 年版）中有收载；《浙江省中药材标准》（2000 年版）以"丹参"之名收载之。

唇形科 Labiatae 鼠尾草属 Salvia

华鼠尾草

Salvia chinensis Benth.

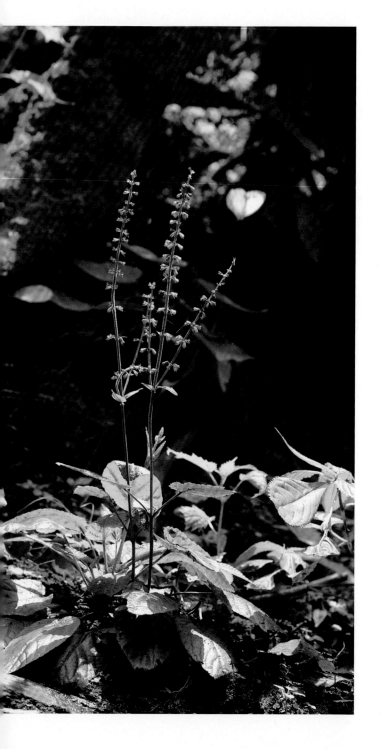

| 药 材 名 |

石见穿（药用部位：全草或地上部分）。

| 形态特征 |

一年生草本。茎高 20 ~ 60 cm，被柔毛。叶全为单叶或下部的为三出复叶，叶柄疏被长柔毛，叶片卵形或卵状椭圆形，长 1.3 ~ 7 cm，两面脉上略被短柔毛。轮伞花序有花 6，组成长 5 ~ 24 cm 的假总状或圆锥状花序；苞片小，披针形；花萼钟状，长 0.45 ~ 0.6 cm，紫色，外面脉上被长柔毛，内面喉部被长柔毛，上唇先端有 3 聚合的短尖头，两边侧脉有狭翅，下唇具 2 齿；花冠蓝紫色或紫色，长约 1 cm，筒内有毛环，下唇中裂片倒心形；花丝短，药隔长，关节处有毛，上臂伸长，下臂小，彼此分离。小坚果椭圆状卵圆形，平滑。

| 生境分布 |

生于海拔 120 ~ 500 m 的山坡或平地的林荫处或草丛中。分布于德兴香屯、海口、黄柏等。

| 资源情况 |

野生资源较少。药材来源于野生。

| 采收加工 | 开花期采割，鲜用或晒干。

| 药材性状 | 本品茎呈方柱形，长 20 ～ 60 cm，直径 0.1 ～ 0.4 cm，单一或分枝；表面灰绿色或暗紫色，有白色长柔毛，以茎的上部及节处为多；质脆，易折断，折断面髓部白色或褐黄色。叶多卷曲、破碎，有时复叶脱落，仅见单叶，两面被白色柔毛，下面及叶脉上较明显。轮伞花序多轮，集成假总状，花冠二唇形，蓝紫色，多已脱落，宿萼筒外面脉上有毛，筒内喉部有长柔毛。小坚果椭圆形，褐色。气微，味微苦、涩。

| 功能主治 | 辛、苦，微寒。归肝、脾经。活血化瘀，清热利湿，散结消肿。用于月经不调，痛经，闭经，崩漏，便血，湿热黄疸，热毒血痢，淋痛，带下，风湿骨痛，瘰疬，疮肿，乳痈，带状疱疹，麻风，跌打伤肿。

| 用法用量 | 内服煎汤，6 ～ 15 g；或绞汁。外用适量，捣敷。

| 附　　注 | 本种异名：*Salvia tashiroi* Hayata、*Salvia japonica* Thunb. var. *integrifolia* Franch. et Sav.、*Salvia japonica* Thunb. var. *chinensis* (Benth.) E. Peter。

药材石见穿，为本种的干燥地上部分或全草，《中华人民共和国药典》（1977年版）、《山东省中药材标准》（1995 年版、2002 年版）、《河南省中药材标准》（1993 年版）、《北京市中药材标准》（1998 年版）、《上海市中药材标准》（1994 年版）、《湖南省中药材标准》（2009 年版）、《四川省中药材标准》（2010 年版）、《广东省中药材标准》（2019 年版）中有收载。

唇形科 Labiatae 鼠尾草属 Salvia

鼠尾草

Salvia japonica Thunb.

| 药 材 名 | 鼠尾草（药用部位：全草或根）。

| 形态特征 | 一年生草本。茎高 40 ～ 60 cm。茎下部叶为二回羽状复叶，叶柄长 7 ～ 9 cm，叶片长 6 ～ 10 cm；茎上部叶为一回羽状复叶，具短柄，顶生小叶披针形或菱形，侧生小叶卵状披针形，基部偏斜。轮伞花序有花 2 ～ 6，组成顶生的假总状或圆锥花序；苞片披针形，长 0.2 ～ 0.5 cm；花萼筒状，长 0.4 ～ 0.6 cm，外被具腺疏柔毛，上唇半圆形，下唇具 2 齿；花冠淡红色、淡紫色、淡蓝色至白色，长 0.9 ～ 1.2 cm，外密被长柔毛，筒内有毛环，下唇中裂片倒心形；花丝长 0.1 cm，药隔长 0.6 cm，直伸或弯曲，上臂伸长，2 下臂瘦小，彼此分离。小坚果椭圆形。

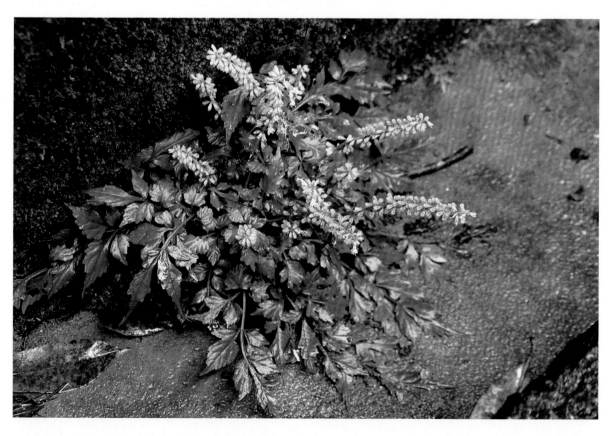

| 生境分布 | 生于海拔 220 ~ 1 100 m 的山坡、路旁、背阴草丛、水边及林荫下。分布于德兴香屯、黄柏等。

| 资源情况 | 野生资源一般。药材来源于野生。

| 采收加工 | 夏季采收，洗净，晒干。

| 功能主治 | 苦、辛，平。清热利湿，活血调经，解毒消肿。用于黄疸，赤白下痢，湿热带下，月经不调，痛经，疮疡疖肿，跌打损伤。

| 用法用量 | 内服煎汤，15 ~ 30 g。

| 附　注 | 本种异名：*Salvia fortunei* Benth.、*Salvia japonica* Thunb. var. *lanuginosa* Fr.、*Salvia japonica* Thunb. f. *lanuginosa* (Fr.) Stib.、*Salvia japonica* Thunb. var. *ternata* Franch.、*Salvia japonica* Thunb. f. *alatopinnata* (Matsum. et Kudo) Kudo。

唇形科 Labiatae 鼠尾草属 Salvia

荔枝草

Salvia plebeia R. Br.

| **药 材 名** | 荔枝草（药用部位：地上部分。别名：根下红、野芥菜、毛芥菜）。

| **形态特征** | 一年生或二年生直立草本。茎高 15～90 cm，被向下的疏柔毛。叶椭圆状卵形或披针形，长 2～6 cm，上面疏被微硬毛，下面被短疏柔毛；叶柄长 0.4～1.5 cm，密被疏柔毛。轮伞花序具花 6，密集成顶生假总状或圆锥花序；苞片披针形，细小；花萼钟状，长 0.27 cm，外被长柔毛，上唇先端具 3 短尖头，下唇具 2 齿，花冠淡红色至蓝紫色，稀白色，长 0.45 cm，筒内有毛环，下唇中裂片宽倒心形；花丝长 0.15 cm，药隔略长于花丝，弧形，上、下臂等长，2 下臂不育，膨大，互相联合。小坚果倒卵圆形，光滑。

| **生境分布** | 生于山坡、路旁、沟边、田野潮湿的土壤上。德兴各地均有分布。

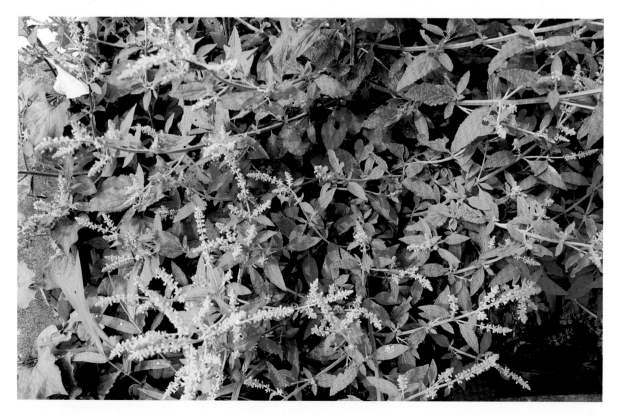

| 资源情况 | 野生资源丰富。药材来源于野生。

| 采收加工 | 6 ~ 7 月采割，除净泥土，扎成小把，鲜用或晒干。

| 药材性状 | 本品长 15 ~ 90 cm，多分枝。茎呈方柱形，直径 0.2 ~ 0.8 cm，表面灰绿色至棕褐色，被短柔毛，断面类白色，中空。叶对生，常脱落或破碎，完整者多皱缩卷曲，展平后呈长椭圆形或披针形，长 2 ~ 6 cm，边缘有圆锯齿或钝齿，背面有金黄色腺点，两面均被短毛；叶柄长 0.4 ~ 1.5 cm，密被短柔毛。轮伞花序顶生或腋生，具花 6，密集成顶生假总状或圆锥花序；花冠多脱落；宿存花萼钟状，长约 0.3 cm，灰绿色或灰棕色，背面有金黄色腺点及短柔毛，内藏棕褐色、倒卵圆形的小坚果。体轻，质脆。气芳香，味苦、辛。

| 功能主治 | 苦、辛，凉。归肺、胃经。清热解毒，凉血散瘀，利水消肿。用于感冒发热，咽喉肿痛，肺热咳嗽，咯血，吐血，尿血，崩漏，痔疮出血，肾炎水肿，白浊，痢疾，痈肿疮毒，湿疹瘙痒，跌打损伤，蛇虫咬伤。

| 用法用量 | 内服煎汤，9 ~ 30 g，鲜品 15 ~ 60 g；或捣绞汁饮。外用适量，捣敷；或绞汁含漱及滴耳；或煎汤外洗。

| 附　注 | 本种异名：*Lumnitzera fastigiata* (Roth) Spreng.、*Salvia brachiata* Roxb.、*Salvia minutiflora* Bunge、*Ocimum virgatum* Thunb.、*Ocimum fastigiatum* Roth、*Salvia plebeia* R. Br. var. *latifolia* E. Peter。
药材荔枝草，为本种的干燥地上部分或全草，《中华人民共和国药典》（1977年版）、《湖北省中药材质量标准》（2009 年版、2018 年版）、《上海市中药材标准》（1994 年版）、《江苏省中药材标准》（1989 年版、2016 年版）、《四川省中药材标准》（2010 年版）、《山东省中药材标准》（1995 年版、2002 年版）中有收载；《中华人民共和国卫生部药品标准·中药成方制剂·第十二册·附录》（1997 年版）以"虾蟆草"之名收载之。

唇形科 Labiatae 鼠尾草属 Salvia

红根草

Salvia prionitis Hance

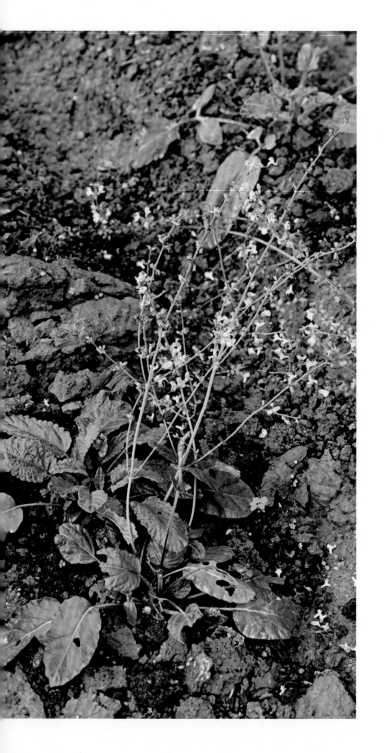

| 药 材 名 |

红根草（药用部位：全草）。

| 形态特征 |

一年生草本。根茎缩短。茎高 20 ~ 43 cm，被白色的长硬毛。叶大多数基生，单叶或三出羽状复叶，单叶矩圆形、椭圆形或卵状披针形，长 2.5 ~ 7.5 cm，上面被长硬毛，下面沿脉被长硬毛，复叶的顶生小叶最大，侧叶变小。轮伞花序具花 6 ~ 14，疏离；苞片极小，披针形；花萼钟状筒形，长约 0.4 cm，外被具腺疏柔毛，萼筒喉部内有长硬毛，二唇形，上唇三角形，先端尖，下唇深裂为 2 齿；花冠蓝色或紫色，长约 1 cm，筒内有毛环，下唇中裂片倒心形；花丝长约 0.3 cm，药隔长约 0.5 cm，上臂较长，下臂短而扁，先端联合。小坚果椭圆形。

| 生境分布 |

生于海拔 100 ~ 800 m 的山坡、阳处草丛及路边。德兴各地均有分布。

| 资源情况 |

野生资源丰富。药材来源于野生。

| 采收加工 | 夏、秋季采收，洗净，晒干。

| 药材性状 | 本品根呈须状，长可达 10 cm，表面棕褐色。茎呈方柱形，长 20 ~ 43 cm，直径 0.1 ~ 0.2 cm，被白色长毛，断面灰白色。基生叶为单叶或三出羽状复叶，有的为羽状 5 深裂，叶片多皱缩卷曲，展平后呈矩圆形或椭圆形，长 2.5 ~ 7.5 cm，宽 1.3 ~ 4.5 cm，黑褐色，先端钝，边缘有粗齿，两面均有白色长柔毛，叶柄长 1.5 ~ 6 cm；茎生叶对生，均为单叶。气微，味微苦。

| 功能主治 | 微苦，凉。疏风清热，利湿，止血，安胎。用于感冒发热，肺炎咳喘，咽喉肿痛，肝炎胁痛，腹泻，痢疾，肾炎，吐血，胎漏。

| 用法用量 | 内服煎汤，15 ~ 30 g，大剂量可用至 45 ~ 60 g；或研末吞服，每次 6 ~ 9 g，每日 2 次。

| 附　注 | 本种异名：*Lysimachia fortunei* Maxim. var. *pubescens* Pamp.、*Salvia japonica* Thunb. var. *prionitis* (Hance) Kudo。

药材红根草，为本种的干燥全草，《中华人民共和国药典》（1977 年版）、《湖南省中药材标准》（2009 年版）、《广西壮族自治区壮药质量标准·第二卷》（2011 年版）中有收载。

▨唇形科▨ Labiatae ▨鼠尾草属▨ *Salvia*

一串红 *Salvia splendens* Ker-Gawl.

| 药 材 名 | 一串红（药用部位：全草）。

| 形态特征 | 半灌木状草本。茎高达 90 cm。叶卵圆形或三角状卵圆形，长 2.5 ～ 7 cm，下面具腺点；叶柄长 3 ～ 4.5 cm。轮伞花序具花 2 ～ 6，密集成顶生假总状花序；苞片卵圆形，花前包裹花蕾，先端尾状渐尖；花萼钟状，红色，长约 1.6 cm，花后增大，外被毛，上唇三角状卵形，下唇 2 深裂；花冠多为红色，或紫色、白色，长约 4 cm，直伸，筒状，上唇直伸，先端微缺，下唇比上唇短，3 裂，中裂片半圆形；花丝长 0.5 cm，药隔长 1.3 cm，近直伸，上下臂近等长，上臂药室发育，下臂增粗，不联合。小坚果椭圆形，暗褐色，先端有不规则皱褶，边缘具窄翅。

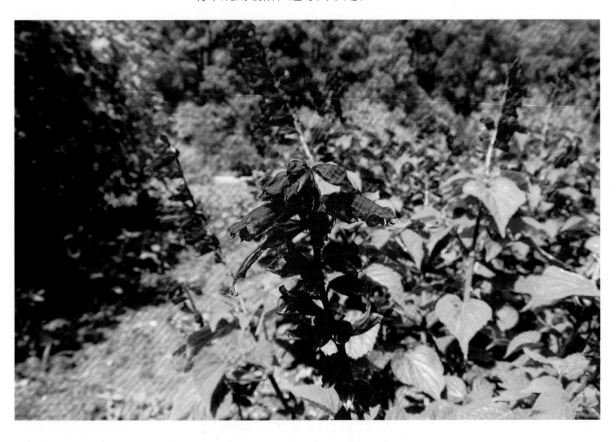

| 生境分布 | 德兴有栽培，供观赏用。

| 资源情况 | 栽培资源一般。药材来源于栽培。

| 采收加工 | 夏、秋季采收，洗净，晒干。

| 功能主治 | 消肿，解毒，凉血。用于蛇咬伤。

| 用法用量 | 外用适量，捣敷。

唇形科 Labiatae 鼠尾草属 Salvia

佛光草
Salvia substolonifera Stib.

| **药 材 名** | 湖广草（药用部位：全草）。 |

| **形态特征** | 一年生草本。须根丛生。茎高 10 ~ 40 cm，被短柔毛或微柔毛。基生叶大都为单叶，茎生叶为单叶及三出叶，单叶卵圆形，长 1 ~ 3 cm，近无毛，小叶卵圆形，顶生的较大。轮伞花序具花 2 ~ 8，疏离，组成顶生及腋生假总状花序；苞片卵圆形；花萼钟状，长 0.3 ~ 0.4 cm，外被微柔毛及腺点，上唇全缘或具不明显 2 小齿，下唇具 2 齿，齿卵状三角形；花冠淡红色或淡紫色，长约 0.5 cm，上唇直伸，下唇 3 裂；花丝长约 0.1 cm，药隔短小，长不及 0.1 cm，弧形，上、下臂等长。小坚果卵圆形，淡褐色。 |

| **生境分布** | 生于海拔 40 ~ 950 m 的林中、沟边、石隙等潮湿地。分布于德兴 |

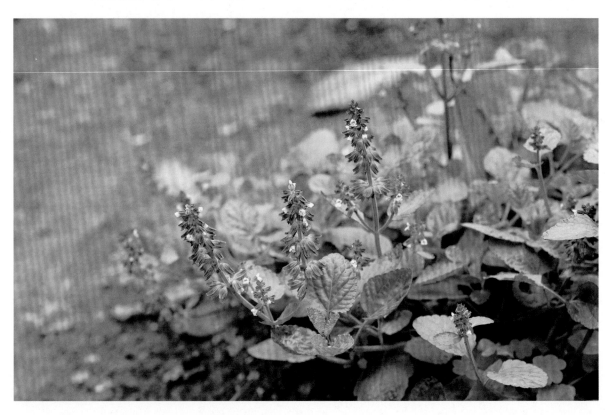

香屯等。

| **资源情况** |　野生资源稀少。药材来源于野生。

| **采收加工** |　夏、秋季采收，鲜用或晒干。

| **功能主治** |　微苦，平。归肺、肾经。清肺化痰，益肾，调经，止血。用于肺热咳嗽，痰多气喘，吐血，肾虚腰酸，小便频数，带下，月经过多。

| **用法用量** |　内服煎汤，15 ~ 30 g；或炖肉服。外用适量，鲜品捣敷。

| 唇形科 | Labiatae | 四棱草属 | *Schnabelia*

四棱草

Schnabelia oligophylla Hand.-Mazz.

| **药 材 名** | 四楞筋骨草（药用部位：全草）。

| **形态特征** | 多年生草本，高 60 ~ 120 cm，直立或攀缘。茎被微柔毛，后脱落。叶长圆形，三角状卵形或卵形，有时 3 深裂，长 1 ~ 5 cm，边缘具锯齿；叶柄长 0.3 ~ 2.3 cm。聚伞花序具 1 花；苞片锥形。开花型花萼具 5 齿，具 10 脉，萼齿长 0.55 ~ 0.8 cm，具缘毛；花冠淡蓝紫色或紫色，长 1.4 ~ 1.8 cm，花冠筒长约 1.2 cm，下唇三角形或倒卵状三角形，中裂片长约 0.8 cm，侧裂片长约 0.5 cm，上唇裂片宽椭圆形，长约 0.4 cm。闭花受精型花萼长约 0.3 cm，花冠长约 0.15 cm。小坚果长约 0.5 cm。

| **生境分布** | 生于山谷溪旁、石灰岩上、河边林下、疏林中、石边。分布于德兴

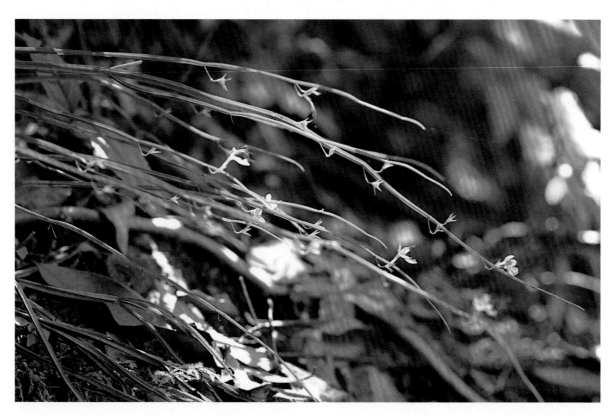

畈大、李宅等。

| 资源情况 | 野生资源较丰富。药材来源于野生。

| 采收加工 | 5 月采收，洗净，鲜用或晒干。

| 药材性状 | 本品长 60 ～ 120 cm。根短小，棕红色。茎具 4 棱，多分枝，棱边具膜质翅，节处较细，呈断裂状，表面枯绿色或绿褐色；质柔脆，易折断，髓心白色，松泡如灯心草。叶多脱落，完整者展平后呈卵形或卵状披针形，长 1 ～ 5 cm，宽 0.5 ～ 1 cm，先端尖，基部楔形或圆形，下部叶多 3 裂；两面均被毛。气微，味淡。

| 功能主治 | 辛、苦，平。归肝、肾经。祛风除湿，活血通络。用于风湿痹痛，四肢麻木，腰膝酸痛，跌打损伤，闭经。

| 用法用量 | 内服煎汤，9 ～ 15 g；或浸酒。外用适量，捣敷。

唇形科 Labiatae 黄芩属 Scutellaria

半枝莲 *Scutellaria barbata* D. Don

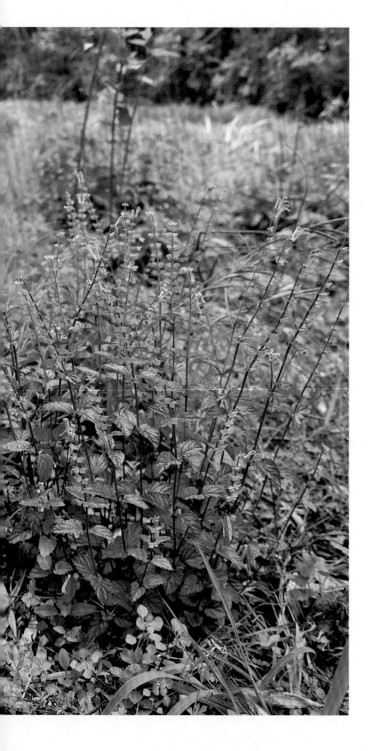

| 药 材 名 |

半枝莲（药用部位：全草。别名：四方草）。

| 形态特征 |

多年生直立草本。茎高 15 ~ 35 cm，无毛
或在花序轴上部疏被紧贴小毛。叶近无柄，
三角状卵形或卵状披针形，长 1.3 ~ 3.2 cm，
宽 0.5 ~ 1.4 cm，边缘有疏而钝的浅牙齿，
两面沿脉上疏被紧贴的小毛或几无毛。花单
生于茎或分枝上部叶腋；苞片叶状，渐变
小；花萼长约 0.2 cm，盾片高约 0.1 cm，果
时均增大，花冠紫蓝色，长 0.9 ~ 1.3 cm，
筒基部囊大，下唇中裂片梯形；雄蕊 4，二
强。小坚果扁球形，具瘤。

| 生境分布 |

生于水田边、溪边或湿润草地上。德兴各地
均有分布。

| 资源情况 |

野生资源一般。药材来源于野生。

| 采收加工 |

夏、秋季茎叶茂盛时采挖，洗净，晒干。

| 药材性状 | 本品长 15 ~ 35 cm，无毛或花轴上疏被毛。根纤细。茎丛生，较细，方柱形；表面暗紫色或棕绿色。叶对生，有短柄；叶片多皱缩，展平后呈三角状卵形或披针形，长 1.3 ~ 3.2 cm，宽 0.5 ~ 1.4 cm；先端钝，基部宽楔形，全缘或有少数不明显的钝齿；上表面暗绿色，下表面灰绿色。花单生于茎枝上部叶腋，花萼裂片钝或较圆；花冠二唇形，棕黄色或浅蓝紫色，长 0.9 ~ 1.3 cm，被毛。果实扁球形，浅棕色。气微，味微苦。

| 功能主治 | 辛、苦，寒。归肺、肝、肾经。清热解毒，化瘀利尿。用于疔疮肿毒，咽喉肿痛，跌扑伤痛，水肿，黄疸，蛇虫咬伤。

| 用法用量 | 内服煎汤，15 ~ 30 g，鲜品加倍；或入丸、散剂；体虚者及孕妇慎服。外用适量，鲜品捣敷。

| 附　注 | 本种异名：*Scutellaria rivularis* Wall. ex Benth.、*Scutellaria cavaleriei* H. Lévl. et Vaniot、*Scutellaria komarovii* H. Lévl. et Vaniot、*Scutellaria adenophylla* Miq.、*Scutellaria minor* Huds. var. *indica* Benth.。

药材半枝莲，为本种的干燥全草，《中华人民共和国药典》（1985 年版至 2020 年版）、《贵州省中药材、民族药材质量标准·副篇》（2003 年版）、《新疆维吾尔自治区药品标准·第二册》（1980 年版）、《广西壮族自治区壮药质量标准·第二卷》（2011 年版）、《广西壮族自治区瑶药材质量标准·第一卷》（2014 年版）中有收载。

《中华人民共和国药典》规定，按干燥品计算，半枝莲含总黄酮以野黄芩苷（$C_{21}H_{18}O_{12}$）计，不得少于 1.50%；含野黄芩苷（$C_{21}H_{18}O_{12}$）不得少于 0.20%。

唇形科 Labiatae 黄芩属 Scutellaria

韩信草 *Scutellaria indica* L.

| **药 材 名** | 韩信草（药用部位：全草）。

| **形态特征** | 多年生上升直立草本。茎高 12 ~ 28 cm，常带暗紫色，被微柔毛。叶具柄，心状卵形或卵状椭圆形，长 1.5 ~ 3 cm，宽 1.2 ~ 2.3 cm，两面被微柔毛或糙伏毛。花对生，在茎或分枝顶上排列成长 4 ~ 12 cm 的总状花序；最下 1 对苞片叶状，其余均细小；花萼长约 0.25 cm，盾片高约 0.15 cm，果时增大；花冠蓝紫色，长 1.4 ~ 1.8 cm，花冠筒前方基部膝曲，下唇中裂片圆状卵形；雄蕊 4，二强。成熟小坚果卵形，具瘤，腹面近基部具 1 果脐。

| **生境分布** | 生于海拔 1 500 m 以下的山地或丘陵地、疏林下，路旁空地及草地上。分布于德兴香屯、红岭等。

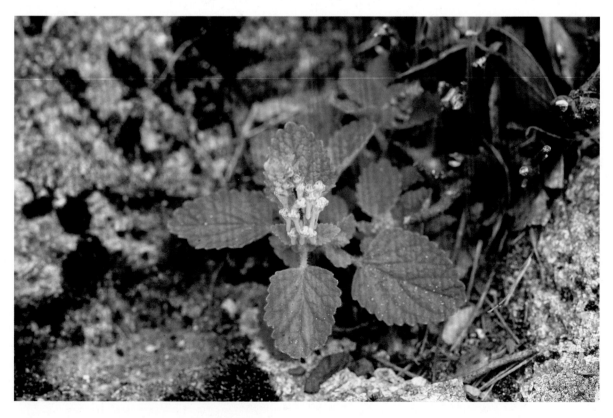

| 资源情况 | 野生资源稀少。药材来源于野生。

| 采收加工 | 春、夏季采收，洗净，鲜用或晒干。

| 药材性状 | 本品长 12 ~ 28 cm，全体被毛，叶上尤多。根纤细。茎呈方柱形，有分枝，表面灰绿色。叶对生，灰绿色或绿褐色，多皱缩，展平后呈卵圆形，长 1.5 ~ 3 cm，宽 1.2 ~ 2.3 cm，先端圆钝，基部浅心形或平截，边缘有钝齿；叶柄长 0.5 ~ 2.5 cm。总状花序顶生，花偏向一侧，花冠蓝色，二唇形，多已脱落，长约 1.5 cm。宿萼钟形，萼筒背部有 1 囊状盾鳞，呈"耳挖"状。小坚果圆形，淡棕色。气微，味微苦。

| 功能主治 | 辛、苦，寒。归心、肝、肺经。清热解毒，活血止痛，止血消肿。用于痈肿疔毒，肺痈，肠痈，瘰疬，毒蛇咬伤，肺热咳喘，牙痛，喉痹，咽痛，筋骨疼痛，吐血，咯血，便血，跌打损伤，创伤出血，皮肤瘙痒。

| 用法用量 | 内服煎汤，10 ~ 15 g；或捣汁，鲜品 30 ~ 60 g；或浸酒；孕妇慎服。外用适量，捣敷；或煎汤洗。

| 附　方 |
（1）治肺痈：韩信草 60 g，煎汤，代茶饮。（《江西草药》）
（2）治蝮蛇、蕲蛇咬伤：①韩信草全草、连钱草各适量，捣敷。②韩信草全草捣烂取汁 60 g，加热黄酒 200 g 冲服，盖被发汗为效；药渣捣敷患处。
（3）治瘰疬：韩信草连根全草 15 g，加水煮汁，以药汁同鸡蛋 2 个煮服。
（4）治便血、吐血：韩信草全草 12 ~ 15 g，煎汤，冲黄酒、加红糖服。
（5）治铁器及枪弹伤：①韩信草根和饭捣烂，敷患处。②韩信草、半边莲、龙须藤各适量，捣敷。［方（2）~（5）出自《草药手册》（江西）］
（6）治小儿高热抽搐：韩信草 30 ~ 60 g，灯心为引，煎汤服。
（7）治全身筋骨痛：韩信草 120 g，红枣 2 个，猪瘦肉 200 g，水炖，服汤食肉。［方（6）~（7）出自《江西草药》］

| 附　注 | 本种异名：*Scutellaria leucodasys* Miq.、*Scutellaria tashiroi* Hayata、*Scutellaria indica* L. f. *ramosa* C. Y. Wu & C. Chen。
药材韩信草，为本种的干燥全草，《福建省中药材标准》（2006 年版）、《广东省中药材标准》（2011 年版）中有收载；《中华人民共和国药典》（1977 年版）以"向天盏"之名收载之，《中华人民共和国卫生部药品标准·中药成方制剂·第九册·附录》（1994 年版）以"虎咬红"之名收载之。

长毛韩信草 *Scutellaria indica* L. var. *elliptica* Sun ex C. H. Hu

| **药 材 名** | 长毛韩信草（药用部位：全草）。

| **形态特征** | 本变种与韩信草的不同之处在于本变种茎、叶柄、叶两面密被白色平展具节疏柔毛。

| **生境分布** | 生于海拔 900 m 以下的山坡、路旁及草地上。分布于德兴畈大、李宅等。

| **资源情况** | 野生资源稀少。药材来源于野生。

| **采收加工** | 春、夏季采收，洗净，鲜用或晒干。

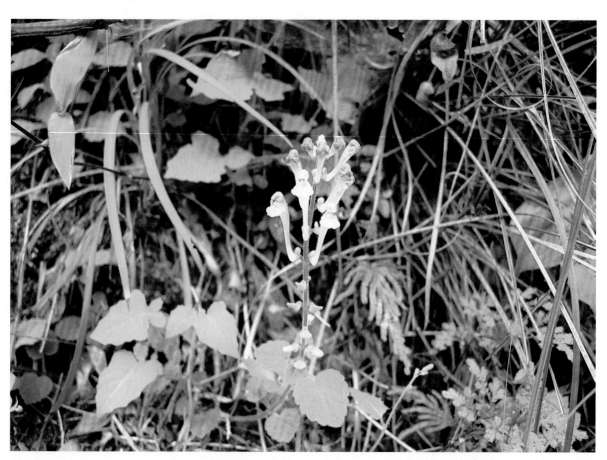

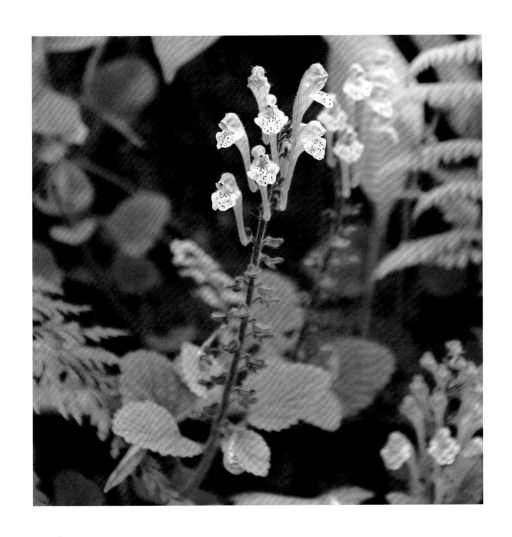

| **药材性状** | 本品长 10 ~ 40 cm。根丛生，须状。茎直立，少分枝，细长，呈四棱形，常带暗紫色，被白色平展具节疏柔毛。叶对生，具柄，多皱缩，完整者展平后呈心状卵形或卵状椭圆形，长 1.5 ~ 2.5 cm，边缘具整齐的圆齿，两面被白色平展具节疏柔毛。总状花序偏向一侧，最下一对苞片叶状，其余均细小；花萼二唇形，萼筒背上生有束状盾鳞，开花时高约 0.15 cm，果时增大 1 倍；花冠蓝紫色，多皱缩。小坚果卵形，黑褐色，有小凹点。气微香，味淡。

| **功能主治** | 活血止痛，止血消肿。用于跌打损伤，吐血，痈肿，牙痛。

| **用法用量** | 内服煎汤，10 ~ 15 g；或捣汁，鲜品 30 ~ 60 g；孕妇慎服。外用适量，捣敷。

唇形科 Labiatae 水苏属 Stachys

水苏
Stachys japonica Miq.

| 药 材 名 | 水苏（药用部位：全草或根。别名：水苏管）。

| 形态特征 | 多年生草本，具横走根茎。茎高 20 ~ 80 cm，节上具小刚毛。茎生叶矩圆状宽披针形，长 5 ~ 10 cm，两面无毛；叶柄长 0.3 ~ 1.7 cm，近茎基部者最长，向上渐短。轮伞花序具花 6 ~ 8，下部者远离，上部者稍密集组成长 5 ~ 13 cm 的假穗状花序；小苞片刺状，微小；花萼钟状，连齿长达 0.75 cm，外被具腺微柔毛，稀毛贴生或近无毛，脉 10，齿 5，三角状披针形，具刺尖头；花冠粉红色或淡红紫色，长约 1.2 cm，花冠筒内具毛环，檐部二唇形，上唇直立，下唇 3 裂，中裂片近圆形。小坚果卵球形，无毛。

| 生境分布 | 生于海拔在 230 m 以下的水沟、河岸等湿地上。德兴各地均有分布。

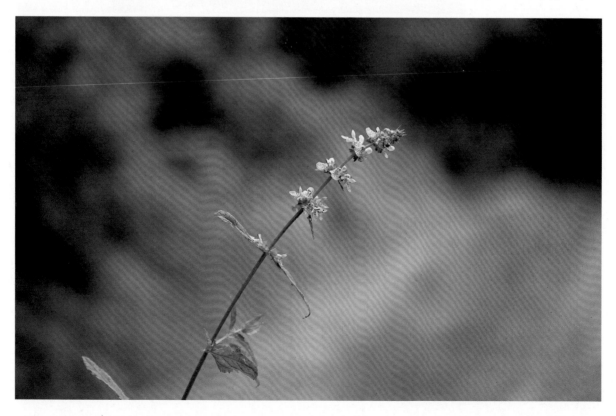

| 资源情况 | 野生资源一般。药材来源于野生。

| 采收加工 | 7 ~ 8 月采收，鲜用或晒干。

| 药材性状 | 本品茎呈四棱形，长 20 ~ 80 cm，直径 0.1 ~ 0.3 cm；表面黄绿色至绿褐色；较粗糙，棱及节上疏生倒向柔毛状刚毛。叶对生，叶柄长 0.3 ~ 1.7 cm，叶展平后呈矩圆状披针形，长 5 ~ 10 cm，宽 0.6 ~ 1.5 cm，边缘锯齿明显。通常 6 ~ 8 花组成轮伞花序，着生于茎枝上部叶腋，花萼钟形，具 5 齿，齿端锐尖，表面具腺毛。小坚果卵圆状三棱形，黑色，较光滑。气微，味淡。

| 功能主治 | 辛，凉。归肺、胃经。清热解毒，止咳利咽，止血消肿。用于感冒，痧证，肺痿，肺痈，头风目眩，咽痛，失音，吐血，咯血，衄血，崩漏，痢疾，淋证，跌打肿痛。

| 用法用量 | 内服煎汤，9 ~ 15 g；体虚者慎用。外用适量，煎汤洗；或研末撒；或捣敷。

| 附 注 | 本种异名：*Stachys aspera* Michx var. *japonica* (Miq.) Maxim.、*Stachys riederi* Cham. var. *japonica* (Miq.) H. Hara、*Stachys japonica* Miq. f. *glabrata* Matsum. et Kudo、*Stachys baicalensis* Fisch. ex Benth. var. *japonica* Kom.、*Stachys aspera* Michx var. *chinensis* (Bunge ex Benth.) Maxim. f. *glabrata* Nakai。

唇形科 Labiatae 水苏属 Stachys

西南水苏

Stachys kouyangensis (Vaniot) Dunn

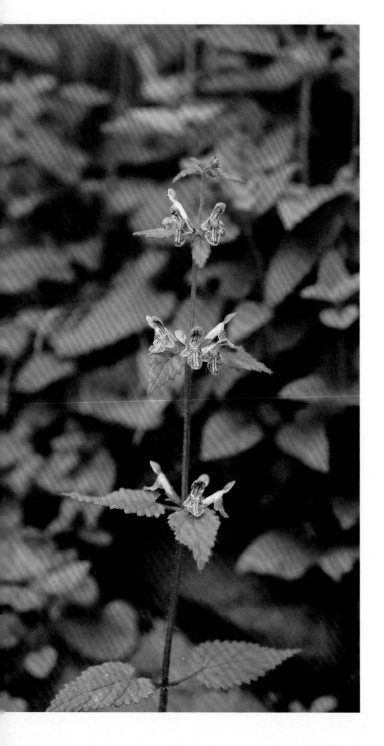

| 药 材 名 |

破布草（药用部位：全草）。

| 形态特征 |

多年生上升草本。茎高 50 cm，基部平卧，多分枝，在棱及节上被刚毛。茎生叶三角状心形，长约 3 cm，宽约 2.5 cm，两面被刚毛；叶柄长约 1.5 cm，被刚毛。轮伞花序具花 5 ~ 6，彼此远离；小苞片条状披针形，常早落；花萼倒圆锥形，连齿长 0.6 cm，外被小刚毛，脉 10，齿 5，正三角形，先端具刺尖头；花冠浅红色至紫红色，长约 1.5 cm，花冠筒内具毛环，檐部二唇形，上唇直伸，下唇 3 裂，中裂片圆形。小坚果卵球形。

| 生境分布 |

生于海拔 900 m 以上的山坡草地、旷地及潮湿沟边。分布于德兴三清山北麓等。

| 资源情况 |

野生资源稀少。药材来源于野生。

| 采收加工 |

夏、秋季采收，洗净，鲜用或晒干。

| **药材性状** | 本品为皱曲团状，灰绿色，长约 50 cm；茎枝纤细，四棱形，棱及节上被刚毛。茎、枝上具对生叶，叶片折皱、破碎，完整者展平后呈三角状心形，长约 3 cm，宽约 2.5 cm，先端钝，基部心形，边缘具疏圆齿，两面被刚毛。茎枝顶部具由轮伞花序组成的疏松穗状花序，每轮伞花序具花 5 ~ 6，花萼倒圆锥形，具 5 齿，齿端具刺尖头；花冠淡红色或紫红色，长约 1.5 cm，二唇形，上唇长圆状卵形，直伸，下唇平展，近圆形，3 裂；雄蕊 4，前对较长，花丝丝状，被微柔毛。小坚果卵形，棕色。气微，味微苦。 |

| **功能主治** | 淡、微苦，凉。归脾、心经。清热解毒，拔毒止痒。用于赤白痢，疮疖，附骨疽，湿疹。 |

| **用法用量** | 内服煎汤，3 ~ 9 g。外用适量，捣敷；或煎汤洗。 |

| **附　注** | 本种异名：*Stachys cardiophylla* Prain ex Dunn、*Lamium kouyangensis* Vaniot。 |

唇形科 Labiatae 水苏属 Stachys

甘露子

Stachys sieboldii Miq.

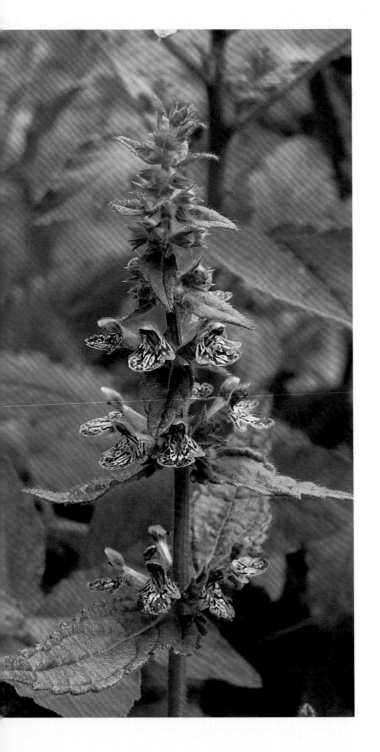

| 药 材 名 |

草石蚕（药用部位：全草或块茎）。

| 形态特征 |

多年生草本。根茎匍匐，其上密集须根及在先端有串珠状肥大块茎的横走小根茎。茎高 30 ~ 120 cm，在棱及节上有硬毛。茎叶叶片卵形或长椭圆状卵形，长 3 ~ 12 cm，两面被贴生短硬毛；叶柄长 1 ~ 3 cm。轮伞花序通常 6 花，多数远离排列成长 5 ~ 15 cm 顶生假穗状花序；小苞片条形，具微柔毛；花萼狭钟状，连齿长 0.9 cm，外被具腺柔毛，脉 10，齿 5，三角形，具刺尖头；花冠粉红色至紫红色，长 1.2 cm，花冠筒内具毛环，上唇直立，下唇 3 裂，中裂片近圆形。小坚果卵球形，具小瘤。

| 生境分布 |

生于湿润地及积水处。德兴各地均有分布。

| 资源情况 |

野生资源一般。药材来源于野生。

| 采收加工 |

春、秋季采收，挖取块茎，洗净，晒干。

| **药材性状** | 本品根茎多呈纺锤形，先端有的呈螺旋状，两头略尖，长 1.5 ~ 4 cm，直径 0.3 ~ 0.7 cm。表面棕黄色，多皱缩，扭曲，具 5 ~ 15 环节，节间可见点状芽痕及根痕。质坚脆，易折断，断面平坦，白色。气微，味微甘。用水浸泡后易膨胀，结节明显。

| **功能主治** | 甘，平。归肺、肝、脾经。解表清肺，利湿解毒，补虚健脾。用于风热感冒，虚劳咳嗽，黄疸，淋证，疮毒肿痛，毒蛇咬伤。

| **用法用量** | 内服煎汤，全草 15 ~ 30 g，块茎 30 ~ 60 g；或浸酒；或焙干研末；不宜生食或多食。外用适量，煎汤洗；或捣敷。

| **附　注** | 本种异名：*Stachys sieboldi* Miq.、*Stachys tuberifera* Naudin ex Gard.、*Stachys affinis* Bunge。

本种的膨大肉质根茎可炒食、炖汤等，也可制作泡菜。

| 唇形科 | Labiatae | 香科科属 | *Teucrium* |

庐山香科科 *Teucrium pernyi* Franch.

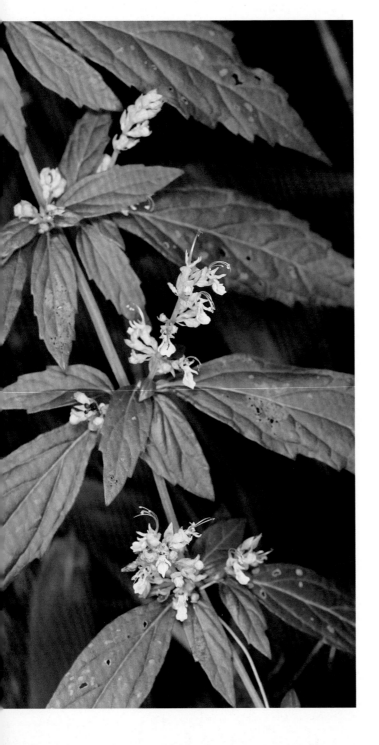

| 药 材 名 |

庐山香科科（药用部位：全草）。

| 形态特征 |

多年生直立草本。茎高 0.6 ~ 1 m，密被白色下弯的短柔毛。叶具短柄，卵状披针形，长 3.5 ~ 8 cm，两面被微柔毛，下面脉上与叶柄被白色稍弯曲的短柔毛。假穗状花序腋生及顶生；苞片卵形；花具细梗；花萼钟状，喉部内具毛环，二唇形，上唇中齿极发达，近圆形，2 侧齿长不及中齿之半，下唇 2 齿三角状钻形，二齿间弯缺裂至喉部；花冠白色，或带红晕，花冠筒稍伸出，檐部单唇形，唇片与筒成直角，中裂片特发达，椭圆状匙形，内凹，最后 1 对裂片近三角形；雄蕊超过花冠筒的一半以上。小坚果倒卵形，具网状雕纹。

| 生境分布 |

生于海拔 150 ~ 1 120 m 的山地及原野。德兴各地均有分布。

| 资源情况 |

野生资源一般。药材来源于野生。

| 采收加工 | 夏、秋季采收，洗净，鲜用或晒干。

| 功能主治 | 辛、微苦，凉。清热解毒，凉肝活血。用于肺脓疡，小儿惊风，痈疮，跌打损伤。

| 用法用量 | 内服煎汤，6 ~ 15 g。外用适量，捣敷；或煎汤洗。

| 附　　注 | 本种异名：*Teucrium huoshanense* S. W. Su et J. Q. He、*Teucrium ningpoense* Hemsl.、*Kinostemon ningpoense* (Hemsl.) Kudo、*Kinostemon pernyi* (Franch.) Kudo var. *ningpoense* (Hemsl.) Kudo。

唇形科 Labiatae 香科科属 *Teucrium*

血见愁
Teucrium viscidum Bl.

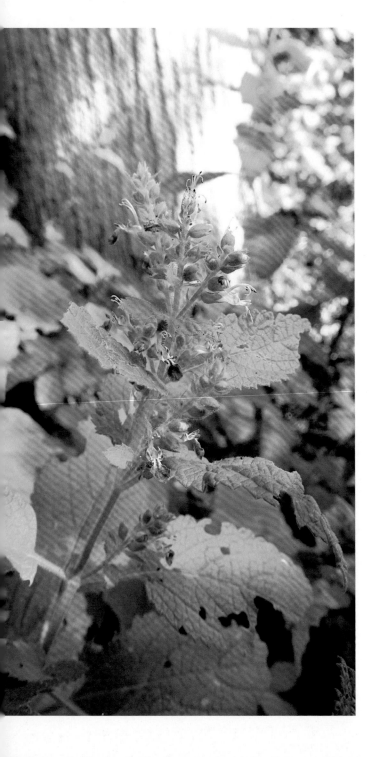

| 药 材 名 |

山藿香（药用部位：全草）。

| 形态特征 |

多年生直立草本。茎高 30 ~ 70 cm，上部被混生腺毛的短柔毛。叶柄长约为叶片长的 1/4，叶片卵状矩圆形，长 3 ~ 10 cm，宽 1.5 ~ 4.5 cm，两面近无毛或被极稀的微柔毛。假穗状花序顶生及腋生，顶生者自基部多分枝，密被腺毛；苞片全缘；花长不及 1 cm；花萼筒状钟形，5 齿近相等；花冠白色、淡红色或淡紫色，花冠筒为花冠全长的 1/3 以上，檐部单唇形，中裂片最大，正圆形，侧裂片卵状三角形；雄蕊伸出；花柱先端 2 裂。小坚果扁圆形。

| 生境分布 |

生于海拔 120 ~ 1 530 m 的山地林下润湿处。德兴各地均有分布。

| 资源情况 |

野生资源一般。药材来源于野生。

| 采收加工 |

7 ~ 8 月采收，洗净，鲜用或晒干。

| **药材性状** | 本品长 30 ~ 70 cm。根须状。茎方柱形，具分枝，表面黑褐色或灰褐色，被毛，嫩枝毛较密；节处有多数灰白色须状根。叶对生，灰绿色或灰褐色，叶片皱缩，易碎，完整者展平后呈卵形或矩圆形，长 3 ~ 10 cm，宽 1.5 ~ 4.5 cm，先端短渐尖或短尖，基部圆形或阔楔形，下延，边缘具粗锯齿，两面均有毛，下面毛较密；叶柄长约 1.5 cm。间见枝顶或叶腋有淡红色小花，花萼钟形。小坚果圆形，包于宿萼中。花、叶以手搓之微有香气，味微辛、苦。 |

| **功能主治** | 辛、苦，凉。归肺、大肠经。凉血止血，解毒消肿。用于咯血，吐血，衄血，肺痈，跌打损伤，痈疽肿毒，痔疮肿痛，漆疮，足癣，狂犬咬伤，毒蛇咬伤。 |

| **用法用量** | 内服煎汤，15 ~ 30 g，鲜品加倍；或捣汁；或研末。外用适量，捣敷；或煎汤熏洗。 |

| **附　注** | 本种异名：*Teucrium philippinense* Merr.、*Teucrium stoloniferum* Roxb.。 |

茄科 Solanaceae 辣椒属 Capsicum

辣椒

Capsicum annuum L.

| 药 材 名 | 辣椒（药用部位：成熟果实）、辣椒茎（药用部位：茎）、辣椒叶（药用部位：叶）、辣椒头（药用部位：根）。

| 形态特征 | 一年生或有限多年生灌木，或栽培成为一年生草本或半灌木，高50～80 cm。单叶互生，常为卵状披针形，长4～13 cm；叶柄长4～7 cm。花单生于叶腋或枝腋；花萼杯状，有5～7浅裂；花冠辐状，白色，裂片5～7；雄蕊5。浆果俯垂或直立，形状多样，少汁液，果皮和胎座间有空腔，成熟后红色。

| 生境分布 | 栽培。德兴各地普遍栽培。

| 资源情况 | 栽培资源丰富。药材来源于栽培。

| 采收加工 | **辣椒**：夏、秋季果皮变红色时采收，除去枝梗，晒干。

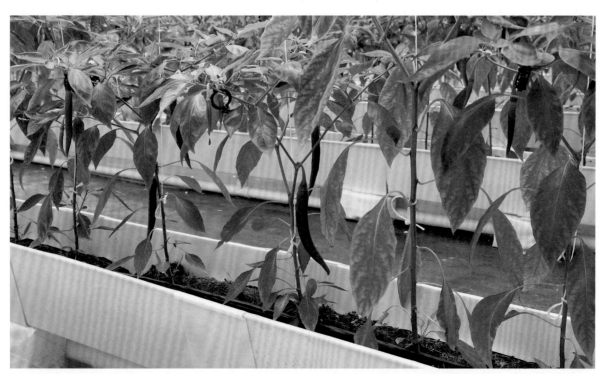

辣椒茎：9 ~ 10 月将倒苗前采收，切段，晒干。

辣椒叶：夏、秋季植株生长茂盛时采摘，鲜用或晒干。

辣椒头：秋季采挖，洗净，晒干。

| 药材性状 |　辣椒：本品呈圆锥形、类圆锥形，略弯曲。表面橙红色、红色或深红色，光滑或较皱缩，显油性，基部微圆，常有绿棕色、具 5 裂齿的宿萼及果柄。果肉薄。质较脆，横切面可见中轴胎座，菲薄的隔膜将果实分为 2 ~ 3 室，内含多数种子。气特异，味辛、辣。

| 功能主治 |　辣椒：辛，热。归心、脾经。温中散寒，开胃消食。用于寒滞腹痛，呕吐，泻痢，冻疮。

辣椒茎：辛、甘，热。归脾、胃经。散寒除湿，活血化瘀。用于风湿冷痛，冻疮。

辣椒叶：苦，温。消肿活络，杀虫止痒。用于水肿，顽癣，疥疮，冻疮，痈肿。

辣椒头：辛、甘，热。归脾经。散寒除湿，活血消肿。用于手足无力，肾囊肿胀，冻疮。

| 用法用量 |　辣椒：内服入丸、散剂，0.9 ~ 2.4 g。外用适量，煎汤熏洗；或捣敷。

辣椒茎：外用适量，煎汤洗。

辣椒叶：外用适量，鲜品捣敷。

辣椒头：内服煎汤，9 ~ 15 g。外用适量，煎汤洗；或热敷。

| 附　　注 |　本种异名：*Capsicum frutescens* L.、*Capsicum annuum* L. var. *fasciculatum* (Sturt.) Irish、*Capsicum annuum* L. var. *grossum* (L.) Sendt.、*Capsicum longum* A. DC.、*Capsicum grossum* L.、*Capsicum fasciculatum* Sturtev.、*Capsicum conoide* Mill.。

药材辣椒，为本种的干燥成熟果实，《中华人民共和国药典》（1953 年版、2005 年版附录、2010 年版至 2020 年版）、《中华人民共和国卫生部药品标准》（1963 年版）、《中华人民共和国卫生部药品标准·蒙药分册》（1998 年版）、《内蒙古蒙药材标准》（1986 年版）、《中华人民共和国卫生部药品标准·中药成方制剂·第七册·附注》、《云南省中药材标准·第一册》（2005 年版）、《贵州省中药材、民族药材质量标准》（2003 年版）、《湖北省中药材质量标准》（2009 年版）、《山西省中药材标准》（1987 年版）、《维吾尔药材标准·上册》（1993 年版）、《山东省中药材标准》（2002 年版）、《湖南省中药材标准》（2009 年版）、《河南省中药材标准》（1991 年版）中有收载。

《中华人民共和国药典》规定，按干燥品计算，辣椒含辣椒素（$C_{18}H_{27}NO_3$）和二氢辣椒素（$C_{18}H_{29}NO_3$）的总量不得少于 0.16%。

本种的果实为常见蔬菜，常作调料，也可与肉等一同炒食。

茄科 Solanaceae 曼陀罗属 Datura

曼陀罗
Datura stramonium Linn.

| 药 材 名 | 醉仙桃（药用部位：果实）、洋金花（药用部位：花）、曼陀罗根（药用部位：根）、风茄梗（药用部位：茎）、曼陀罗叶（药用部位：叶）、曼陀罗子（药用部位：种子）。

| 形态特征 | 直立草本，高 1 ~ 2 m。叶宽卵形，长 8 ~ 12 cm，宽 4 ~ 12 cm，先端渐尖，基部不对称楔形，边缘不规则波状浅裂，裂片三角形，有时有疏齿，脉上有疏短柔毛；叶柄长 3 ~ 5 cm。花常单生于枝分叉处或叶腋，直立；花萼筒状，有 5 棱角，长 4 ~ 5 cm；花冠漏斗状，长 6 ~ 10 cm，下部淡绿色，上部白色或紫色；雄蕊 5。蒴果直立，卵状，长 3 ~ 4 cm，直径 2 ~ 3.5 cm，表面生有坚硬的针刺，或稀仅粗糙而无针刺，成熟后 4 瓣裂。

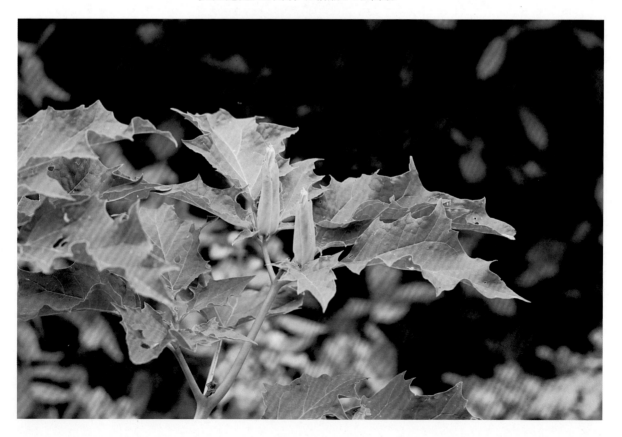

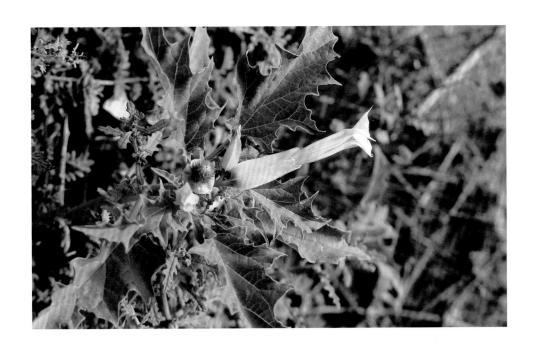

| **生境分布** | 常生于住宅旁、路边或草地上，也有作药用或观赏而栽培。分布于德兴大茅山等。

| **资源情况** | 野生资源一般，栽培资源一般。药材主要来源于栽培。

| **采收加工** | 醉仙桃：夏、秋季果实成熟时采收，晒干。

洋金花：在 7 月下旬至 8 月下旬盛花期，于下午 4 ~ 5 时采摘花冠伸长且露白的花朵，晒干；遇雨可烘干。

曼陀罗根：7 ~ 9 月挖取，鲜用或晒干。

风茄梗：秋季采摘果实时同时收集，除去杂质，晒干。

曼陀罗叶：夏、秋季采摘，鲜用或干燥。

曼陀罗子：夏、秋季果实成熟时采收，亦可晒干后取出种子。

| **药材性状** | 醉仙桃：本品呈球形或卵球形，直径 2 ~ 3.5 cm，长 3 ~ 4 cm。表面黄绿色、黄棕色至棕褐色，具针刺，长短不一。先端 4 瓣裂，基部残留部分宿萼及果柄。果皮质坚韧，易纵向撕裂，内含多数种子。种子略呈三角形或肾形，扁平，宽 0.3 ~ 0.4 cm，表面黑褐色。气淡，味苦。

风茄梗：本品呈长圆柱形，多分枝，长 50 ~ 100 cm，粗端直径 0.5 ~ 0.8 cm，表面淡黄色至棕黄色，光滑无毛；嫩茎常皱缩，形成纵向的沟槽。常见残留的皱缩叶，偶见花及果实。质轻泡，易折断，断面不平坦，中央有白色的髓或呈中空状。无臭，味微苦。

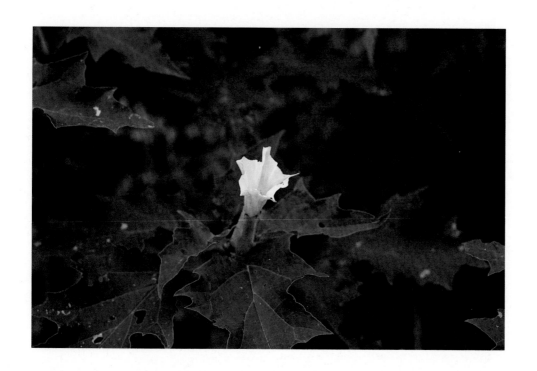

曼陀罗叶：本品多皱缩、破碎。完整者有柄，叶片展平后呈卵形，长 8 ~ 12 cm，宽 4 ~ 12 cm，先端渐尖，基部不对称楔形，边缘不规则波状浅裂，两面均无毛，上表面淡绿色或灰绿色，下表面色较浅。质脆。气微，味苦、涩。

曼陀罗子：本品呈肾形或三角形，黑色或黑灰色，长约 0.3 cm，宽约 0.25 cm，两面略凹。表面有网状皱纹，遍布小凹点，种脐位于一侧，平坦。气微，味辛辣，刺舌。

| **功能主治** | **醉仙桃**：辛、苦，温；有毒。归肺、肝经。平喘止咳，祛风止痛。用于喘咳，惊风，风湿痹痛，跌打损伤，泻痢，脱肛。

洋金花：辛，温；有毒。平喘止咳，镇痛，解痉。用于哮喘咳嗽，脘腹冷痛，风湿痹痛，小儿慢惊，外科麻醉。

曼陀罗根：辛、苦，温；有毒。归肺、心经。用于恶疮，筋骨疼痛，牛皮癣，狂犬咬伤。

风茄梗：辛，温；有毒。止痛，定喘。用于胃痛，风湿痛，寒哮气喘；外用于冻疮。

曼陀罗叶：苦、辛，温；有毒。用于咳喘，痹痛，顽固溃疡，脚气，脱肛。

曼陀罗子：辛、苦，温；有大毒。归肺、肝经。平喘，祛风，止痛。用于咳喘，惊痫，风寒湿痹，泻痢，脱肛，跌打损伤。

| 用法用量 | **醉仙桃**：内服煎汤，0.15 ~ 0.3 g；青光眼病人忌用；高血压、心脏病病人以及孕妇慎用。外用适量，煎汤洗；或浸酒涂擦。

洋金花：内服煎汤，0.3 ~ 0.6 g；宜入丸、散剂；或制成酊剂、流浸膏服。

曼陀罗根：内服煎汤，0.9 ~ 1.5 g。外用适量，煎汤熏洗；或研末调涂。

风茄梗：内服煎汤，50 g。外用适量，煎汤洗手足。

曼陀罗叶：内服煎汤，0.3 ~ 0.6 g；或浸酒；青光眼病人忌用。外用适量，煎汤洗；或捣汁涂。

曼陀罗子：内服煎汤，0.15 ~ 0.30 g；或浸酒；外用适量，煎汤洗；或浸酒搽。

| 附　注 | 本种异名：*Datura tatula* L.、*Datura stramonium* L. var. *tatula* (L.) Torr.。

药材风茄梗，为本种的干燥茎，《上海市中药材标准》（1994 年版）中有收载。

药材曼陀罗叶，为本种的干燥叶，《中华人民共和国卫生部药品标准·维吾尔药分册》（1999 年版）、《广西中药材标准·第二册》（1996 年版）、《广西壮族自治区壮药质量标准·第二卷》（2011 年版）、《云南省中药材标准》（1996 年版、2005 年版）等中有收载；《中华人民共和国药典》（1953 年版）以"曼陀罗"之名收载之。

药材曼陀罗子，为本种的种子，《上海市中药材标准》（1994 年版）、《中华人民共和国卫生部药品标准·维吾尔药分册》（1999 年版）、《贵州省中药材、民族药材质量标准》（2003 年版）中有收载。

药材醉仙桃，为本种的干燥果实，《江西省中药材标准》（1996 年版、2014 年版）中有收载。文献记载的醉仙桃的基原还包括洋金花（白曼陀罗）*Datura metel* L.、毛曼陀罗 *Datura innoxia* Mill.［《江西省中药材标准》（1996 年版、2014 年版）］。

茄科 Solanaceae 枸杞属 Lycium

枸杞 *Lycium chinense* Mill.

| 药 材 名 | 地骨皮（药用部位：根皮）、枸杞叶（药用部位：嫩枝叶）、枸杞根（药用部位：根）、枸杞子（药用部位：成熟果实）。

| 形态特征 | 灌木。枝细长，柔弱，常弯曲下垂，有棘刺。叶互生或簇生于短枝上，卵形、卵状菱形或卵状披针形，长 1.5 ～ 5 cm，宽 0.5 ～ 1.7 cm，全缘；叶柄长 0.3 ～ 1 cm。花常 1 ～ 4 簇生于叶腋；花梗细，长 0.5 ～ 1.6 cm；花萼钟状，长 0.3 ～ 0.4 cm，3 ～ 5 裂；花冠漏斗状，筒部稍宽但短于檐部裂片，长 0.9 ～ 1.2 cm，淡紫色，裂片有缘毛；雄蕊 5，花丝基部密生绒毛。浆果卵状或长椭圆状卵形，长 0.5 ～ 1.5 cm，红色；种子肾形，黄色。

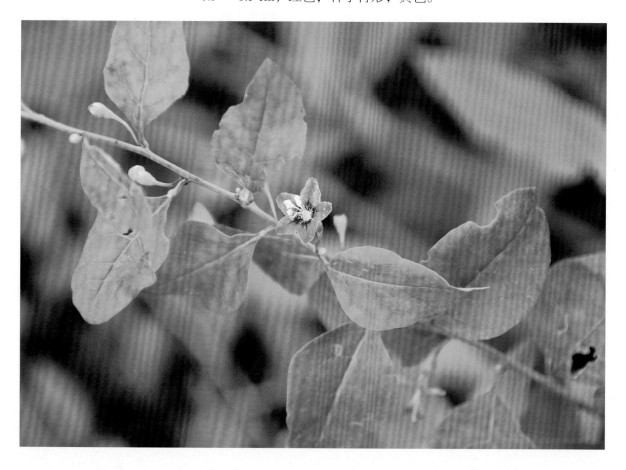

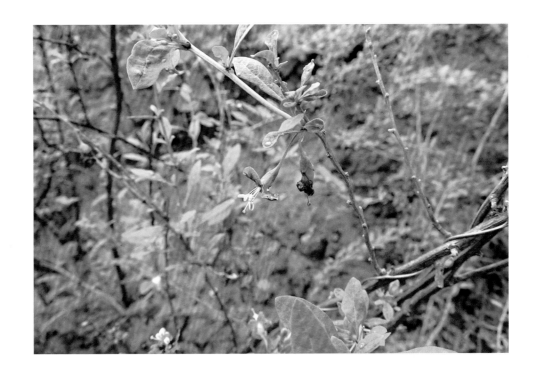

| **生境分布** | 常生于山坡、荒地、丘陵地、盐碱地、路旁及村边宅旁。分布于德兴大茅山及龙头山等，常栽培作野菜。 |

| **资源情况** | 野生资源一般，栽培资源一般。药材主要来源于栽培。 |

| **采收加工** | 地骨皮：春初或秋后采挖根部，洗净，剥取根皮，晒干。
枸杞叶：春季至初夏采摘，洗净，多鲜用。
枸杞根：冬季采挖，洗净，晒干。
枸杞子：秋、冬季采收，干燥。 |

| **药材性状** | 地骨皮：本品呈筒状或槽状，长 3 ~ 10 cm，宽 0.5 ~ 1.5 cm，厚 0.1 ~ 0.3 cm。外表面灰黄色至棕黄色，粗糙，有不规则的纵裂纹，易呈鳞片状剥落。内表面黄白色至灰黄色，较平坦，有细纵纹。体轻，质脆，易折断，断面不平坦，外层黄棕色，内层灰白色。气微，味微甘而后苦。
枸杞叶：本品嫩茎多干缩。叶互生，偶见簇生，叶片多卷曲，展平后呈卵形、卵状菱形或卵状披针形，长 1.5 ~ 5 cm，宽 0.5 ~ 1.7 cm，全缘，表面淡绿色至棕黄色，下表面主脉明显凸出。气微，味微甜。
枸杞根：本品呈圆柱形，弯曲，长短不一，有时有分枝，直径 0.5 ~ 2（ ~ 4）cm，有时可连有粗大的根茎。表面土黄色，有纵裂纹；质脆，易折断，断面黄色，呈颗粒性，皮部内侧类白色。气微香，味稍甜。 |

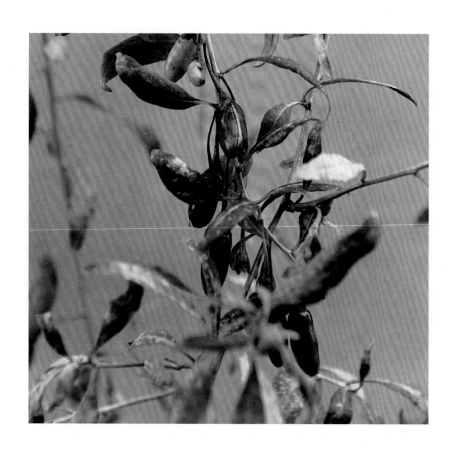

枸杞子：本品呈长卵形或椭圆形，长 1 ~ 2 cm，直径 0.3 ~ 0.8 cm。表面鲜红色或暗红色，具不规则皱纹，略有光泽，先端有小型凸起状的花柱痕，另一端有白色凹点状的果梗痕。质柔润，果肉厚，有黏性，内含种子 25 ~ 50。种子扁肾形，长至 0.25 cm，宽至 0.2 cm，土黄色，表面有微细凹点，凹侧有种脐。气微，味甜，微酸。

| **功能主治** | **地骨皮**：甘，寒。归肺、肝、肾经。凉血除蒸，清肺降火。用于阴虚潮热，骨蒸盗汗，肺热咳嗽，咯血，衄血，内热消渴。

枸杞叶：苦、甘，凉。归肝、脾、肾经。补虚益精，清热明目。用于虚劳发热，烦渴，目赤昏痛，障翳夜盲，崩漏带下，热毒疮肿。

枸杞根：甘、淡，寒。祛风，清热。用于高血压。

枸杞子：甘，平。归肝、肾经。滋补肝肾，益精明目。用于虚劳精亏，腰膝酸痛，眩晕耳鸣，阳萎遗精，内热消渴，血虚萎黄，目昏不明。

| **用法用量** | **地骨皮**：内服煎汤，9 ~ 15 g，大剂量可用至 15 ~ 30 g；脾胃虚寒者慎服。

枸杞叶：内服煎汤，鲜品 60 ~ 240 g；或煮食；或捣汁。外用适量，煎汤洗；或捣汁滴眼。

枸杞根：内服煎汤，15 ~ 30 g。

枸杞子：内服煎汤，6 ~ 12 g

| 附　　方 |（1）治痢疾：鲜地骨皮 60 g，公母草 30 g，煎汤服。

（2）治鼻渊：鲜地骨皮根 60 ~ 120 g，生甘草 9 g，煎汤代茶饮 1 个月以上。

（3）治齿痛：鲜地骨皮根 60 ~ 90 g，煎汤服。

（4）治偏头痛：鲜地骨皮根 60 ~ 90 g，鸡蛋、鸭蛋各 1 个，同煮服。

（5）治疳积潮热：鲜地骨皮根及茎叶各 15 g，铁扫帚 15 g，猪肝 100 g，煎汤服。

（6）治带下：鲜地骨皮根 60 g，猪瘦肉 200 g，煮服。

（7）治糖尿病：鲜枸杞叶 60 g，煎汤浓，代茶饮。

（8）治黄疸：地骨皮根、灯心草根、阴行草各 30 g，煎汤，加糖调服。［方（1）~（8）出自《草药手册》（江西）］

| 附　　注 | 本种异名：*Lycium ovatum* Loisel.、*Lycium rhombifolium* Dippel、*Lycium trewianum* Roem. et Schult.、*Lycium sinense* Gren.、*Lycium chinense* Miller var. *ovatum* (Loiseleur) C. K. Schneid.、*Lycium megistocarpum* Dunal var. *ovatum* (Loiseleur) Dunal。

药材地骨皮，为本种的干燥根皮，《中华人民共和国药典》（1963 年版至 2020 年版）、《新疆维吾尔自治区药品标准·第二册》（1980 年版）等中有收载。

药材枸杞叶，为本种的干燥嫩茎及叶，《上海市中药材标准》（1994 年版）中有收载。

药材枸杞根，为本种的干燥根，《上海市中药材标准》（1994 年版）、《广东省中药材标准》（2019 年版）中有收载。

药材枸杞子，为本种的干燥成熟果实，《中华人民共和国药典》（1963 年版）等中有收载；《四川省中草药标准（试行稿）·第二批》（1979 年版）以"川枸杞"之名收载之。

本种的嫩茎叶焯水后可凉拌、炒食，成熟果实可作水果食用。

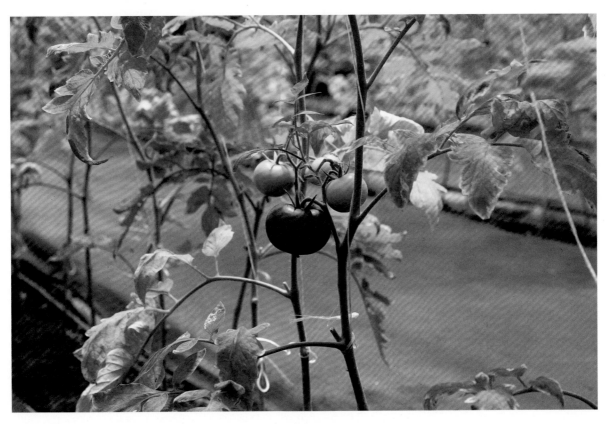

茄科 Solanaceae 番茄属 Lycopersicon

番茄
Lycopersicon esculentum Mill.

| 药 材 名 | 番茄（药用部位：果实）。

| 形态特征 | 一年生或多年生草本，全体生有柔毛和腺毛。叶为羽状复叶或羽状分裂，边缘有缺刻状齿，小叶片卵形或矩圆形，长 7 ~ 12 cm，宽 2 ~ 5 cm，先端渐尖或钝，基部两侧不对称；叶柄长 2 ~ 3 cm。花黄色，3 ~ 7 生于聚伞花序上，花序腋外生；花萼裂片 5 ~ 7，条状披针形；花冠辐状，5 ~ 7 深裂；雄蕊 5 ~ 7，花药合生成长圆锥状。浆果扁球状或近球状，成熟后红色或黄色。

| 生境分布 | 栽培。德兴各地普遍栽培。

| 资源情况 | 栽培资源丰富。药材来源于栽培。

| **采收加工** | 夏、秋季果实成熟时采收，洗净，鲜用。

| **药材性状** | 本品呈扁球状或近球状，肉质而多汁液，橘黄色或鲜红色，光滑；种子黄色。气微，味酸、甘。

| **功能主治** | 酸、甘，微寒。生津止渴，健胃消食。用于口渴，食欲不振。

| **用法用量** | 内服煎汤，适量；或生食。

| **附　注** | 本种异名：*Solanum lycopersicum* L.、*Lycopersicon lycopersicum* (L.) H. Karst.。本种的果实为常见蔬菜，可炒食、炖汤等。

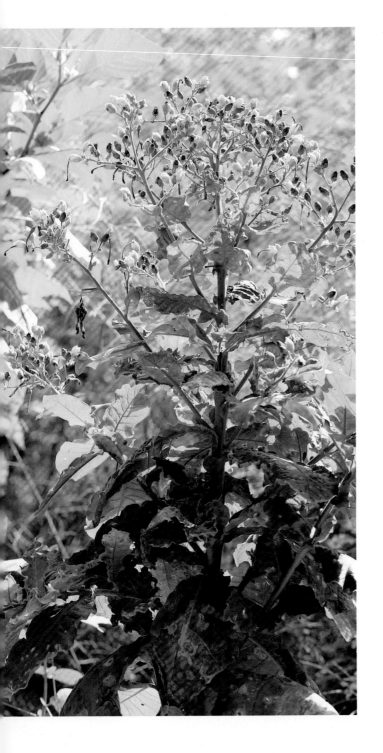

茄科 Solanaceae 烟草属 Nicotiana

烟草 *Nicotiana tabacum* L.

| 药 材 名 |

烟草（药用部位：叶。别名：生烟）。

| 形态特征 |

一年生草本，高 0.7 ~ 1.5 m。茎直立，粗壮，有腺毛。叶互生；叶片大，矩圆形，长 10 ~ 30 cm，宽 8 ~ 15 cm，基部渐狭而半抱茎，稍呈耳状，全缘或微波状。圆锥花序顶生；花萼坛状，5 裂；花冠长管状漏斗形，较萼长 2 ~ 3 倍，长 4 ~ 5 cm，裂片短尖，淡红色或白色；雄蕊 5。蒴果卵球形，与宿萼近等长，长 1.5 cm，成熟后 2 瓣裂。

| 生境分布 |

栽培。德兴有栽培。

| 资源情况 |

栽培资源一般。药材来源于栽培。

| 采收加工 |

常于 7 月间当烟叶由深绿色变成淡黄色，叶尖下垂时，可按叶的成熟先后，分数次采摘，采后晒干或烘干，再经回潮、发酵、干燥，亦可鲜用。

| 药材性状 | 本品完整叶片呈卵形或椭圆状披针形，长 10 ～ 30（70）cm，宽 8 ～ 15（30）cm，先端渐尖，基部稍下延成翅状柄，全缘或带微波状，上面黄棕色，下面色较淡，主脉宽而凸出，具腺毛，稍经湿润，则带黏性。气特异，味苦、辣，作呕性。

| 功能主治 | 辛，温；有毒。行气止痛，燥湿，消肿，解毒杀虫。用于食滞饱胀，气结疼痛，关节痹痛，痈疽，疔疮，疥癣，湿疹，毒蛇咬伤，扭挫伤。

| 用法用量 | 内服煎汤，鲜品 9 ～ 15 g；或点燃吸烟；气虚、阴虚者不宜燃吸；咳嗽、血证及一切喉证者禁服。外用适量，煎汤洗；或捣敷；或研末调敷。

| 附　注 | 本种异名：*Nicotiana chinensis* Fisch. ex Lehm.。

茄科 Solanaceae 散血丹属 Physaliastrum

江南散血丹 *Physaliastrum heterophyllum* (Hemsl.) Migo

| 药 材 名 | 龙须参（药用部位：根）。

| 形态特征 | 多年生草本，高 30 ~ 60 cm。茎稀疏二歧分枝。叶草质，宽椭圆形、卵形或椭圆状披针形，连叶柄长 7 ~ 19 cm，宽 2 ~ 7 cm，基部偏斜，全缘而略波状，两面有疏细毛。花白色，单生或双生于叶腋或枝腋；花梗细瘦，弧状弓曲，有疏柔毛；花萼短钟状，5 中裂，裂片长短略不等，果时增大呈近球形，直径约 2 cm，俯首状下垂，紧密包闭并贴近浆果，外面有不规则散布的三角形硬突起，先端缢缩，顶口张开；花冠宽钟状，外面有密细柔毛，内面近基部具 5 簇髯毛，5 浅裂；雄蕊 5，着生于花冠近基部，长为花冠之半，花丝有疏柔毛。浆果球形，被宿萼所包；种子近圆盘形。

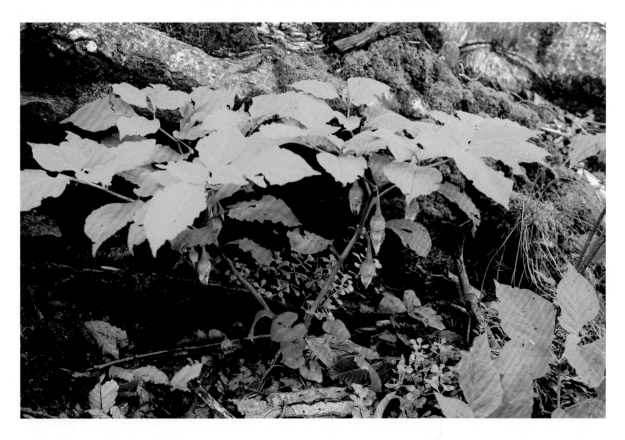

| 生境分布 | 常生于海拔 450 ～ 1 100 m 的山坡或山谷林下潮湿地。德兴各地均有分布。

| 资源情况 | 野生资源一般。药材来源于野生。

| 采收加工 | 秋、冬季挖取地下部分，晒干。

| 药材性状 | 本品肉质，主根圆锥形，基部有多数分根，呈簇生状，表面浅棕色，有皱纹。气微，味甘。

| 功能主治 | 甘，微温。补气。用于虚劳气怯。

| 用法用量 | 内服煎汤，3 ～ 10 g。

| 附　　注 | 本种异名：*Leucophysalis heterophylla* (Hemsl.) Averett、*Chamaesaracha heterophylla* Hemsl.。

酸浆 *Physalis alkekengi* L.

| 药 材 名 | 酸浆（药用部位：全草。别名：灯笼草、天泡草、苦蘵）、酸浆根（药用部位：根及根茎）、挂金灯（药用部位：宿萼或带果实的宿萼。别名：锦灯笼）。

| 形态特征 | 多年生草本，高达 80 cm。茎被柔毛，幼时较密。叶长卵形或宽卵形，稀菱状卵形，长 5 ~ 15 cm，基部不对称窄楔形，下延至叶柄，全缘、波状或具粗牙齿，有时疏生不等大的三角形牙齿，两面被柔毛，脉上较密；叶柄长 1 ~ 3 cm。花梗长 0.6 ~ 1.6 cm，密被柔毛，果时伸长；花萼宽钟状，长约 0.6 cm，密被柔毛，萼齿三角形，边缘被硬毛；花冠辐状，白色，直径 1.5 ~ 2 cm，裂片开展，先端骤窄成三角形尖头，被短柔毛及缘毛。宿萼卵圆形，长 2.5 ~ 4 cm，直径 2 ~ 3.5 cm，网脉明显，纵肋 10，橙色或红色。浆果球形，橙红色，直径 1 ~ 1.5 cm；种子肾形，淡黄色，长约 0.2 cm。

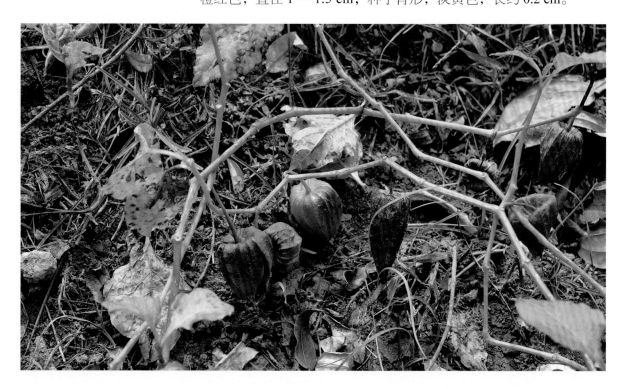

| 生境分布 | 常生于空旷地或山坡。德兴各地均有分布。

| 资源情况 | 野生资源丰富。药材来源于野生。

| 采收加工 | **酸浆**：夏、秋季采收，鲜用或晒干。

酸浆根：夏、秋季采挖，洗净，鲜用或晒干。

挂金灯：秋季果实成熟，宿萼呈橘红色时采摘，晒干。

| 药材性状 | **酸浆**：本品茎呈圆柱形，木质化，较硬。叶互生，完整者呈阔卵形，长 5 ~ 15 cm，宽 2 ~ 8 cm，先端尖，基部不对称，波状、全缘或有粗牙齿。宿萼卵球形，直径 2.5 ~ 4 cm，橙色或红色，薄纸质。浆果圆球形，皱缩，直径 1 ~ 1.5 cm。气微，味苦。

酸浆根：本品根和根茎呈细长圆柱形，略扭曲，直径 0.1 ~ 0.2 cm，表面皱缩，土棕色，节明显。略具青草气，味甚苦而微辛。

挂金灯：本品略呈灯笼状。表面橙红色，有 5 条明显的纵棱，棱间有网状的细脉纹。先端渐尖，微 5 裂，基部略平截，中心凹陷有果梗。体轻，质柔韧，中空，或内有棕红色或橙红色果实。果实球形，多压扁，果皮皱缩，内含种子多数。种子肾形，淡黄色，长约 0.2 cm。气微，宿萼味苦，果实味甘、微酸。

| 功能主治 | **酸浆**：酸、苦，寒。归肺、脾经。清热毒，利咽喉，通利二便。用于咽喉肿痛，肺热咳嗽，黄疸，痢疾，水肿，小便淋涩，大便不通，黄水疮，湿疹，丹毒。

酸浆根：苦、寒。归肺、脾经。清热，利湿。用于黄疸，疟疾，疝气。

挂金灯：酸、甘，寒。归肺、肾经。清肺利咽，化痰利水。用于肺热痰咳，咽喉肿痛，骨蒸劳热，小便淋涩，天疱湿疮。

| 用法用量 | **酸浆**：内服煎汤，9 ~ 15 g；或捣汁；或研末；孕妇及脾虚泄泻者禁服。外用适量，煎汤洗；或研末调敷；或捣敷。

酸浆根：内服煎汤，3 ~ 6 g，鲜品 24 ~ 30 g。

挂金灯：内服煎汤，4.5 ~ 9 g。外用适量，捣敷；或煎汤洗。

| 附　注 | 本种异名：*Physalis ciliata* Siebold et Zucc.、*Physalis kansuensis* Pojark.、*Physalis alkekengi* L. var. *orientalis* Pamp.、*Physalis alkekengi* L. var. *anthoxantha* H. Lévl.。药材挂金灯，为本种的带宿萼的成熟果实，《中华本草》《中药大辞典》中有收载；《中华人民共和国药典》（1963 年版）以"酸浆（锦灯笼）"之名收载之。

茄科 Solanaceae 酸浆属 Physalis

苦蘵
Physalis angulata L.

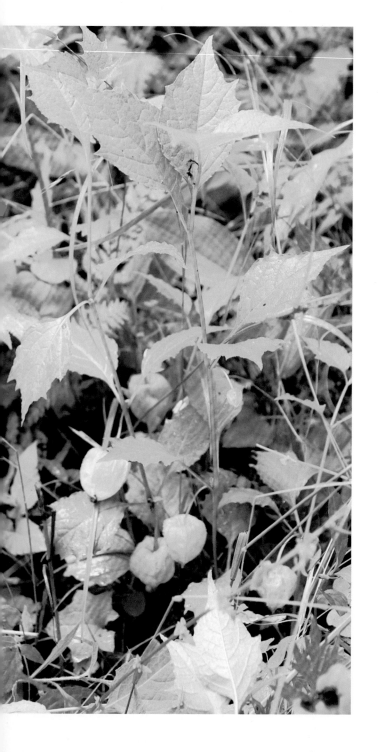

| 药 材 名 |

苦蘵（药用部位：全草。别名：灯笼草、天泡草）、苦蘵果实（药用部位：果实）、苦蘵根（药用部位：根）。

| 形态特征 |

一年生草本，被疏短柔毛或近无毛，常高30 ~ 50 cm。茎多分枝。叶柄长 1 ~ 5 cm，叶片卵形至卵状椭圆形，先端渐尖或急尖，基部阔楔形或楔形，全缘或有不等大的牙齿，两面近无毛，长 3 ~ 6 cm，宽 2 ~ 4 cm。花梗长 0.5 ~ 1.2 cm，和花萼一样生短柔毛，长 0.4 ~ 0.5 cm，5 中裂，裂片披针形，生缘毛；花冠淡黄色，喉部常有紫色斑纹，长 0.4 ~ 0.6 cm，直径 0.6 ~ 0.8 cm；花药蓝紫色或有时黄色，长约 0.15 cm。果萼卵球状，直径 1.5 ~ 2.5 cm，薄纸质。浆果直径约 1.2 cm；种子圆盘状，长约 0.2 cm。

| 生境分布 |

常生于海拔 500 ~ 1 500 m 的山谷林下及村边路旁。德兴各地均有分布。

| 资源情况 |

野生资源丰富。药材来源于野生。

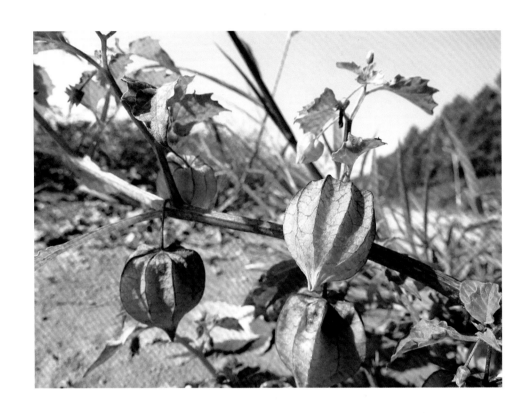

| 采收加工 | 苦蘵：夏、秋季采收，鲜用或晒干。
苦蘵果实：秋季果实成熟时采收，鲜用或晒干。
苦蘵根：夏、秋季采挖，洗净，鲜用或晒干。

| 药材性状 | 苦蘵：本品茎有分枝，具细柔毛或近光滑，叶互生，黄绿色，多皱缩或脱落，完整者展平后呈卵形，长 3 ~ 6 cm，宽 2 ~ 4 cm，先端渐尖，基部偏斜，全缘或有疏锯齿，厚纸质；叶柄长 1 ~ 5 cm。花淡黄棕色，钟形，先端 5 裂。有的可见果实，球形，橙红色，外包淡绿黄色、膨大的宿萼，宿萼长约 2.5 cm，有 5 较深的纵棱。气微，味苦。

苦蘵果实：本品带宿萼的果实膨大似灯笼状，压扁或皱缩，长约 2.5 cm，直径约 1.5 cm；宿萼膜质，表面淡黄绿色，具棱，有纵脉及细网纹，被细毛；质柔韧，中空或内有浆果。浆果类球形，直径约 1.2 cm；表面淡黄绿色，内含多数种子。气微，味微甜、酸。

| 功能主治 | 苦蘵：苦、酸，寒。归肺经。清热，利尿，解毒，消肿。用于感冒，肺热咳嗽，咽喉肿痛，牙龈肿痛，湿热黄疸，痢疾，水肿，热淋，天疱疮，疔疮。

苦蘵果实：酸，平。归脾、肝经。解毒，利湿。用于牙痛，天疱疮，疔疮。

苦蘵根：苦，寒。归肝、肺、肾经。利水通淋。用于水肿腹胀，黄疸，热淋。

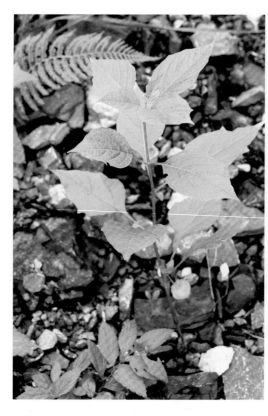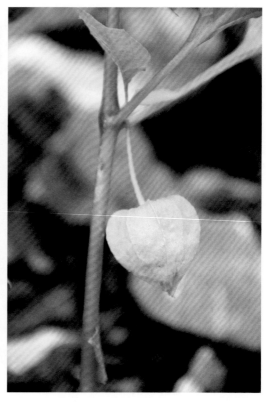

| 用法用量 | 苦蘵：内服煎汤，15～30 g；或捣汁；孕妇禁服。外用适量，捣敷；或煎汤含漱；或煎汤熏洗。

苦蘵果实：内服煎汤，6～9 g。外用适量，捣汁涂。

苦蘵根：内服煎汤，15～30 g；孕妇忌服。

| 附　　方 | （1）治百日咳：苦蘵15 g，煎汤，加适量白糖调服。

（2）治咽喉红肿疼痛：将新鲜苦蘵洗净，切碎，捣烂，绞取自然汁1匙，用开水冲服。

（3）治水肿（阳水实证）：苦蘵30～45 g，煎汤，分作2次，饭前服。

（4）治黄疸（阳黄）：鲜苦蘵根约60 g，捣烂，绞取自然汁，用开水冲服。［方（1）～（4）出自《江西民间草药验方》］

（5）治湿热黄疸、咽喉红肿疼痛、肺热咳嗽、热淋：苦蘵15～24 g，煎汤服。

（6）治天疱疮：苦蘵茎叶90～120 g，煎汤洗，每日2次。用鲜品效果更佳。

（7）治大头风、头面浮肿发亮、起疙瘩块、作痒：苦蘵茎叶60 g，煎汤，放面盆内，用布围住熏患处。用鲜品效果更佳。

（8）治指疔：苦蘵鲜叶捣敷患处，每日换2～3次。

（9）治天疱疮：将苦蘵果实于瓷碗内杵烂，用纱布包卷，绞取汁，搽患处，每日 3 ～ 4 次。［方（5）～（9）出自《江西民间草药》］

| 附　注 | 本种异名：*Physalis esquirolii* H. Léveillé & Vaniot。
药材苦蘵果实，为本种的干燥成熟带宿萼的果实，《中华本草》中有收载；《上海市中药材标准》（1994 年版）以"灯笼果"之名收载之，《江苏省中药材标准（试行稿）·第二批》（1986 年版）、《江苏省中药材标准》（1989 年版、2016 年版）以"挂金灯"之名收载之。

茄科 Solanaceae 茄属 Solanum

白英

Solanum lyratum Thunb.

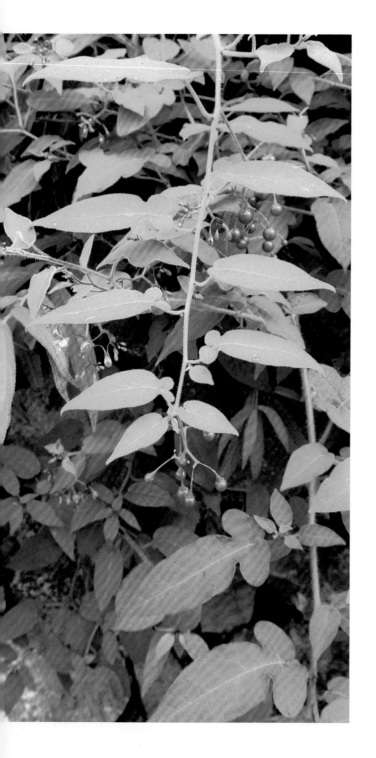

| 药材名 |

白毛藤（药用部位：地上部分）、鬼目（药用部位：果实）、白毛藤根（药用部位：根）。

| 形态特征 |

草质藤本，长 0.5 ~ 1 m。茎及小枝密生具节的长柔毛。叶多为琴形，长 3.5 ~ 5.5 cm，宽 2.5 ~ 4.8 cm，先端渐尖，基部常 3 ~ 5 深裂或少数全缘，裂片全缘，侧裂片先端圆钝，中裂片较大，卵形，两面均被长柔毛；叶柄长 1 ~ 3 cm。聚伞花序，顶生或腋外生，疏花；花梗长 0.8 ~ 1.5 cm；花萼杯状，直径约 0.3 cm，萼齿 5；花冠蓝紫色或白色，直径 1.1 cm，5 深裂；雄蕊 5。浆果球形，成熟时黑红色，直径 0.8 cm。

| 生境分布 |

生于海拔 600 m 以上的山谷草地或路旁、田边。分布于德兴大茅山、三清山北麓等。

| 资源情况 |

野生资源一般。药材来源于野生。

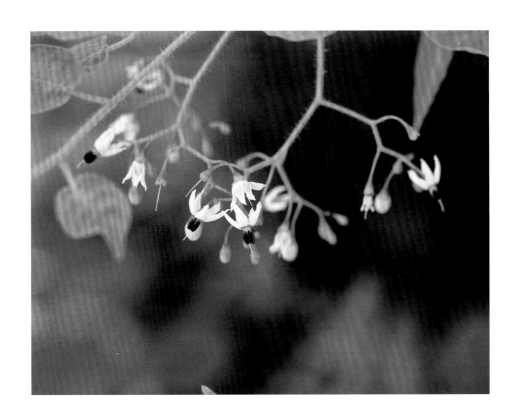

| 采收加工 | **白毛藤**：夏、秋季采收，鲜用或晒干。

鬼目：冬季果实成熟时采收，干燥。

白毛藤根：夏、秋季采挖，洗净，鲜用或晒干。

| 药材性状 | **白毛藤**：本品茎呈圆柱形，有分枝，长短不等，长可达 1 m，直径 0.2 ~ 0.7 cm。表面黄绿色至棕绿色，密被灰白色柔毛，粗茎通常毛较少或无毛。叶互生，叶片皱缩卷曲，暗绿色，展平后呈戟形，被毛茸；叶柄长 1 ~ 3 cm。有时带黄绿色或暗红色的果实。茎质硬而脆，断面纤维性，髓部白色或中空；叶质脆，易碎。气微，味苦。

鬼目：本品呈球形，黄绿色或暗红色，内有多数近圆形、扁平的种子。气微，味淡。

白毛藤根：本品圆柱形，稍弯曲，直径 0.2 ~ 0.8 cm，浅棕黄色。气微，味淡。

| 功能主治 | **白毛藤**：甘、苦，寒；有小毒。归肝、胆、肾经。清热利湿，解毒消肿。用于湿热黄疸，胆囊炎，胆石症，肾炎水肿，风湿关节痛，湿热带下，小儿高热惊搐，痈肿瘰疬，湿疹瘙痒，带状疱疹。

鬼目：酸，平。归肝、胃经。明目，止痛。用于眼花目赤，迎风流泪，翳障，牙痛。

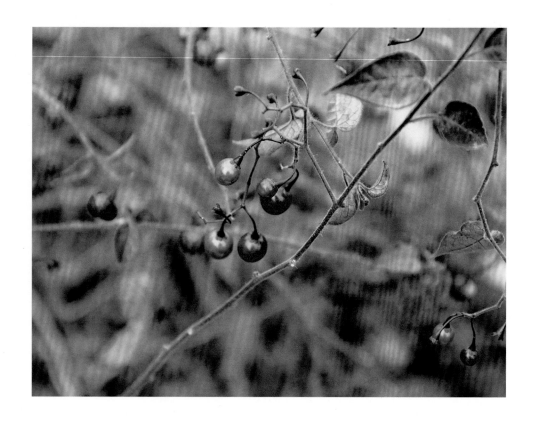

白毛藤根：苦、辛，平。清热解毒，消肿止痛。用于风火牙痛，头痛，瘰疬，痈肿，痔漏。

| 用法用量 | 白毛藤：内服煎汤，15 ~ 30 g，鲜品 30 ~ 60 g；或浸酒；不宜过量服用。外用适量，煎汤洗；或捣敷；或捣汁涂。

鬼目：内服煎汤，6 g；或研末。外用适量，研末涂。

白毛藤根：内服煎汤，15 ~ 30 g。

| 附　注 | 本种异名：*Solanum cathayanum* C. Y. Wu et S. C. Huang、*Solanum dulcamara* L. var. *pubescens* Blume、*Solanum dulcamara* L. var. *chinense* Dunal、*Solanum dulcamara* L. var. *lyratum* (Thunberg) Bonati。

药材白毛藤，为本种的干燥地上部分或全草，《甘肃省中药材标准》（2008 年版、2009 年版）中有收载；《中华人民共和国药典》（1977 年版、2010 年版附录）、《陕西省药材标准》（2015 年版）、《北京市中药材标准》（1998 年版）、《湖北省中药材质量标准》（2009 年版、2018 年版）、《山西省中药材标准》（2014 年版）、《广西中药材标准·第二册》（1996 年版）、《广西壮族自治区壮药质量标准·第二卷》（2011 年版）、《广西壮族自治区瑶药材质量标准·第二卷》

（2021 年版）、《四川省中药材标准》（2010 年版）、《贵州省中药材、民族药材质量标准》（2003 年版）、《贵州省中药材质量标准》（1988 年版）、《河南省中药材标准》（1993 年版）、《广东省中药材标准》（2019 年版）、《湖南省中药材标准》（2009 年版）以"白英"之名收载之，《四川省中药材标准》（1987 年版增补本）以"排风藤（白英）"之名收载之，《上海市中药材标准》（1994 年版）以"蜀羊泉（白英）"之名收载之。

茄科 Solanaceae 茄属 Solanum

茄
Solanum melongena L.

| 药 材 名 | 茄子（药用部位：果实）、茄蒂（药用部位：宿萼）、茄花（药用部位：花）、茄叶（药用部位：叶）、茄根（药用部位：根及茎基）。

| 形 态 特 征 | 直立分枝草本至半灌木，高可达 1 m。幼枝、叶、花梗及花萼均被星状绒毛，野生者常有皮刺。叶卵形至矩圆状卵形，长 8 ~ 18 cm，宽 5 ~ 11 cm，先端钝，基部偏斜，边缘浅波状或深波状圆裂；叶柄长 2 ~ 5 cm。能孕花单生，花梗长 1 ~ 1.8 cm，花后下垂，不孕花生于蝎尾状花序上与能孕花并出；花萼钟状，直径约 2.5 cm，有小皮刺，裂片披针形；花冠辐状，直径 2.5 ~ 3 cm，裂片三角形，长约 1 cm；雄蕊 5，着生于花冠筒喉部，花药长约 0.75 cm。浆果较大，圆形或圆柱状，紫色或白色，因品种而异，萼宿存。

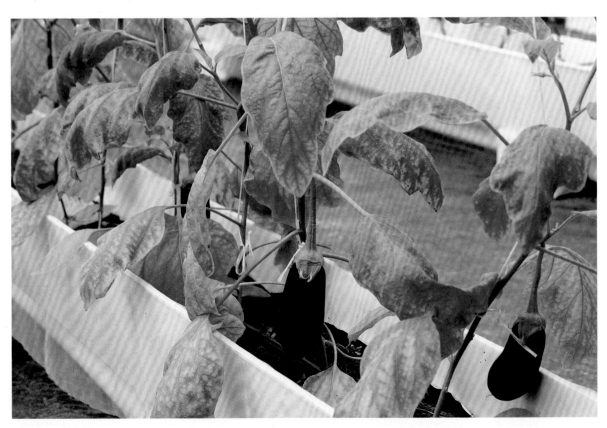

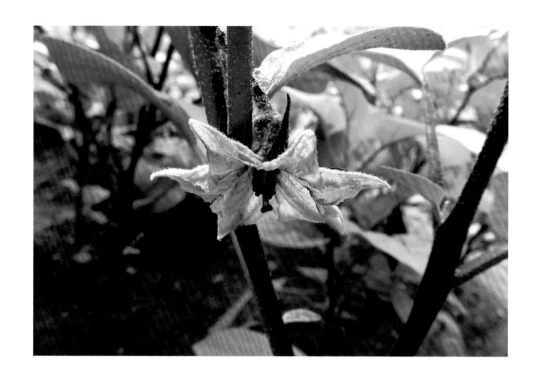

| 生境分布 | 栽培。德兴各地均有栽培。

| 资源情况 | 栽培资源丰富。药材来源于栽培。

| 采收加工 | **茄子**：夏、秋季果实成熟时采收。

茄蒂：夏、秋季采收，鲜用或晒干。

茄花：夏、秋季采收，晒干。

茄叶：夏季采收，鲜用或晒干。

茄根：秋季采挖，除去杂质，洗净，晒干。

| 药材性状 | **茄子**：本品呈不规则圆形或长圆形，大小不等。表面棕黄色，极皱缩，先端略凹陷，基部有宿萼和果柄。宿萼灰黑色，具不明显的 5 齿，果柄具纵直纹理，果皮革质，有光泽。种子多数，近肾形，稍扁，淡棕色，长 0.2 ~ 0.4 cm，宽 0.2 ~ 0.3 cm。气微，味苦。

茄蒂：本品大多不完整，完整者略呈浅钟状或星状，灰黑色。先端 5 裂，裂片宽三角形，略向内卷。萼筒喉部类圆形，直径 1.2 ~ 2 cm，内表面灰白色，基部具长梗，有纵直纹。质坚脆。气微，味淡。

茄根：本品主根通常不明显，有的略呈短圆锥形，具侧根及多数错综弯曲的须根，表面浅灰黄色；质坚实，不易折断，断面黄白色。茎近圆柱形，直径 1 ~ 2 cm，有分枝，表面黄白色至浅灰黄色，有细密纵皱纹和点状皮孔；叶痕半月形，并有枝条残基或枝痕。体轻，质坚硬，断面不平坦，具纤维性，黄白色，中央有淡灰绿色髓部或呈空洞状。气微，味微咸。

| 功能主治 | **茄子**：甘，凉。归脾、胃、大肠经。清热，活血，消肿。用于肠风下血，热毒疮痈，皮肤溃疡。

茄蒂：凉血，解毒。用于肠风下血，痈肿，对口疮，牙痛。

茄花：甘，平。敛疮，止痛，利湿。用于创伤，牙痛，带下。

茄叶：甘、辛，平。散血消肿。用于血淋，血痢，肠风下血，痈肿，冻伤。

茄根：甘、辛，寒。归胃、大肠经。祛风利湿，清热止血，消肿止痛。用于风湿热痹，血痢，便血，痔血，皮肤瘙痒，阴痒。

| 用法用量 | **茄子**：内服煎汤，15 ~ 30 g；不可多食，动气，亦发痼疾；熟者少食之，无畏；患冷人不可食，发痼疾。外用适量，捣敷。

茄蒂：内服煎汤，6 ~ 9 g；或研末。外用适量，研末掺；或生擦。

茄花：内服烘干研末，2 ~ 3 g。外用适量，研末涂敷。

茄叶：内服研末，6 ~ 9 g。外用适量，煎汤浸洗；或捣敷；或烧存性，研末调敷。

茄根：内服煎汤，9 ~ 18 g；或入散剂。外用适量，煎汤洗；或捣汁；或烧存性，研末调敷。

| 附 注 | 本种异名：*Solanum melongena* L. var. *esculentum* Nees、*Solanum melongena* L. var. *serpentinum* Bailey、*Solanum esculentum* Dunal、*Solanum melongena* L. var. *depressum* L. H. Bailey。

药材茄子，为本种的干燥成熟果实，《中华本草》《中药大辞典》中有收载；《上海市中药材标准》（1994 年版）以"白茄子"之名收载之。

药材茄根，为本种的干燥根或根和茎基，《中华人民共和国药典·附录》（1990 年版至 2010 年版）、《中华人民共和国卫生部药品标准·中药成方制剂·第一册·附录》（1990 年版）、《江西省中药材标准》（1996 年版、2014 年版）中有收载；《上海市中药材标准》（1994 年版）、《江苏省中药材标准》（1989 年版）、《贵州省中药材、民族药材质量标准》（2003 年版）、《贵州省中药材质量标准》（1988 年版）、《湖南省中药材标准》（1993 年版、2009 年版）、《北京市中药材标准》（1998 年版）、《湖北省中药材质量标准》（2009 年版）以"白茄根"之名收载之。

药材茄蒂，为本种的干燥宿萼，《上海市中药材标准》（1994 年版）中有收载。

本种的果实为常见蔬菜，可凉拌、炒食等。

茄科 Solanaceae　茄属 Solanum

龙葵
Solanum nigrum L.

药材名

龙葵（药用部位：全草。别名：野辣椒草）、龙葵子（药用部位：种子）、龙葵根（药用部位：根）、龙葵果（药用部位：近成熟果实）。

形态特征

一年生草本，高 0.3 ~ 1 m。茎直立，多分枝。叶卵形，长 2.5 ~ 10 cm，宽 1.5 ~ 5.5 cm，全缘或有不规则的波状粗齿，两面光滑或有疏短柔毛；叶柄长 1 ~ 2 cm。花序短蝎尾状，腋外生，有 4 ~ 10 花，总花梗长 1 ~ 2.5 cm；花梗长约 0.5 cm；花萼杯状，直径 0.15 ~ 0.2 cm；花冠白色，辐状，裂片卵状三角形，长约 0.3 cm；雄蕊 5；子房卵形，花柱中部以下有白色绒毛。浆果球形，直径约 0.8 cm，成熟时黑色；种子近卵形，压扁状。

生境分布

喜生于田边，荒地及村庄附近。德兴各地均有分布。

资源情况

野生资源丰富。药材来源于野生。

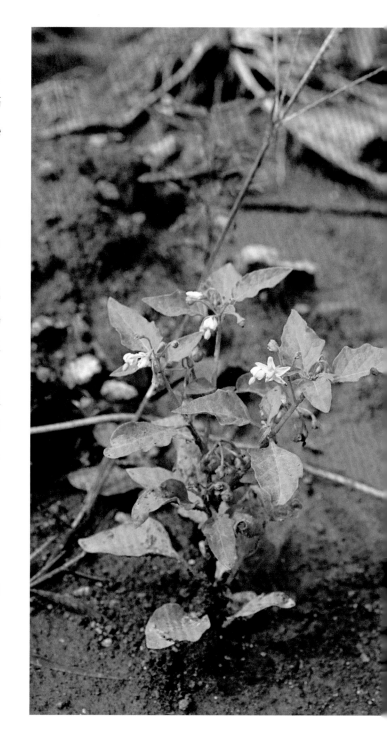

| 采收加工 | 龙葵：夏、秋季采收，鲜用或晒干。

龙葵子：秋季果实成熟时采收，鲜用或晒干。

龙葵根：夏、秋季采挖，鲜用或晒干。

龙葵果：夏、秋季采摘，晒干。

| 药材性状 | 龙葵：本品茎呈圆柱形，多分枝，长 30 ~ 100 cm，直径 0.2 ~ 1 cm，表面黄绿色，具纵皱纹。质硬而脆，断面黄白色，中空。叶皱缩或破碎，完整者呈卵形或椭圆形，长 2.5 ~ 10 cm，宽 1.5 ~ 5.5 cm，先端锐尖或钝，全缘或有不规则的波状锯齿，暗绿色，两面光滑或疏被短柔毛；叶柄长 1 ~ 2 cm。花、果实少见，聚伞花序蝎尾状，腋外生，花 4 ~ 6，花萼棕褐色，花冠棕黄色。浆果球形，黑色或绿色，皱缩；种子多数，棕色。气微，味淡。

龙葵果：本品呈类球形，皱缩，直径 0.2 ~ 0.5 cm，黑褐色、橙红色或黄绿色。先端有一圆形土褐色花柱痕，下端有时带一细果柄，干的果实易破碎，破后可见内含多数黄白色圆扁形种子。气微，味甜酸或微苦。

| 功能主治 | 龙葵：苦，寒；有小毒。清热解毒，活血消肿。用于疔疮，痈肿，丹毒，跌打损伤，慢性支气管炎，肾炎水肿。

龙葵子：苦，寒。清热解毒，化痰止咳。用于咽喉肿痛，疔疮，咳嗽痰喘。

龙葵根：苦，寒。清热利湿，活血解毒。用于痢疾，淋浊，尿路结石，带下，风火牙痛，跌打损伤，痈疽肿毒。

| 用法用量 | 龙葵：内服煎汤，15 ~ 30 g。外用适量，捣敷；或煎汤洗。

龙葵子：内服煎汤，6 ~ 9 g；或浸酒。外用适量，煎汤含漱；或捣敷。

龙葵根：内服煎汤，9 ~ 15 g，鲜品加倍。外用适量，捣敷；或研末调敷。

龙葵果：内服煎汤，6 ~ 10 g；或入膏、散、丸剂；亦可和果汁、菊苣汁各半饮服。

| 附　注 | 本种异名：*Solanum nigrum* L. var. *atriplicifolium* (Desp.) G. Mey.。

药材龙葵，为本种的干燥地上部分，《中华人民共和国药典》（1977 年版、2010 年版附录）、《贵州省中药材、民族药材质量标准》（2003 年版）、《贵州省中药材质量标准》（1988 年版）、《北京市中药材标准》（1998 年版）、《甘肃省中药材标准》（2008 年版、2009 年版）、《河南省中药材标准》（1991 年版）、《山东省中药材标准》（1995 年版、2002 年版）、《山西省中药材标准》（1987 年版、2013 年版）、《上海市中药材标准》（1994 年版）、《湖南省中药材标

准》（2009 年版）、《湖北省中药材质量标准》（2009 年版、2018 年版）、《陕西省药材标准》（2015 年版）、《四川省中药材标准》（2010 年版）、《辽宁省中药材标准》（2019 年版）中有收载。

药材龙葵果，为本种的干燥近成熟果实，《中华人民共和国卫生部药品标准·维吾尔药分册》（1999 年版）、《维吾尔药材标准·上册》（1993 年版）中有收载。

本种的嫩茎叶焯水后可凉拌或炒食，果实成熟后可作野果食用。但本种有小毒，食用须谨慎。

茄科 Solanaceae 茄属 Solanum

海桐叶白英 Solanum pittosporifolium Hemsl.

| **药 材 名** | 海桐叶白英（药用部位：全草）。

| **形态特征** | 无刺蔓生灌木，植株光滑无毛。小枝纤细，有棱角。叶披针形至卵状披针形，长 3.5 ~ 11 cm，宽 1.5 ~ 3.5 cm，全缘，两面均无毛；叶柄长 0.7 ~ 2 cm。花序聚伞状，腋外生，疏散，总花梗长 1 ~ 5.5 cm；花梗长 1 cm；花萼杯状，5 浅裂，直径约 0.3 cm；花冠白色或稀为紫色，直径 0.7 ~ 0.9 cm，裂片有缘毛；雄蕊 5；子房卵形。浆果球形，直径 0.8 ~ 1.2 cm，成熟时红色；种子扁平，直径 0.2 ~ 0.25 cm。

| **生境分布** | 生于海拔 500 m 以上的密林或疏林下。分布于德兴大茅山等。

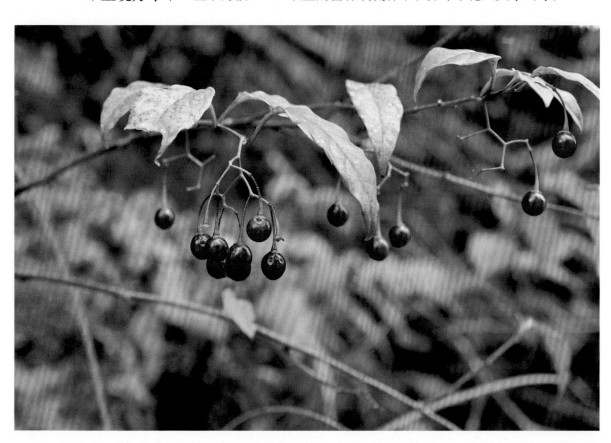

| 资源情况 | 野生资源稀少。药材来源于野生。

| 采收加工 | 夏、秋季采收，鲜用或晒干。

| 药材性状 | 本品全株光滑无毛。小枝纤细，有棱角。叶片展平后呈披针形至卵状披针形，长 3.5 ~ 11 cm，宽 1.5 ~ 3.5 cm，先端渐尖，基部圆形或楔形，全缘，两面均无毛。花序聚伞状，腋外生；花萼杯状，5 浅裂；花冠白色或稀为紫色。浆果球状，直径 0.8 ~ 1.2 cm，成熟时红色。气微，味淡。

| 功能主治 | 清热解毒，散瘀消肿，祛风除湿，抗肿瘤。用于疔疮，痈肿，丹毒，跌打损伤。

| 用法用量 | 外用适量，捣敷或煎水洗。

| 附　　注 | 本种异名：*Solanum pittosporifolium* Hemsley var. *pilosum* C. Y. Wu et S. C. Huang。

茄科 Solanaceae 茄属 Solanum

阳芋
Solanum tuberosum L.

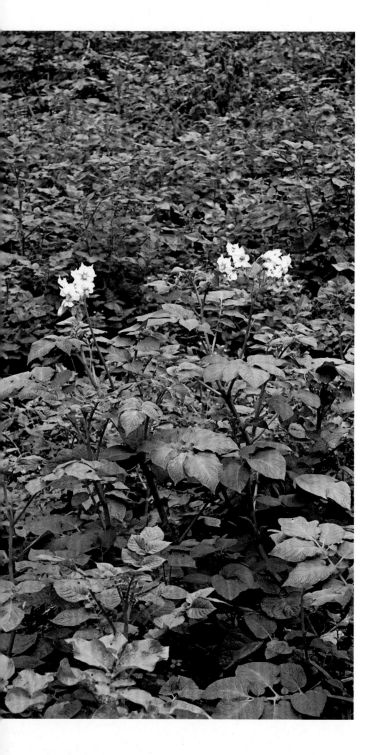

| 药 材 名 |

马铃薯（药用部位：块茎。别名：土豆）。

| 形态特征 |

草本，高 0.3 ~ 1 m，无毛或有疏柔毛。地下茎块状，扁球状或矩圆状。奇数羽状复叶；小叶 6 ~ 8 对，常大小相间，卵形或矩圆形，最大者长约 6 cm，最小的长、宽均不及 1 cm，基部稍不等，两面有疏柔毛。伞房花序顶生，后侧生；花白色或蓝紫色；花萼钟状，直径约 1 cm，外面有疏柔毛；花冠辐状，直径 2.5 ~ 3 cm，5 浅裂；雄蕊 5；子房卵圆形。浆果圆球状，光滑，直径 1.5 ~ 2 cm。

| 生境分布 |

德兴各地普遍栽培。

| 资源情况 |

栽培资源丰富。药材来源于栽培。

| 采收加工 |

夏、秋季采收，洗净，鲜用或晒干。

| **药材性状** | 本品呈扁球形或长圆形，直径 3 ~ 10 cm，表面白色或黄色，节间短而不明显，侧芽着生于凹陷的"芽眼"内，一端有短茎基或茎痕。质硬，富含淀粉。气微，味淡。

| **功能主治** | 甘，平。和胃健中，解毒消肿。用于胃痛，疟腮，痈肿，湿疹，烫伤。

| **用法用量** | 内服适量，煮食；或煎汤。外用适量，磨汁涂。

| **附　　注** | 药材淀粉，为本种的块茎中所得之多糖类物质，《中华人民共和国药典》（1953年版）等中有收载。

本种的块茎为常见蔬菜，可炒食、炖汤、红烧等。

龙珠属 Solanaceae 龙珠属 Tubocapsicum

龙珠

Tubocapsicum anomalum (Franch. et Sav.) Makino

药 材 名	龙珠（药用部位：全草或果实）、龙珠根（药用部位：根）。
形态特征	多年生直立草本，高达 1.5 m，无毛。茎粗壮。叶互生或 2 双生，椭圆状卵形或卵状披针形，长 5 ～ 18 cm，宽 3 ～ 10 cm，先端长渐尖或尾状渐尖，基部常偏斜，楔形而下延至叶柄成狭翅，全缘。花 2 ～ 6 簇生于叶腋或枝腋，俯垂；花梗细瘦，长 1 ～ 2 cm；花萼皿状，平截，长 0.2 cm，直径 0.3 cm；花冠黄色，宽钟状，直径 0.6 ～ 0.8 cm，檐部 5 裂；雄蕊 5。浆果俯垂，球状，直径 0.8 ～ 1.2 cm，成熟时红色，宿萼稍增大；种子扁平，近圆形，淡黄色。
生境分布	常生于山谷、水旁或山坡密林中。分布于德兴三清山北麓、大茅山及新岗山等。

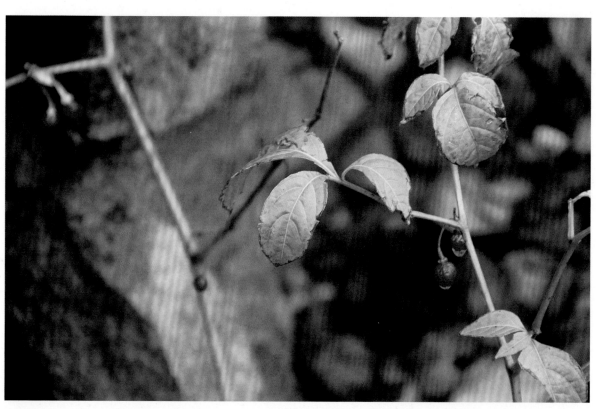

| 资源情况 | 野生资源一般。药材来源于野生。

| 采收加工 | **龙珠**：7～8月采收全草；秋季果实成熟时采收果实，鲜用或晒干。
龙珠根：秋季挖取，鲜用或晒干。

| 功能主治 | **龙珠**：苦，寒。归脾、膀胱经。清热解毒，利小便。用于小便淋痛，痢疾，疔疮。
龙珠根：苦，寒。归大肠经。清热解毒。用于痢疾。

| 用法用量 | **龙珠**：内服煎汤，30～60 g；不与葱、薤同啖。外用适量，捣敷。
龙珠根：内服煎汤，15～30 g。

| 附　　注 | 本种异名：*Tubocapsicum obtusum* (Makino) Kitam.、*Tubocapsicum anomalum* (Franchet et Savatier) Makino var. *obtusum* Makino、*Solanum anodontum* H. Lévl. et Vaniot、*Capsicum minimum* Walker、C*apsicum anomalum* Franch. et Sav.。

胡麻草

Centranthera cochinchinensis (Lour.) Merr.

药 材 名	胡麻草（药用部位：全草）。
形态特征	一年生草本，全体被刚毛，毛着生于小瘤体上。茎直立，刚硬，常分枝，高 20 ~ 60 cm。叶对生，无柄，下部的长矩圆形，上部的条形，长 1 ~ 5 cm，宽约 0.5 cm，全缘。穗状花序顶生，花疏离；苞片叶状，互生或近对生；花近无梗，有 1 对条状披针形小苞片；花萼长 0.6 ~ 0.8 cm，前面开裂，佛焰苞状，全缘，先端具尖头；花冠筒状，长 1.5 ~ 2.2 cm，黄色，稍弯曲，上部扩大，裂片 5，开展，近相等；雄蕊 4，二强，两两成对，花药 1 室不育，窄。蒴果卵球形，长约 0.7 cm，为宿存花萼所包，室背 2 裂。
生境分布	生于海拔 500 ~ 1 400 m 的路旁草地、干燥或湿润处。分布于德兴

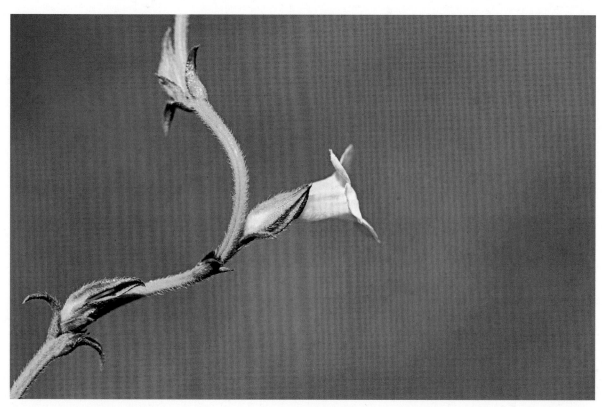

大茅山西塘一带等。

| **资源情况** | 野生资源一般。药材来源于野生。

| **采收加工** | 夏、秋季采收，鲜用或晒干。

| **药材性状** | 本品被刚毛。须根锈黄色。茎刚硬，分枝。叶对生，无柄，长圆形或条形，全缘。花腋生，花萼佛焰苞状，苞片叶状，花冠管状，棕黄色。气微，味酸、微麻。

| **功能主治** | 酸、微辛，温。散瘀止血，消肿止痛。用于咯血，吐血，跌打骨折，内伤瘀血，风湿痹痛。

| **用法用量** | 内服煎汤，15 ～ 30 g。外用适量，鲜品捣敷。

| **附　　注** | 本种异名：*Centranthera cochinchinensis* (Lour.) Merr. var. *longiflora* (Merr.) Tsoong、*Centranthera longiflora* (Merr.) Merr.、*Centranthera hispida* Benth.、*Razumovia cochinchinensis* (Lour.) Merr.、*Razumovia longiflora* Merr.。

玄参科 Scrophulariaceae 石龙尾属 Limnophila

石龙尾 Limnophila sessiliflora (Vahl) Blume

| 药 材 名 | 虱婆草（药用部位：全草。别名：菊藻）。

| 形态特征 | 多年生草本。茎通常多少被多细胞柔毛，高 10 ~ 40 cm，常丛生。叶 5 ~ 8 轮生，无柄；叶片长卵形至披针形，长（0.5 ~）1 ~ 2.5 cm，背面有腺点，二型，沉水者羽状丝裂，气生者羽状深裂或羽状半裂。花无梗或近无梗；花萼钟状，长 0.5 ~ 0.7 cm，疏被毛，有腺点，萼齿 5，三角状钻形，略比萼筒长；花冠紫红色，筒状，长达 1.2 cm，内面疏被毛。蒴果矩圆状卵形，长约 0.4 cm，4 裂。

| 生境分布 | 生于水塘、沼泽、水田或路旁、沟边湿处。分布于德兴大茅山西塘一带等。

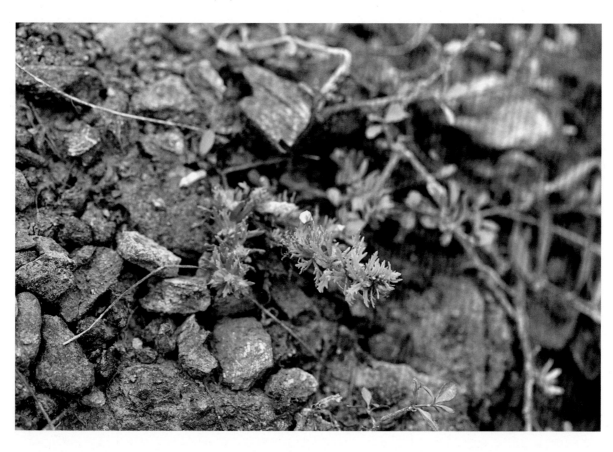

| **资源情况** | 野生资源一般。药材来源于野生。 |

| **采收加工** | 春、夏季采收，晒干或鲜用。 |

| **功能主治** | 苦，寒。归心、胃经。消肿解毒，杀虫灭虱。用于烫火伤，疮疖肿毒，头虱。 |

| **用法用量** | 内服煎汤，6 ~ 9 g。外用适量，捣敷；或煎汤洗。 |

| **附　注** | 本种异名：*Hottonia sessiliflora* Vahl、*Limnophila taoyuanensis* Yang et Yen、*Ambulia sessiliflora* (Vahl) Baill. ex Wettst.。 |

玄参科 Scrophulariaceae 母草属 Lindernia

长蒴母草

Lindernia anagallis (Burm. f.) Pennell

| 药 材 名 | 鸭嘴癀（药用部位：全草）。

| 形态特征 | 一年生柔弱草本，无毛。茎四方形，通常分枝，下部匍匐，长可达 30 cm。下部的叶有柄，上部的无柄；叶片卵状三角形至卵状心形，长 1 ~ 2 cm，边缘具圆齿。花单生于叶腋；花梗长 1 ~ 2 cm；花萼长约 0.5 cm，全裂，裂片狭披针形；花冠白色或淡紫色，长 0.8 ~ 1 cm，上唇直立，卵形，2 浅裂，下唇开展，3 裂；雄蕊 4，全育，前面 2 雄蕊的花丝在基部有短棒状附属物；柱头 2 裂。蒴果披针状，渐尖，比萼长 1 倍，室间 2 裂；种子有瘤突。

| 生境分布 | 多生于海拔 1 500 m 以下的林边、溪旁及田野的较湿润处。德兴各

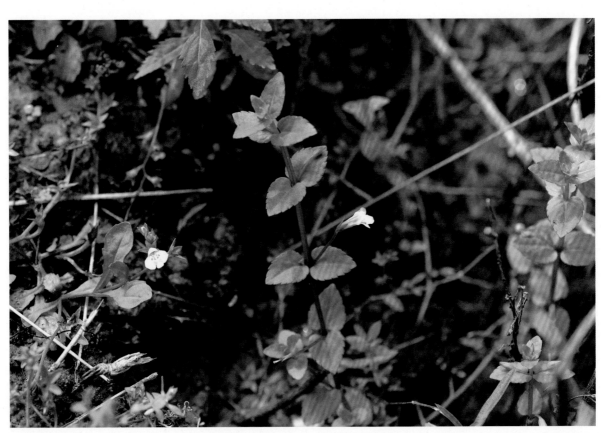

地均有分布。

| 资源情况 | 野生资源一般。药材来源于野生。

| 采收加工 | 夏、秋季采收，鲜用，或切段，晒干。

| 功能主治 | 甘、微苦，凉。归肝、脾经。清热解毒，活血消肿。用于风热咳嗽，扁桃体炎，肠炎，消化不良，月经不调，闭经，带下，目赤肿痛，牙痛，痈疽，肿毒，毒蛇咬伤，跌打损伤。

| 用法用量 | 内服煎汤，10 ～ 15 g，鲜品 30 ～ 60 g；孕妇禁服。外用适量，鲜品捣敷；或捣汁涂。

| 附　注 | 本种异名：*Vandellia cordifolia* (Colsm.) G. Don、*Vandellia anagallis* (Burm. f.) T. Yamaz.、*Vandellia callitrichifolia* H. Lévl.、*Gratiola cordifolia* Colsm.、*Lindernia cordifolia* (Colsm.) Merr.、*Ruellia anagallis* Burm. f.。

玄参科 Scrophulariaceae 母草属 Lindernia

狭叶母草
Lindernia angustifolia (Benth.) Wettst.

| **药 材 名** | 羊角草（药用部位：全草）。 |

| **形态特征** | 一年生草本，长达 40 cm 以上。茎枝有条纹而无毛。叶几无柄；叶片条状披针形至披针形或条形，长 1 ~ 4 cm，基部楔形成极短的狭翅，全缘或有少数不整齐的细圆齿，两面无毛。花单生于叶腋，有长梗，梗在果时伸长达 3.5 cm；萼齿 5，仅基部联合，狭披针形，长约 0.25 cm，果时变长；花冠紫色、蓝紫色或白色，长约 0.65 cm，上唇 2 裂，下唇开展，3 裂，略长于上唇；雄蕊 4，全育，前面 2 雄蕊的花丝附属物丝状；花柱宿存，形成细喙。蒴果条形，长达 1.4 cm；种子矩圆形，浅褐色，有蜂窝状孔纹。 |

| **生境分布** | 生于海拔 1 500 m 以下的水田、河流旁等低湿处。德兴各地均有分布。 |

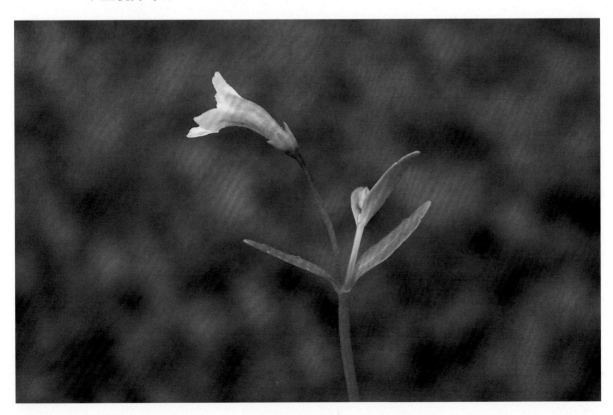

| **资源情况** | 野生资源一般。药材来源于野生。

| **采收加工** | 夏、秋季采收，鲜用，或切段，晒干。

| **功能主治** | 辛、苦，平。归肝、胃、大肠经。清热利湿，解毒消肿。用于湿热黄疸，泄泻，痢疾，咽喉肿痛，跌打损伤。

| **用法用量** | 内服煎汤，15 ~ 30 g；或研末。外用适量，鲜品捣敷。

| **附　注** | 本种异名：*Lindernia micrantha* D. Don、*Vandellia angustifolia* Benth.。

玄参科 Scrophulariaceae 母草属 Lindernia

泥花草
Lindernia antipoda (L.) Alston

| 药 材 名 | 水虾子草（药用部位：全草）。

| 形态特征 | 一年生草本。茎高达 30 cm，茎枝无毛，基部匍匐。叶长圆形、长圆状披针形、长圆状倒披针形或近线状披针形，长 0.8 ~ 4 cm，基部楔形，下延有宽短叶柄而近抱茎，边缘有少数不明显的锯齿至有明显的锐锯齿或近全缘，两面无毛，叶脉羽状。花多在茎枝先端成总状，花序长达 15 cm，有 2 ~ 20 花；苞片钻形；花梗长达 1.5 cm；花萼基部联合，萼齿 5，线状披针形；花冠紫色、紫白色或白色，长达 1 cm，花冠筒长达 0.7 cm，上唇 2 裂，下唇 3 裂；后方 1 对雄蕊能育，前方 1 对雄蕊退化；花柱细。蒴果圆柱形；种子为不规则三棱状卵形，褐色，有网状孔纹。

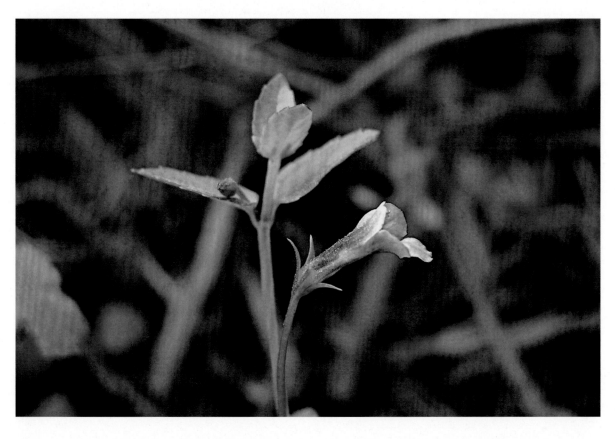

| 生境分布 | 多生于田边及潮湿的草地中。德兴各地均有分布。

| 资源情况 | 野生资源一般。药材来源于野生。

| 采收加工 | 夏、秋季采收，鲜用，或切段，晒干。

| 功能主治 | 甘、微苦，寒。归心、膀胱经。清热解毒，利尿通淋，活血消肿。用于肺热咳嗽，咽喉肿痛，泄泻，热淋，目赤肿痛，痈疽疔毒，跌打损伤，毒蛇咬伤。

| 用法用量 | 内服煎汤，10 ~ 15 g，鲜品 30 ~ 60 g；或捣汁；或浸酒。外用适量，鲜品捣敷。

| 附　注 | 本种异名：*Lindernia veronicifolia* (Retzius) F. Mueller、*Gratiola veronicifolia* Retzius、*Ruellia antipoda* Linnaeus、*Vandellia veronicifolia* (Retzius) Haines、*Ilysanthes antipoda* (Linnaeus) Merrill。

玄参科 Scrophulariaceae 母草属 Lindernia

母草

Lindernia crustacea (L.) F. Muell

| **药 材 名** | 母草（药用部位：全草）。

| **形态特征** | 一年生草本，无毛或疏被短毛。茎多分枝，披散，高 10 ~ 20 cm，四方形。叶有短柄；叶片卵形至卵圆状三角形，长 1 ~ 2 cm，边缘有三角状锯齿。花单生于叶腋，在茎先端集成少花的总状花序；苞片和叶逐渐过渡；花梗长 1 ~ 3 cm；花萼坛状，膜质，长约 0.5 cm，有不明显的 5 棱，裂片齿状，在果期呈不规则深裂；花冠长约 0.7 cm，紫色，上唇直立，2 浅裂，下唇 3 裂；雄蕊 4，全育，前 2 雄蕊的花丝附属物丝状。蒴果椭圆形，与宿存花萼等长；种子有纵横排列、整齐的瘤突。

| **生境分布** | 生于田边、草地、路边等低湿处。德兴各地均有分布。

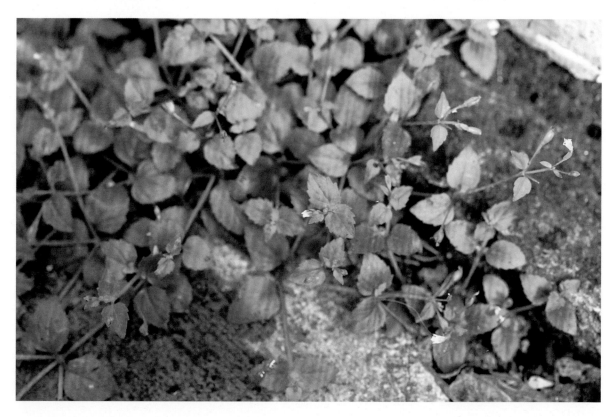

| 资源情况 | 野生资源丰富。药材来源于野生。

| 采收加工 | 夏、秋季采收，鲜用或晒干。

| 功能主治 | 微苦、淡，凉。归心、肺、大肠经。清热利湿，活血止痛。用于风热感冒，湿热泻痢，肾炎水肿，带下，月经不调，痈疖肿毒，毒蛇咬伤，跌打损伤。

| 用法用量 | 内服煎汤，10 ~ 15 g，鲜品 30 ~ 60 g；或研末；或浸酒。外用适量，鲜品捣敷。

| 附　注 | 本种异名：*Vandellia crustacea* (L.) Benth.、*Vandellia bodinieri* H. Lévl.、*Capraria crustacea* L.。

玄参科 Scrophulariaceae 母草属 Lindernia

陌上菜

Lindernia procumbens (Krock.) Philcox

| 药 材 名 | 白猪母菜（药用部位：全草）。

| 形态特征 | 直立无毛草本。茎基部多分枝，高 5 ~ 20 cm。叶无柄，椭圆形至矩圆形，长 1 ~ 2 cm，全缘至有不明显的钝齿，掌状叶脉 3 ~ 5。花单生于叶腋，花梗纤细，比叶长；花萼长约 0.4 cm，裂片几乎完全分生条形，钝头；花冠红色或紫色，长 0.5 ~ 0.7 cm，上唇直立，2 浅裂，下唇开展，3 裂；雄蕊 4，全育，前面 2 雄蕊的附属物腺体状，极短小，花药基部微凹；柱头 2 裂。蒴果卵圆形，与萼等长或略长，室间 2 裂；种子多数，有格纹。

| 生境分布 | 生于水边及潮湿处。德兴各地均有分布。

| 资源情况 | 野生资源丰富。药材来源于野生。

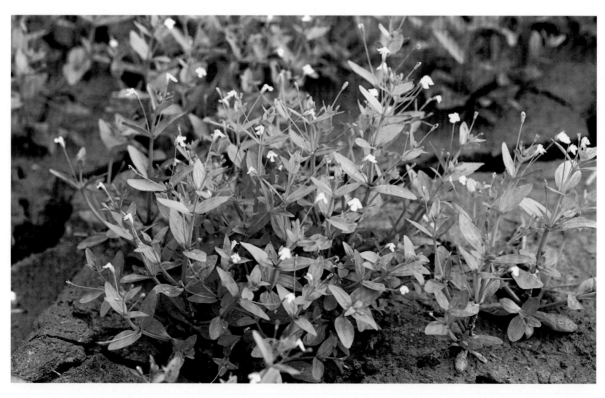

| **采收加工** | 夏、秋季采收，晒干。

| **功能主治** | 淡、微甘，寒。清热解毒，凉血止血。用于湿热泻痢，目赤肿痛，尿血，痔疮肿痛。

| **用法用量** | 内服煎汤，10 ~ 15 g；体质虚寒无热者勿服；孕妇慎用。外用适量，煎汤洗。

| **附　　注** | 本种异名：*Vandellia erecta* Benth.、*Lindernia erecta* (Benth.) Bonati、*Anagalloides procumbens* Krock.。

玄参科 Scrophulariaceae 通泉草属 Mazus

通泉草
Mazus japonicus (Thunb.) O. Kuntze

| 药 材 名 | 绿兰花（药用部位：全草）。

| 形态特征 | 一年生草本，无毛或疏生短柔毛。茎高 5 ~ 30 cm，直立或倾斜，不具匍匐茎，通常自基部多分枝。叶对生或互生，倒卵形至匙形，长 2 ~ 6 cm，基部楔形，下延成带翅的叶柄，边缘具不规则的粗齿。总状花序顶生，比带叶的茎段长，有时茎仅生 1 ~ 2 叶即生花；花梗在果期长达 1 cm，上部的较短；花萼在花期长约 0.6 cm，果期多少增大，有时长达 1 cm，直径可达 1.5 ~ 2 cm；花冠紫色或蓝色，长约 1 cm，上唇短直，2 裂，裂片尖，下唇 3 裂，中裂片倒卵圆形，平头。蒴果球形，与萼筒平。

| 生境分布 | 生于湿润的草坡、沟边、路旁及林缘。德兴各地均有分布。

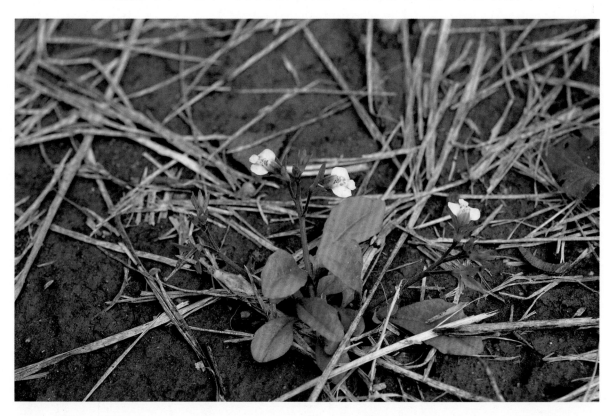

| 资源情况 | 野生资源丰富。药材来源于野生。

| 采收加工 | 春、夏、秋季均可采收，洗净，鲜用或晒干。

| 药材性状 | 本品常缠结成团，淡绿色或黄棕色，全体有短柔毛。茎单一或数条丛生，直径 0.1 cm，略具 4 棱，节明显，节间长 1.5 ～ 4 cm，表面有细纵纹。根细小，主根直径 0.1 ～ 0.2 cm，淡黄白色，质脆，断面类白色。叶对生，皱缩，展平后呈倒卵形至匙形，基部楔形，沿叶柄下延成翅，长 2.5 ～ 6 cm，边缘具不规则的粗齿。花梗细，花萼宿存，长 0.5 ～ 0.8 cm，下部筒状，上部 5 裂，裂片三角状披针形。蒴果与萼筒平，常 2 裂。气微香，味苦。

| 功能主治 | 苦、微甘，凉。清热解毒，利湿通淋，健脾消积。用于热毒痈肿，脓疱疮，疔疮，烫火伤，尿路感染，腹水，黄疸性肝炎，消化不良，疳积。

| 用法用量 | 内服煎汤，10 ～ 15 g。外用适量，鲜品捣敷。

| 附　　注 | 本种异名：*Mazus miquelii* Makino、*Mazus pumilus* (N. L. Burman) Steenis、*Mazus vandellioides* Hance ex Hemsl.、*Mazus rugosus* Lour.、*Lobelia pumila* Burm. f.、*Vandellia obovata* Walp.、*Tittmannia obovata* Bunge。

玄参科 Scrophulariaceae 通泉草属 Mazus

弹刀子菜 Mazus stachydifolius (Turcz.) Maxim.

| **药 材 名** | 弹刀子菜（药用部位：全草）。

| **形态特征** | 多年生草本，全体被多细胞白色长柔毛。有很短的根茎。茎直立，稀上升，高 10 ～ 40 cm，有时基部多分枝。茎生叶匙形，有短柄，常早枯萎；茎生叶对生，上部的常互生，无柄，长矩圆形，长 3 ～ 7 cm，边缘具不规则的锯齿。总状花序顶生，常在茎中上部开始有花，但有时近基部就生花；花萼漏斗状，长 0.7 ～ 1.2 cm，比花梗长，萼齿略长于筒部，披针状三角形；花冠紫色，上唇 2 裂，裂片尖锐，下唇 3 裂，中裂片宽而圆钝，有 2 着生腺毛的折皱直达喉部；子房上部被长硬毛。蒴果卵球形。

| **生境分布** | 生于海拔 1 500 m 以下的较湿润的路旁、草坡及林缘。德兴各地均

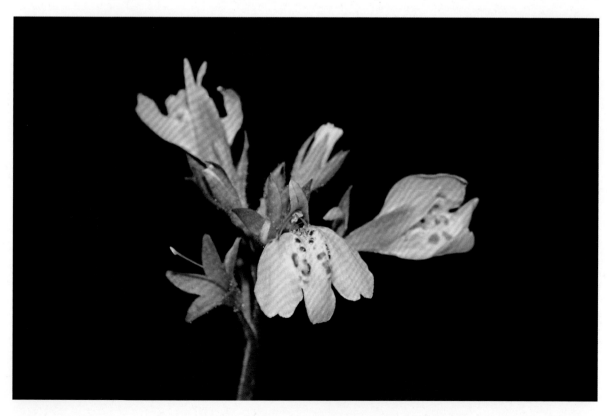

有分布。

| **资源情况** | 野生资源一般。药材来源于野生。

| **采收加工** | 开花、结果时采收，鲜用或晒干。

| **功能主治** | 微辛，凉。归肝经。清热解毒，凉血散瘀。用于便秘下血，疮疖肿毒，毒蛇咬伤，跌打损伤。

| **用法用量** | 内服煎汤，15 ~ 30 g。外用适量，鲜品捣敷。

| **附　注** | 本种异名：*Vandellia stachydifolia* Walp.、*Tittmannia stachydifolia* Turcz.、*Mazus villosus* Hemsl.、*Mazus simadus* Masam.。

玄参科 Scrophulariaceae 山罗花属 Melampyrum

山罗花 *Melampyrum roseum* Maxim.

| 药 材 名 | 山萝花（药用部位：全草或根）。

| 形态特征 | 一年生直立草本，全体疏被鳞片状短毛，有时茎上有 2 列柔毛。茎多分枝，高（15 ~ ）30 ~ 80 cm，多呈四方形。叶片卵状披针形至长条形，长 2 ~ 8 cm，宽 0.2 ~ 3 cm。总状花序顶生；苞片下部的与叶同形，向上渐小，全缘，基部具尖齿到边缘全部具芒状齿，绿色或紫红色；花梗短；花萼钟状，长约 0.4 cm，萼齿正三角形至钻状，长渐尖，脉上具多细胞柔毛；花冠红色至紫色，长 1.2 ~ 2 cm，上唇风帽状，2 齿裂，裂片翻卷，边缘密生须毛，下唇 3 齿裂。蒴果长 1.3 cm，卵状，长渐尖，略侧扁，室背 2 裂；种子 2 ~ 4。

| 生境分布 | 生于山坡灌丛及高草丛中。分布于德兴大茅山等。

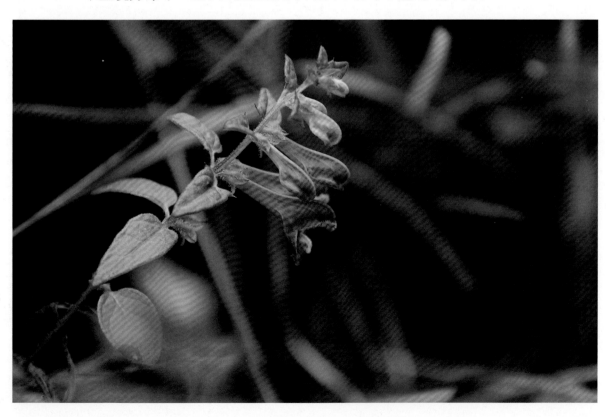

| **资源情况** | 野生资源较少。药材来源于野生。 |

| **采收加工** | 7～8月采收，鲜用或晾干。 |

| **功能主治** | 苦，凉。归心经。清热解毒。用于感冒，月经不调，肺热咳嗽，风湿关节痛，腰痛，跌打损伤，痈疮肿毒。 |

| **用法用量** | 内服煎汤，全草 15～30 g；或泡茶，根适量。外用适量，鲜品捣敷。 |

| **附　　注** | 本种异名：*Melampyrum roseum* Maxim. subsp. *hirsutum* (Beauverd) Soó、*Melampyrum laxum* Miq. var. *henryanum* Beauverd、*Melampyrum roseum* Maxim. var. *hirsutum* Beauverd。 |

沙氏鹿茸草 *Monochasma savatieri* Franch. ex Maxim.

| **药 材 名** | 鹿茸草（药用部位：全草。别名：白毛鹿茸草、六月霜）。

| **形态特征** | 多年生草本，高 15 ~ 23 cm，全体密被绵毛而呈灰白色，上部亦具腺毛。茎丛生。叶在茎基部呈鳞片状，向上逐渐增大成矩圆状披针形至条状披针形，长 1.2 ~ 2.5 cm，宽 0.2 ~ 0.3 cm。花少数，单生于茎顶部的叶腋成顶生总状花序；花梗端有 2 叶状小苞片；花萼筒状，筒部长 0.5 ~ 0.7 cm，具 9 粗肋，萼齿 4，与筒部等长或稍长，条形或条状披针形；花冠淡紫色或近白色，长约为萼的 2 倍，筒部细长，近喉部扩大，上唇略盔状，2 裂，下唇 3 裂；雄蕊 4，二强。蒴果矩圆形，仅背面开裂；种子多数。

| **生境分布** | 生于山坡向阳处杂草中，亦见于马尾松林下。德兴各地均有分布。

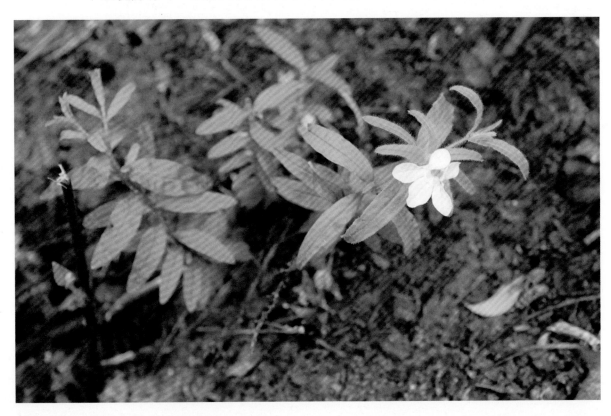

| 资源情况 | 野生资源一般。药材来源于野生。

| 采收加工 | 春、夏季采收，鲜用或晒干。

| 药材性状 | 本品全体密被白色绵毛。茎多数，丛生。叶交互对生或近对生；叶片狭披针形，无柄，长 1.2 ～ 2.5 cm，宽 0.2 ～ 0.3 cm，全缘，被绵毛，上表面绵毛较下表面稀疏。花单生，于茎顶部呈顶生总状花序。蒴果长圆形，包藏于有毛的宿萼内，先端尖锐，具 4 条纵沟，成熟时沿一侧开裂。种子多数，细小、黄色，椭圆形，扁平。气微，味微苦、涩。

| 功能主治 | 苦、涩，凉。清热解毒，祛风止痛，凉血止血。用于感冒，咳嗽，肺炎发热，小儿鹅口疮，牙痛，风湿骨痛，疮疖痈肿，月经不调，崩漏，赤白带下，便血，吐血，外伤出血。

| 用法用量 | 内服煎汤，10 ～ 15 g，鲜品 30 ～ 60 g。外用适量，煎汤洗；或鲜品捣敷。

| 附　　方 | （1）治小儿高热惊风：白毛鹿茸草 30 g，煎汤服，白糖为引，每日 2 剂。
（2）治急胃肠炎、细菌性痢疾：白毛鹿茸草 30 g，煎汤服，每日 1 剂。
（3）治乳痈、肿毒：鲜鹿茸草 30 g，甜酒糟适量，捣汁，每日服 3 次，药渣捣敷。
（4）治吐血：鹿茸草 60 g，麦冬 15 g，川贝 6 g，煎汤服，白糖为引，每日 1 剂。［方（1）～（4）出自《江西草药》］

| 附　　注 | 药材鹿茸草，为本种的干燥全草，《中华人民共和国药典·附录》（1977 年版、2010 年版）、《上海市中药材标准》（1994 年版）、《湖南省中药材标准》（2009 年版）中有收载；《中华人民共和国卫生部药品标准·中药成方制剂·第九册·附录》（1994 年版）以"沙氏鹿茸草"之名收载之。

玄参科 Scrophulariaceae 鹿茸草属 Monochasma

鹿茸草

Monochasma sheareri Maxim. ex Franch. et Savat.

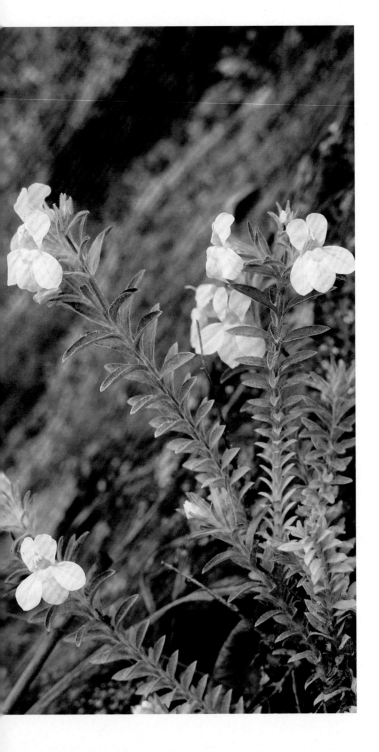

| 药 材 名 |

鹿茸草（药用部位：全草）。

| 形态特征 |

草本，下部被少量绵毛，上部仅有短毛或几无毛，全体多少呈绿色。主根短而木质化，常有多条支根。茎成密丛，有沟纹。叶无柄，交互对生，茎下部的叶呈鳞片状，向上渐大为条形或条状披针形，全缘。花单生于茎上部叶腋成总状花序；花梗长 0.2 ~ 0.5 cm，具 2 小苞片；花萼筒状，具 4 齿，筒部长 0.4 ~ 0.5 cm，齿长 0.8 ~ 1 cm，条状披针形，花开之后，萼筒膨大，齿增大；花冠淡紫色，上唇 2 浅裂，裂片长不及 0.1 cm，下唇 3 深裂，裂片披针状矩圆形；二强雄蕊。蒴果为宿存萼所包，室背开裂；种子多数，椭圆形。

| 生境分布 |

生于海拔 100 m 以上的低山的多沙山坡及草丛中。分布于德兴大茅山等。

| 资源情况 |

野生资源一般。药材来源于野生。

| 采收加工 | 春、夏季采收，鲜用或晒干。

| 药材性状 | 本品茎多数，成密丛，多节，下部被少量绵毛，上部仅有短毛或几无毛。叶无柄，交互对生，茎下部的叶呈鳞片状，向上渐大为条形或条状披针形，全缘。花单生于茎上部叶腋呈总状花序；花梗长 0.2 ~ 0.5 cm；花萼筒状，具 4 齿，条状披针形；花冠淡紫色。蒴果为宿萼所包，具 4 纵沟，先端渐细，沿上缝线全长室背开裂，裂片草质，反卷。种子椭圆形，扁平，多数。气微，味微苦、涩。

| 功能主治 | 苦，凉。清热解毒，凉血止血。用于感冒，咳嗽，疮疖痈肿，便血，吐血，外伤出血。

| 用法用量 | 内服煎汤，10 ~ 15 g，鲜品 30 ~ 60 g。外用适量，煎汤洗；或鲜品捣敷。

| 附　　注 | 本种异名：*Bungea sheareri* S. Moore。

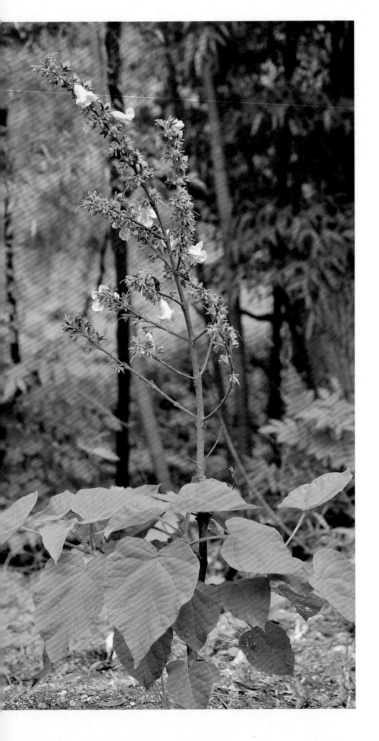

玄参科 Scrophulariaceae 泡桐属 Paulownia

白花泡桐 *Paulownia fortunei* (Seem.) Hemsl.

| 药 材 名 |

泡桐根（药用部位：根或根皮）、泡桐树皮（药用部位：树皮）、泡桐叶（药用部位：叶）、泡桐花（药用部位：花）、泡桐果（药用部位：近成熟果实）。

| 形态特征 |

落叶大乔木。树皮灰褐色。幼枝、叶柄、叶下面和花萼、幼果密被黄色星状绒毛。叶心状卵圆形至心状长卵形，长可达 20 cm，全缘。聚伞圆锥花序顶生，侧枝不发达，小聚伞花序有花 3 ~ 8，头年秋季生花蕾；总花梗与花梗近等长；花萼倒卵圆形，长 2 cm，5 裂达 1/3，裂片卵形，果期变为三角形；花冠白色，内有紫色斑点，外被星状绒毛，长达 10 cm，筒直而向上逐渐扩大，上唇 2 裂，反卷，下唇 3 裂，开展。蒴果大，长 6 ~ 8 cm，室背 2 裂，外果皮硬壳质。

| 生境分布 |

生于低海拔的山坡、林中、山谷及荒地。德兴各地均有分布或栽培。

| 资源情况 |

栽培资源丰富，栽培逸为野生资源一般。药

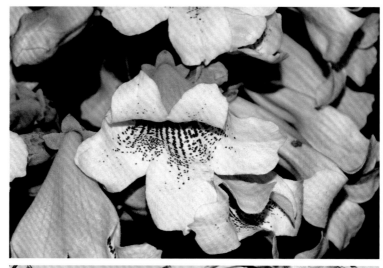

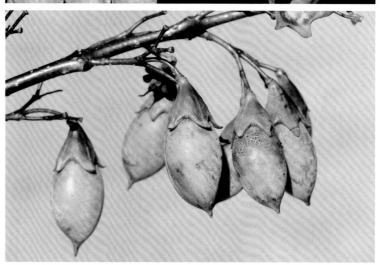

材主要来源于栽培。

| **采收加工** | 泡桐根：秋季采挖，洗净，鲜用或晒干。

泡桐树皮：全年均可采收，鲜用或晒干。

泡桐叶：夏、秋季采摘，鲜用或晒干。

泡桐花：春季花开时采收，晒干或鲜用。

泡桐果：夏、秋季采摘，晒干。

| **药材性状** | 泡桐根：本品根呈圆柱形，长短不等，直径约 2 cm，表面灰褐色至棕褐色，粗糙，有明显的皱纹和纵沟，具横裂纹及凸起的侧根残痕，质坚硬，不易折断，断面不整齐，皮部棕色或淡棕色，木部宽广，黄白色，显纤维性，有多数孔洞（导管）及放射状纹理。气微，味微苦。

泡桐树皮：本品表面灰褐色，有不规则纵裂纹；小枝有明显的皮孔，常具黏质短腺毛。气微，味淡、微甜。

泡桐叶：本品多皱缩、破碎，完整者展平后呈心状卵圆形至心状长卵形，长15～20 cm，全缘。上表面少毛或无毛；下表面密被毛。叶脉于下表面突出。气微，味淡。

泡桐花：本品多皱缩、破碎，多只有花冠，花萼则少见。花冠管状，长约4 cm，棕色或暗棕色，上部膨大，色较浅，下部弯曲，色深而有皱纹。花萼钟形，革质；先端5裂，裂片三角形。完整的花用水浸软摊开，花冠呈漏斗状，先端5裂，基部弯曲，内有紫黑色斑点。雄蕊4，着生于花冠上，二强，花药"个"字形着生。子房上位，花柱细长。气微弱，味淡。

泡桐果：本品呈倒卵形或长椭圆形，长6～8 cm，表面粗糙，有类圆形疣状斑点，近先端处灰黄色，系星状毛；果皮厚0.3～0.6 cm，木质；宿萼5浅裂。种子长0.6～1 cm。气微，味微甘、苦。

| 功能主治 | 泡桐根：微苦，微寒。祛风止痛，解毒活血。用于风湿热痹，筋骨疼痛，疮疡肿毒，跌打损伤。

泡桐树皮：苦，寒。祛风除湿，消肿解毒。用于风湿热痹，淋病，丹毒，痔疮肿毒，肠风下血，外伤肿痛，骨折。

泡桐叶：苦，寒。清热解毒，止血消肿。用于痈疽，疔疮肿毒，创伤出血。

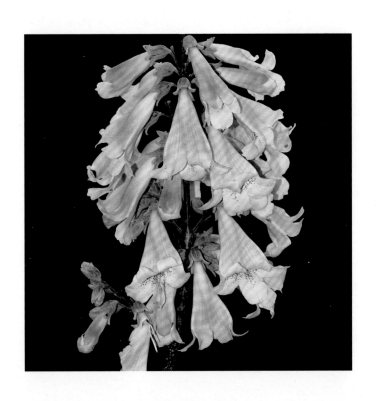

泡桐花：苦，寒。清肺利咽，解毒消肿。用于肺热咳嗽，急性扁桃体炎，细菌性痢疾，急性肠炎，急性结膜炎，腮腺炎，疖肿，疮癣。

泡桐果：苦，微寒。化痰，止咳，平喘。用于慢性支气管炎，咳嗽咳痰。

| 用法用量 |　泡桐根：内服煎汤，15 ~ 30 g。外用适量，鲜品捣敷。

泡桐树皮：内服煎汤，15 ~ 30 g。外用适量，鲜品捣敷；或煎汁涂。

泡桐叶：内服煎汤，15 ~ 30 g。外用适量，以醋蒸贴；或捣敷；或捣汁涂。

泡桐花：内服煎汤，10 ~ 25 g。外用适量，鲜品捣敷；或制成膏剂搽。

泡桐果：内服煎汤，15 ~ 30 g。

| 附　　注 |　本种异名：*Paulownia mikado* T. Ito、*Paulownia meridionalis* Dode、*Paulownia longifolia* Hand.-Mazz.、*Paulownia duclouxii* Dode、*Campsis fortunei* Seem.。

药材泡桐花，为本种的干燥花，《山东省中药材标准·附录》（1995 年版、2002 年版）中有收载。

药材泡桐叶，为本种的干燥叶，《中华本草》《中药大辞典》中有收载；《湖南省中药材标准》（2009 年版）以"桐叶"之名收载之。

本种的花焯水浸泡、剁碎后，可与葱花一起裹面糊制作烙饼食用。

台湾泡桐 *Paulownia kawakamii* Ito

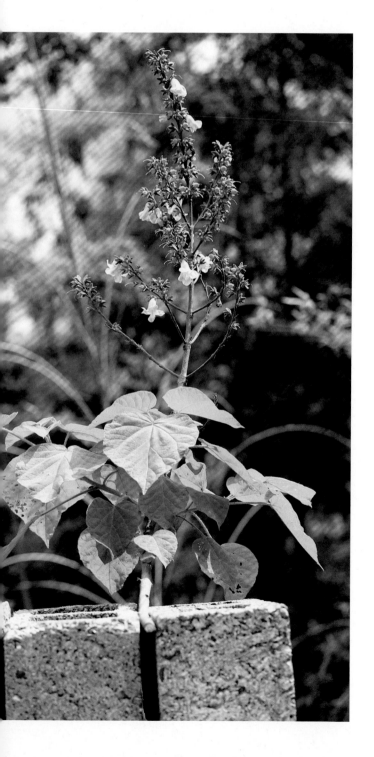

| 药 材 名 |

台湾泡桐（药用部位：树皮）、台湾泡桐叶（药用部位：叶）。

| 形态特征 |

乔木。小枝褐灰色，有明显皮孔。叶心形，大者长达 48 cm，全缘或 3 ~ 5 裂或有角，两面有黏毛；叶柄较长，幼时具长腺毛。花序枝的侧枝发达而几与中央主枝等长或稍短，花序为宽大圆锥形，长可达 1 m；小聚伞花序无总花梗或极短；花梗长达 1.2 cm；花萼有绒毛，具明显的凸脊，深裂达一半以上，萼齿窄卵圆形；花冠近钟形，浅紫色或蓝紫色，长 3 ~ 5 cm，外面有腺毛，檐部二唇形，直径 3 ~ 4 cm；雄蕊长 1 ~ 1.5 cm；花柱长约 1.4 cm。蒴果卵圆形，长 2.5 ~ 4 cm，先端有短喙。

| 生境分布 |

栽培。德兴有栽培。

| 资源情况 |

栽培资源一般。药材来源于栽培。

| 采收加工 | 台湾泡桐：全年均可采收，剥取树皮，或结合修剪取皮，鲜用或晒干。
台湾泡桐叶：夏、秋季采摘，鲜用或晒干。

| 功能主治 | 台湾泡桐：苦、涩，寒。祛风解毒，接骨消肿。用于风湿痹痛，疮痈肿毒，跌打骨折。
台湾泡桐叶：苦，寒。归心经。解毒消肿，止血。用于痈疽，疔疮，外伤出血。

| 用法用量 | 台湾泡桐：内服煎汤，15 ~ 30 g。外用适量，鲜品捣敷。
台湾泡桐叶：内服煎汤，10 ~ 15 g。外用适量，鲜品捣敷。

| 附 注 | 本种异名：*Paulownia thyrsoidea* Rehder、*Paulownia viscosa* Hand.-Mazz.、*Paulownia rehderiana* Hand.-Mazz.。

玄参科 Scrophulariaceae 泡桐属 Paulownia

毛泡桐

Paulownia tomentosa (Thunb.) Steud.

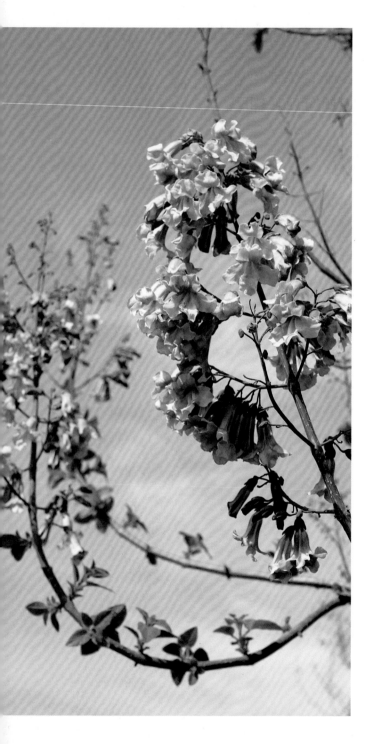

药 材 名

泡桐根（药用部位：根或根皮）、泡桐树皮（药用部位：树皮）、泡桐叶（药用部位：叶）、泡桐花（药用部位：花）、泡桐果（药用部位：近成熟果实）。

形态特征

落叶乔木。幼枝、幼果密被黏质短腺毛，叶柄及叶下面较少，树皮暗灰色，不规则纵裂，枝上皮孔明显。叶对生，具长柄；叶片心形，长 15 ~ 40 cm，全缘或波状浅裂，上面疏被星状毛，下面多密被灰黄色星状绒毛，毛有长柄。聚伞圆锥花序的侧枝不很发达，小聚伞花序有花 3 ~ 5，有与花梗等长的总花梗，均被星状绒毛；花萼浅钟状，长 1.5 cm，密被星状绒毛，5 裂至中部；花冠淡紫色，长 5 ~ 7 cm，筒部扩大，弯曲；雄蕊 4，二强。蒴果卵圆形，长 3 ~ 4 cm，外果皮硬革质。

生境分布

生于海拔 200 ~ 1 500 m 的山坡灌丛、疏林及荒地。德兴各地均有分布或栽培。

| 资源情况 | 野生资源一般，栽培资源一般。药材主要来源于栽培。

| 采收加工 | 同"白花泡桐"。

| 药材性状 | **泡桐根**：本品呈圆柱形，长短不等，直径约 2 cm。表面灰褐色至棕褐色，粗糙，有明显的皱纹和纵沟，具横裂纹及突起的侧根残痕。质坚硬，不易折断，断面不整齐，皮部棕色或淡棕色，木部宽广，黄白色，显纤维性，有多数孔洞（导管）及放射状纹理。气微，味微苦。

泡桐树皮：本品表面灰褐色，有不规则纵裂。小枝有明显的皮孔，常具黏质短腺毛。味淡、微甜。

泡桐花：本品长 4 ~ 7.5 cm。花冠紫红色，干者灰棕色，内面紫色斑点众多。

泡桐果：本品呈卵圆形，长 3 ~ 4 cm，直径 2 ~ 3 cm。表面红褐色或黑褐色。常有黏质腺毛，先端尖嘴状，长 0.6 ~ 0.8 cm，基部圆形，自顶部至基部两侧各有棱线 1 条，常沿棱线裂成 2 瓣。内表面淡棕色，光滑而有光泽，各有 1 纵隔。果皮革质。宿萼 5 中裂，呈五角星形。果梗扭曲，长 0.2 ~ 0.3 cm。种子多数，着生在肥厚的中轴上，细小，扁而有翅，长 0.25 ~ 0.4 cm。气微，味微甘、苦。

| 功能主治 | 同"白花泡桐"。

| 用法用量 | 同"白花泡桐"。

| 附　注 | 本种异名：*Paulownia imperialis* Siebold et Zucc.、*Paulownia grandifolia* Hort. ex Wettstein、*Paulownia recurva* Rehder、*Paulownia lilacina* Sprague、*Paulownia tomentosa* (Thunb.) Steud. var. *lanata* (Dode) C. K. Schneid.。

药材泡桐果，为本种的干燥近成熟果实，《中华人民共和国药典》（1977 年版）中有收载。

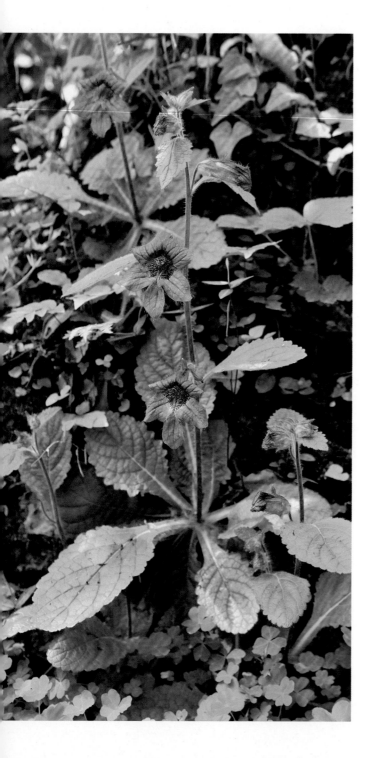

玄参科 Scrophulariaceae 地黄属 Rehmannia

天目地黄 Rehmannia chingii Li

| 药 材 名 |

浙地黄（药用部位：根茎）。

| 形态特征 |

多年生草本，植株被多细胞长柔毛，高 30 ~ 60 cm。基生叶多呈莲座状排列，叶片椭圆形，长 6 ~ 12 cm，纸质，两面疏被白色柔毛，边缘具不规则圆齿或粗锯齿或为具圆齿的浅裂片，基部楔形，逐渐收缩成长 2 ~ 7 cm 具翅的柄；茎生叶向上渐小。花单生，花梗长 1 ~ 4 cm，与萼同被多细胞长柔毛及腺毛；萼长 1 ~ 2 cm，萼齿披针形或卵状披针形；花冠紫红色，长 5.5 ~ 7 cm，外面被多细胞长柔毛，上唇裂片长卵形，长 1.4 ~ 1.8 cm，下唇裂片长椭圆形；雄蕊 4；花柱先端扩大。蒴果卵形，长约 1.4 cm，具宿存的花萼及花柱；种子多数，卵形至长卵形，长约 0.11 cm，具网眼。

| 生境分布 |

生于海拔 190 ~ 500 m 的山坡、路旁草丛中。德兴各地均有分布。

| 资源情况 |

野生资源一般。药材来源于野生。

| **采收加工** | 夏、秋季采挖，洗净，鲜用。

| **功能主治** | 甘、苦，寒。清热凉血，养阴生津。用于温热病高热烦躁，吐血，衄血，口干，咽喉肿痛，中耳炎，烫伤。

| **用法用量** | 内服煎汤，12 ~ 30 g。外用适量，捣敷；或捣汁滴耳。

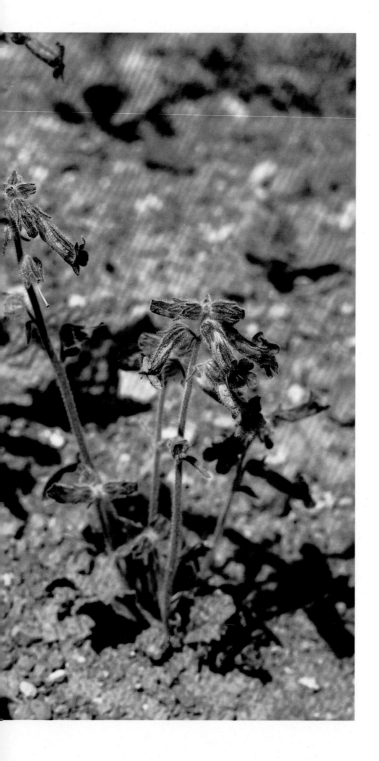

| 玄参科 | Scrophulariaceae | 地黄属 | Rehmannia |

地黄

Rehmannia glutinosa (Gaert.) Libosch. ex Fisch. et Mey.

| 药 材 名 |

鲜地黄（药用部位：块根）、生地黄（药用部位：块根）、熟地黄（药材来源：生地黄的炮制加工品）、地黄叶（药用部位：叶）。

| 形态特征 |

多年生直立草本，高 10 ~ 30 cm，全体密被白色长腺毛。根肉质。叶多基生，莲座状；柄长 1 ~ 2 cm；叶片倒卵状披针形至长椭圆形，长 3 ~ 10 cm，边缘齿钝或尖；茎生叶无或有而远比基生叶小。总状花序顶生，有时自茎基部生花；苞片下部的大，比花梗长，有时叶状，上部的小；花多少下垂；花萼筒部坛状，萼齿 5，反折，后面 1 略长；花冠紫红色，长约 4 cm，中端略向下曲，上唇裂片反折，下唇 3 裂片伸直，长方形，先端微凹，长 0.8 ~ 1 cm；子房 2 室，花后渐变 1 室。蒴果卵形。

| 生境分布 |

栽培。德兴有栽培。

| 资源情况 |

栽培资源一般。药材来源于栽培。

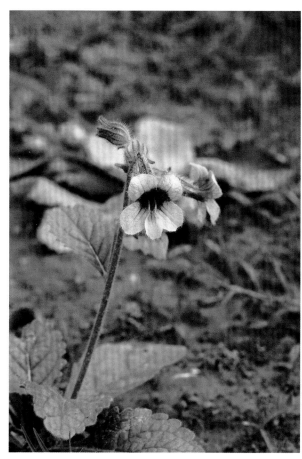
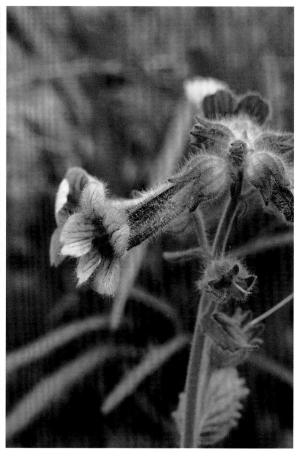

| 采收加工 | 鲜地黄：秋季采挖，除去芦头、须根及泥沙，鲜用。

生地黄：采挖鲜地黄后随即用无烟火烘炕，注意控制火力，要先大后小，炕时每日要翻动 1 ~ 2 次，当块根变软、外皮变硬、里面变黑即可取出，堆放 1 ~ 2 天，使其回潮后，再炕至干即成。

熟地黄：取干地黄加黄酒 30%，拌和，入蒸器中，蒸至内外黑润，取出晒干；或取干地黄置蒸器中蒸 8 小时后，焖一夜，次日翻过，再蒸 4 ~ 8 小时，再焖一夜取出，晒至八成干，切片后，再晒干。

地黄叶：初秋采摘，除去杂质，晒干。

| 药材性状 | 鲜地黄：本品呈纺锤形或条状，长 8 ~ 24 cm，直径 2 ~ 9 cm。外皮薄，表面浅红黄色，具弯曲的纵皱纹、芽痕、横长皮孔样突起及不规则疤痕。肉质，易断，断面皮部淡黄白色，可见橘红色油点，木部黄白色，导管呈放射状排列。气微，味微甜、微苦。

生地黄：本品多呈不规则的团块状或长圆形，中间膨大，两端稍细，有的细小，长条状，稍扁而扭曲，长 6 ~ 12 cm，直径 2 ~ 6 cm。表面棕黑色或棕灰色，

极皱缩，具不规则的横曲纹。体重，质较软而韧，不易折断，断面棕黄色至黑色或乌黑色，有光泽，具黏性。气微，味微甜。

熟地黄：本品为不规则的块片、碎块，大小、厚薄不一。表面乌黑色，有光泽，黏性大。质柔软而带韧性，不易折断，断面乌黑色，有光泽。气微，味甜。

地黄叶：本品多皱缩，破碎。完整者展平后呈长椭圆形，长 3 ~ 10 cm，宽 1.5 ~ 4 cm，灰绿色，被灰白色长柔毛及腺毛。先端钝，基部渐狭，下延成长柄，边缘有不整齐钝齿。质脆。气微，味淡。

| **功能主治** | **鲜地黄**：甘、苦，寒。归心、肝、肾经。清热生津，凉血，止血。用于热病伤阴，舌绛烦渴，温毒发斑，吐血，衄血，咽喉肿痛。

生地黄：甘，寒。归心、肝、肾经。清热凉血，养阴生津。用于热入营血，温毒发斑，吐血，衄血，热病伤阴，舌绛烦渴，津伤便秘，阴虚发热，骨蒸劳伤，内热消渴。

熟地黄：甘，微温。归肝、肾经。补血滋阴，益精填髓。用于血虚萎黄，心悸怔忡，月经不调，崩漏下血，肝肾阴虚，腰膝酸软，骨蒸潮热，盗汗遗精，内热消渴，眩晕，耳鸣，须发早白。

地黄叶：甘、淡，寒。归心、肝、肾经。益气养阴，补肾，活血。用于少气乏力，面色无华，口干咽燥，气阴两虚证；外用于恶疮，手足癣。

| **用法用量** | **鲜地黄**：内服煎汤，10 ~ 30 g；或捣汁；或熬膏；胃虚食少、脾虚有湿者慎服。外用适量，捣敷；或取汁涂搽。

生地黄：内服煎汤，10 ~ 15 g，大剂量可用至 30 g；或熬膏；或入丸、散剂；或浸润后捣绞汁。外用适量，捣敷。

熟地黄：内服煎汤，9 ~ 15 g；或入丸、散剂；或熬膏；或浸酒；脾胃虚弱、气滞痰多、腹满便溏者禁服。

地黄叶：内服煎汤，10 ~ 20 g。外用适量，捣汁涂或揉搓。

| **附　　注** | 本种异名：*Rehmannia chinensis* Libosch. ex Fisch. et C. A. Mey.、*Rehmannia glutinosa* (Gaert.) Libosch. ex Fisch. et Mey. var. *huechingensis* Chao et Shih、*Rehmannia glutinosa* (Gaert.) Libosch. ex Fisch. et Mey. f. *huechingensis* (Chao et Shih) P. G. Xiao、*Rehmannia glutinosa* (Gaert.) Libosch. ex Fisch. et Mey. var. *hemsleyana* Diels、*Rehmannia glutinosa* (Gaert.) Libosch. ex Fisch. et Mey. f. *purpurea* Matsuda。

药材地黄，为本种的新鲜或干燥块根，《中华人民共和国药典》（1963 年版至 2020 年版）、《贵州省中药材标准规格·上集》（1965 年版）、《新疆维吾尔自治区药品标准·第二册》（1980 年版）等中有收载。

药材地黄叶，为本种的干燥叶，《北京市中药材标准》（1998 年版）中有收载。

药材熟地黄，为本种的炮制加工块根，《中华人民共和国药典》（1995 年版至 2020 年版）等中有收载。

《中华人民共和国药典》规定，按干燥品计算，生地黄含梓醇（$C_{15}H_{22}O_{10}$）不得少于 0.20%，地黄苷 D（$C_{27}H_{42}O_{20}$）不得少于 0.10%；熟地黄含地黄苷 D（$C_{27}H_{42}O_{20}$）不得少于 0.050%。

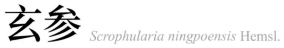

玄参科 Scrophulariaceae 玄参属 Scrophularia

玄参

Scrophularia ningpoensis Hemsl.

| **药 材 名** | 玄参（药用部位：根）。

| **形态特征** | 多年生大草本，高可达 1 m 以上。根数条，纺锤状或胡萝卜状。茎方形，有沟纹。下部的叶对生，柄长达 4 cm，上部的有时互生，柄短；叶片卵形至披针形，长 10 ~ 15（~ 30）cm，基部楔形、圆形或近心形，边缘具细锯齿，齿缘反卷，多软骨质，并有突尖。聚伞圆锥花序大而疏散，通常在各轴上有腺毛，小聚伞花序常 2 ~ 4 回分枝，总花梗长 1 ~ 3 cm；花梗略短；花萼长 0.2 ~ 0.3 cm，5 裂几达基部，裂片圆形，覆瓦状排列，边缘膜质；花冠褐紫色，长 0.8 ~ 0.9 cm，上唇明显长于下唇；退化雄蕊近圆形。蒴果卵形，长 0.8 ~ 0.9 cm。

| **生境分布** | 生于海拔 1 700 m 以下的竹林、溪旁、丛林及高草丛中。分布于德

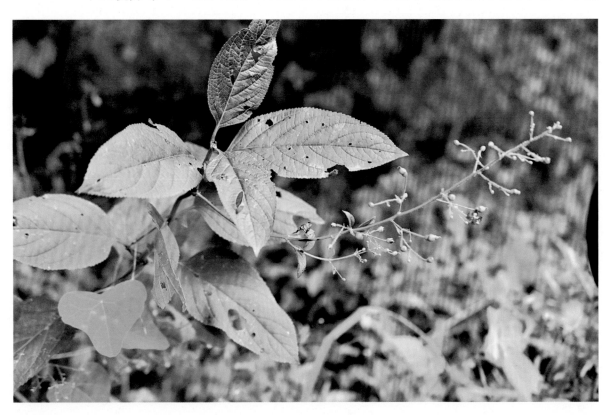

兴梧风洞等，畈大等有栽培。

| **资源情况** | 野生资源较少，栽培资源一般。药材主要来源于栽培。

| **采收加工** | 冬季茎叶枯萎时采挖，除去根茎、幼芽、须根及泥沙，晒或烘至半干，堆放3 ~ 6 天，反复数次至干燥。

| **药材性状** | 本品呈类圆柱形，中间略粗或上粗下细，有的微弯曲，长 6 ~ 20 cm，直径 1 ~ 3 cm。表面灰黄色或灰褐色，有不规则的纵沟、横长皮孔样突起稀疏的横裂纹和须根痕。质坚实，不易折断，断面黑色，微有光泽。气特异似焦糖，味甘、微苦。

| **功能主治** | 甘、苦、咸，微寒。归肺、胃、肾经。清热凉血，滋阴降火，解毒散结。用于热入营血，温毒发斑，热病伤阴，舌绛烦渴，津伤便秘，骨蒸劳嗽，目赤，咽痛，白喉，瘰疬，痈肿疮毒。

| **用法用量** | 内服煎汤，9 ~ 15 g；或入丸、散剂；脾虚便溏或有湿者禁服。外用适量，捣敷；或研末调敷。不宜与藜芦同用。

| **附　　方** | （1）治小儿鹅口疮：玄参根捣烂，取汁搽患处。
（2）治咽喉肿痛：玄参 25 g，朱砂根 25 g，煎汤服。
（3）治麻疹：玄参根 15 g，煎汤服。
（4）治关节扭伤：鲜玄参根、山姜适量，捣敷。
（5）治风火喉痛：鲜玄参根 50 g，精肉 200 g，水炖，食肉服汤。
（6）治瘰疬：鲜玄参根 50 g，天葵 25 g，煎汤服。
（7）治无名肿毒：玄参根捣敷。［方（1）~（7）出自《草药手册》（江西）］

| **附　　注** | 本种异名：*Scrophularia silvestrii* Bonati et Pamp.、*Scrophularia microdonta* Franch.。
药材玄参，为本种的干燥根，《中华人民共和国药典》（1963 年版至 2020 年版）、《贵州省中药材标准规格·上集》（1965 年版）、《新疆维吾尔自治区药品标准·第二册》（1980 年版）等中有收载。
《中华人民共和国药典》规定，按干燥品计算，玄参含哈巴苷（$C_{15}H_{24}O_{10}$）和哈巴俄苷（$C_{24}H_{30}O_{11}$）的总量不得少于 0.45%。
本种为我国特有植物。

玄参科 Scrophulariaceae 阴行草属 Siphonostegia

阴行草 *Siphonostegia chinensis* Benth.

| 药 材 名 | 北刘寄奴（药用部位：全草或地上部分。别名：金钟茵陈、土茵陈）。

| 形态特征 | 一年生草本，高 30 ~ 80 cm，全体密被锈色短毛。茎上部多分枝，稍具棱角。叶对生，无柄或有短柄；叶片 2 回羽状全裂或深裂，裂片约 3 对，条形或条状披针形，宽 0.1 ~ 0.2 cm，有小裂片 1 ~ 3。花对生于茎枝上部，成疏总状花序；花梗极短，有 1 对小苞片；萼筒长 1 ~ 1.5 cm，有 10 显著的主脉，齿 5，长为筒部的 1/4 ~ 1/3；花冠上唇红紫色，下唇黄色，长 2.2 ~ 2.5 cm，筒部伸直，上唇镰状弯曲，额稍圆，背部密被长纤毛，下唇先端 3 裂，褶襞高隆呈瓣状；二强雄蕊，花丝基部被毛。蒴果包于宿存萼内，披针状矩圆形，先端稍偏斜；种子黑色。

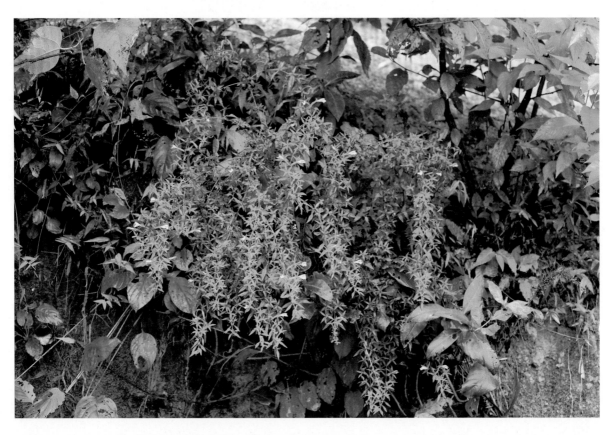

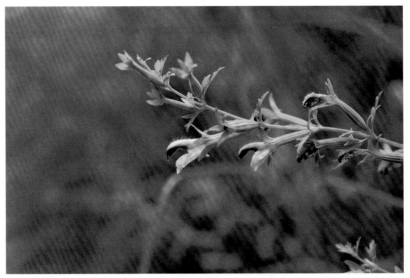

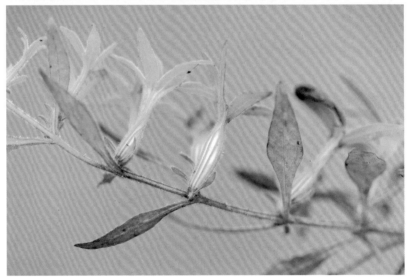

| **生境分布** | 生于海拔 800 m 以上的干山坡与草地中。分布于德兴三清山北麓、大茅山等。

| **资源情况** | 野生资源一般。药材来源于野生。

| **采收加工** | 秋季采收，除去杂质，晒干或鲜用。

| **药材性状** | 本品长 30 ~ 80 cm，全体被短毛。根短而弯曲，稍有分枝。茎圆柱形，有棱，有的上部有分枝，表面棕褐色或黑棕色；质脆，易折断，断面黄白色，中空或有白色髓。叶对生，多脱落、破碎，完整者羽状深裂，黑绿色。总状花序顶生，花有短梗，花萼长筒状，黄棕色至黑棕色，有 10 明显的纵棱，先端 5 裂，花冠棕黄色，多脱落。蒴果狭卵状椭圆形，较萼稍短，棕黑色；种子细小。气微，味淡。

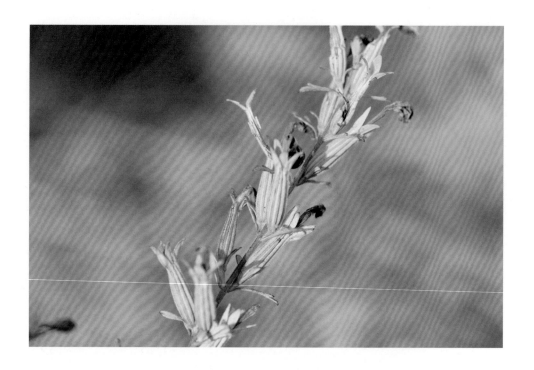

功能主治	苦，寒。归脾、胃、肝、胆经。活血祛瘀，通经止痛，凉血，止血，清热利湿。用于跌打损伤，外伤出血，瘀血闭经，月经不调，产后瘀痛，癥瘕积聚，血痢，血淋，湿热黄疸，水肿腹胀，带下。
用法用量	内服煎汤，6～9g，鲜品30～60g；或研末。外用适量，研末调敷。
附　方	（1）治急性肝炎：①金钟茵陈15g，水菖蒲12g，栀子9g，络石藤9g，白马骨6g，大黄6g，煎汤服，每日1剂。②金钟茵陈30g，煎汤服。③阴行草30g，马兰根9g，煎汤服。④金钟茵陈30g，乌药12g，石菖蒲6g，煎汤服。 （2）治慢性肝炎：金钟茵陈、虎刺根、紫金牛、野南瓜根、珍珠菜根、丹参、琴叶榕根、石菖蒲、当药、白麻骨（六月雪），煎汤服。［方（1）～（2）出自《草药手册》（江西）］
附　注	药材北刘寄奴，为本种的干燥全草或地上部分，《中华人民共和国药典》（1990年版附录至2005年版附录、2010年版至2020年版）、《中华人民共和国卫生部药品标准·中药成方制剂·第二册·附录》（1990年版）、《甘肃省中药材标准》（2008年版、2009年版）、《辽宁省中药材标准》（2009年版）、《北京市中药材标准》（1998年版）中有收载；《山西省中药材标准》（1987年版）、《新疆维吾尔自治区药品标准·第二册》（1980年版）、《贵州省中药材、民族药材质量标准·附录》（2003年版）、《山东省中药材标准》（1995

年版、2002 年版）、《内蒙古中药材标准》（1988 年版）、《河南省中药材标准》（1991 年版）以"刘寄奴"之名收载之，《中华人民共和国药典》（1977 年版）、《湖北省中药材质量标准》（2009 年版）、《湖南省中药材标准》（1993 年版、2009 年版）以"阴行草"之名收载之，《上海市中药材标准》（1994 年版）以"灵茵陈（铃茵陈）"之名收载之。

玄参科 Scrophulariaceae 阴行草属 Siphonostegia

腺毛阴行草 *Siphonostegia laeta* S. Moore

| **药材名** | 金钟茵陈（药用部位：全草）。

| **形态特征** | 一年生草本，高 30 ~ 70 cm，全体密被腺毛。茎常分枝，枝对生。叶对生；柄长 0.6 ~ 1 cm；叶片三角状长卵形，长 1.5 ~ 2.5 cm，宽 0.8 ~ 1.5 cm，近掌状 3 深裂，裂片不等，中裂片菱状长卵形，羽状半裂至浅裂，侧裂仅外侧羽状半裂。花序总状，花对生；苞片叶状；花梗极短，小苞片长 0.3 ~ 0.5 cm；花萼筒状钟形，10 主脉细，筒部长 1 ~ 1.5 cm，萼齿 5，长 0.6 ~ 1 cm；花冠黄色，有时盔背部微带紫色，长 2.3 ~ 2.7 cm，盔略镰状，弯曲，前方下角有 1 对小齿，下唇 3 裂，褶襞稍隆起，密被多细胞长柔毛；花丝密被短柔毛。蒴果黑褐色，卵状长椭圆形；种子黄褐色。

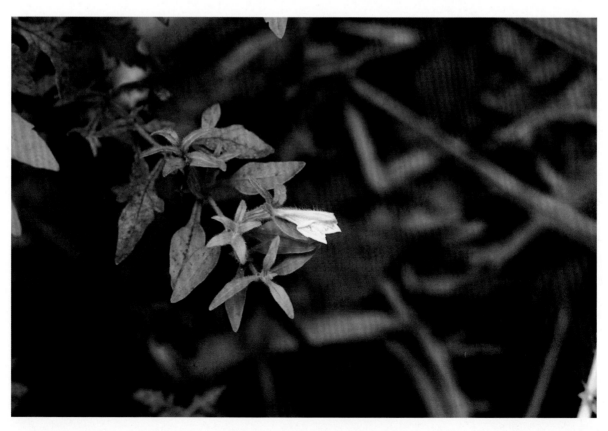

| **生境分布** | 生于海拔 220～500 m 的草丛或灌木林中较阴湿处。分布于德兴畈大等。

| **资源情况** | 野生资源一般。药材来源于野生。

| **采收加工** | 秋季采收，除去杂质，鲜用或晒干。

| **功能主治** | 苦，凉。破血通经，敛疮消肿，利湿。用于闭经癥瘕，产后瘀血，跌打损伤，金疮出血，烫火伤，痈肿；民间用于黄疸。

| **用法用量** | 内服煎汤，9～15 g，鲜品 30～60 g；或研末。外用适量，研末调敷。

玄参科 Scrophulariaceae 蝴蝶草属 Torenia

光叶蝴蝶草
Torenia glabra Osbeck

| 药 材 名 |　水韩信草（药用部位：全草）。

| 形态特征 |　多年生匍匐或披散草本，全体近无毛或疏被短硬毛。茎四方形，至少近基部节上生根。叶柄长约 1 cm；叶片卵状三角形至卵形，长 1.5 ~ 3 cm，略超过宽，边缘有圆齿。花单朵假腋生或 1 ~ 4 在枝顶集成伞形花序；苞片丝状；花梗比叶长；花萼筒状，稍向前弯曲，花期长 1 ~ 1.5 cm，果期长 1.5 ~ 2 cm，具不等的 5 翅，翅宽约 0.1 cm；花冠紫色，少蓝色，长 1.8 ~ 2.2 cm，檐部长约 0.5 cm，上唇全缘或微凹，下唇 3 裂；前面 2 雄蕊的花丝近基部有很短的盲肠状附属物。蒴果包于萼内；种子有格状饰纹，黄色。

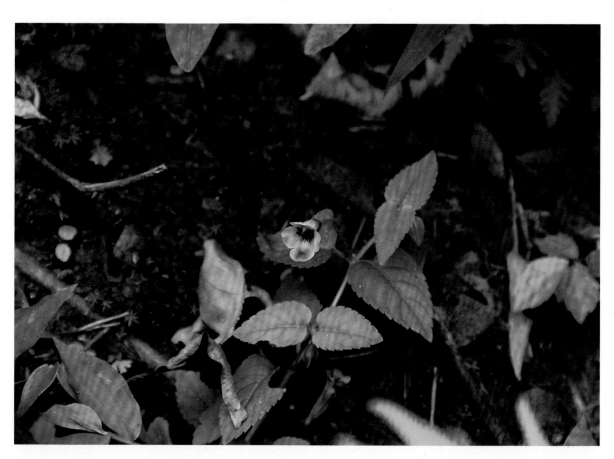

| 生境分布 | 生于拔海 300 ~ 1 700 m 的山坡、路旁或阴湿处。德兴各地山区均有分布。 |

| 资源情况 | 野生资源丰富。药材来源于野生。 |

| 采收加工 | 夏、秋季采收，鲜用或晒干。 |

| 功能主治 | 甘、微苦，凉。归肝、胆、肺经。清热利湿，解毒，化瘀，消肿止痛。用于热咳，黄疸，泻痢，牙痛，口腔破溃，疳积，疔毒，跌打损伤，中耳炎，子痈，毒蛇咬伤。 |

| 用法用量 | 内服煎汤，15 ~ 30 g。外用适量，鲜品捣敷。 |

| 附　　注 | 本种异名：*Torenia asiatica* L.。 |

玄参科 Scrophulariaceae 蝴蝶草属 Torenia

紫萼蝴蝶草 *Torenia violacea (Azaola) Pennell*

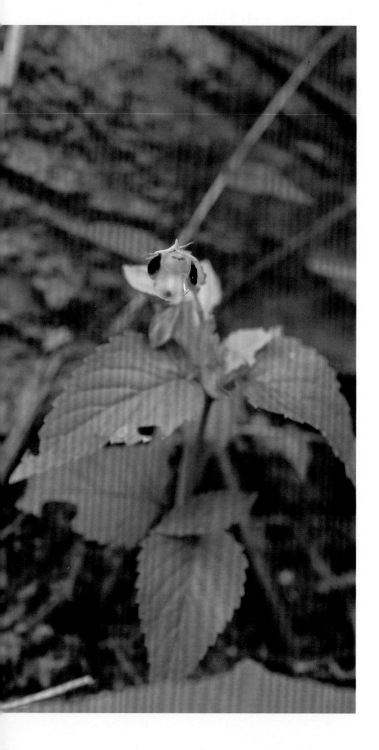

| 药 材 名 |

紫色翼萼（药用部位：全草）。

| 形态特征 |

一年生直立草本，高 10 ~ 40 cm，有时基部多分枝而披散。茎、叶疏被硬毛。茎四方形。叶柄长 0.5 ~ 1 cm；叶片卵形，长 2 ~ 4 cm，边缘具钝齿。伞形花序顶生和侧生，无总花梗，有花 2 ~ 4，侧生的常退化为单朵；花萼长卵形，基部急尖，翅宽达 0.2 ~ 0.3 cm，果期变紫红色，萼齿略呈唇形；花冠淡蓝色或白色，长近 2 cm，上唇截形，下唇 3 浅裂；花丝无附属物。蒴果包于萼内。

| 生境分布 |

生于海拔 200 m 以上的山坡草地、林下、田边及路旁潮湿处。德兴各地均有分布。

| 资源情况 |

野生资源一般。药材来源于野生。

| 采收加工 |

夏、秋季采收，洗净，晒干。

| 功能主治 | 微苦，凉。归肝、脾、胃经。消食化积，解暑，清肝。用于疳积，中暑呕吐，腹泻，目赤肿痛。 |

| 用法用量 | 内服煎汤，10 ~ 15 g。 |

| 附　注 | 本种异名：*Torenia peduncularis* Benth. ex Hook. f.、*Torenia exappendiculata* Regel、*Torenia violacea* (Azaola) Pennell var. *chinensis* T. Yamaz.、*Mimulus violaceus* Azaola ex Blanco。 |

玄参科 Scrophulariaceae 婆婆纳属 *Veronica*

婆婆纳

Veronica didyma Tenore

| **药 材 名** | 婆婆纳（药用部位：全草）。

| **形态特征** | 一年生草本。茎基部多分枝成丛，纤细，匍匐或上升，多少被柔毛，高 10 ~ 25 cm。叶对生，具短柄；叶片三角状圆形，长 0.5 ~ 1 cm，通常有 7 ~ 9 钝锯齿。总状花序顶生；苞片叶状，互生；花梗略比苞片短，花后向下反折；花萼 4 深裂几达基部，裂片卵形，果期长达 0.5 cm，被柔毛；花冠蓝紫色，辐状，直径 0.4 ~ 0.8 cm，筒部极短。蒴果近肾形，稍扁，密被柔毛，尤其在脊处混有腺毛，略比萼短，宽 0.4 ~ 0.5 cm，凹口成直角，裂片先端圆，脉不明显，花柱与凹口齐或略过之；种子舟状，深凹，背面具波状纵皱纹。

| **生境分布** | 生于荒地。德兴各地均有分布。

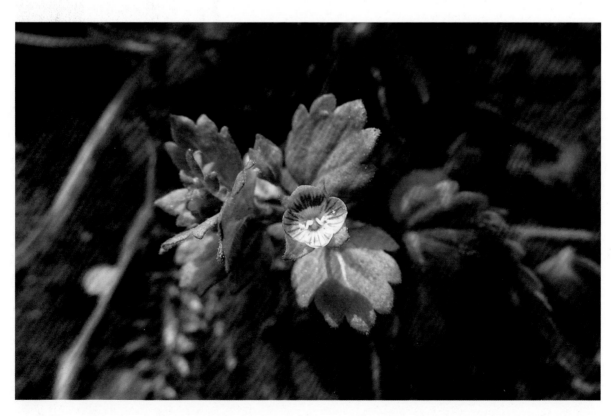

| 资源情况 | 野生资源丰富。药材来源于野生。

| 采收加工 | 3～4月采收，鲜用或晒干。

| 功能主治 | 甘、淡，凉。归肝、肾经。补肾强腰，解毒消肿。用于肾虚腰痛，疝气，睾丸肿痛，带下，痈肿。

| 用法用量 | 内服煎汤，15～30 g，鲜品60～90 g；或捣汁。

| 附　注 | 本种异名：*Veronica polita* Fries、*Veronica didyma* Tenore var. *lilacina* T. Yamaz.。

玄参科 Scrophulariaceae 婆婆纳属 Veronica

蚊母草
Veronica peregrina L.

| 药 材 名 |　仙桃草（药用部位：带虫瘿的全草。别名：接骨桃草、活血丹、接骨仙桃）。

| 形态特征 |　一年生草本，高 10 ～ 25 cm。通常自基部多分枝，主茎直立，侧枝披散，全体无毛或茎叶被柔毛。叶对生，无柄，下部的倒披针形，上部的长矩圆形，长 1 ～ 2 cm，全缘或有不明显的齿。总状花序顶生；苞片比叶略小，全缘或有疏齿；花梗极短，不超过 0.2 cm；花萼 4 深裂，裂片长矩圆形至宽条形，长 0.3 ～ 0.4 cm；花冠白色或浅蓝色，长 0.3 ～ 0.5 cm，裂片几相等；雄蕊 2，比花冠短得多。蒴果倒心形，长 0.3 ～ 0.4 cm，宽略过之，侧扁，先端凹，有时沿脊疏生短腺毛，花柱宿存，极短；种子矩圆形。

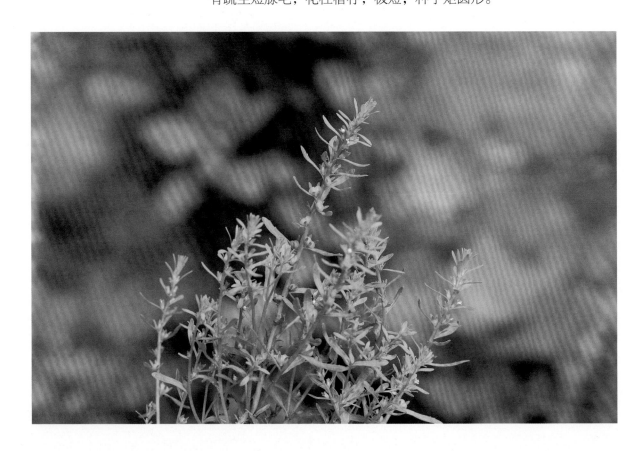

| 生境分布 | 生于潮湿的荒地、路边。德兴各地均有分布。

| 资源情况 | 野生资源丰富。药材来源于野生。

| 采收加工 | 春、夏季采集果实未开裂的全草（以带虫瘿者为佳），剪去根，拣净杂质，晒干或用文火烘干。

| 药材性状 | 本品须根丛生，细而卷曲，表面棕灰色至棕色，折断面白色。茎圆柱形，直径约 0.1 cm，表面枯黄色或棕色，老茎微带紫色，有纵纹；质柔软，折断面中空。叶多脱落，残留的叶片淡棕色或棕黑色，皱缩卷曲。蒴果棕色，有多数细小而扁的种子；种子淡棕色，有虫瘿的果实膨大为肉质桃形。气微，味淡。

| 功能主治 | 甘、微辛，平。归肝、胃、肺经。化瘀止血，清热消肿，止痛。用于跌打损伤，咽喉肿痛，痈疽疮疡，咯血，吐血，衄血，便血，肝胃气痛，疝气痛，痛经。

| 用法用量 | 内服煎汤，10 ~ 30 g；或研末；或捣汁；孕妇忌服。外用适量，鲜品捣敷；或煎汤洗。

| 附　　注 | 药材仙桃草，为本种的带虫瘿的干燥全草或全草，《中华人民共和国药典》（1977 年版）、《福建省中药材标准》（2006 年版）、《贵州省中药材、民族药材质量标准》（2003 年版）、《贵州省中药材质量标准》（1988 年版）、《贵州省中药材标准规格·上集》（1965 年版）、《河南省中药材标准》（1993 年版）、《上海市中药材标准》（1994 年版）、《北京市中药材标准·附录》（1998 年版）、《湖北省中药材质量标准》（2009 年版）、《湖南省中药材标准》（2009 年版）中有收载。

玄参科 Scrophulariaceae 腹水草属 Veronicastrum

爬岩红
Veronicastrum axillare (Sieb. et Zucc.) Yamazaki

| 药 材 名 | 腹水草（药用部位：全草。别名：两头爬、两头拉）。

| 形态特征 | 多年生草本。根茎短；根密被黄褐色茸毛。茎细长，长可达 1 m，倾卧，先端着地生根，常无毛，稀被黄色卷毛。叶柄短；叶片纸质，披针形至长卵形，长 5 ~ 13 cm，宽 2.5 ~ 5 cm，边缘具三角形锯齿，常无毛，少在叶脉上有短毛。穗状花序腋生，长 1 ~ 3 cm，近无柄，花密集；花萼 5 深裂，裂片钻形，长 0.3 ~ 0.5 cm，不等长，常具睫毛，少无毛；花冠筒状，紫色或紫红色，长 0.5 ~ 0.6 cm，檐部占花冠长的 1/3，4 裂，裂片三角形，稍不等，筒部上端内面被毛；雄蕊 2，花药长 0.1 cm。

| 生境分布 | 生于林下、林缘草地及山谷阴湿处。德兴各地均有分布。

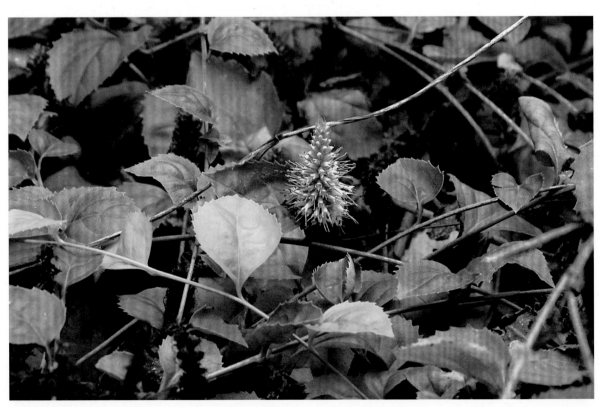

| **资源情况** | 野生资源一般。药材来源于野生。

| **采收加工** | 7 ~ 8 月（或 10 月）采收，除去杂质，晒干。

| **药材性状** | 本品茎细长，圆柱形，外表棕黑色，无毛或被疏短毛。叶互生，多皱缩破碎，展平后呈卵形至卵状披针形，长 4 ~ 12 cm，宽 2 ~ 5 cm，上面绿淡褐色，下面淡褐色，边缘有锯齿，先端渐尖，基部圆形或圆楔形；叶柄短。穗状花序腋生，长 1 ~ 4 cm。气微，味苦。

| **功能主治** | 苦、辛，凉；有小毒。归肝、脾、肾经。逐水消肿，清热解毒。用于水肿，腹水，疮疡肿痛。

| **用法用量** | 内服煎汤，10 ~ 15 g，鲜品 30 ~ 60 g；或捣汁；孕妇及体弱者慎服。外用适量，鲜品捣敷；或研粉调敷；或煎汤洗。

| **附　　方** | （1）治肝硬化腹水：腹水草全草 30 g，乌药 6 g，煎汤服，每日 1 剂。
（2）治无名肿毒：鲜腹水草全草，酒酿糟捣敷患处。［方（1）~（2）出自《草药手册》（江西）］

| **附　　注** | 本种异名：*Veronicastrum simadai* (Masam.) T. Yamaz.、*Paederota axillaris* Siebold et Zucc.、*Botryopleuron formosanum* Masam.、*Botryopleuron axillare* (Siebold et Zucc.) Hemsl.、*Calorhabdos axillaris* (Siebold et Zucc.) Benth. ex S. Moore、*Calorhabdos simadai* Masam.。
药材腹水草，为本种的干燥全草，《江西省中药材标准》（2014 年版）、《上海市中药材标准》（1994 年版）中有收载。

玄参科 Scrophulariaceae 腹水草属 Veronicastrum

腹水草
Veronicastrum stenostachyum (Hemsl.) Yamazaki

| 药 材 名 | 钓鱼秆（药用部位：全草）。

| 形态特征 | 多年生草本。根茎短而横走；根密被褐黄色茸毛。茎弓曲、细长，长达 1 m，先端常着地生根，基部无毛，中上部被相当密的黄色短卷毛。叶具短柄；叶片卵形至卵状披针形，长 7 ~ 15 cm，边缘具偏斜的三角状锯齿。穗状花序腋生，近无柄，长 1.5 ~ 3 cm，花密集；苞片钻形，长 0.4 ~ 0.6 cm，疏具睫毛；花萼 5 深裂，裂片不等长，钻形，无毛或疏具睫毛；花冠筒状，白色，少紫色，长 0.5 ~ 0.6 cm，檐部很短，裂片稍不等，近正三角形；花药长约 0.12 cm。蒴果卵形，长 0.3 cm，4 瓣裂。

| 生境分布 | 常生于灌丛、林下及阴湿处。德兴各地均有分布。

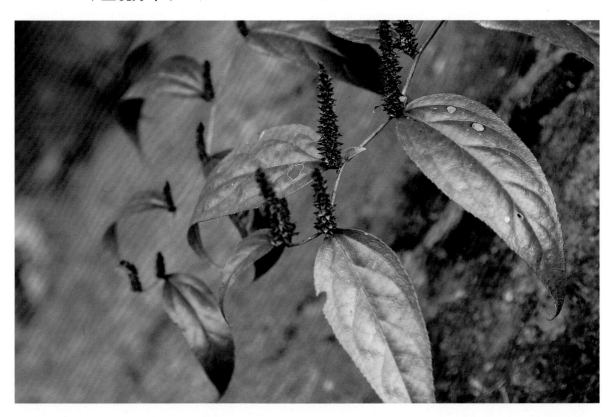

| **资源情况** | 野生资源一般。药材来源于野生。

| **采收加工** | 夏季采收，鲜用或晒干。

| **功能主治** | 微苦，凉。清热解毒，行水，散瘀。用于肺热咳嗽，痢疾，肝炎，水肿，跌打损伤，毒蛇咬伤，烫火伤。

| **用法用量** | 内服煎汤，10 ~ 15 g；孕妇忌服。外用适量，鲜品捣敷。

| **附　　注** | 本种异名：*Calorhabdos venosa* Hemsl.、*Calorhabdos stenostachya* Hemsl.、*Calorhabdos fargesii* Franch.。

药材钓鱼秆，为本种的干燥全草，《中华本草》《中药大辞典》中有收载；《四川省中草药标准（试行稿）·第三批》（1980 年版）以"钓鱼竿"之名收载之。

紫葳科 Bignoniaceae 凌霄属 Campsis

凌霄

Campsis grandiflora (Thunb.) Schum.

| 药 材 名 | 凌霄花（药用部位：花。别名：倒挂金钟）、紫葳茎叶（药用部位：茎叶）、紫葳根（药用部位：根。别名：钻地龙、钻地蜈蚣）。 |

| 形态特征 | 攀缘藤本。奇数羽状复叶；小叶 7 ~ 9，卵形或卵状披针形，先端尾尖，基部宽楔形，长 3 ~ 9 cm，侧脉 6 ~ 7 对，两面无毛，有粗齿；叶轴长 4 ~ 13 cm；小叶柄长 0.5 ~ 1 cm。花序长 15 ~ 20 cm；花萼钟状，长 3 cm，裂至中部，裂片披针形，长约 1.5 cm；花冠内面鲜红色，外面橙黄色，长约 5 cm，裂片半圆形；雄蕊着生于花冠筒近基部，花丝线形，长 2 ~ 2.5 cm，花药黄色，"个"字形着生；花柱线形，长约 3 cm，柱头扁平，2 裂。蒴果先端钝。花期 5 ~ 8 月。 |

| 生境分布 | 德兴有栽培。 |

| 资源情况 | 栽培资源一般。药材来源于栽培。 |

| 采收加工 | **凌霄花**：夏、秋季花盛开时，择晴天摘下刚开的花朵，干燥。 |

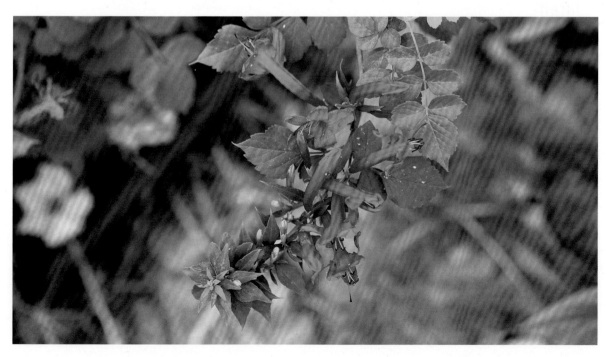

紫葳茎叶：夏、秋季采收，晒干。

紫葳根：全年均可采挖，洗净，切片，晒干。

| 药材性状 | **凌霄花**：本品多皱缩、卷曲，黄褐色或棕褐色，完整花朵长 4 ~ 5 cm。萼筒钟状，长 2 ~ 2.5 cm，裂片 5，裂至中部，萼筒基部至萼齿尖有 5 纵棱。花冠先端 5 裂，裂片半圆形，下部联合成漏斗状，表面可见细脉纹，内表面较明显。雄蕊 4，着生在花冠上，2 长 2 短，花药"个"字形。花柱 1，柱头扁平。气清香，味微苦、酸。

紫葳茎叶：本品茎呈黄褐色，具棱状网裂。单数羽状复叶互生，小叶 7 ~ 9，先端小叶较大，卵形或卵状披针形，长 4 ~ 9 cm，宽 2 ~ 4 cm，先端渐尖，基部不对称，边缘有锯齿。气微，味苦。

紫葳根：本品呈长圆柱形，常扭曲或弯曲，直径 1 ~ 3 cm。外表面黄棕色或土红色，有纵皱纹，并可见稀疏的支根或支根痕。质坚硬，断面纤维性，有丝状物，皮部为棕色，木部为淡黄色。气微，味淡。

| 功能主治 | **凌霄花**：甘、酸，寒。归肝、心包经。活血通经，凉血祛风。用于月经不调，闭经，癥瘕，产后乳肿，风疹发红，皮肤瘙痒，痤疮。

紫葳茎叶：苦，平。归肝、肾经。清热，凉血，散瘀。用于血热生风，身痒，风疹，手脚酸软麻木，咽喉肿痛。

紫葳根：甘、辛，寒。归肝、脾、肾经。凉血祛风，活血通络。用于血热生风，身痒，风疹，腰脚不遂，痛风，风湿痹痛，跌打损伤。

| 用法用量 | **凌霄花**：内服煎汤，3 ~ 9 g；或入散剂；气血虚弱、内无瘀热者及孕妇慎服。外用适量，研末调涂；或煎汤熏洗。

紫葳茎叶：内服煎汤，9 ~ 15 g；孕妇禁服；体虚者慎服。

紫葳根：内服煎汤，6 ~ 9 g；或入丸、散剂；或浸酒；孕妇慎服。外用适量，鲜品捣敷。

| 附 注 | 本种异名：*Campsis chinensis* (Lamarck) Voss、*Campsis adrepens* Loureiro、*Bignonia grandiflora* Thunberg、*Bignonia chinensis* Lamarck、*Tecoma chinensis* (Lamarck) K. Koch、*Tecoma grandiflora* Loiseleur-Deslongchamps。

药材凌霄花，为本种的干燥花，《中华人民共和国药典》（1963 年版、1985 年版至 2020 年版）、《新疆维吾尔自治区药品标准·第二册》（1980 年版）等中有收载。

药材凌霄根（紫威根），为本种的干燥根，《上海市中药材标准》（1994 年版）、《宁夏中药材标准》（2018 年版）中有收载。

爵床科 Acanthaceae 白接骨属 Asystasiella

白接骨 *Asystasiella neesiana* (Wall.) Lindau

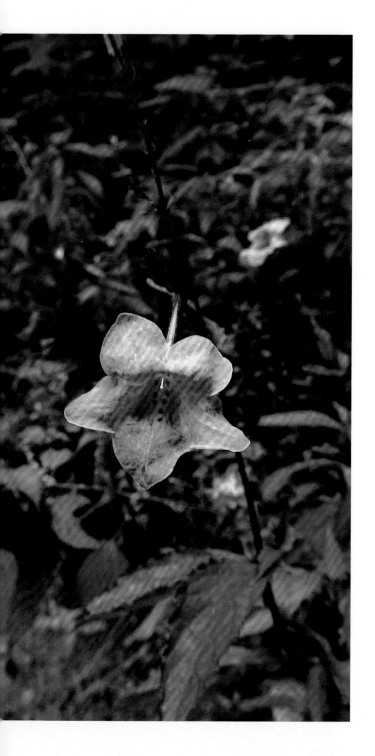

| 药 材 名 |

白接骨（药用部位：全草）。

| 形态特征 |

草本。具白色、富黏液的根茎。茎高达1 m，略呈四棱形。叶卵形至椭圆状矩圆形，长 5 ~ 20 cm，边缘微波状至具浅齿。花序穗状或基部有分枝，顶生，长 6 ~ 12 cm；花单生或双生；苞片微小，长 0.1 ~ 0.2 cm；花萼裂片 5，长约 0.6 cm，有腺毛；花冠淡紫红色，漏斗状，外疏生腺毛，花冠筒细长，长 3.5 ~ 4 cm，裂片 5，略不等，长约 1.5 cm；二强雄蕊，着生于花冠喉部，2 药室等高。蒴果长 1.8 ~ 2.2 cm，上部具 4 种子，下部实心，细长似柄。

| 生境分布 |

生于山坡、山谷林下阴湿的石缝内或溪边草丛中。德兴各地均有分布。

| 资源情况 |

野生资源一般。药材来源于野生。

| 采收加工 |

夏、秋季采收，鲜用或晒干。

| 药材性状 | 本品长短不一，茎略呈四方形，有分枝，全体光滑无毛。叶对生，皱缩，完整者展平后呈卵形至椭圆状矩圆形或披针形，长 5 ~ 15 cm，宽 2.5 ~ 4 cm，先端渐尖至尾状渐尖，基部楔形或近圆形，常下延至叶柄；叶缘微波状至具微齿。气微，味淡。

| 功能主治 | 苦、淡，凉。归肺经。化瘀止血，续筋接骨，利尿消肿，清热解毒。用于吐血，便血，外伤出血，跌打瘀肿，扭伤骨折，风湿肢肿，腹水，疮疡溃烂，疖肿，咽喉肿痛。

| 用法用量 | 内服煎汤，9 ~ 15 g，鲜品 30 ~ 60 g；或捣烂绞汁；或研末；孕妇及月经期者慎服。外用适量，鲜品捣敷；或研末撒。

| 附　注 | 本种异名：*Asystasia neesiana* (Wall.) Nees、*Asystasia chinensis* S. Moore、*Asystasiella chinensis* (S. Moore) E. Hossain、*Ruellia neesiana* Wall.。
药材白接骨，为本种的干燥全草或根茎，《湖北省中药材质量标准》（2018 年版）中有收载。
本种的 IUCN 评估等级为 LC 级。本种为陕西省濒危级保护植物。

爵床科 Acanthaceae 杜根藤属 Calophanoides

杜根藤

Calophanoides quadrifaria (Nees) Ridl.

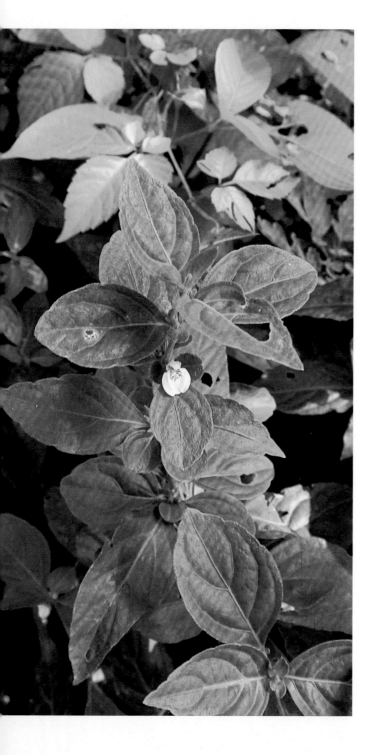

| 药 材 名 |

大青草（药用部位：全草）。

| 形态特征 |

草本。茎直立或呈披散状，高达 50 cm。叶椭圆形至矩圆状披针形，长 2 ～ 12 cm。紧缩的聚伞花序具 1 至少数花，生于上部叶腋，似呈花簇生；苞片倒卵状匙形，长 0.6 ～ 0.8 cm；小苞片无；花萼裂片 5，条状披针形，长约 0.7 cm，生微毛或小糙毛；花冠白色，外被微毛，长 0.8 ～ 1.2 cm，二唇形，下唇具 3 浅裂；雄蕊 2，2 药室不等高，低者具白色小距。蒴果长约 0.8 cm，上部具 4 种子，下部实心；种子有小瘤状突起。

| 生境分布 |

生于海拔 850 ～ 1 600 m 的山坡、路旁草丛或林下。分布于德兴三清山北麓、大茅山及畈大等。

| 资源情况 |

野生资源一般。药材来源于野生。

| 采收加工 |

夏、秋季采收，洗净，鲜用或晒干。

| 功能主治 | 苦，寒。归心、胆经。清热解毒。用于口舌生疮，时行热毒，丹毒，黄疸。

| 用法用量 | 内服煎汤，9 ~ 15 g；或鲜品捣烂绞汁。

| 附　　注 | 本种异名：*Justicia quadrifaria* (Nees) T. Anderson、*Adhatoda quadrifaria* Nees、*Adhatoda zollingeriana* Nees、*Gendarussa quadrifaria* Nees。

爵床科 Acanthaceae 狗肝菜属 Dicliptera

狗肝菜

Dicliptera chinensis (L.) Juss.

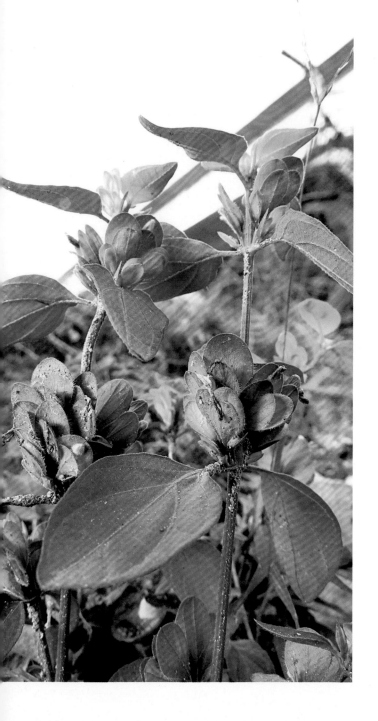

| 药 材 名 |

狗肝菜（药用部位：全草）。

| 形态特征 |

草本。茎高 30 ~ 80 cm，节常膨大呈膝状。叶卵状椭圆形，长 2 ~ 7 cm。花序由 3 ~ 4 聚伞花序组成，每聚伞花序有 1 至少数花，下面托以 2 总苞状苞片；苞片椭圆形至倒卵状椭圆形或狭椭圆形，二者略不相等，大者长 1 ~ 1.2 cm，宽 0.3 ~ 0.7 cm，有柔毛；花萼裂片 5，钻形，长约 0.3 cm；花冠淡紫红色，长约 1 cm，外有柔毛，二唇形，下唇 3 浅裂；雄蕊 2，2 药室一上一下。蒴果长约 0.7 cm，有柔毛，开裂时胎座由蒴底弹起；种子 4。

| 生境分布 |

生于海拔 1 800 m 以下的疏林下、溪边、路旁。德兴各地均有分布。

| 资源情况 |

野生资源一般。药材来源于野生。

| 采收加工 |

夏、秋季采收，洗净，鲜用或晒干。

| 药材性状 | 本品长可达 80 cm。根须状，淡黄色。茎多分枝，折曲状，具棱，节膨大成膝状，下面节处常匍匐具根。叶对生，暗绿色或灰绿色，多皱缩，完整者展平后呈卵形或卵状披针形，纸质，长 2 ~ 7 cm，宽 1 ~ 4 cm，先端急尖或渐尖，基部楔形，下延，全缘，两面无毛或稍被毛，以上表面叶脉处较多；叶柄长，上面有短柔毛。有的带花，由数个头状花序组成的聚伞花序生于叶腋，叶状苞片一大一小，倒卵状椭圆形；花二唇形。蒴果卵形，开裂者胎座升起；种子有小疣点。气微，味淡、微甘。

| 功能主治 | 甘、微苦，寒。归心、肝、肺经。清热，凉血，利湿，解毒。用于感冒发热，热病发斑，吐衄，便血，尿血，崩漏，肺热咳嗽，咽喉肿痛，肝热目赤，小儿惊风，小便淋沥，带下，带状疱疹，痈肿疔疮，蛇犬咬伤。

| 用法用量 | 内服煎汤，30 ~ 60 g；或鲜品捣汁；脾胃虚寒者慎服。外用适量，鲜品捣敷；或煎汤洗。

| 附　　方 | （1）治喉痛：狗肝菜 15 ~ 30 g，煎汤服；或研末，开水冲服。
（2）治乳糜尿：鲜狗肝菜、马齿苋各 60 ~ 120 g，煎汤，加食盐适量内服。
（3）治蛇咬伤：狗肝菜、青木香、犁头草各适量，捣敷。
（4）治带下、崩漏：鲜狗肝菜 120 g，猪瘦肉 120 g，煎汤，服汤食肉。［方（1）~（4）出自《草药手册》（江西）］

| 附　　注 | 本种异名：*Justicia chinensis* (Champ.) Q. H. Chen、*Dicliptera burmanni* Nees、*Dicliptera roxburghiana* Nees、*Dicliptera chinense* (Linnaeus) K. D. Koenig & Sims。
药材狗肝菜，为本种的干燥全草，《中华人民共和国药典》（1977 年版）、《广东省中药材标准》（2004 年版、2019 年版）、《广西壮族自治区瑶药材质量标准·第二卷》（2021 年版）中有收载。

爵床科 Acanthaceae 水蓑衣属 Hygrophila

水蓑衣

Hygrophila salicifolia (Vahl) Nees

| 药 材 名 | 南天仙子（药用部位：种子）、水蓑衣（药用部位：全草）。

| 形态特征 | 草本。茎高达 60 cm。叶通常为披针形或矩圆状披针形，下部叶或发育不良者为椭圆形，长 4 ~ 11.5 cm。花 3 ~ 7 簇生于叶腋；苞片卵状椭圆形至狭圆形，长 0.4 ~ 0.6 cm，疏生短糙毛和睫毛；花萼长 0.6 ~ 0.8 cm，生短糙毛，5 深裂达中部，裂片三角状披针形；花冠淡紫红色，长约 1 cm，外有微毛，2 唇形，花冠筒稍长于唇瓣，上唇 2 浅裂，下唇 3 深裂；二强雄蕊，花药 2 室。蒴果长约 1 cm；种子 16 ~ 24，四方状圆形，扁，遇水即现白色密绒毛。

| 生境分布 | 生于溪沟边或洼地等潮湿处。德兴各地均有分布。

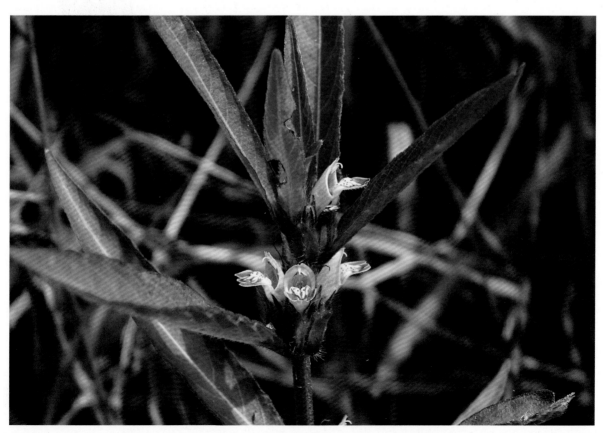

| 资源情况 | 野生资源一般。药材来源于野生。

| 采收加工 | 南天仙子：秋季果实成熟时割取地上部分，晒干，打下种子，除去杂质。
水蓑衣：夏、秋季采收，洗净，鲜用或晒干。

| 药材性状 | 南天仙子：本品略呈扁平心形，直径 0.1 ～ 0.15 cm。表面棕红色或暗褐色，略平滑，无网纹，基部有种脐。表面有贴伏、黏液化的表皮毛，呈薄膜状，遇水则膨胀竖立，蓬松散开，黏性甚大，湿润即黏结成团。无臭，味淡而黏舌。
水蓑衣：本品长约 60 cm。茎略呈方柱形，具棱，节处被疏柔毛。叶对生，多皱缩，完整者展平后多呈披针形、矩圆状披针形或线状披针形，下部叶为椭圆形，长 4 ～ 11.5 cm，宽 0.8 ～ 1.5 cm，先端渐尖，基部下延，全缘。气微，味淡。

| 功能主治 | 南天仙子：甘、微苦，凉。归肝、脾、胃经。清热健胃，消肿止痛。用于消化不良，咽喉炎，乳腺炎，蛇虫咬伤，疮疖。
水蓑衣：甘、微苦，凉。清热解毒，散瘀消肿。用于时行热毒，丹毒，黄疸，口疮，咽喉肿痛，乳痈，吐衄，跌打伤痛，骨折，毒蛇咬伤。

| 用法用量 | 南天仙子：外用适量，研末调敷；脓成或已溃者忌用。
水蓑衣：内服煎汤，6 ～ 30 g；或浸酒；或绞汁饮；胃寒者慎服，虚寒、胃弱者忌服。外用适量，捣敷。

| 附 注 | 本种异名：*Hygrophila ringens* (Linnaeus) R. Brown ex Sprengel、*Hygrophila megalantha* Merr.、*Hygrophila lancea* (Thunb.) Miq.、*Hygrophila salicifolia* (Vahl) Nees var. *megalantha* (Merrill) H. S. Lo & L. D. Chou、*Hygrophila angustifolia* R. Brown。
药材南天仙子，为本种的干燥成熟种子，《中华人民共和国药典·附录》（2010 年版）、《广西中药材标准》（1990 年版）、《贵州省中药材、民族药材质量标准·副篇》（2003 年版）、《江西省中药材标准》（1996 年版）、《内蒙古中药材标准》（1988 年版）、《湖北省中药材质量标准》（2018 年版）中有收载；《上海市中药材标准》（1994 年版）以"广天仙子（水蓑衣子）"之名收载之。
药材大青草，为本种的干燥地上部分，《上海市中药材标准》（1994 年版）中有收载。

爵床科 Acanthaceae 观音草属 Peristrophe

九头狮子草

Peristrophe japonica (Thunb.) Bremek.

| 药 材 名 | 九头狮子草（药用部位：全草）。

| 形态特征 | 草本，高 20 ～ 50 cm。叶常卵状矩圆形，长 5 ～ 12 cm。花序由 2 ～ 10 聚伞花序组成，每聚伞花序下托以 2 总苞状苞片，内有 1 至少数花；苞片椭圆形至卵状矩圆形，2 略不相等，长 1.5 ～ 2.5 cm；花萼裂片 5，钻形，长约 0.3 cm；花冠粉红色至微紫色，长 2.5 ～ 3 cm，外疏生短柔毛，二唇形，下唇微 3 裂；雄蕊 2，2 药室一上一下。蒴果长 1 ～ 1.2 cm，疏生短柔毛，开裂时胎座不弹起，上部具 4 种子，下部实心；种子有小瘤状突起。

| 生境分布 | 生于山坡、林下、路边、溪边等阴湿处。德兴各地均有分布。

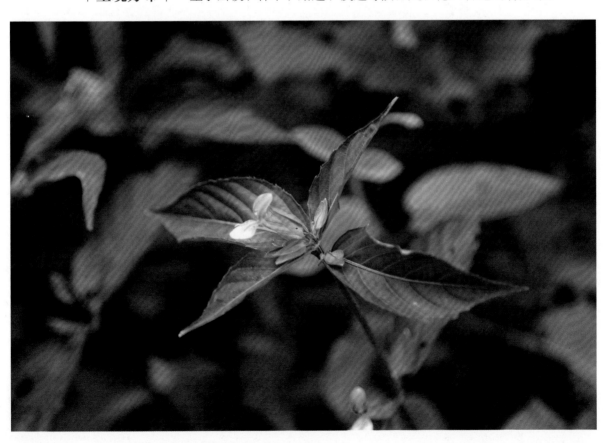

| **资源情况** | 野生资源一般。药材来源于野生。

| **采收加工** | 夏、秋季采收，鲜用或晒干。

| **药材性状** | 本品长 20 ～ 50 cm。根须状，浅棕褐色。地上部分暗绿色，被毛。茎有棱，节膨大。叶对生，有柄，叶片多皱缩，展平后呈卵形、卵状长圆形或披针形，长 5 ～ 12 cm，宽 3 ～ 4 cm，先端渐尖，基部楔形，全缘。聚伞花序顶生或腋生于上部，总花梗短，叶状苞片 2，大小不一。气微，味微苦、涩。

| **功能主治** | 辛、微苦、甘，凉。祛风清热，凉肝定惊，散瘀解毒。用于感冒发热，肺热咳喘，肝热目赤，小儿惊风，咽喉肿痛，痈肿疔毒，乳痈，聤耳，瘰疬，痔疮，蛇虫咬伤，跌打损伤。

| **用法用量** | 内服煎汤，9 ～ 15 g；或绞汁。外用适量，捣敷；或研末调敷；或煎汤熏洗。

| **附　　注** | 本种异名：*Peristrophe guangxiensis* H. S. Lo et D. Fang、*Peristrophe chinensis* Nees、*Dianthera japonica* Thunb.、*Dicliptera buergeriana* Miq.、*Dicliptera japonica* (Thunb.) Makino、*Dicliptera crinita* Nees、*Dicliptera uraiensis* Hayata。
药材九头狮子草，为本种的干燥全草或地上部分，《中华人民共和国药典》（1977 年版）、《贵州省中药材质量标准》（1988 年版）、《贵州省中药材、民族药材质量标准》（2003 年版）、《湖南省中药材标准》（2009 年版）、《湖北省中药材质量标准》（2009 年版）中有收载。

爵床科 Acanthaceae 爵床属 Rostellularia

爵床 *Rostellularia procumbens* (L.) Nees

| 药 材 名 | 爵床（药用部位：全草。别名：疳积草）。

| 形态特征 | 细弱草本。茎基部匍匐，通常有短硬毛，高 20 ~ 50 cm。叶椭圆形至椭圆状矩圆形，长 1.5 ~ 3.5 cm，常生短硬毛。穗状花序顶生或生于上部叶腋，长 1 ~ 3 cm，宽 0.6 ~ 1.2 cm；苞片 1，小苞片 2，均披针形，长 0.4 ~ 0.5 cm，有睫毛；花萼裂片 4，条形，约与苞片等长，有膜质边缘和睫毛；花冠粉红色，长约 0.7 cm，二唇形，下唇 3 浅裂；雄蕊 2，2 药室不等高，较低 1 室具距。蒴果长约 0.5 cm，上部具 4 种子，下部实心似柄状；种子表面有瘤状皱纹。

| 生境分布 | 生于山坡林间草丛中，为习见野草。德兴各地习见。

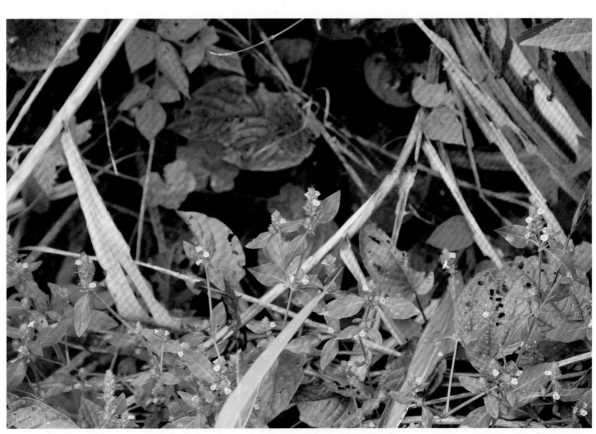

| 资源情况 | 野生资源丰富。药材来源于野生。

| 采收加工 | 夏、秋季茎叶茂盛时采收，除去杂质，干燥。

| 药材性状 | 本品长 20 ~ 50 cm。根细而弯曲。茎多具纵棱 6，表面绿黄色至浅棕黄色，有毛，节膨大成膝状，近基部节上有须状根，质韧。叶对生，具柄；叶片多皱缩，易脱落，展平后叶片呈椭圆形或卵形，长 1.5 ~ 3.5 cm，宽 0.5 ~ 2 cm，浅绿色，先端尖，全缘，有毛。穗状花序顶生或腋生，苞片条状披针形，被白色长毛。蒴果长卵形，上部有种子 4，下部实心似柄状。气微，味微苦。

| 功能主治 | 微苦，寒。归肺、肝、膀胱经。清热解毒，利湿消积，活血止痛。用于感冒发热，咳嗽，咽喉肿痛，目赤肿痛，疳积，湿热泻痢，疟疾，黄疸，浮肿，小便淋浊，筋骨疼痛，跌打损伤，痈疽疔疮，湿疹。

| 用法用量 | 内服煎汤，10 ~ 15 g，鲜品 30 ~ 60 g；或捣汁；或研末；脾胃虚寒者禁服。外用适量，鲜品捣敷；或煎汤洗浴。

| 附　方 | （1）治目赤肿痛（结膜炎）：爵床 21 g，豆腐 2 块，煎汤，服汤食豆腐。
（2）治肾盂肾炎：爵床 9 g，地苁、凤尾草、海金沙各 15 g，艾棉桃（寄生艾叶上的虫蛀球）10 个，煎汤服，每日 1 剂。［方（1）~（2）出自《江西草药》]
（3）治疳积（身体消瘦，或口渴泄泻，或久热不退，或目赤生翳）：爵床全草研末，每用 9 ~ 12 g，同鸡肝 1 个或猪肝 60 ~ 90 g，煎汤，食肝及汤；目中有翳膜者，加石决明 6 g，另外用爵床 9 g，开水泡代茶饮。
（4）治颈旁瘰疬：爵床 9 g，夏枯草 15 g，煎汤服，每日 1 剂。［方（3）~（4）出自《江西民间草药》]

| 附　注 | 本种异名：*Justicia procumbens* Linnaeus、*Justicia procumbens* Linnaeus var. *hirsuta* Yamamoto、*Justicia procumbens* Linnaeus var. *linearifolia* Yamamoto、*Justicia hayatae* Yamamoto var. *decumbens* Yamamoto、*Rostellularia procumbens* (L.) Nees var. *hirsuta* (Yamamoto) S. S. Ying。
药材爵床，为本种的干燥全草，《中华人民共和国药典》（1977 年版）、《贵州省中药材、民族药材质量标准》（2003 年版）中有收载；《上海市中药材标准》（1994 年版）以 "小青草" 之名收载之，《湖南省中药材标准》（2009 年版）以 "疳积草" 之名收载之。

| 爵床科 | Acanthaceae | 孩儿草属 | Rungia |

密花孩儿草 *Rungia densiflora* H. S. Lo

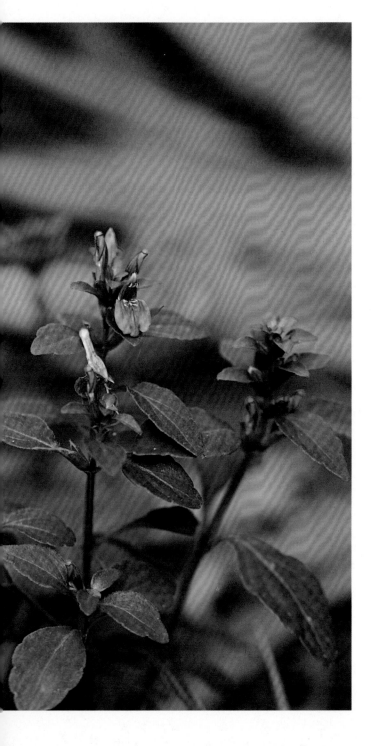

| 药 材 名 |

密花孩儿草（药用部位：全草）。

| 形态特征 |

草本。茎被 2 列倒生柔毛，节间长 3 ~ 7 cm；小枝被白色柔毛。叶椭圆状卵形或披针状卵形，长 2 ~ 8.5 cm；叶柄长 0.5 ~ 2 cm，被柔毛。穗状花序顶生和腋生，长达 3 cm，密花；苞片 4 列，通常匙形或有时倒卵形，长 0.7 ~ 1.1 cm，缘毛硬；小苞片倒卵形，长约 0.6 cm，有干膜质边缘和缘毛；花萼长约 0.4 cm，深裂几达基部，裂片线状披针形；花冠天蓝色，长 1.1 ~ 1.7 cm，上唇直立，长三角形，长 0.5 ~ 0.8 cm，先端 2 短裂，下唇长圆形，长 0.5 ~ 0.8 cm，先端 3 裂；花丝长 0.5 ~ 0.7 cm，下方药室有白色距。蒴果长约 0.6 cm。

| 生境分布 |

生于海拔 400 ~ 800 m 的潮湿的沟谷林下。分布于德兴三清山北麓等。

| 资源情况 |

野生资源稀少。药材来源于野生。

| **采收加工** | 夏、秋季采收，洗净，鲜用或晒干。

| **功能主治** | 微苦，寒。清热解毒，利尿，消肿。用于石淋。

| **用法用量** | 内服煎汤，9～15g。外用适量，鲜品捣敷。

胡麻科 Pedaliaceae 胡麻属 Sesamum

芝麻 *Sesamum indicum* L.

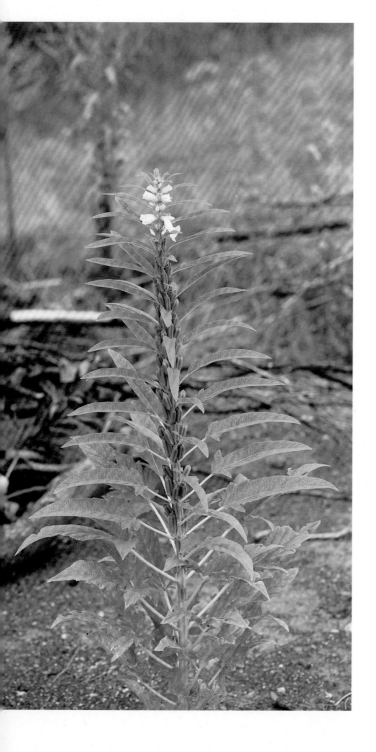

| 药 材 名 |

黑芝麻（药用部位：成熟种子）、芝麻秆（药用部位：带有果壳的干燥茎）、麻油（药材来源：脂肪油）。

| 形态特征 |

一年生直立草本。叶长圆形或卵形，下部叶常掌状 3 裂，中部叶有齿缺，上部叶全缘。花单生或 2 ~ 3 腋生；花萼裂片披针形；花冠筒状，白色带有紫红色或黄色的彩晕；内藏雄蕊 4；子房上位，4 室。蒴果长圆形，有纵棱，直立；种子有黑白之分。花果期夏末秋初。

| 生境分布 |

德兴各地均有栽培。

| 资源情况 |

栽培资源丰富。药材来源于栽培。

| 采收加工 |

黑芝麻：8 ~ 9 月果实呈黄黑色时采收，割取全株，捆扎成小把，先端向上，晒干，打下种子，去除杂质后再晒干。

芝麻秆：在收取芝麻的同时，取其茎秆，去根及杂质，晒干，或扎把后晒干。

麻油：成熟种子用压榨法得到的脂肪油。

| **药材性状** | **黑芝麻**：本品呈扁卵圆形，长约 0.3 cm，宽约 0.2 cm。表面黑色，平滑或有网状皱纹。尖端有棕色点状种脐。种皮薄，子叶 2，白色，富油性。气微，味甘，有油香气。

芝麻秆：本品茎呈方柱形，长 30 ~ 60 cm，淡黄褐色至黄绿褐色，被白色柔毛；体轻，质坚脆，易折断，断面纤维性，中央髓部白色或中空。果实（壳）单个或数个着生于叶腋处，具短梗，长椭圆形，具四棱，长约 2.5 cm，2 ~ 4 开裂，中空，外表褐黄色，密被柔毛；质脆易碎。气微，味淡。

麻油：本品为淡黄色或棕黄色的澄明液体。气微或带有熟芝麻的香气，味淡。

| **功能主治** | **黑芝麻**：甘，平。归肝、肾、大肠经。补肝肾，益精血，润肠燥。用于精血亏虚，头晕眼花，耳鸣耳聋，须发早白，病后脱发，肠燥便秘。

芝麻秆：甘，平。用于咳嗽，哮喘。

| **用法用量** | **黑芝麻**：内服煎汤，9 ~ 15 g；或入丸、散剂；便溏者禁服。外用适量，煎汤洗浴；或捣敷。

芝麻秆：内服煎汤，15 ~ 30 g。

| **附　方** | （1）治吐血：芝麻嫩茎叶煎汤，加糖服。

（2）治翻花疮：芝麻子、向日葵、臭牡丹、牡丹花共捣敷患处。

（3）治疱疮：芝麻子捣敷。

（4）治阴部湿痒：芝麻叶、向日葵花、朱砂共研末干擦。［方（1）~（4）出自《草药手册》（江西）］

| **附　注** | 本种异名：*Sesamum orientale* L.。

药材黑芝麻，为本种的（干燥）成熟种子，《中华人民共和国药典》（1963 年版至 2020 年版）、《维吾尔药材标准·上册》（1993 年版）、《新疆维吾尔自治区药材标准·第二册》（1980 年版）、《内蒙古蒙药材标准》（1986 年版）、《藏药标准》（1979 年版）中有收载；《内蒙古蒙药材标准》（1986 年版）以"白芝麻"之名收载之。

药材芝麻秆，为本种的干燥带有果壳的茎，《上海市中药材标准》（1994 年版）中有收载。

药材麻油，为本种的脂肪油，《中华人民共和国药典》（1953 年版、1977 年版至 2020 年版）中有收载。

浙皖粗筒苣苔 *Briggsia chienii* Chun

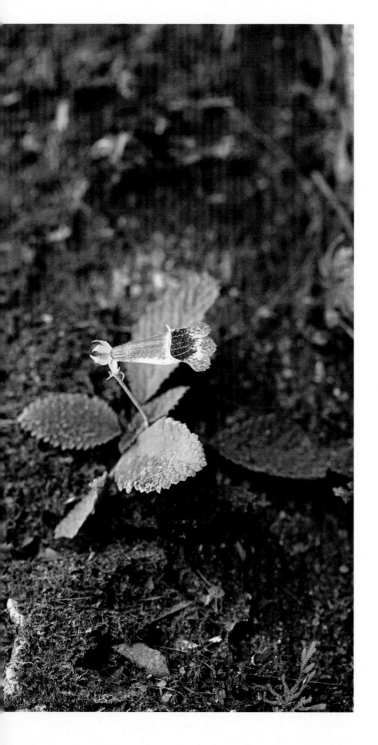

| 药 材 名 |

佛肚花（药用部位：全草或根）。

| 形态特征 |

多年生草本。叶椭圆状长圆形或窄椭圆形，长 4 ~ 10 cm，边缘有锯齿，上面密被灰白色贴伏短柔毛，下面沿叶脉密被锈色绵毛，其余部分疏生灰白色贴伏短柔毛；叶柄长 1.2 ~ 4 cm，被锈色绵毛。聚伞花序 1 ~ 2（~ 3），每花序具 1 ~ 5 花；花序梗长 11 ~ 17 cm；苞片窄倒卵形或线状披针形，长 0.8 ~ 1 cm，近先端具 2 ~ 3 齿或近全缘；萼长 0.8 ~ 1 cm，裂片卵状长圆形，宽 0.3 ~ 0.4 cm，具 3 ~ 4 齿或近全缘，外面密被绣色绵毛；花冠紫红色，长 3.5 ~ 4.2 cm，外面疏生短柔毛，上唇 2 深裂，裂片圆形，长约 0.5 cm，下唇 3 裂至中部，裂片长圆形，长 0.7 cm。蒴果倒披针形，长 5.5 ~ 6 cm。

| 生境分布 |

生于海拔 500 ~ 1 000 m 的潮湿岩石上及草丛中。分布于德兴三清山北麓、大茅山等。

| **资源情况** | 野生资源较少。药材来源于野生。

| **采收加工** | 夏、秋季采收，鲜用或晒干。

| **功能主治** | 微苦，平。归心、肺、肝、脾、肾经。祛风解表，活血消痈。用于感冒头痛，劳伤，筋骨酸痛，痈疮，无名肿毒。

| **用法用量** | 内服煎汤，10 ~ 15 g。外用适量，鲜品捣敷；或取汁敷。

苦苣苔科 Gesneriaceae 苦苣苔属 Conandron

苦苣苔
Conandron ramondioides Sieb. et Zucc.

| 药 材 名 | 苦苣苔（药用部位：全草）。

| 形态特征 | 多年生草本。叶 1 ~ 2（~ 3），椭圆形或椭圆状卵形，长 18 ~ 24 cm，基部以下有两侧有下延的翅，边缘有小齿，两面无毛；叶柄长 4 ~ 19 cm。聚伞花序腋生，2 ~ 3 回分枝，长 3 ~ 8 cm，有 6 ~ 23 花，疏被柔毛或近无毛；花序梗长（3 ~）9 ~ 12 cm，有时有 2 窄纵翅；苞片 2，对生，线形，长 0.4 ~ 0.8 cm；花 5 基数，辐射对称；花萼宽钟形，5 裂达基部，裂片窄披针形或披针状线形，长 0.3 ~ 0.7 cm；花冠紫色，辐状，直径 1 ~ 1.8 cm，筒部长约 0.35 cm，檐部 5 深裂，裂片三角状窄卵形，长 0.6 ~ 0.8 cm；雄蕊 5；花柱长 0.5 ~ 0.7 cm，宿存，柱头 1。蒴果窄卵圆形或长椭圆形，长 0.7 ~ 0.9 cm。

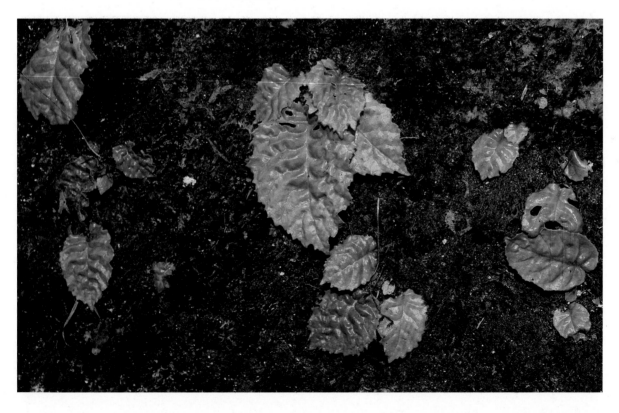

| 生境分布 | 生于海拔 580 ~ 1 000 m 的山谷溪边石上，山坡林中石壁上阴湿处。分布于德兴大茅山等。

| 资源情况 | 野生资源一般。药材来源于野生。

| 采收加工 | 夏、秋季采收，洗净，鲜用。

| 功能主治 | 苦，寒。归心经。清热解毒，消肿止痛。用于疔疮，痈肿，毒蛇咬伤，跌打损伤。

| 用法用量 | 外用适量，捣敷。

| 附　注 | 本种异名：*Conandron ramondioides* Sieb. et Zucc. var. *taiwanensis* Masam.。

苦苣苔科 Gesneriaceae 长蒴苣苔属 Didymocarpus

闽赣长蒴苣苔 *Didymocarpus heucherifolius* Hand.-Mazz.

| 药 材 名 | 闽赣长蒴苣苔（药用部位：全草）。

| 形态特征 | 多年生草本。叶 5 ～ 6，基生，心状圆卵形或心状三角形，长 3 ～ 9 cm，宽 3.5 ～ 11 cm，边缘浅裂，两面被柔毛或下面仅沿脉被短柔毛；叶柄长 2 ～ 9.5 cm，与花序梗密被开展的锈色长柔毛。花序 1 ～ 2 回分枝，每花序有 3 ～ 8 花；花序梗长 (6 ～)10 ～ 18 cm；苞片椭圆形或窄椭圆形，长 0.5 ～ 1 cm，边缘有 1 ～ 2 齿，被长睫毛；花梗长 0.4 ～ 1.4 cm，被短腺毛；花萼长 0.6 ～ 0.7 cm，5 裂达基部，裂片边缘每侧有 1 ～ 3 小齿；花冠粉红色，长 2.5 ～ 3.2 cm，上唇长 0.65 cm，2 深裂，下唇长约 1 cm，3 深裂；花丝长 0.8 ～ 1 cm，退化雄蕊 3；雌蕊长 1.8 ～ 2.9 cm。蒴果线形或线状棒形，长 5.5 ～ 7 cm，被短柔毛。

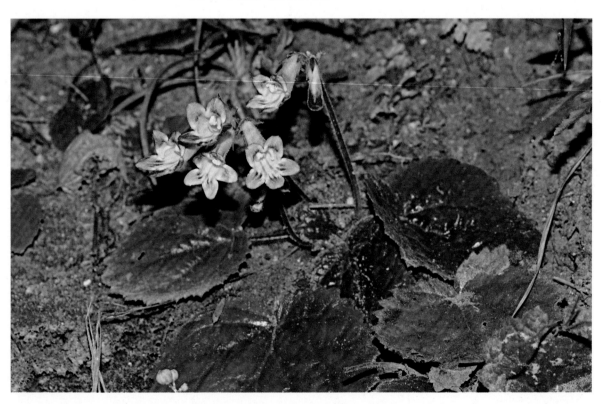

| **生境分布** | 生于海拔 460 ～ 1 000 m 的山谷路边、溪边石上或林下。分布于德兴大茅山等。

| **资源情况** | 野生资源较少。药材来源于野生。

| **采收加工** | 夏、秋季采收，鲜用或干燥。

| **功能主治** | 甘，凉。解毒，消肿。用于痈肿，疔疮。

| **用法用量** | 外用适量，捣敷。

| **附　　注** | 本种异名：*Chirita heucherifolia* (Hand.-Mazz.) Wood。

半蒴苣苔 *Hemiboea henryi* Clarke

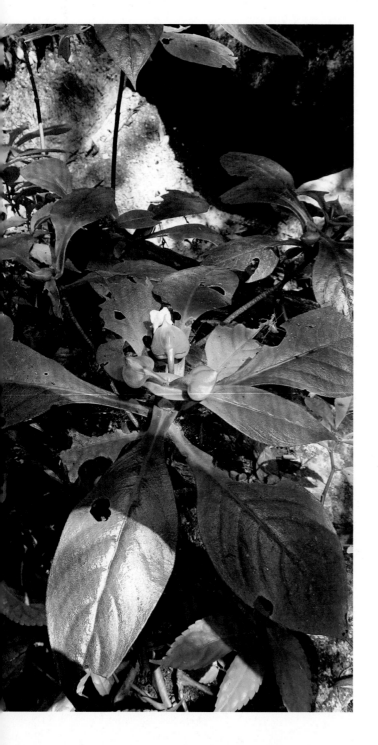

| 药 材 名 |

半蒴苣苔（药用部位：全草）。

| 形态特征 |

多年生草本。茎高 20 ~ 40（~ 60）cm，不分枝，无毛或疏生短毛。叶对生；叶片菱状卵形、菱状椭圆形或长椭圆形，长 5 ~ 17 cm，宽 2.2 ~ 9.2 cm，全缘，无毛或上面疏生短柔毛，钟乳体狭条形；叶柄有翅，基部合生成船形。花序腋生，具梗，无毛；苞片圆卵形，宽约 1.8 cm；花密集；花萼长约 1.4 cm，5 深裂至距基部约 0.2 cm 处，裂片披针状条形；花冠白色或带粉红色，长约 4 cm，上唇 2 浅裂，下唇 3 浅裂；能育雄蕊 2，花药矩圆形，退化雄蕊 3；子房近条形，比花柱短。蒴果长约 2 cm，近镰形，无毛。

| 生境分布 |

生于海拔 350 m 以上的山谷林下或沟边阴湿处。德兴各地均有分布。

| 资源情况 |

野生资源一般。药材来源于野生。

| 采收加工 | 夏、秋季采收，鲜用或晒干。

| 功能主治 | 微苦，平。清热，利湿，解毒。用于湿热黄疸，咽喉肿痛，毒蛇咬伤，烫火伤。

| 用法用量 | 内服煎汤；15 ～ 30 g。外用适量，捣敷；或鲜品绞汁涂。

| 附　　注 | 本种异名：*Hemiboea henryi* Clarke var. *major* Diels、*Didymocarpus hwaianus* S. Y. Hu、*Hemiboea subcapitata* acut. non Clarke。

本种的嫩茎叶焯水浸泡后可凉拌或炒食；有小毒，食用须谨慎。

苦苣苔科 Gesneriaceae 半蒴苣苔属 Hemiboea

降龙草

Hemiboea subcapitata Clarke

| 药 材 名 | 降龙草（药用部位：全草）。

| 形 态 特 征 | 多年生草本。茎肉质，散生紫褐色斑点。叶对生，稍肉质，干时草质，椭圆形至倒卵状披针形，长 3 ~ 22 cm，全缘或中部以上具浅钝齿，上面散生短柔毛或近无毛，深绿色，背面无毛或沿脉疏生短柔毛，淡绿色或紫红色；叶柄长 0.5 ~ 5.5 cm。聚伞花序腋生或假顶生，具 3 ~ 10 余花；萼片 5，长椭圆形，长 0.6 ~ 0.9 cm；花冠白色，具紫斑，长 3.5 ~ 4.2 cm，上唇 2 浅裂，下唇 3 浅裂。蒴果线状披针形，多弯曲。

| 生 境 分 布 | 生于海拔 100 m 以上的山谷林下石上或沟边阴湿处。分布于德兴大茅山、三清山北麓等。

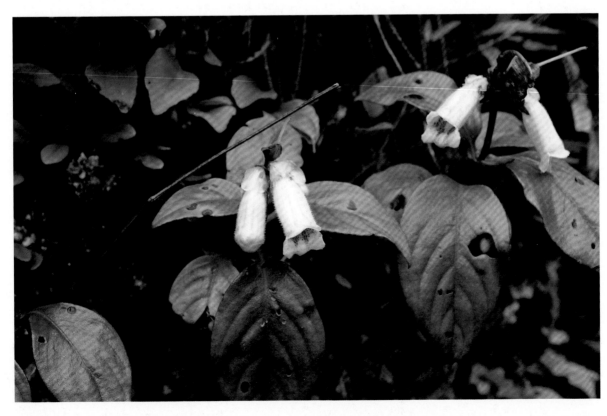

| **资源情况** | 野生资源一般。药材来源于野生。 |

| **采收加工** | 秋季采收，鲜用或晒干。 |

| **功能主治** | 甘，寒；有毒。清暑利湿解毒。用于外感暑湿，痈肿疮疖，蛇咬伤。 |

| **用法用量** | 内服煎汤，9～15 g；忌酸冷食物。外用适量，鲜品捣敷。 |

| **附　注** | 本种异名：*Hemiboea subcapitata* Clarke var. *sordidopuberula* Z. Y. Li、*Hemiboea subcapitata* Clarke var. *denticulata* W. T. Wang ex Z. Y. Li、*Hemiboea marmorata* H. Lévl.、*Didymocarpus hwaianus* S. Y. Hu、*Hemiboea subcapitata* Clarke var. *intermedia* R. Pamp.。

本种的嫩茎叶焯水浸泡后可凉拌或炒食；有小毒，食用须谨慎。 |

苦苣苔科 Gesneriaceae 吊石苣苔属 Lysionotus

吊石苣苔 *Lysionotus pauciflorus* Maxim.

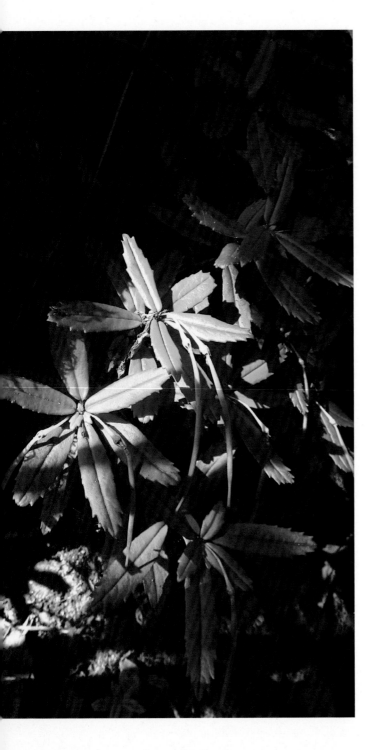

| 药 材 名 |

石吊兰（药用部位：全草或地上部分）。

| 形态特征 |

半灌木。茎长 7 ~ 30 cm，不分枝或分枝，幼枝常有短毛。叶对生或 3 ~ 5 轮生，有短柄或近无柄；叶片革质，楔形、楔状条形，有时狭矩圆形、狭卵形或倒卵形，长 1.2 ~ 5.5 cm，边缘在中部以上有牙齿，无毛。花序腋生，有 1 ~ 2 花；苞片小，披针形；花萼长 0.45 cm，近无毛，5 裂近基部，裂片三角状条形；花冠白色，常带紫色，长 3.5 ~ 4.5 cm，无毛，上唇 2 裂，下唇 3 裂；能育雄蕊 2，花药连着，退化雄蕊 2；花盘杯状，4 裂；雌蕊无毛。蒴果长 7.5 ~ 9 cm；种子小，有长珠柄，先端有 1 长毛。

| 生境分布 |

生于海拔 300 m 以上的丘陵或山地林中、阴处石崖上或树上。德兴各地均有分布。

| 资源情况 |

野生资源较丰富。药材来源于野生。

| 采收加工 | 夏、秋季叶茂盛时采割，除去杂质，鲜用或晒干。

| 药材性状 | 本品茎呈圆柱形，长 7 ~ 30 cm，直径 0.2 ~ 0.5 cm；表面淡棕色或灰褐色，有纵皱纹，节膨大，常有不定根；质脆，易折断，断面黄绿色或黄棕色，中心有空隙。叶轮生或对生，有短柄；叶多脱落，脱落后叶柄痕明显；叶片披针形至狭卵形，长 1.2 ~ 5.5 cm，宽 0.5 ~ 1.5 cm，边缘反卷，边缘上部有齿，两面灰绿色至灰棕色。气微，味苦。

| 功能主治 | 苦，温。归肺经。化痰止咳，软坚散结。用于咳嗽痰多，瘰疬痰核。

| 用法用量 | 内服煎汤，9 ~ 15 g；或浸酒；孕妇忌服。外用适量，捣敷；或煎汤洗。

| 附 注 | 本种异名：*Lysionotus hainanensis* Merr. et Chun、*Lysionotus carnosus* Hemsl.、*Lysionotus montanus* Kao et Devol、*Lysionotus pauciflorus* Maxim. var. *lancifolius* W. T. Wang、*Lysionotus pauciflorus* Maxim. var. *linearis* Rehd.。

药材石吊兰，为本种的干燥全草或地上部分，《中华人民共和国药典》（1977 年版、2010 年版至 2020 年版）、《上海市中药材标准·附录》（1994 年版）、《贵州省中药材质量标准》（1988 年版）、《贵州省中药材、民族药材质量标准》（2003 年版）中有收载。

《中华人民共和国药典》规定，按干燥品计算，石吊兰含石吊兰素（$C_{18}H_{16}O_7$）不得少于 0.10%。

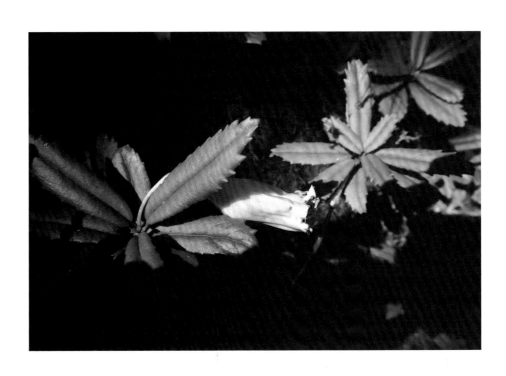

苦苣苔科 Gesneriaceae 马铃苣苔属 Oreocharis

长瓣马铃苣苔
Oreocharis auricula (S. Moore) Clarke

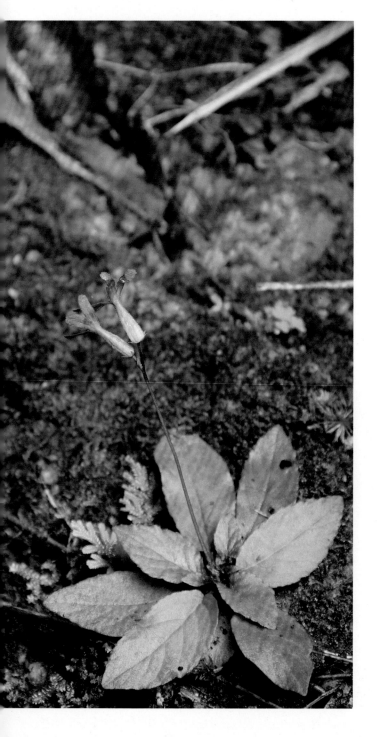

药 材 名

长瓣马铃苣苔（药用部位：全草）。

形态特征

多年生草本。叶均基生，长达 12 cm；叶片狭卵形或椭圆状卵形，长 2.5 ～ 8 cm，宽 1 ～ 4.2 cm，基部圆钝或近心形，边缘有浅钝齿，两面初密生绢状柔毛，后毛变稀疏，下面只在脉上较密；叶柄扁，长 1 ～ 4 cm，密生柔毛。花葶多达 8，高 8 ～ 14 cm；花序近伞状，有数朵花；花萼长约 0.3 cm，5裂至近基部，裂片狭披针形，被柔毛；花冠蓝紫色，花冠筒近圆筒状，长约 1.4 cm，檐部直径 1 ～ 1.7 cm，5 裂片近相等，披针形；能育雄蕊 2 对，分生，不伸出花冠外；子房无毛。蒴果长约 3 cm。

生境分布

生于海拔 400 ～ 1 600 m 的山谷、沟边及林下潮湿岩石上。分布于德兴大茅山等。

资源情况

野生资源较丰富。药材来源于野生。

| 采收加工 | 全年均可采收，鲜用或晒干。

| 功能主治 | 苦，凉。凉血止血，清热解毒。用于各种出血，湿热带下，痈疽疮疖。

| 用法用量 | 内服煎汤，9 ~ 15 g。外用适量，鲜品捣敷。

| 附　注 | 本种异名：*Oreocharis sericea* (Lévl.) Lévl.、*Oreocharis leveilleana* Fedde、*Oreocharis esquirolii* H. Lévl.、*Didymocarpus auricula* S. Moore、*Didymocarpus sericeus* H. Lévl.、*Chirita sericea* H. Léveillé & Vaniot。

苦苣苔科 Gesneriaceae 马铃苣苔属 Oreocharis

大叶石上莲 Oreocharis benthamii Clarke

| **药 材 名** | 大叶石上莲（药用部位：全草）。

| **形态特征** | 多年生草本。茎极短。叶丛生，长达 19 cm；叶片椭圆形或卵状椭圆形，长 8 ~ 12 cm，宽 4 ~ 6 cm，边缘有小牙齿或近全缘，上面有短伏毛，下面初生褐色短绒毛，后毛变稀疏；叶柄有褐色绒毛。花葶 3 ~ 4，高约 20 cm，有绒毛；聚伞花序近伞状；苞片条状钻形，长 0.6 ~ 0.8 cm，有绒毛；花萼长约 0.45 cm，5 裂至近基部，裂片披针状条形；花冠紫色，长 1 ~ 1.5 cm，筒部筒状钟形，檐部短，不明显二唇形；能育雄蕊 2 对，与花冠等长，或 2 伸出花冠外；子房无毛。蒴果长 2.8 ~ 4 cm。

| **生境分布** | 生于海拔 200 ~ 400 m 的岩石上。分布于德兴梧风洞、大目源等。

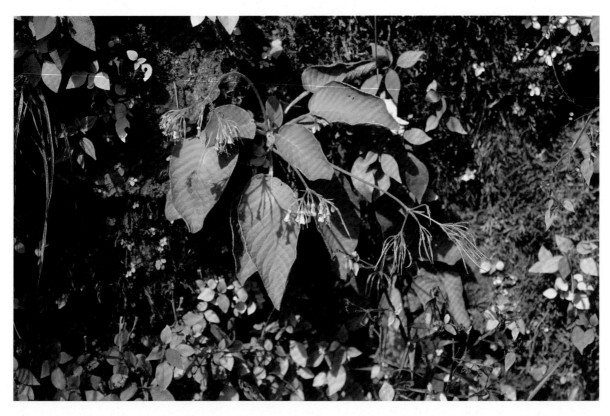

| **资源情况** | 野生资源一般。药材来源于野生。 |

| **采收加工** | 全年均可采收，鲜用或晒干。 |

| **功能主治** | 甘，平。清肺止咳，祛瘀止血。用于咳嗽，咯血，头晕，头痛，水肿，淋巴管炎，闭经，崩漏，带下，乳痈，跌打损伤。 |

| **用法用量** | 内服煎汤，9 ~ 15 g。外用适量，鲜品捣敷。 |

| **附　　注** | 本种异名：*Didymocarpus oreocharis* Hance。 |

列当科 Orobanchaceae 野菰属 Aeginetia

野菰 *Aeginetia indica* L.

| 药 材 名 | 野菰（药用部位：全草）。

| 形态特征 | 一年生寄生草本，高 15 ~ 40 cm。茎不分枝或自近基部处有分枝，黄褐色或紫红色。叶鳞片状，疏生于茎的基部。花紫色，单生，具长花梗；花萼佛焰苞状，一侧斜裂，长 1.5 ~ 2 cm，先端尖；花冠近唇形，长 2 ~ 4 cm，筒部宽，稍弯曲，先端 5 浅裂，裂片短，近圆形，全缘；雄蕊 4，着生于花冠筒的近基部，花药成对粘合，仅 1 室发育，近下唇 1 对的药隔基部延长成一距；心皮 2，胎座 4，柱头盾形。蒴果圆锥状；种子小，多数。

| 生境分布 | 喜生于海拔 200 ~ 1 800 m 的土层深厚、湿润及枯叶多的地方，常寄生于芒属和甘蔗属等禾草类植物根上。德兴各地均有分布。

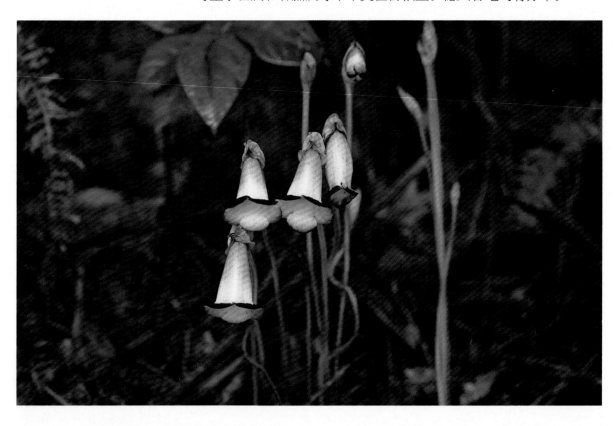

| 资源情况 | 野生资源一般。药材来源于野生。

| 采收加工 | 春、夏季采收，鲜用或晒干。

| 药材性状 | 本品长 15 ~ 40 cm。茎单一或近基部分枝，淡黄褐色或紫色。叶肉红色，卵状披针形或披针形，长 0.5 ~ 1 cm，宽 0.3 ~ 0.4 cm，光滑无毛，无叶柄。花生于花葶先端，干时黑色。蒴果圆锥状或长卵球形，长 2 ~ 3 cm，2 瓣裂；种子黄色，椭圆形，多数。气微，味苦。

| 功能主治 | 苦，凉；有小毒。归肝、肾经。清热解毒。用于咽喉肿痛，咳嗽，小儿高热，尿路感染，骨髓炎，毒蛇咬伤，疔疮。

| 用法用量 | 内服煎汤，9 ~ 15 g，大剂量可用至 30 g；或研末；本品有毒，内服慎用。外用适量，捣敷；或捣汁漱口。

| 附　　注 | 本种异名：*Orobanche aeginetia* L.、*Aeginetia japonica* Sieb. et Zucc.、*Phelipaea indica* Spreng. ex Steud.。

列当科 Orobanchaceae 野菰属 Aeginetia

中国野菰 *Aeginetia sinensis* G. Beck

| 药 材 名 | 箭杆七（药用部位：全草）。

| 形态特征 | 一年生寄生草本，高 15 ~ 25 cm，全株无毛。茎自中部以下分枝，通常紫褐色。叶鳞片状，疏生于茎的基部。花大，紫色；花萼船形，一侧斜裂，长 3 ~ 5 cm，先端钝圆；花冠近唇形，长 5 ~ 7 cm，筒部直径达 2 cm，稍弯曲，先端 5 裂，上唇 2 裂，下唇 3 裂，下唇稍长于上唇，裂片短，边缘具有细锯齿；雄蕊 4，着生于花冠筒的基部，花药仅 1 室发育，近下唇 1 对的药隔基部延长成距状物；心皮 2，子房上位，柱头盾状。蒴果长圆锥状。

| 生境分布 | 常寄生于海拔 800 ~ 920 m 的禾草类植物的根上。分布于德兴三清山北麓等。

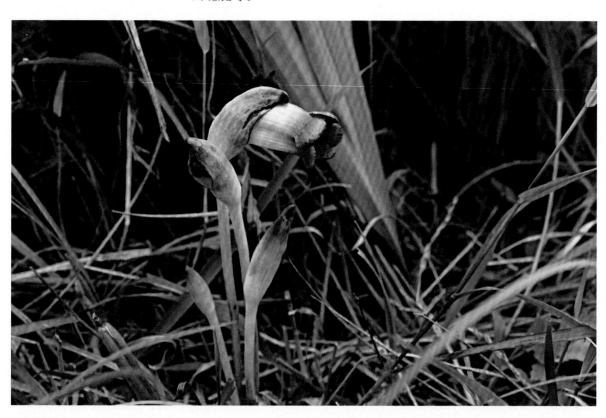

| **资源情况** | 野生资源稀少。药材来源于野生。

| **采收加工** | 春、夏季采收，鲜用或晒干。

| **功能主治** | 苦，凉。祛风除湿，解毒。用于风湿痹痛，骨髓炎，咽喉肿痛，尿路感染，疔疮，毒蛇咬伤。

| **用法用量** | 内服煎汤，9 ~ 15 g；或捣汁漱口。外用适量，捣敷；或浸麻油涂。

狸藻科 Lentibulariaceae 狸藻属 Utricularia

挖耳草
Utricularia bifida L.

| 药 材 名 | 挖耳草（药用部位：全草）。

| 形态特征 | 纤弱、直立一年生食虫草本。叶基生，条状匙形至条形，长 1 ~ 3 cm，开花时萎缩，上面生有捕虫囊。花葶高 10 ~ 20 cm；花黄色，数朵排列成总状花序；苞片小，圆卵形，基部着生于花葶上；花梗纤细，长约 0.3 cm，结果时弯曲；花萼 2 裂，裂片卵形或倒卵形，长 0.3 ~ 0.5 cm，结果时增大，将蒴果包围；花冠黄色，唇形，基部有距，连距长 0.6 ~ 0.8 cm，距与萼裂片近等长，略弯曲，上唇短，下唇较长。蒴果卵形；种子多数，倒卵形，具皱纹。

| 生境分布 | 生于海拔 40 ~ 1 350 m 的沼泽地、稻田或沟边湿地。分布于德兴三清山北麓等。

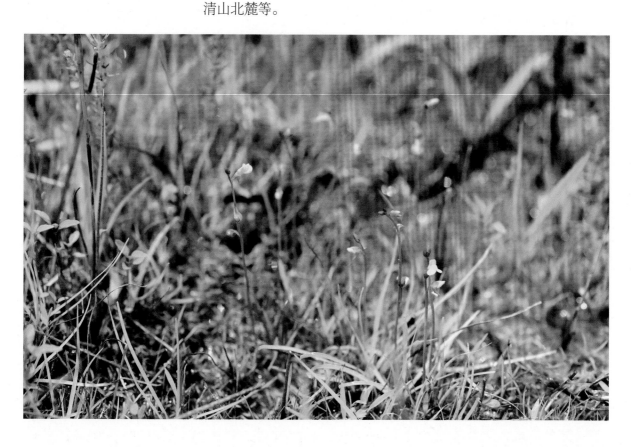

| **资源情况** | 野生资源稀少。药材来源于野生。

| **采收加工** | 夏季采收，鲜用或干燥。

| **功能主治** | 清热解毒，消肿止痛。用于感冒发热，咽喉肿痛，牙痛，急性肠炎，痢疾，尿路感染，淋巴结结核；外用于疮疖肿毒，乳腺炎，腮腺炎，带状疱疹，毒蛇咬伤，中耳炎。

| **用法用量** | 内服煎汤，3 ~ 9 g。

| **附　　注** | 本种异名：*Philydrum cavaleriei* H. Lévl.、*Utricularia wallichiana* Wight、*Utricularia biflora* Haycota、*Utricularia humilis* Vahl、*Utricularia alata* Benjamin、*Utricularia recurva* Loureiro。

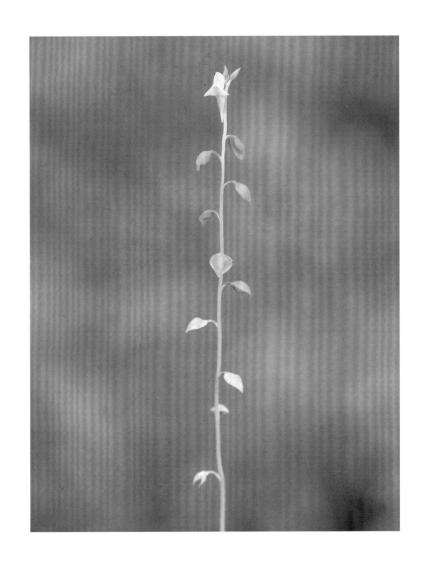

透骨草科 Phrymaceae 透骨草属 Phryma

透骨草
Phryma leptostachya L. subsp. *asiatica* (Hara) Kitamura

| 药 材 名 | 老婆子针线（药用部位：全草）。

| 形态特征 | 多年生草本，高达 80 cm。茎四棱形，不分枝或于上部有带花序的叉开分枝，遍布倒生短柔毛或于茎上部有开展的短柔毛，稀近无毛。叶卵状长圆形、卵状披针形、卵状椭圆形、卵状三角形或宽卵形，长 3 ~ 12 cm，边缘有（3 ~）5 至多数锯齿，两面散生但沿脉较密的短柔毛；叶柄长 0.5 ~ 4 cm，有时上部变短或无。穗状花序，花序梗长 3 ~ 20 cm；花序轴长（5 ~）10 ~ 30 cm；苞片钻形或线形，长 0.1 ~ 0.25 cm；花萼筒状，有 5 纵棱，长 0.25 ~ 0.32 cm，上方萼齿 3，长 0.12 ~ 0.23 cm，下方萼齿 2，极小；花冠漏斗状筒形，长 0.65 ~ 0.75 cm，蓝紫色、淡红色至白色；檐部二唇形。种子 1，基生，种皮与果皮合生。

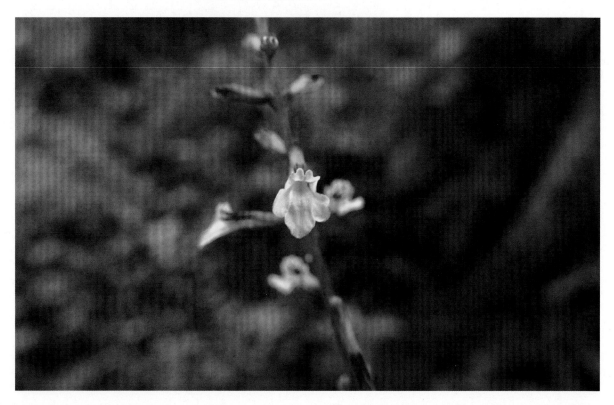

| 生境分布 | 生于海拔 380 m 以上的阴湿山谷或林下。德兴各地均有分布。

| 资源情况 | 野生资源一般。药材来源于野生。

| 采收加工 | 7 ~ 10 月采收，鲜用或晒干。

| 功能主治 | 辛、微苦，凉；有小毒。清热解毒，杀虫，生肌。外用于金疮，毒疮，痈肿，疥疮，漆疮。

| 用法用量 | 外用适量，捣敷。本种有小毒，外敷时间不宜过长。

| 附　方 | （1）治疮毒脓肿：老婆子针线全草研末，水调搽患处。
（2）祛风湿，治筋骨痛：老婆子针线全草与绵毛马兜铃同用。
（3）治虫疮：老婆子针线全草、雄黄、花椒、硫黄，共研细末，猪油调搽。［方（1）~（3）出自《草药手册》（江西）］

| 附　注 | 本种异名：*Phryma nana* Koidz.、*Phryma oblongifolia* Koidz.、*Phryma humilis* Koidz.、*Phryma esquirolii* H. Lévl.、*Phryma asiatica* (Hara) Degener et I. Degener、*Phryma leptostachya* L. var. *oblongifolia* (Koidz.) Honda。

車前科 Plantaginaceae 車前属 Plantago

车前 *Plantago asiatica* L.

| 药 材 名 | 车前子（药用部位：成熟种子）、车前草（药用部位：全草。别名：车轮草、蛤蟆草、车边草）。

| 形态特征 | 多年生草本，高 20 ~ 60 cm，有须根。基生叶直立，卵形或宽卵形，长 4 ~ 12 cm，宽 4 ~ 9 cm，近全缘、波状，或有疏钝齿至弯缺，两面无毛或有短柔毛；叶柄长 5 ~ 22 cm。花葶数个，直立，长 20 ~ 45 cm，有短柔毛；穗状花序占上端 1/3 ~ 1/2，具绿白色疏生花；苞片宽三角形，较萼裂片短，二者均有绿色宽龙骨状突起；花萼有短柄，裂片倒卵状椭圆形至椭圆形，长 0.2 ~ 0.25 cm；花冠裂片披针形，长 0.1 cm。蒴果椭圆形，长约 0.3 cm，于基部上方周裂。种子 5 ~ 6，稀 7 ~ 8，矩圆形，长 0.15 ~ 0.2 cm，黑棕色。

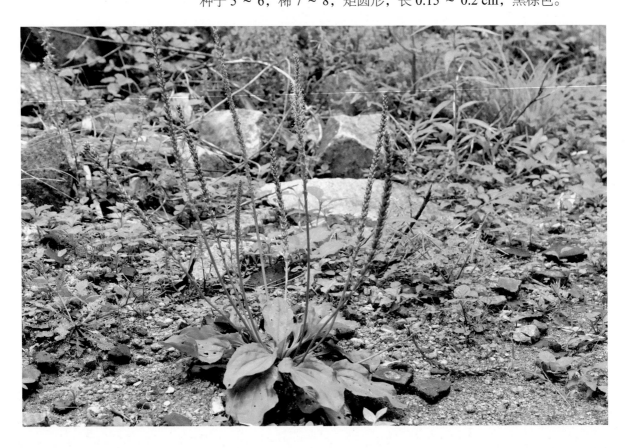

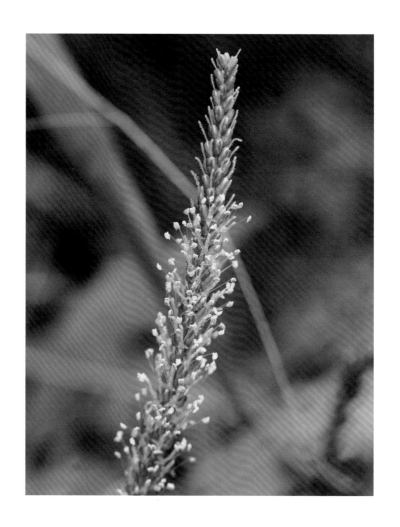

| 生境分布 | 生于草地、沟边、河岸湿地、田边、路旁或村边空旷处。德兴各地均有分布。

| 资源情况 | 野生资源丰富，栽培资源一般。车前子主要来源于栽培，车前草主要来源于野生。

| 采收加工 | **车前子**：夏、秋季种子成熟时采收果穗，晒干，搓出种子，除去杂质。
车前草：夏季采挖，除去泥沙，晒干。

| 药材性状 | **车前子**：本品呈椭圆形、不规则长圆形或三角状长圆形，略扁，长约 0.2 cm，宽约 0.1 cm。表面黄棕色至黑褐色，有细皱纹，一面有灰白色凹点状种脐。质硬。气微，味淡。
车前草：本品根丛生，须状。叶基生，具长柄；叶片皱缩，展平后呈卵状椭圆形或宽卵形，长 4 ~ 12 cm，宽 4 ~ 9 cm；表面灰绿色或污绿色，具明显弧形脉 5 ~ 7；先端钝或短尖，基部宽楔形，全缘或有不规则波状浅齿。穗状花序数条，花茎长。蒴果于基部上方周裂，萼宿存。气微香，味微苦。

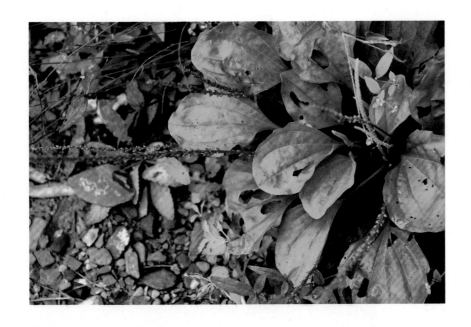

| 功能主治 | **车前子**：甘，寒。归肝、肾、肺、小肠经。清热利尿通淋，渗湿止泻，明目，祛痰。用于热淋涩痛，水肿胀满，暑湿泄泻，目赤肿痛，痰热咳嗽。

车前草：甘，寒。归肝、肾、肺、小肠经。清热利尿通淋，祛痰，凉血，解毒。用于热淋涩痛，水肿尿少，暑湿泄泻，痰热咳嗽，吐血，衄血，痈肿疮毒。

| 用法用量 | **车前子**：内服煎汤，5～15 g，包煎；或入丸、散剂；阳气下陷、肾虚遗精及内无湿热者禁服。外用适量，煎汤洗；或研末调敷。

车前草：内服煎汤，9～30 g，鲜品 30～60 g；或捣汁；若虚滑精气不固者禁用。外用适量，煎汤洗；或捣敷；或绞汁涂。

| 附　　方 | （1）治肾盂肾炎：鲜车前草、海金沙、连钱草、马兰各 30 g，煎汤分 2 次服。

（2）治暑热泄泻：①车前草，煎汤服。②车前草、马鞭草，煎汤服。

（3）治小便困难、水肿：鲜车前草 120 g，煎汤服，每次服 1 小碗。

（4）治犬咬伤：取车前叶咬碎敷患处。

（5）治小便淋漓疼痛、腹泻：鲜车前草 30～60 g，白茅根 15 g，石膏 6 g，煎汤服。

（6）治急性肾炎、尿道炎：鲜车前草、白茅根、一点红、野菊花、水线草（伞房花耳草）各 30 g，煎汤服。

（7）治无名肿毒：车前草加水捣敷患处。

（8）治小儿高热：车前草适量，煎汤服。［方（1）～（8）出自《草药手册》（江西）］

| 附　注 | 本种异名：*Plantago hostifolia* Nakai et King、*Plantago formosana* Tateishi、*Plantago major* L. var. *folioscopa* T. Ito、*Plantago asiatica* L. var. *densiuscula* Pilg.、*Plantago asiatica* L. f. *folioscopa* (T. Ito) Honda。

药材车前子，为本种的干燥成熟种子，《中华人民共和国药典》（1963 年版至 2020 年版）、《内蒙古蒙药材标准》（1986 年版）、《维吾尔药材标准·上册》（1993 年版）、《新疆维吾尔自治区药品标准·第二册》（1980 年版）、《藏药标准》（1979 年版）等中有收载。

药材车前草，为本种的全草，《中华人民共和国药典》（1977 年版至 2020 年版）、《新疆维吾尔自治区药品标准·第二册》（1980 年版）、《贵州省中药材、民族药材质量标准·副篇》（2003 年版）、《贵州省中药材标准规格·上集》（1965 年版）、《广西壮族自治区壮药质量标准·第二卷》（2011 年版）等中有收载。

《中华人民共和国药典》规定，按干燥品计算，车前子含京尼平苷酸（$C_{16}H_{22}O_{10}$）不得少于 0.50%，毛蕊花糖苷（$C_{29}H_{36}O_{15}$）不得少于 0.40%。按干燥品计算，车前草含大车前苷（$C_{29}H_{36}O_{16}$）不得少于 0.10%。

本种的嫩苗焯水后可凉拌、炒食，或制作包子、饺子馅料；种子包纱布内可与粳米一同熬粥食用。

车前科 Plantaginaceae 车前属 Plantago

大车前 Plantago major L.

| 药 材 名 | 大车前草（药用部位：全草）、车前子（药用部位：种子）。

| 形态特征 | 多年生草本，高 15 ～ 20 cm。根茎短粗，有须根。基生叶直立，密生，纸质，卵形或宽卵形，长 3 ～ 18 cm，宽 2 ～ 11 cm，边缘波状或有不整齐锯齿，两面有短或长柔毛；叶柄长 3 ～ 10（～ 26）cm。花葶数条，近直立，长 8 ～ 20 cm；穗状花序长 5 ～ 40 cm，花密生；苞片卵形，较萼裂片短，二者均有绿色龙骨状突起；花萼无柄，裂片椭圆形，长 0.2 cm；花冠裂片椭圆形或卵形，长 0.1 cm。蒴果圆锥状，长 0.3 ～ 0.4 cm，周裂；种子 6 ～ 10，矩圆形，长约 0.15 cm，黑棕色。

| 生境分布 | 生于草地、草甸、河滩、沟边、沼泽地、山坡路旁、田边或荒地。德兴各地均有分布。

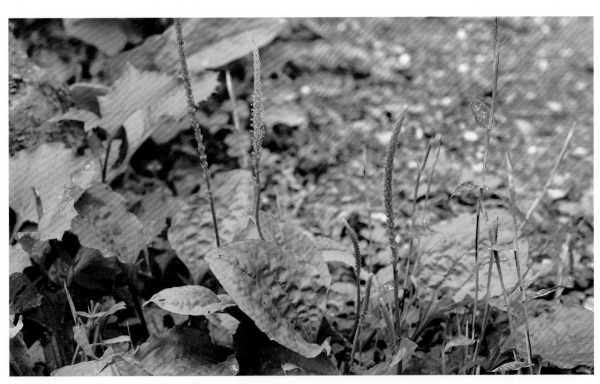

| 资源情况 | 野生资源一般。药材来源于野生。

| 采收加工 | **大车前草**：夏季采挖，除去泥沙，晒干。

车前子：夏、秋季种子成熟时采收果穗，晒干，搓出种子，除去杂质。

| 药材性状 | **大车前草**：本品根茎粗短，根丛生，须状。叶基生，具长柄。叶片皱缩，展平后呈宽卵形至宽椭圆形，长 3 ~ 18 cm，宽 2 ~ 11 cm；表面灰绿色或黑绿色，具明显弧形脉 5 ~ 7；先端钝尖或急尖，基部钝圆形或宽楔形，全缘或有不规则波状浅齿，两面疏生短柔毛或近无毛；叶柄长 3 ~ 20 cm，基部常扩大成鞘状。穗状花序数条，上端穗状花序长 5 ~ 40 cm，细圆柱状。蒴果近球形至宽椭圆球形，中部或稍低处周裂。气微香，味微苦。

车前子：本品呈类三角形或斜方形，粒小，长 0.08 ~ 0.16 cm，宽 0.05 ~ 0.09 cm。表面棕色或棕褐色，腹面隆起较高，脐点白色，多位于腹面隆起的中央或一端。气微，嚼之带黏液感。

| 功能主治 | **大车前草**：甘，寒。归肝、肾、肺、小肠经。清热利尿通淋，祛痰，凉血，解毒。用于热淋涩痛，水肿尿少，暑湿泄泻，痰热咳嗽，吐血，衄血，痈肿疮毒。

车前子：甘，寒。归肝、肾、肺、小肠经。清热利尿通淋，渗湿止泻，明目，祛痰。用于热淋涩痛，水肿胀满，暑湿泄泻，目赤肿痛，痰热咳嗽。

| 用法用量 | **大车前草**：内服煎汤，9 ~ 30 g，鲜品 30 ~ 60 g；或捣汁；若虚滑精气不固者禁用。外用适量，煎汤洗；或捣敷；或绞汁涂。

车前子：内服煎汤，5 ~ 15 g，包煎；或入丸、散剂；阳气下陷、肾虚遗精及内无湿热者禁服。外用适量，煎汤洗；或研末调敷。

| 附　注 | 本种异名：*Plantago intermedia* Gilib.、*Plantago gigas* H. Lévl.、*Plantago sinuata* Lam.、*Plantago macro-nipponica* Yamam.、*Plantago sawadai* (Yamam.) Yamam.、*Plantago major* L. var. *gigas* (Lévl.) Lévl.、*Plantago major* L. subsp. *intermedia* (Gilib.) Lange。

药材大车前草，为本种的干燥全草，《四川省藏药材标准》（2014 年版）中有收载。

药材车前子，为本种的干燥成熟种子，《维吾尔药材标准·上册》（1993 年版）中有收载。

本种的嫩苗焯水后可凉拌、炒食，或制作包子、饺子馅料；种子包纱布内可与粳米一同熬粥食用。

忍冬科 Caprifoliaceae 六道木属 Abelia

南方六道木 *Abelia dielsii* (Graebn.) Rehd.

| **药材名** | 南方六道木（药用部位：果实）。

| **形态特征** | 落叶灌木。当年生小枝红褐色，老枝灰白色。叶长卵形、倒卵形、椭圆形或披针形，长 3 ～ 8 cm，嫩时上面散生柔毛，下面叶脉基部被白色粗硬毛，余无毛，全缘或有 1 ～ 6 对牙齿，具缘毛；叶柄长 0.4 ～ 0.7 cm，散生硬毛。花 2 生于侧枝顶部叶腋；总花梗长 1.2 cm；花梗极短或几无；苞片 3，小而有纤毛，中央 1 长 0.6 cm，侧生者长 0.1 cm；萼筒长约 0.8 cm，散生硬毛，萼檐 4 裂，裂片卵状披针形或倒卵形；花冠白色，后浅黄色，4 裂，裂片圆；雄蕊 4；花柱不伸出花冠筒外。果实长 1 ～ 1.5 cm。

| **生境分布** | 生于海拔 800 m 以上的山坡灌丛、路边林下及草地。分布于德兴大

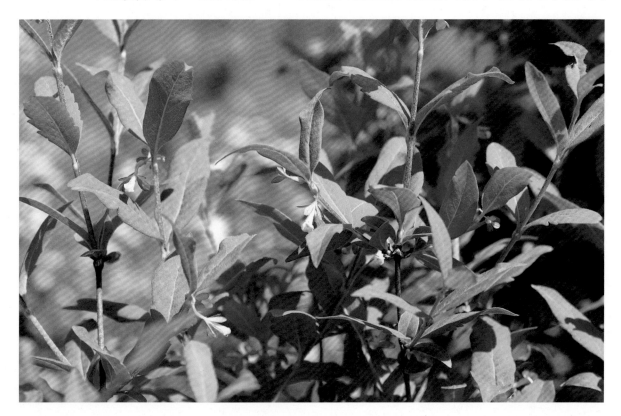

茅山、三清山北麓等。

| **资源情况** | 野生资源一般。药材来源于野生。

| **采收加工** | 秋季采收，干燥。

| **功能主治** | 清热利湿，解毒，止痛。用于风湿痹痛。

| **用法用量** | 内服煎汤，15 ~ 24 g。

| **附　　注** | 本种异名：*Zabelia dielsii* (Graebn.) Makino、*Zabelia brachystemon* (Diels) Golubk.、*Abelia umbellata* (Graebn. et Buchw.) Rehd.、*Abelia davidii* Hance、*Abelia onkocarpa* (Graebn.) Rehder、*Abelia brachystemon* (Diels) Rehder。

忍冬科 Caprifoliaceae 六道木属 Abelia

二翅六道木
Abelia macrotera (Graebn. et Buchw.) Rehd.

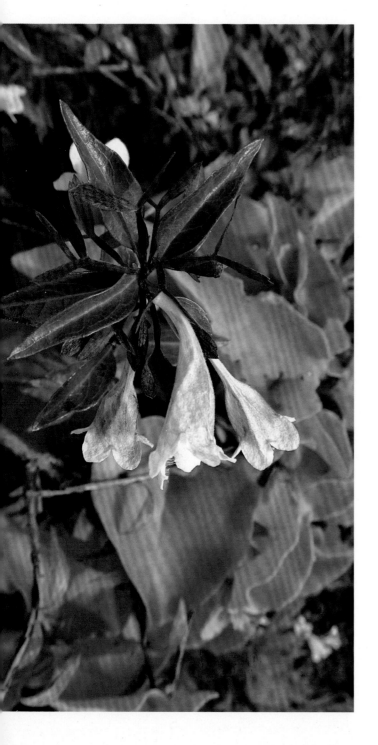

| 药 材 名 |

二翅六道木（药用部位：全株）。

| 形态特征 |

灌木，高达 2 m。幼枝红褐色，平滑。叶卵形至椭圆状卵形，长 3 ~ 7 cm，先端渐尖，基部钝至圆形，边缘有疏锯齿，下面沿中脉或侧脉基部密生柔毛，上面疏生短柔毛。花淡紫色，成少花的聚伞花序，生于小枝先端或上部叶腋；花萼有短柔毛，萼片 2，矩圆状椭圆形，长 0.8 ~ 0.9 cm；花冠漏斗状，长 3 ~ 4 cm，外面有微毛，花冠筒基部具浅囊，裂片 5；雄蕊 2 长 2 短，内藏。瘦果状核果长约 1 cm，有短柔毛，冠以宿存而略有增大的 2 萼裂片。

| 生境分布 |

生于海拔 950 ~ 1 000 m 的路边灌丛、溪边林下等处。分布于德兴三清山北麓等。

| 资源情况 |

野生资源一般。药材来源于野生。

| 采收加工 |

叶茂盛时采收，干燥。

| 功能主治 | 祛风湿，消肿毒。用于风湿关节痛，跌打损伤。

| 用法用量 | 内服煎汤，10 ~ 15 g。外用适量，捣敷。

| 附　注 | 本种异名：*Linnaea macrotera* Graebn. et Buchw.、*Abelia graebneriana* Rehder、Abelia chowii C. Ho、*Abelia deutziifolia* (H. Léveillé) H. Léveillé、*Abelia graebneriana* Rehder var. *deutziifolia* (H. Léveillé) Lauener。

忍冬科 Caprifoliaceae 忍冬属 Lonicera

菰腺忍冬 *Lonicera hypoglauca* Miq.

| 药 材 名 | 忍冬藤(药用部位:藤茎)、山银花(药用部位:花蕾或带初开的花)、金银花露(药材来源:花蕾或带初开的花的蒸馏液)、金银花子(药用部位:果实)。

| 形态特征 | 攀缘灌木。幼枝被微毛。叶卵形至卵状矩圆形,长 3 ~ 10 cm,先端短渐尖,基部近圆形,下面密生微毛并杂有橘红色腺毛。总花梗单生或多个集生,短于叶柄;萼筒无毛,萼齿长三角形,具睫毛;花冠长 3.5 ~ 4.5 cm,外疏生微毛和腺毛,先白色后变黄色,唇形,上唇具 4 裂片,下唇反转,约与花冠筒等长;雄蕊 5,与花柱均稍伸出花冠。浆果近球形,黑色,直径约 0.7 cm。

| 生境分布 | 生于海拔 200 ~ 700 m 的灌丛或疏林中。分布于德兴畈大、大目源等。

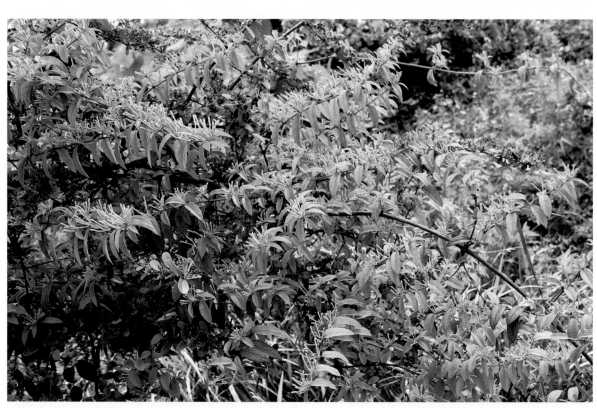

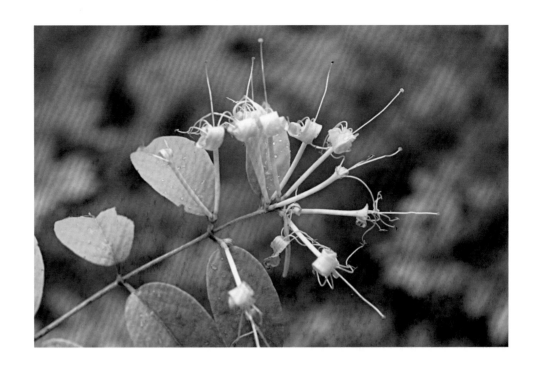

| 资源情况 | 野生资源一般。药材来源于野生。

| 采收加工 | **忍冬藤**：秋、冬季采割，晒干。

山银花：夏初花开前采收，干燥。

金银花露：山银花 500 g，加水 1 000 ml，浸泡 1 ~ 2 小时，放入蒸馏锅内进行蒸馏，收集初蒸馏液 1 600 ml，初蒸馏液重蒸馏 1 次，收集第 2 次蒸馏液 800 ml，过滤分装，灭菌。

金银花子：秋末冬初采收，晒干。

| 药材性状 | **忍冬藤**：本品呈长圆柱形，多分枝，常缠绕成束，直径 0.15 ~ 0.6 cm。表面棕红色至暗棕色，有的灰绿色，光滑或被茸毛；外皮易剥落。枝上多节，节间长 6 ~ 9 cm，有残叶和叶痕。质脆，易折断，断面黄白色，中空。气微，老枝味微苦，嫩枝味淡。

山银花：本品长 2.5 ~ 4.5 cm，直径 0.08 ~ 0.2 cm。表面黄白色至黄棕色，无毛或疏被毛，萼筒无毛，先端 5 裂，裂片长三角形，被毛，开放者花冠下唇反转，花柱无毛。气清香，味微苦、甘。

金银花露：本品为无色透明的液体。气芳香。

金银花子：本品呈圆球形，紫黑色或为黄棕色，直径约 0.7 cm。外皮皱缩，质重而结实。内含多数扁小、棕褐色的种子。味微甘。

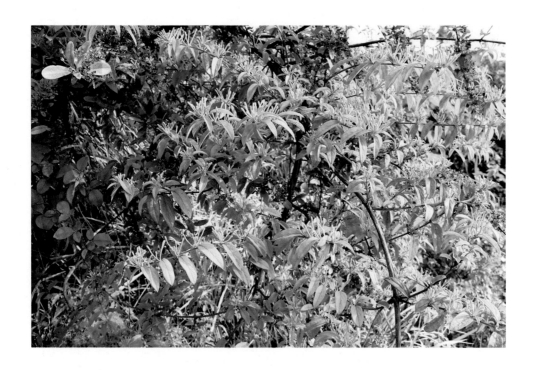

| **功能主治** | **忍冬藤**：甘，寒。归肺、胃经。清热解毒，疏风通络。用于温病发热，热毒血痢，痈肿疮疡，风湿热痹，关节红肿热痛。 |

山银花：甘，寒。归肺、心、胃经。清热解毒，疏散风热。用于痈肿疔疮，喉痹，丹毒，热毒血痢，风热感冒，温病发热。

金银花露：甘，寒。清热，消暑，解毒。用于暑热烦渴，恶心呕吐，热毒疮疖，痱子。

金银花子：苦、涩、微甘，凉。清肠化湿。用于肠风泄泻，赤痢。

| **用法用量** | **忍冬藤**：内服煎汤，9 ~ 30 g；或入丸、散剂；或浸酒。外用适量，煎汤熏洗；或熬膏贴；或研末调敷；或鲜品捣敷。 |

山银花：内服煎汤，6 ~ 15 g；或入丸、散剂；脾胃虚寒及疮疡属阴证者慎服。外用适量，捣敷。

金银花露：内服隔水炖温，60 ~ 120 g；或冲水代茶。外用适量，涂擦。

金银花子：内服煎汤，3 ~ 9 g。

| **附　注** | 本种异名：*Lonicera hypoglauca* Miq. subsp. *nudiflora* Hsu et H. J. Wang、*Lonicera rubropunctata* Hayata、*Lonicera affinis* Hook. & Arn. var. *hypoglauca* (Miq.) Rehder、*Lonicera affinis* Hook. & Arn. var. *pubescens* Maxim.、*Lonicera affinis* Hook. & Arn. var. *mollissima* Blume ex Maxim.。 |

药材山银花，为本种的干燥花蕾或带初开的花，《中华人民共和国药典》（2005年版至2020年版）、《广西壮族自治区壮药质量标准·第一卷》（2008年版）中有收载；《中华人民共和国药典》（1977年版至2000年版）、《内蒙古蒙药材标准》（1986年版）、《新疆维吾尔自治区药品标准·第二册》（1980年版）以"金银花"之名收载之。

《中华人民共和国药典》规定，按干燥品计算，山银花含绿原酸（$C_{16}H_{18}O_9$）不得少于2.0%，含灰毡毛忍冬皂苷乙（$C_{65}H_{106}O_{32}$）和川续断皂苷乙（$C_{53}H_{86}O_{22}$）的总量不得少于5.0%。

忍冬

Lonicera japonica Thunb.

| **药 材 名** | 忍冬藤（药用部位：藤茎）、银花叶（药用部位：叶）、金银花（药用部位：花蕾）、金银花露（药材来源：花蕾的蒸馏液）、银花子（药用部位：果实）。 |

| **形态特征** | 攀缘灌木。幼枝密生柔毛和腺毛。叶宽披针形至卵状椭圆形，长3～8 cm，先端短渐尖至钝，基部圆形至近心形，幼时两面有毛，后上面无毛。总花梗单生于上部叶腋；苞片叶状，长达2 cm；萼筒无毛；花冠长3～4 cm，先白色略带紫色后转黄色，芳香，外面有柔毛和腺毛，唇形，上唇具4裂片而直立，下唇反转，约与花冠筒等长；雄蕊5，和花柱均稍超过花冠。浆果球形，黑色。 |

| **生境分布** | 生于海拔最高达1 500 m的山坡灌丛或疏林中、乱石堆、山足路旁及村庄篱笆边。德兴多栽培。 |

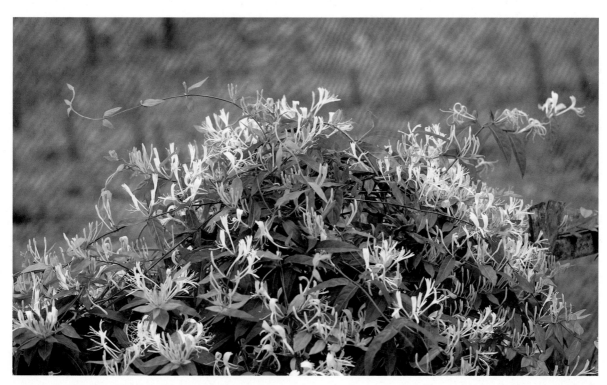

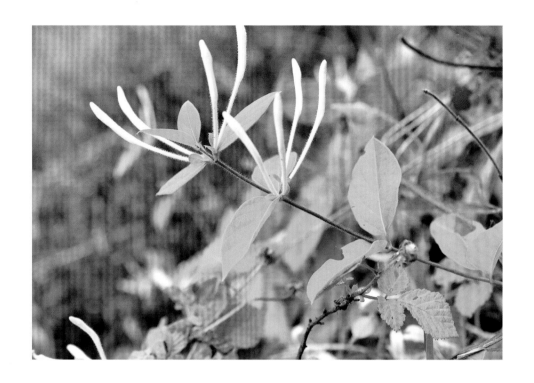

| 资源情况 | 野生资源较少，栽培资源丰富。药材主要来源于栽培。

| 采收加工 | **忍冬藤**：秋、冬季采割，晒干。

银花叶：多于花后采收，晒干。

金银花：夏初花开前采收，干燥。

金银花露：金银花 500 g，加水 1 000 ml，浸泡 1 ~ 2 小时，放入蒸馏锅内进行蒸馏，收集初蒸馏液 1 600 ml，初蒸馏液重蒸馏 1 次，收集第 2 次蒸馏液 800 ml，过滤分装，灭菌。

银花子：秋末冬初采收，晒干。

| 药材性状 | **忍冬藤**：本品呈长圆柱形，多分枝，常缠绕成束，直径 0.15 ~ 0.6 cm。表面棕红色至暗棕色，有的灰绿色，光滑或被茸毛；外皮易剥落。枝上多节，节间长 6 ~ 9 cm，有残叶和叶痕。质脆，易折断，断面黄白色，中空。气微，老枝味微苦，嫩枝味淡。

银花叶：本品多皱缩而破碎，完整叶片展平后呈卵形至长椭圆状卵形，长 2 ~ 8 cm，宽 1 ~ 3 cm；先端急尖，基部圆形或近心形，全缘，边缘具黄白色柔毛；上表面棕绿色，下表面色较浅，幼叶两面具黄白色柔毛，老叶被疏毛或仅脉上有毛；叶具柄，呈半圆柱形，长 0.3 ~ 1.2 cm，上面有 1 纵沟，密生或疏生黄白色柔毛；质脆。气清香，味微苦。

金银花：本品呈棒状，上粗下细，略弯曲，长 2 ~ 3 cm，上部直径约 0.3 cm，下部直径约 0.15 cm。表面黄白色或绿白色（贮久色渐深），密被短柔毛。偶见叶状苞片。花萼绿色，先端 5 裂，裂片有毛，长约 0.2 cm。开放者花冠筒状，先端二唇形；雄蕊 5，附于筒壁，黄色；雌蕊 1，子房无毛。气清香，味淡、微苦。

金银花露：本品为无色透明的液体。气芳香。

银花子：本品呈卵圆形，椭圆形或圆球形，直径 0.5 ~ 1 cm。表面棕黑色至黑色，具网状皱纹，先端有花柱残基，基部具果柄，果壳质硬而脆，种子多数，棕褐色，扁卵圆形或椭圆形。气微，味微甘。

| 功能主治 |　忍冬藤：甘，寒。归肺、胃经。清热解毒，疏风通络。用于温病发热，热毒血痢，痈肿疮疡，风湿热痹，关节红肿热痛。

银花叶、金银花露：甘，寒。清热，消暑，解毒。用于暑热烦渴，恶心呕吐，热毒疮疖，痱子。

金银花：甘，寒。归肺、心、胃经。清热解毒，疏散风热。用于痈肿疔疮，喉痹，丹毒，热毒血痢，风热感冒，温病发热。

银花子：苦、涩、微甘，凉。清肠化湿。用于肠风泄泻，赤痢。

| 用法用量 |　忍冬藤：内服煎汤，9 ~ 30 g；或入丸、散剂；或浸酒。外用适量，煎汤熏洗，或熬膏贴；或研末调敷；或鲜品捣敷。

银花叶：内服煎汤，6 ~ 15 g。（同金银花）一般主供蒸制金银花露。

金银花：内服煎汤，6 ~ 15 g；或入丸、散剂；脾胃虚寒及疮疡属阴证者慎服。外用适量，捣敷。

金银花露：内服隔水炖温，60 ~ 120 g；或冲水代茶。外用适量，涂擦。

银花子：内服煎汤，3 ~ 9 g。

| 附　　注 |　本种异名：*Nintooa japonica* (Thunb.) Sweet、*Caprifolium japonicum* (Thunb.) Dum. Cours.、*Lonicera fauriei* H. Lévl. et Vaniot、*Lonicera shintenensis* Hayata、*Lonicera japonica* Thunb. var. *sempervillosa* Hayata。

药材忍冬藤，为本种的干燥茎枝或带叶茎枝，《中华人民共和国药典》（1963 年版至 2020 年版）、《新疆维吾尔自治区药品标准·第二册》（1980 年版）等中有收载。

药材金银花，为本种的干燥花蕾或带初开的花，《云南省药品标准》（1974 年版、1996 年版）、《中华人民共和国药典》（1963 年版至 2020 年版）、《贵州省中药材标准规格·上集》（1965 年版）、《内蒙古蒙药材标准》（1986 年版）、《新疆维吾尔自治区药品标准·第二册》（1980 年版）等中有收载。

药材金银花叶，为本种的干燥叶，《上海市中药材标准》（1994 年版）、《广西中药材标准·附录》（1990 年版）中有收载；《广东省中药材标准》（2010 年版）以"银花叶"之名收载之。

药材金银花提取物（供注射用），为本种的干燥花蕾或带初开的花经提取所得的粉末、稠膏，《山东省中药材标准》（2002 年版）中有收载。

药材银花子，为本种的干燥成熟果实，《上海市中药材标准》（1994 年版）中有收载。

《中华人民共和国药典》规定，本品按干燥品计算，金银花含绿原酸（$C_{16}H_{18}O_9$）不得少于 1.5%，含酚酸类以绿原酸（$C_{16}H_{18}O_9$）、3,5- 二 -O- 咖啡酰奎宁酸（$C_{25}H_{24}O_{12}$）和 4,5- 二 -O- 咖啡酰奎宁酸（$C_{25}H_{24}O_{12}$）的总量计，不得少于 3.8%，含木犀草苷（$C_{21}H_{20}O_{11}$）不得少于 0.050%；忍冬藤含绿原酸（$C_{16}H_{18}O_9$）不得少于 0.10%，含马钱苷（$C_{17}H_{26}O_{10}$）不得少于 0.10%。

本种的花可代茶饮用。

忍冬科 Caprifoliaceae 忍冬属 Lonicera

金银忍冬 *Lonicera maackii* (Rupr.) Maxim.

| 药 材 名 | 金银忍冬叶（药用部位：叶）。

| 形态特征 | 灌木。幼枝具微毛，小枝中空。叶卵状椭圆形至卵状披针形，长5 ~ 8 cm，先端渐尖，两面脉上有毛；叶柄长 0.3 ~ 0.5 cm。总花梗短于叶柄，具腺毛；相邻 2 花的萼筒分离，萼檐长 0.2 ~ 0.3 cm，具裂达中部之齿；花冠先白色后黄色，长达 2 cm，芳香，外面下部疏生微毛，唇形，花冠筒 2 ~ 3 倍短于唇瓣；雄蕊 5，与花柱均短于花冠。浆果红色，直径 0.5 ~ 0.6 cm；种子具小、浅凹点。

| 生境分布 | 生于林中或林缘溪流附近的灌丛中。分布于德兴大茅山、三清山北麓等。

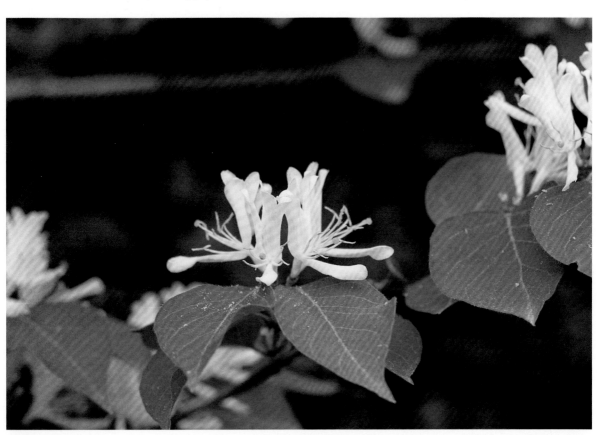

| **资源情况** | 野生资源较少。药材来源于野生。 |

| **采收加工** | 夏、秋季采茎叶，鲜用，或切段，晒干。 |

| **药材性状** | 本品多破碎，完整者卵状椭圆形至卵状披针形，长 5 ~ 8 cm，宽 2.5 ~ 4 cm，先端长渐尖，基部阔楔形，全缘，沿脉有疏短毛。叶柄长 0.3 ~ 0.5 cm，有腺毛及柔毛。气微，味苦。 |

| **功能主治** | 辛、苦，寒。归肺、脾经。祛风，清热，解毒。用于感冒，咳嗽，咽喉肿痛，目赤肿痛，肺痈，乳痈，湿疮。 |

| **用法用量** | 内服煎汤，9 ~ 15 g。外用适量，捣敷；或煎汤洗。 |

| **附　注** | 本种异名：*Xylosteum maackii* Rupr.、*Xylosteum maackii* Ruprecht、*Caprifolium maackii* (Rupr.) Kuntze、*Lonicera maackii* (Rupr.) Maxim. var. *typica* Nakai、*Lonicera maackii* (Rupr.) Maxim. f. *podocarpa* Franch. ex Rehder。
药材金银忍冬叶，为本种的干燥叶，《黑龙江省中药材标准》（2001 年版）、《中华人民共和国卫生部药品标准·中药成方制剂·第十三册·附录》（1998 年版）中有收载。 |

忍冬科 Caprifoliaceae 忍冬属 Lonicera

大花忍冬

Lonicera macrantha (D. Don) Spreng.

| 药 材 名 | 大金银花（药用部位：全株或花蕾）。

| 形态特征 | 藤本。幼枝被开展的硬毛。叶卵状椭圆形至卵状矩圆形，稀披针形，长 4 ~ 11 cm，先端尖至渐尖，基部圆形至近心形，上面中脉上有小硬毛，边缘有睫毛，下面生毡毛和硬毛并杂有极少数橘红色腺毛。总花梗多个集生呈伞房状；萼筒无毛，萼齿披针形，长约 0.15 cm，有小硬毛；花冠先白色后转黄色，微香，外具小硬毛、微毛和腺毛，长 4.5 ~ 7 cm，唇形，上唇具 4 裂片，下唇反卷，短于花冠筒；雄蕊 5，与花柱均稍超过花冠。浆果球形，直径约 0.7 cm，黑色。

| 生境分布 | 生于海拔 400 ~ 500 m 的山谷和山坡林中或灌丛中。德兴有零星

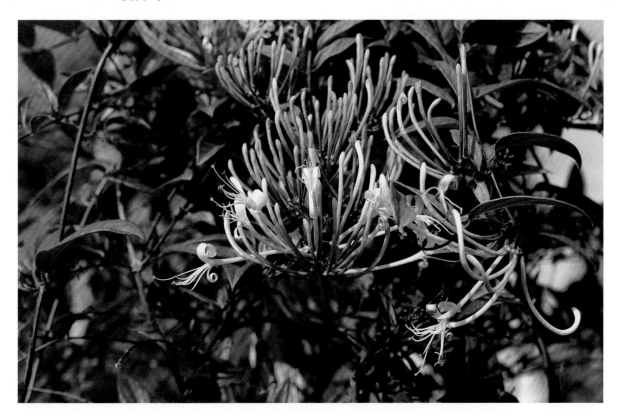

分布。

| 资源情况 | 野生资源稀少。药材来源于野生。

| 采收加工 | 全年均可采全株，当花蕾上部膨大、尚未开放时采收花蕾，干燥。

| 功能主治 | 苦，平。清热，解毒。用于咽喉痛，时行感冒，乳蛾，乳痈，肺热咳嗽，泄泻，目赤红肿，肠痈，疮疖脓肿，丹毒，外伤感染，带下。

| 用法用量 | 内服煎汤，6 ~ 15 g；或入丸、散剂。外用适量，捣敷。

| 附　　注 | 本种异名：*Lonicera inodora* W. W. Smith、*Lonicera fulvotomentosa* Hsu et S. C. Cheng、*Lonicera macranthoides* Hand.-Mazz.、*Lonicera hirtiflora* Champion ex Bentham、*Lonicera strigosiflora* C. Y. Wu ex X. W. Li、*Lonicera esquirolii* H. Lévl.。

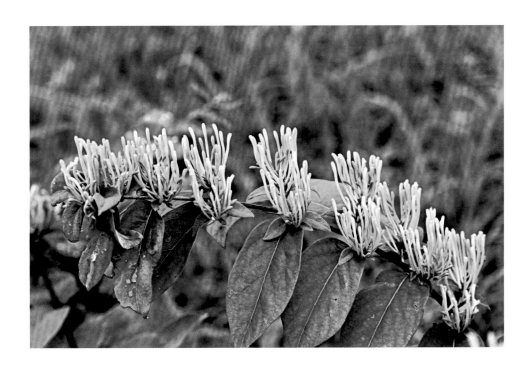

忍冬科 Caprifoliaceae 忍冬属 Lonicera

灰毡毛忍冬

Lonicera macranthoides Hand.-Mazz.

| 药 材 名 | 山银花（药用部位：花蕾或带初开的花）。

| 形态特征 | 藤本。幼枝或其顶梢及总花梗有薄绒状糙伏毛，有时兼具微腺毛，后近无毛。叶革质，卵形、卵状披针形、长圆形或宽披针形，长6 ~ 14 cm，上面无毛，下面被灰白色或带灰黄色毡毛，并散生暗橘黄色微腺毛；叶柄长0.6 ~ 1 cm，被毛。花香，双花常密集于小枝梢成圆锥状花序；苞片披针形或线状披针形，长0.2 ~ 0.4 cm；小苞片细小；萼筒有蓝白色粉，无毛或上半部或全部有毛，长约0.2 cm；花冠白色至黄色，长3.5 ~ 6 cm，外被倒糙伏毛及橘黄色腺毛，唇形；雄蕊生于花冠筒先端，连同花柱伸出而无毛。果实成熟时黑色，有蓝白色粉，圆形，直径0.6 ~ 1 cm。

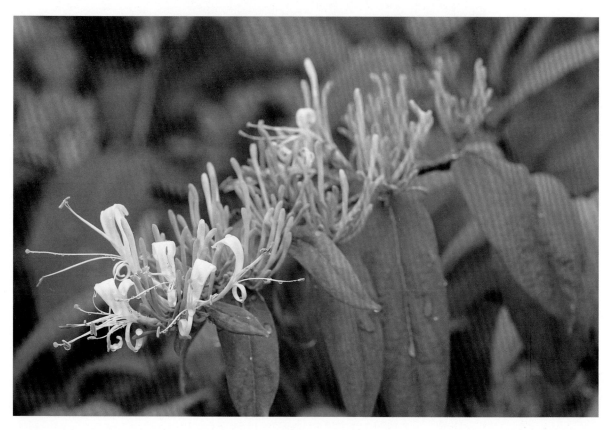

| 生境分布 | 生于海拔 500 ～ 1 800 m 的山谷溪流旁、山坡或山顶混交林内或灌丛中。分布于德兴三清山北麓等。

| 资源情况 | 野生资源较少。药材来源于野生。

| 采收加工 | 夏初花开前采收，干燥。

| 药材性状 | 本品呈棒状而稍弯曲，长 3 ～ 4.5 cm，上部直径约 0.2 cm，下部直径约 0.1 cm。表面黄色或黄绿色。总花梗集结成簇，开放者花冠裂片不及全长之半。质稍硬，手捏之稍有弹性。气清香，味微苦、甘。

| 功能主治 | 甘，寒。归肺、心、胃经。清热解毒，疏散风热。用于痈肿疔疮，喉痹，丹毒，热毒血痢，风热感冒，温病发热。

| 用法用量 | 内服煎汤，6 ～ 15 g。

| 附　注 | 本种异名：*Lonicera macrantha* (D. Don) Spreng.、*Lonicera inodora* W. W. Smith、*Lonicera fulvotomentosa* Hsu et S. C. Cheng、*Lonicera hirtiflora* Champion ex Bentham、*Lonicera strigosiflora* C. Y. Wu ex X. W. Li、*Lonicera esquirolii* H. Lévl.。

药材山银花，为本种的干燥花蕾或带初开的花，《中华人民共和国药典》（2005 年版至 2020 年版）、《广西壮族自治区壮药质量标准·第一卷》（2008 年版）中有收载；《湖南省中药材标准》（1993 年版）、《四川省中药材标准》（1987 年版）、《贵州省中药材质量标准》（1988 年版）、《浙江省中药材标准》（2000 年版）、《四川省中药材标准（试行稿）·第三批》（1980 年版）以"金银花"之名收载之，《贵州省中药材、民族药材质量标准》（2003 年版）以"银花"之名收载之。

《中华人民共和国药典》规定，按干燥品计算，山银花含绿原酸（$C_{16}H_{18}O_9$）不得少于 2.0%，含灰毡毛忍冬皂苷乙（$C_{65}H_{106}O_{32}$）和川续断皂苷乙（$C_{53}H_{86}O_{22}$）的总量不得少于 5.0%。

本种的花可代茶饮用。

忍冬科 Caprifoliaceae 忍冬属 Lonicera

下江忍冬 *Lonicera modesta* Rehd.

| **药 材 名** | 下江忍冬（药用部位：花蕾）。

| **形态特征** | 落叶灌木。幼枝、叶柄和总花梗均密被柔毛。叶厚纸质，菱状椭圆形、圆状椭圆形、菱状卵形或宽卵形，长 2 ~ 8 cm，两面多少被毛；叶柄长 0.2 ~ 0.4 cm。苞片钻形，长 0.2 ~ 0.4 cm；杯状小苞片为萼筒的 1/3；相邻 2 萼筒合生至 1/2 ~ 2/3，上部具腺，萼齿线状披针形，长 0.2 ~ 0.25 cm；花冠白色，基部微红色，后黄色，唇形，长 1 ~ 1.2 cm，花冠筒与唇瓣等长或稍短。相邻 2 果实几全部合生，成熟时橘红色或红色，直径 0.7 ~ 0.8 cm；种子 1 ~ 2，淡黄褐色，卵圆形或长圆形，长约 0.4 cm。

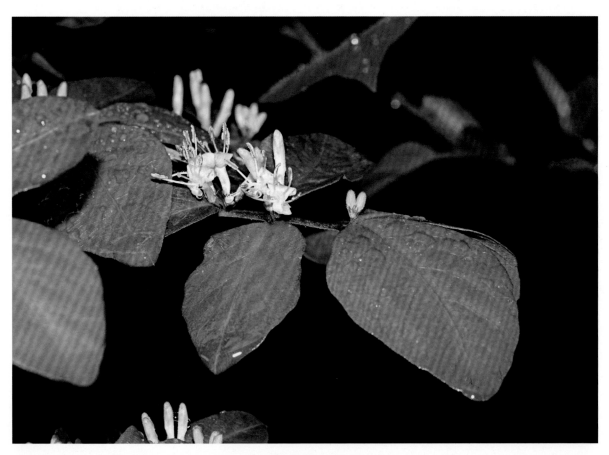

| 生境分布 | 生于海拔 500 ～ 1 300 m 的杂木林下或灌丛中。分布于德兴三清山北麓等。

| 资源情况 | 野生资源稀少。药材来源于野生。

| 采收加工 | 夏初花开前采收，干燥。

| 功能主治 | 清热解毒，活血止痛。用于疮痈肿疖。

| 用法用量 | 内服煎汤，6 ～ 15 g。

| 附 注 | 本种异名：*Lonicera graebneri* Rehd.、*Lonicera modesta* Rehd. var. *lushanensis* Rehd.。

忍冬科 Caprifoliaceae 忍冬属 Lonicera

短柄忍冬 *Lonicera pampaninii* Lévl.

| **药 材 名** | 短柄忍冬（药用部位：花蕾）。

| **形态特征** | 藤本。幼枝和叶柄密被土黄色卷曲糙毛，后紫褐色，无毛。叶有时
3轮生，薄革质，长圆状披针形、窄椭圆形或卵状披针形，长3 ~
10 cm，两面中脉有糙毛；叶柄长0.2 ~ 0.5 cm。双花数朵集生于幼
枝先端或单生于幼枝上部叶腋，芳香；苞片窄披针形或卵状披针形，
有时叶状，长0.5 ~ 1.5 cm，与小苞片和萼齿均有糙毛；萼筒长不
及0.2 cm，萼齿卵状三角形或长三角形，比萼筒短；花冠白色带微
紫红色，后黄色，唇形，长1.5 ~ 2 cm，外面密生倒糙伏毛和腺毛，
唇瓣稍短于筒，上、下唇均反曲；雄蕊和花柱稍伸出。果实圆形，
成熟时蓝黑色或黑色，直径0.5 ~ 0.6 cm。

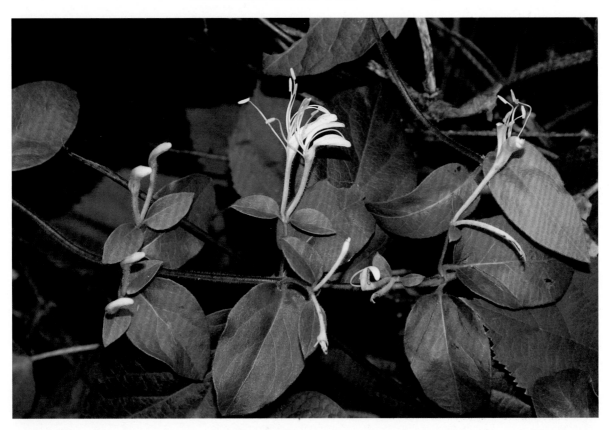

| 生境分布 | 生于海拔 150 ～ 750 m 的林下或灌丛中。分布于德兴畈大、三清山北麓等。

| 资源情况 | 野生资源较少。药材来源于野生。

| 采收加工 | 夏初花开前采收，干燥。

| 功能主治 | 清热解毒，舒筋通络，截疟。用于鼻衄，吐血，疟疾。

| 用法用量 | 内服煎汤，6 ～ 12 g。

| 附　　注 | 本种异名：*Lonicera acuminata* Wall.、*Lonicera trichosepala* (Rehd.) Hsu、*Lonicera buddleioides* Hsu et S. C. Cheng、*Lonicera acuminata* Wall. var. *depilata* Hsu et H. J. Wang、*Lonicera henryi* Hemsl.、*Lonicera alseuosmoides* Graebn.。

忍冬科 Caprifoliaceae 接骨木属 Sambucus

接骨草 *Sambucus chinensis* Lindl.

| 药 材 名 | 陆英根（药用部位：根）、陆英（药用部位：茎叶。别名：八棱麻、接骨草）、陆英果实（药用部位：果实）。

| 形态特征 | 高大草本至半灌木，高达 3 m。髓心白色。奇数羽状复叶；小叶 2 ~ 3，无柄至具短柄，披针形，长 5 ~ 12 cm，先端渐尖，边缘具锯齿，基部钝至圆形。大型复伞房状花序顶生，各级总梗和花梗无毛至多少有毛，具由不孕花变成的黄色杯状腺体；花小，白色；萼筒杯状，长约 0.15 cm；花冠辐状，裂片 5，长约 0.15 cm，稍短于裂片；柱头 3 裂。浆果状核果近球形，直径 0.3 ~ 0.4 cm，红色；核 2 ~ 3，卵形，长 0.2 ~ 0.25 cm。

| 生境分布 | 生于海拔 300 m 以上的山坡、林下、沟边和草丛中。德兴各地均有

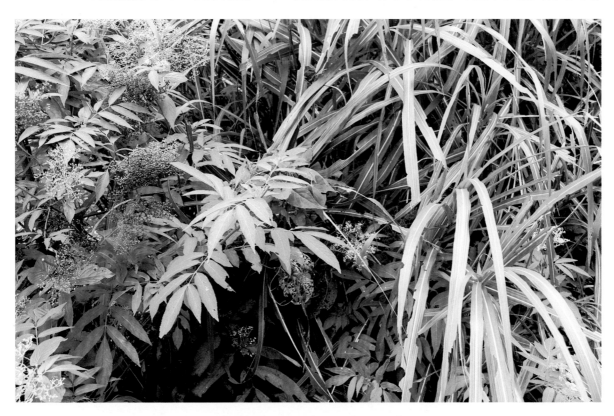

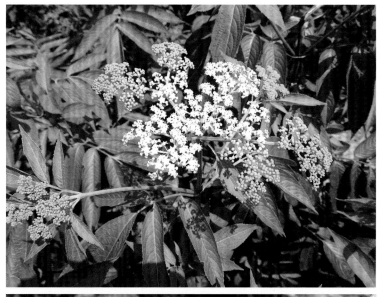

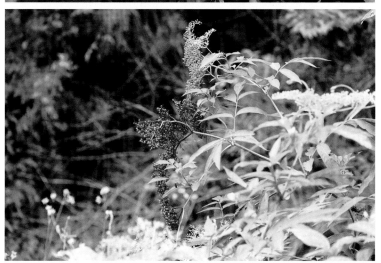

栽培并逸为野生。

| 资源情况 |　栽培逸为野生资源丰富。药材主要来源于栽培。

| 采收加工 |　**陆英根**：秋后采挖，鲜用，或切片，晒干。

　　　　　　陆英：夏、秋季采收，切段，鲜用或晒干。

　　　　　　陆英果实：9 ～ 10 月采收，鲜用。

| 药材性状 |　**陆英根**：本品呈不规则弯曲状，长条形，有分枝，长 15 ～ 30 cm，有的长达 50 cm，直径 0.4 ～ 0.7 cm。表面灰色至灰黄色，有纵向而略扭曲的细纹及横长皮孔；偶留有纤细须根。质硬或稍软而韧，难折断，切断面皮部灰色或土黄色，木部纤维质，黄白色，易与皮部撕裂分离。气微，味淡。

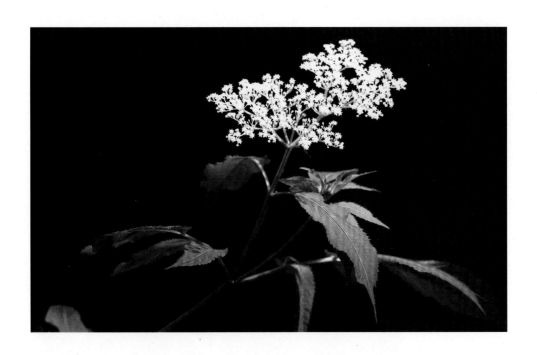

陆英：本品茎具细纵棱，呈类圆柱形而粗壮，多分枝，直径约 1 cm。表面灰色至灰黑色。幼枝有毛。质脆，易断。断面可见淡棕黄色或白色髓部。羽状复叶，小叶 2 ～ 3 对，互生或对生；小叶片纸质，易破碎，多皱缩，展平后呈狭卵形至卵状披针形，先端长渐尖，基部钝圆，两侧不等，边缘有细锯齿。鲜叶片揉之有臭气。气微，味微苦。

| **功能主治** | 陆英根：甘、酸，平。祛风，利湿，活血，散瘀，止血。用于风湿疼痛，头风，腰腿痛，水肿，淋证，带下，跌打损伤，骨折，癥积，咯血，吐血，风疹瘙痒，疮肿。

陆英：甘、微苦，平。归肝、肾经。祛风，利湿，舒筋，活血。用于风湿痹痛，腰腿痛，水肿，黄疸，跌打损伤，产后恶露不行，风疹瘙痒，丹毒，疮肿。

陆英果实：用于手足忽生疣目。

| **用法用量** | 陆英根：内服煎汤，9 ～ 15 g，鲜品 30 ～ 60 g。外用适量，捣敷；或煎汤洗。

陆英：内服煎汤，9 ～ 15 g，鲜品 60 ～ 120 g；孕妇禁服。外用适量，捣敷；或煎汤洗；或研末调敷。

陆英果实：外用适量，捣涂。

| **附 注** | 本种异名：*Sambucus javanica* Blume、*Sambucus hookeri* Rehder、*Sambucus formosana* Nakai、*Sambucus argyi* H. Léveillé、*Sambucus henriana* Samutina、*Sambucus javanica* Blume subsp. *chinensis* (Lindley) Fukuoka。

药材陆英，为本种的干燥全草，《中华人民共和国卫生部药品标准·中药材·第一册》（1992 年版）、《中华人民共和国卫生部药品标准·中药成方制剂·第二册·附录》（1990 年版）、《上海市中药材标准·附录》（1994 年版）中有收载；《中华人民共和国药品标准·中药成方制剂·第八册·附录》（1993 年版）、《广西中药材标准》（1990 年版）、《广西壮族自治区壮药质量标准·第一卷》（2008 年版）、《广西壮族自治区瑶药材质量标准·第一卷》（2014 年版）以"走马风"之名收载之，《中华人民共和国卫生部药品标准·中药成方制剂·第十五册·附录》（1998 年版）以"八棱麻"之名收载之。

忍冬科 Caprifoliaceae 荚蒾属 Viburnum

荚蒾
Viburnum dilatatum Thunb.

| 药 材 名 | 荚蒾根（药用部位：根）、荚蒾（药用部位：茎、叶）。

| 形态特征 | 灌木。叶宽倒卵形至椭圆形，长 3 ~ 9 cm，先端渐尖至骤尖，边缘有牙齿，上面疏生柔毛，下面近基部两侧有少数腺体和无数细小腺点，脉上常生柔毛或星状毛；侧脉 6 ~ 7 对，伸达齿端；叶柄长 1 ~ 1.5 cm。花序复伞状，直径 4 ~ 8 cm；萼筒长约 0.1 cm，有毛至仅具腺点；花冠白色，辐状，长约 0.25 cm，无毛至生疏毛；雄蕊 5，长于花冠。核果红色，椭圆状卵形，长 0.7 ~ 0.8 cm；核扁，背具 2、腹具 3 浅槽。

| 生境分布 | 生于海拔 100 ~ 1 000 m 的山坡或山谷疏林下、林缘及山脚灌丛中。德兴各地均有分布。

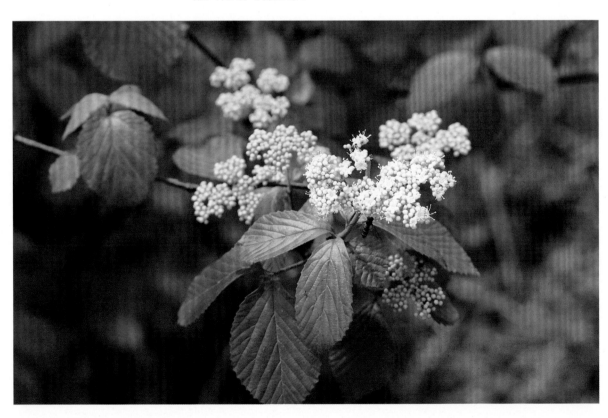

| 资源情况 | 野生资源丰富。药材来源于野生。

| 采收加工 | 荚蒾根：夏、秋季采挖，洗净，切段，晒干。
荚蒾：春、夏季采收，鲜用，或切段，晒干。

| 功能主治 | 荚蒾根：辛、涩，微寒。祛瘀消肿，解毒。用于跌打损伤，牙痛，淋巴结炎。
荚蒾：酸，微寒。疏风解表，清热解毒，活血。用于风热感冒，疔疮发热，产后伤风，跌打骨折。

| 用法用量 | 荚蒾根：内服煎汤，15 ~ 30 g；或加酒煎。
荚蒾：内服煎汤，9 ~ 30 g。外用适量，鲜品捣敷；或煎汤洗。

| 附　　注 | 本种异名：*Viburnum brevipes* Rehd.、*Viburnum dilatatum* Thunb. var. *fulvotomentosum* (Hsu) Hsu、*Viburnum fulvotomentosum* P. S. Hsu、*Viburnum dilatatum* Thunb. var. *macrophyllum* P. S. Hsu。
本种的成熟果实可作野果食用，也可酿酒。

忍冬科 Caprifoliaceae 荚蒾属 Viburnum

宜昌荚蒾 *Viburnum erosum* Thunb.

| 药 材 名 | 宜昌荚蒾（药用部位：根）、宜昌荚蒾叶（药用部位：茎叶）。

| 形态特征 | 落叶灌木。当年生小枝、叶柄和花序均密被簇状短毛和长柔毛，二年生小枝带灰紫褐色，无毛。叶纸质，卵状披针形、卵状长圆形、窄卵形、椭圆形或倒卵形，长 3 ~ 11 cm，有波状小尖齿，上面无毛或疏被毛，下面密被簇状绒毛；叶柄长 0.3 ~ 0.5 cm。复伞形式聚伞花序生于具 1 对叶的侧生短枝之顶，直径 2 ~ 4 cm，总花梗长 1 ~ 2.5 cm，第 1 级辐射枝通常 5；花生于第 2 ~ 3 级辐射枝，常有长梗；萼筒筒状，长约 0.15 cm，被绒毛状簇状毛；花冠白色，辐状，直径约 0.6 cm，无毛或近无毛。果实成熟时红色，宽卵圆形，长 0.6 ~ 0.9 cm；核扁，具 3 浅腹沟和 2 浅背沟。

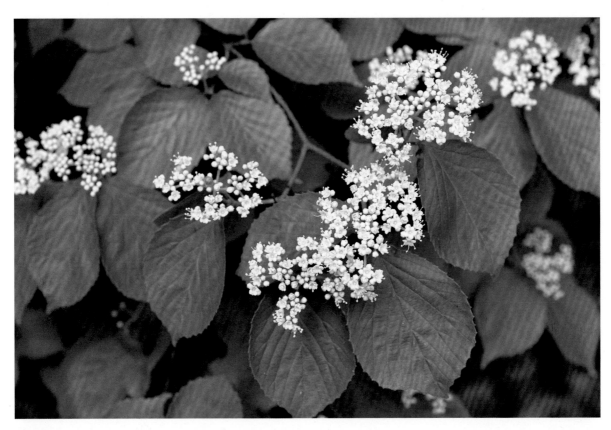

| 生境分布 | 生于海拔 300 ～ 1 800 m 的山坡林下或灌丛中。分布于德兴梧风洞等。

| 资源情况 | 野生资源较少。药材来源于野生。

| 采收加工 | 宜昌荚蒾：全年均可采挖，鲜用，或切段、切片，晒干。
宜昌荚蒾叶：春、夏、秋季采收，鲜用。

| 功能主治 | 宜昌荚蒾：涩，平。归肝经。祛风，除湿。用于风湿痹痛。
宜昌荚蒾叶：涩，平。归胃、脾经。解毒，祛湿，止痒。用于口腔炎，足湿烂，湿疹。

| 用法用量 | 宜昌荚蒾：内服煎汤，6 ～ 9 g。
宜昌荚蒾叶：外用适量，捣汁涂。

| 附　　注 | 本种异名：*Viburnum ichangense* Rehder、*Viburnum matsudai* Hayata、*Viburnum erosum* Thunb. subsp. *ichangense* (Hemsl.) Hsu、*Viburnum erosum* Thunb. var. *setchuenense* Graebn.、*Viburnum erosum* Thunb. var. *ichangense* Hemsl.。

忍冬科 Caprifoliaceae 荚蒾属 Viburnum

南方荚蒾 *Viburnum fordiae* Hance

| 药 材 名 | 南方荚蒾（药用部位：根、茎、叶）。

| 形态特征 | 灌木。幼枝密生星状毛。叶卵形至矩圆状卵形，长 4 ~ 8 cm，先端尖至渐尖，边缘有锯齿至浅齿，稀齿不明显，上面无毛至具叉毛，下面的毛较密，近基部两侧具少数腺体；侧脉 5 ~ 7 对，伸达齿端；叶柄长 0.5 ~ 1.2 cm，密生星状毛。花序复伞状，直径 4 ~ 7 cm，密生星状毛；萼筒长约 0.1 cm，与 5 萼齿均生星状毛；花冠白色，长约 0.25 cm，疏生星状毛，辐状，裂片长于花冠筒；雄蕊 5，近等长或稍长于花冠。核果红色，近圆球形，直径约 0.5 cm；核扁，具不规则的浅槽。

| 生境分布 | 生于海拔 200 ~ 1 300 m 的山谷溪涧旁疏林、山坡灌丛中或平原旷野。

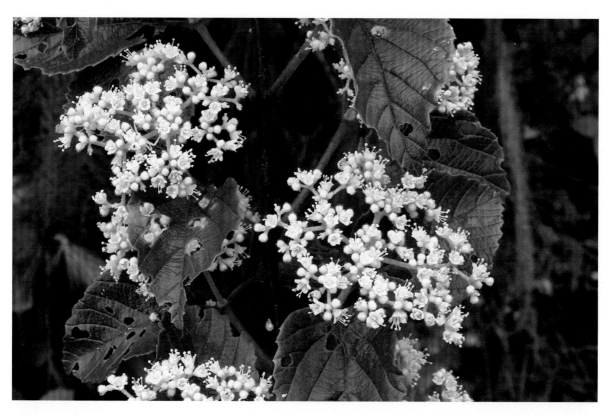

德兴各地均有分布。

| **资源情况** | 野生资源一般。药材来源于野生。

| **采收加工** | 全年均可采根，洗净，切段或切片，晒干；夏、秋季采收茎叶，鲜用，或切段，晒干。

| **药材性状** | 本品呈不规则块片状。表面淡棕色或土黄色，较粗糙，具纵向细皱纹，外皮易脱落，直径 0.5 ～ 5.8 cm，厚 0.5 ～ 0.8 cm。质坚硬，断面皮部薄，灰棕色，木部宽，类白色或红棕色，心材颜色较深，导管放射状。气微臭，味苦、涩。

| **功能主治** | 苦、涩，凉。归肺、胃、肝经。疏风解表，活血散瘀，清热解毒。用于感冒，发热，月经不调，风湿痹痛，跌打损伤，淋巴结炎，疮疖，湿疹。

| **用法用量** | 内服煎汤，6 ～ 15 g；或浸酒。外用适量，捣敷；或煎汤洗。

| **附　　注** | 本种异名：*Viburnum hirtulum* Rehd.。

忍冬科 Caprifoliaceae 荚蒾属 *Viburnum*

茶荚蒾 *Viburnum setigerum* Hance

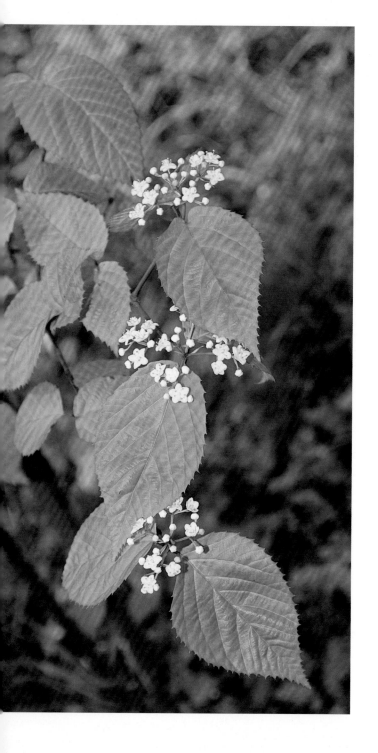

药材名

鸡公柴（药用部位：根）、鸡公柴果（药用部位：果实）。

形态特征

灌木，高达 3 m。幼枝无毛，小枝淡黄色，后为灰褐色，冬芽长达 0.6 cm，具 2 对外鳞片，最外 1 对长为冬芽之半至 2/3。叶卵状矩圆形，长 7 ~ 12 cm，先端渐尖，下面近基部两侧有少数腺体；侧脉 6 ~ 8 对，近平行而直，伸达齿端。花序复伞状，直径 2.5 ~ 3.5 cm；萼筒长约 0.15 cm，萼檐具 5 微齿；花冠白色，长约 0.25 cm，辐状，裂片长于花冠筒；雄蕊 5，长为花冠之半至等长。核果球状卵形，红色；核扁，长 0.8 ~ 1 cm，凹凸不平。

生境分布

生于海拔 800 ~ 1 300 m 的山谷溪涧旁疏林或山坡灌丛中。分布于德兴大茅山、三清山北麓等。

资源情况

野生资源一般。药材来源于野生。

| 采收加工 | **鸡公柴**：秋后采挖，洗净，切片，晒干。
鸡公柴果：秋季果实成熟时采收，晒干。

| 功能主治 | **鸡公柴**：微苦，平。清热利湿，活血止血。用于小便白浊，肺痈，吐血，热瘀闭经。
鸡公柴果：甘，平。健脾。用于消化不良，食欲不振。

| 用法用量 | **鸡公柴**：内服煎汤，15 ~ 30 g。
鸡公柴果：内服煎汤，10 ~ 15 g。

| 附　注 | 本种异名：*Viburnum setigerum* Hance var. *sulcatum* Hsu、*Viburnum theiferum* Rehder、*Viburnum bodinieri* H. Lévl.。

忍冬科 Caprifoliaceae 荚蒾属 Viburnum

合轴荚蒾 *Viburnum sympodiale* Graebn.

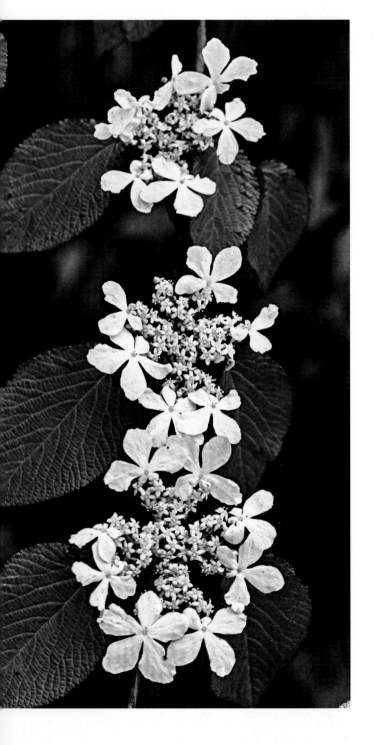

| 药 材 名 |

合轴荚蒾（药用部位：根）。

| 形态特征 |

灌木至小乔木。幼枝具星毛状鳞片，二年生小枝平滑而呈棕褐色。叶卵形至椭圆状卵形，长 7 ~ 13 cm，基部圆形或心形，边缘有锯齿，下面脉上有星状鳞片；侧脉 6 ~ 8 对，伸达齿端；叶柄近基部有细长的托叶。花序无总梗，复伞状，直径 5 ~ 9 cm，有白色、大型的不孕花，花芳香；萼筒长约 0.2 cm，无毛，5 萼齿有星状毛；花冠白色带微红色，辐状，长约 0.2 cm；雄蕊 5，长约为花冠之半。核果椭圆状，紫红色，长 0.6 ~ 0.8 cm；核略扁，背具 1 浅槽，腹具 1 深沟。

| 生境分布 |

生于海拔 800 m 以上的林下或灌丛中。分布于德兴三清山北麓等。

| 资源情况 |

野生资源较少。药材来源于野生。

| 采收加工 | 秋后采挖，洗净，切片，晒干。

| 功能主治 | 清热解毒，消积。外用于疮毒。

| 用法用量 | 外用适量，捣敷。

| 附　　注 | 本种异名：*Viburnum melanophyllum* Hayata、*Viburnum martinii* H. Lévl.、*Viburnum martini* H. Léveillé、*Viburnum furcatum* Blume var. *melanophyllum* (Hayata) H. Hara。

忍冬科 Caprifoliaceae 锦带花属 Weigela

半边月

Weigela japonica Thunb. var. *sinica* (Rehd.) Bailey

| 药 材 名 | 水马桑（药用部位：根）、水马桑枝叶（药用部位：枝叶）。

| 形态特征 | 灌木至小乔木。幼枝有 2 列柔毛。叶卵形至椭圆形，长 5 ~ 10 cm，先端渐尖至长渐尖，基部圆形至钝，边缘有锯齿，上面疏生短柔毛，下面毛较密；叶柄长 0.5 ~ 1.2 cm，有柔毛。1 ~ 3 花的聚伞花序生于短枝叶腋；花大，白色至红色；萼筒长 1 ~ 1.2 cm，裂片 5，条形，长 0.5 ~ 1 cm，有柔毛；花冠漏斗状钟形，长 2.5 ~ 3.5 cm，外疏生微毛或近无毛，裂片 5；雄蕊 5，着生于近花冠中部；花柱稍伸出花冠外。蒴果长 1.5 ~ 2 cm，先端有短柄状喙，疏生柔毛，2 瓣室间开裂；种子微小而多数。

| 生境分布 | 生于海拔 450 ~ 1 800 m 的山坡林下、山顶灌丛和沟边等地。分布

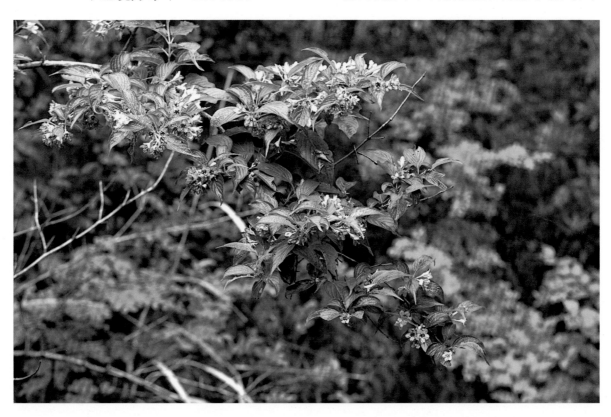

于德兴三清山北麓等。

| 资源情况 | 野生资源较少。药材来源于野生。

| 采收加工 | **水马桑**：秋、冬季采挖，洗净，切片，晒干。
水马桑枝叶：春、夏季采收，切段，晒干。

| 功能主治 | **水马桑**：甘，平。益气，健脾。用于气虚食少，消化不良。
水马桑枝叶：苦，寒。清热解毒。用于痈疽，疮疖。

| 用法用量 | **水马桑**：内服煎汤，9 ~ 15 g；或炖鸡蛋或猪肉。
水马桑枝叶：外用适量，煎汤洗。

| 附　注 | 本种异名：*Weigela japonica* Thunb. var. *sinica* Rehder。

败酱科 Valerianaceae 败酱属 Patrinia

窄叶败酱

Patrinia heterophylla Bunge subsp. *angustifolia* (Hemsl.) H. J. Wang

| 药 材 名 | 狭叶败酱（药用部位：根）。

| 形态特征 | 多年生草本，高 30 ~ 60 cm。茎少分枝，稍被短毛。基生叶有长柄，边缘圆齿状；茎下部和中部叶常不分裂或有时基部仅具 1 ~ 2 对裂片；叶柄长达 1 cm；上部叶较窄，近无柄。花黄色，成顶生及腋生的密花聚伞花序，总花梗下苞片不裂；花长 0.5 ~ 0.7 cm，直径 0.5 ~ 0.6 cm；花萼不明显；花冠筒状；雄蕊 4，花丝较长，常 0.35 cm 以上。瘦果长方形或倒卵形，先端平；苞片矩圆形至宽椭圆形，长达 1.2 cm。

| 生境分布 | 生于海拔 90 ~ 1 500 m 的山坡草丛中、阔叶林下、马尾松林下或荒坡岩石上、沟边和路边。德兴各地均有分布。

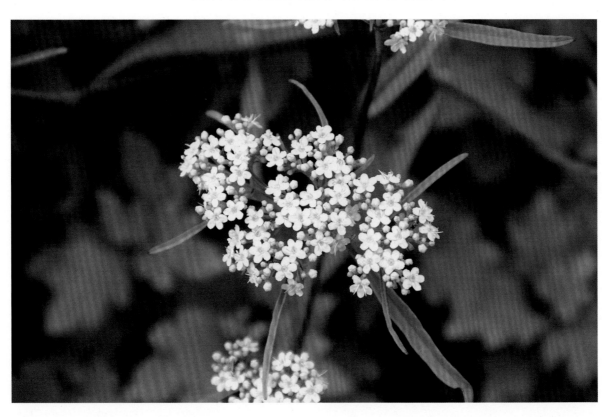

| 资源情况 | 野生资源一般。药材来源于野生。

| 采收加工 | 夏、秋季采收，洗净，鲜用或干燥。

| 药材性状 | 本品呈细圆柱形，有分枝。表面黄褐色，有细纵纹及点状支根痕，有的具瘤状突起。质硬，断面黄白色，呈破裂状。体轻，质松。具特异臭气，味微苦。

| 功能主治 | 辛，温。发表散寒，燥湿理气。用于风寒感冒，泄泻，小儿阴缩。

| 用法用量 | 内服煎汤，9 ~ 15 g。

| 附　　注 | 本种的嫩茎叶焯水后可凉拌或炒食。

败酱

Patrinia scabiosaefolia Fisch. ex Trev.

| 药 材 名 | 败酱（药用部位：全草。别名：苦节菜、苦卖菜、黄花败酱）。

| 形态特征 | 多年生大草本。茎枝被脱落的白粗毛。地下茎细长，横走。基生叶丛生，有长柄，花时枯落；茎生叶对生，叶片披针形或窄卵形，长5 ~ 15 cm，常羽状深裂或全裂，具 2 ~ 3 对侧裂片，中央裂片最大，椭圆形或卵形，两侧裂片窄椭圆形或条形，依次渐小，两面疏被粗毛或近无毛；叶柄长 1 ~ 2 cm，上部叶渐无柄。聚伞圆锥花序在枝端常 5 ~ 9 集成疏大伞房状；总花梗方形，常仅两侧 2 棱被粗白毛；苞片小；花较小，直径 0.2 ~ 0.4 cm；花萼不明显；花冠筒短，上端 5 裂；雄蕊 4。瘦果长椭圆形，长 0.3 ~ 0.4 cm，子房室边缘稍扁，延展成极窄翅状，无膜质、增大苞片。

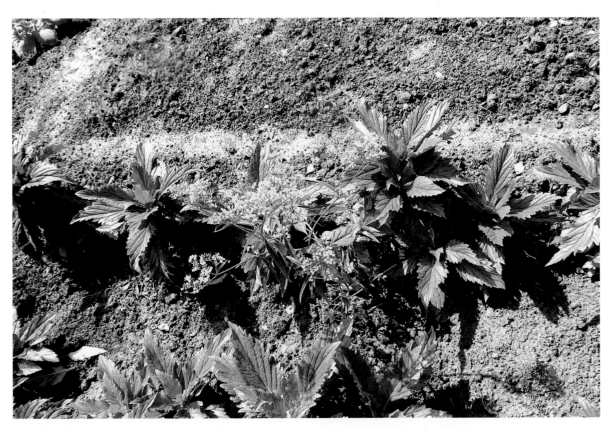

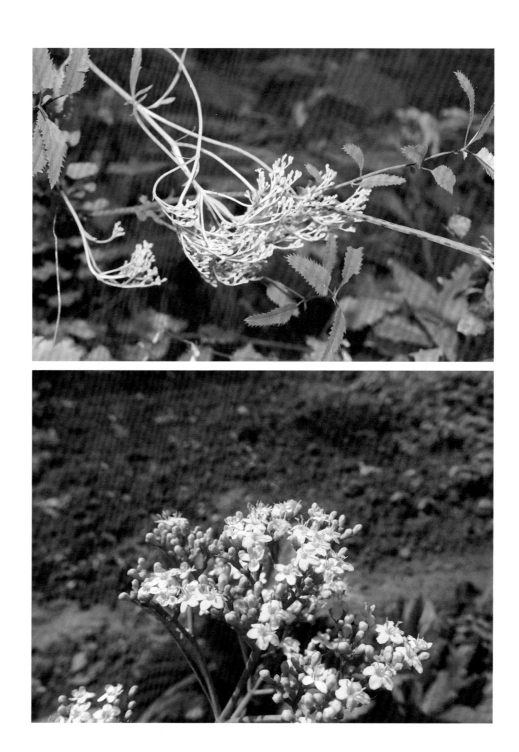

| 生境分布 | 常生于海拔 400 m 以上的山坡林下、林缘和灌丛中以及路边、田埂边的草丛中。德兴各地均有分布。 |

| 资源情况 | 野生资源丰富。药材来源于野生。 |

| 采收加工 | 夏、秋季采挖野生者，当年开花前采收栽培者，洗净，晒干。 |

| 药材性状 | 本品常折叠成束。根茎圆柱形，弯曲，长 5 ~ 15 cm，直径 0.2 ~ 0.5 cm，先端直径达 0.9 cm；表面有栓皮，易脱落，紫棕色或暗棕色，节疏密不等，节上有芽痕及根痕；断面纤维性，中央具棕色"木心"。根长圆锥形或长圆柱形，长达 10 cm，直径 0.1 ~ 0.4 cm；表面有纵纹，断面黄白色。茎圆柱形，直径 0.2 ~ 0.8 cm；表面黄绿色或黄棕色，具纵棱及细纹理，有倒生粗毛。茎生叶多卷缩或破碎，两面疏被白毛，完整叶呈羽状深裂或全裂，边缘有锯齿；茎上部叶较小，常 3 裂。有的枝端有花序或果序；小花黄色。瘦果长椭圆形，无膜质、翅状苞片。气特异，味微苦。

| 功能主治 | 辛、苦，微寒。归胃、大肠、肝经。清热解毒，活血排脓。用于肠痈，肺痈，痈肿，痢疾，产后瘀滞腹痛。

| 用法用量 | 内服煎汤，10 ~ 15 g；脾胃虚弱者及孕妇慎服。外用适量，鲜品捣敷。

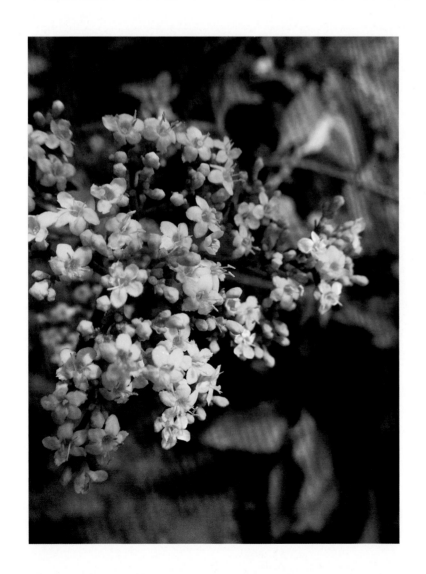

| 附 方 | （1）治阑尾炎：鲜败酱草 30 g，薏苡仁 30 g，制附子 6 g，煎汤服。

（2）治结膜炎：败酱鲜根 60 g，蒲公英 60 g，金银花 15 g，煎汤服。

（3）治产后瘀血腹痛：败酱鲜根 150 g，煎汤，分 3 次服。

（4）治肠炎、痢疾：败酱鲜根 60 g，马齿苋 30 g，金银花 15 g，甘草 9 g，煎汤服。

（5）治咳嗽吐血：败酱鲜根 60 g，茅根 30 g，枇杷叶（去毛）15 g，煎汤服。

［方（1）～（5）出自《草药手册》（江西）］

| 附 注 | 本种异名：*Patrinia scabiosifolia* Link、*Patrinia hispida* Bunge、*Fedia serratulifolia* Trevir.、*Fedia scabiosifolia* Trevir.。

药材败酱草，为本种的干燥全草，《黑龙江省中药材标准》（2001 年版）中有收载；《中华人民共和国药典》（1977 年版、2010 年版附录）、《贵州省中药材质量标准》（1988 年版）、《贵州省中药材、民族药材质量标准》（2003 年版）、《河南省中药材标准》（1993 年版）、《湖南省中药材标准》（1993 年版、2009 年版）、《山东省中药材标准》（1995 年版、2002 年版）、《山西省中药材标准·附录》（1987 年版）、《四川省中药材标准》（1987 年版、2010 年版）、《新疆维吾尔自治区药品标准·第二册》（1980 年版）、《辽宁省中药材标准》（2009 年版）以"败酱草"之名收载之。

本种的嫩茎叶焯水后可凉拌或炒食。

败酱科 Valerianaceae 败酱属 Patrinia

攀倒甑 *Patrinia villosa* (Thunb.) Juss.

| 药 材 名 | 败酱草（药用部位：全草。别名：白花败酱）。

| 形态特征 | 多年生草本，高 50 ~ 100 cm。茎枝被倒生粗白毛，毛渐脱落；地下有细长走茎，生长新株。基生叶丛生，宽卵形或近圆形，边缘有粗齿，叶柄较叶片稍长；茎生叶对生，卵形、菱状卵形或窄椭圆形，长 4 ~ 11 cm，宽 2 ~ 5 cm，基部楔形下延，1 ~ 2 对羽状分裂，上部叶不分裂或有 1 ~ 2 对窄裂片，两面疏生长毛，脉上尤密；叶柄长 1 ~ 3 cm，上部叶渐近无柄。花序顶生者宽大，成伞房状圆锥聚伞花序；花白色，直径 0.5 ~ 0.6 cm；花冠筒短，5 裂；雄蕊 4，伸出；花柱较雄蕊稍短。瘦果倒卵形，与宿存增大苞片贴生；苞片近圆形，直径约 0.5 cm，膜质，脉网明显。

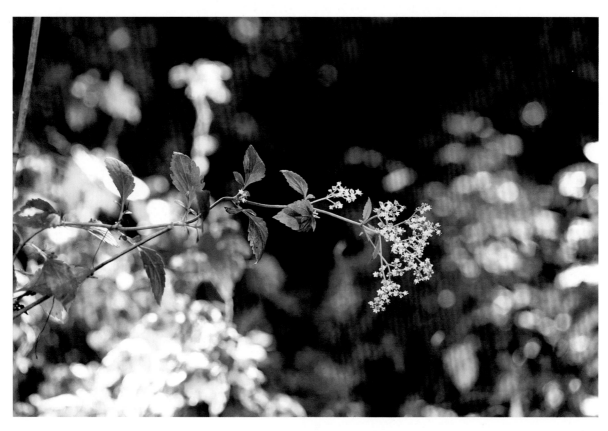

| 生境分布 | 生于海拔 500 ~ 800 m 的荒山草地、林缘灌丛中。德兴各地均有分布。

| 资源情况 | 野生资源丰富。药材来源于野生。

| 采收加工 | 夏、秋季采挖，洗净，晒干。

| 药材性状 | 本品根茎节间长 3 ~ 6 cm，着生数条粗壮的根。茎不分枝，表面有倒生的白色长毛及纵向纹理，断面中空。茎生叶多不分裂，基生叶常有 1 ~ 2 对侧裂片；叶柄长 1 ~ 3 cm，有翼。气特异，味微苦。

| 功能主治 | 辛、苦，微寒。归胃、大肠、肝经。清热解毒，活血排脓。用于肠痈，肺痈，痈肿，痢疾，产后瘀滞腹痛。

| 用法用量 | 内服煎汤，10 ~ 15 g；脾胃虚弱者及孕妇慎服。外用适量，鲜品捣敷。

| 附　　注 | 本种异名：*Patrinia ovata* Bunge、*Patrinia sinensis* (H. Léveillé) Koidzumi、*Patrinia dielsii* Graebner、*Patrinia villosa* (Thunb.) Juss. var. *sinensis* H. Léveillé、*Patrinia villosa* (Thunb.) Juss. var. *japonica* H. Léveillé。

药材败酱草，为本种的干燥全草，《中华人民共和国药典》（1977 年版、2010 年版附录）、《湖南省中药材标准》（1993 年版、2009 年版）、《辽宁省中药材标准》（2009 年版）、《贵州省中药材质量标准》（1988 年版）、《贵州省中药材、民族药材质量标准》（2003 年版）、《河南省中药材标准》（1993 年版）、《山东省中药材标准》（1995 年版、2002 年版）、《山西省中药材标准·附录》（1987 年版）、《四川省中药材标准》（1987 年版、2010 年版）、《新疆维吾尔自治区药品标准·第二册》（1980 年版）中有收载；《黑龙江省中药材标准》（2001 年版）等以"败酱"之名收载之。

本种的嫩茎叶焯水后可凉拌或炒食。

川续断科 Dipsacaceae 川续断属 Dipsacus

日本续断 *Dipsacus japonicus* Miq.

| 药 材 名 | 日本续断（药用部位：根。别名：小血转根）、巨胜子（药用部位：成熟果实）。

| 形态特征 | 多年生草本，高 1 m 以上。茎枝具 4 ~ 6 棱，棱上有倒钩刺。不育叶长椭圆形，不裂或 3 裂，有长柄；茎生叶对生，倒卵状椭圆形，长达 20 cm，宽达 8 cm，3 ~ 5 羽状深裂，中央裂片最大，两侧渐小，各片基部下延成窄翅，边缘具粗齿，两面被疏白毛，背脉和叶柄均有钩刺。花序刺球状，顶生，长 2 ~ 3 cm，基部有条状总苞片多数；苞片多数，螺旋密列，长倒卵形，先端稍平截，中央有锥刺状长喙，喙有白色长刺毛；花通常较苞片短；花萼皿状，4 裂极浅，外被白毛；花冠紫红色，漏斗状，基部成短细筒，内、外均被毛，裂片 4，2 稍大；雄蕊 4，稍伸出。果时苞片增长，长达 1.5 cm。

| 生境分布 | 生于山坡、路旁和草坡。德兴各地均有分布。

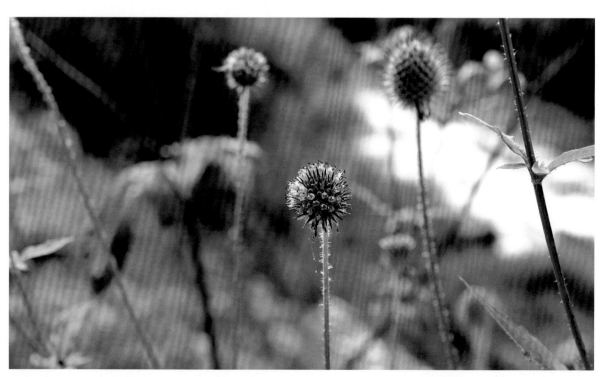

| 资源情况 | 野生资源一般。药材来源于野生。

| 采收加工 | 秋季采挖，除去根茎及须根，洗净泥土，晒干，切片。

| 药材性状 | **日本续断**：本品呈圆柱形，稍扁，少有弯曲，长 5 ～ 15 cm，直径 0.5 ～ 2 cm。表面黄褐色或灰黄色，具明显扭曲的纵皱和沟纹，皮孔横裂，有少数须根痕。质软，久置变硬而易折断，断面不平坦，皮部外侧呈褐色或浅褐色，皮部内侧呈墨绿色或棕色，木部呈黄褐色，具黄色花纹。气微香，味苦、微甜而后涩。

巨胜子：本品呈类长方形，两端略小，有四棱，长约 0.6 cm，直径约 0.2 cm。表面灰褐色或灰黄色，棱与棱之间有 1 条明显的线，线与棱之间近于平行，两头方形。质轻。内有种子。气无，味微苦。

| 功能主治 | **日本续断**：苦、辛，微温。补肝肾，续筋骨，调血脉。用于腰背酸痛，足膝无力，崩漏，带下，遗精，金疮，跌打损伤，痈疽疮肿。

巨胜子：微苦，平。归肝、肾经。补肝肾，活血。用于筋骨伤痛，腰痛，崩漏带下，遗精。

| 用法用量 | **日本续断**：内服煎汤，4.5 ～ 9 g；或入丸、散剂。

巨胜子：内服煎汤，9 ～ 15 g。

| 附　　方 | （1）治孕妇腰痛、预防流产：小血转根、杜仲、白术、当归煎汤服。

（2）治风寒湿痹、筋挛骨痛：小血转根、牛膝、萆薢、防风、川乌研末炼蜜为丸。

（3）用于筋骨痛：鲜小血转根 30 g，煎汤服。

（4）治跌打损伤：小血转根煎汤服，或捣敷。

（5）治疮疖肿毒：小血转全草捣敷。

（6）治水肿：小血转根、猪腰子炖食。［方（1）～（6）出自《草药手册》（江西）］

| 附　　注 | 本种异名：*Dipsacus tianmuensis* C. Y. Cheng et Z. T. Yin、*Dipsacus lushanensis* C. Y. Cheng et Ai。

药材巨胜子，为本种的干燥成熟果实，《北京市中药材标准》（1998 年版）中有收载；《上海市中药材标准·附录》（1994 年版）以"续断子（巨胜子）"之名收载之。

药材日本续断，为本种的干燥根，《中药大辞典》中有收载；《中华人民共和国药典》（1963 年版）、《贵州省中药材标准规格·上集》（1965 年版）以"续断"之名收载之。

桔梗科 Campanulaceae 沙参属 Adenophora

华东杏叶沙参

Adenophora hunanensis Nannf. subsp. *huadungensis* Hong

| **药 材 名** | 华东杏叶沙参（药用部位：根）。

| **形态特征** | 多年生草本，有白色乳汁。茎高 60 ~ 120 cm，有短毛或无毛。茎生叶互生，近无柄或仅茎下部的叶有很短的柄；叶片卵形或狭卵形，长 2.5 ~ 6.5 cm，边缘有不整齐的锯齿，上面疏生短毛，下面有疏或密的短毛。花序狭长，长 25 ~ 60 cm，下部有短或长的分枝，有短毛或近无毛；花萼无毛或有疏或密的白色短毛，裂片 5，较窄，宽 0.15 ~ 0.25 cm；花冠淡紫蓝色，钟状，长 1.5 ~ 2 cm，外面无毛，5 浅裂。

| **生境分布** | 生于海拔 1 900 m 以下的山坡草地或林下草丛中。分布于德兴大茅山等。

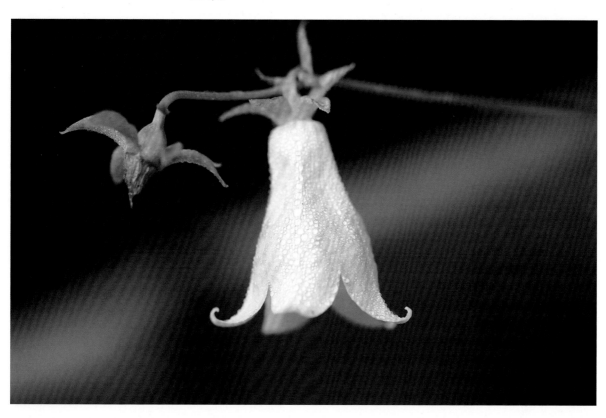

| 资源情况 | 野生资源较少。药材来源于野生。

| 采收加工 | 春、秋季采挖，除去须根，洗后趁鲜用竹片刮去粗皮，洗净，干燥。

| 药材性状 | 本品呈圆锥形，下部分枝极少，长 9 ～ 17 cm，直径 0.7 ～ 2 cm，表面灰黄色或灰褐色，无环纹，有纵皱。先端芦头长 1.4 ～ 8.8 cm，盘节明显或不明显。折断面不平坦，类白色，质较结实。气微，味微甘、苦。

| 功能主治 | 甘，凉。养阴生津，祛痰止咳。用于阴虚，肺热，痰黏，舌干口燥。

| 用法用量 | 内服煎汤，9 ～ 15 g，鲜品 15 ～ 30 g；或入丸、散剂。

| 附　　注 | 本种的根可炖汤。

桔梗科 Campanulaceae 沙参属 Adenophora

中华沙参 *Adenophora sinensis* A. DC.

药 材 名	中华沙参（药用部位：根）。
形态特征	多年生草本。茎单生或数支发自 1 条茎基上，不分枝，高达 1 m，无毛或疏生糙毛。基生叶卵圆形，基部圆钝，并向叶柄下延；茎生叶互生，下部的具长至 2.5 cm 的叶柄，上部的柄短或无，叶长椭圆形或窄披针形，长 3 ~ 8 cm，边缘具细锯齿，两面无毛。花序常有纤细的分枝，组成窄圆锥花序；花梗纤细，长达 3 cm；花萼通常无毛，稀疏生粒状毛，常球状，稀球状倒卵形，裂片线状披针形，长 0.5 ~ 0.7 cm，宽约 0.1 cm；花冠钟状，紫色或紫蓝色，长 1.3 ~ 1.5 cm；花柱超出花冠 0.2 ~ 0.4 cm。蒴果椭圆状球形或球状，长 0.6 ~ 0.7 cm。

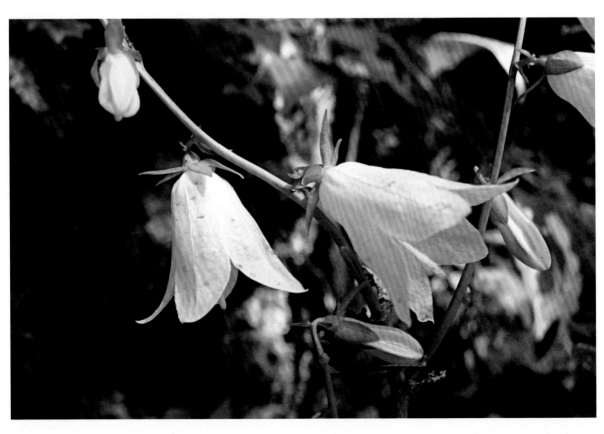

| 生境分布 | 生于海拔 1 200 m 以下的河边草丛或灌丛中。分布于德兴大茅山、三清山北麓等。

| 资源情况 | 野生资源较少。药材来源于野生。

| 采收加工 | 春、秋季采挖，除去须根，洗后趁鲜用竹片刮去粗皮，洗净，干燥。

| 药材性状 | 本品呈圆锥形，常单枝，平直或略弯曲。表面黄白色或灰褐色，上部有环纹，栓皮呈粗鳞片状；芦头有略凹陷的茎基痕。体轻，质松泡，易折断，断面白色，不平坦，略中空。无臭，味微甘、略苦。

| 功能主治 | 甘，凉。归肺、胃经。清热养阴，祛痰止咳。用于阴虚，肺热，痰黏，舌干口燥。

| 用法用量 | 内服煎汤，9 ~ 15 g，鲜品 15 ~ 30 g；或入丸、散剂。

| 附　注 | 本种异名：*Campanula sinensis* (A. Candolle) D. Dietrich、*Adenophora polymorpha* Ledeb. var. *sinensis* (A. Candolle) Pampanini、*Adenophora sinensis* A. DC. var. *glabra* A. Candolle。

药材中华沙参，为本种的干燥根，《中国中药资源志要》中有收载；《贵州省中药材、民族药材质量标准》（2003 年版）以"泡参（南沙参）"之名收载之。本种的根可炖汤。

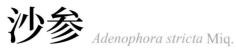

桔梗科 Campanulaceae 沙参属 Adenophora

沙参
Adenophora stricta Miq.

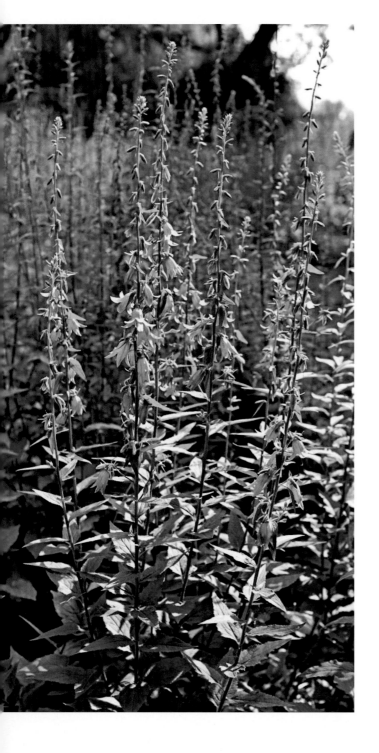

药材名

沙参（药用部位：根）。

形态特征

多年生草本。茎高 40 ~ 80 cm，不分枝，常被长柔毛，稀无毛。基生叶心形，大而具长柄；茎生叶无柄，或仅下部的叶有极短而带翅的柄，叶椭圆形或窄卵形，两面被长柔毛或长硬毛，长 3 ~ 11 cm。花序常不分枝而成假总状花序，或有短分枝而成极窄的圆锥花序；花梗长不及 0.5 cm；花萼被极密的硬毛，萼筒常倒卵状，裂片多为钻形，长 0.6 ~ 0.8 cm；花冠宽钟状，蓝色或紫色，外面被短硬毛，特别是在脉上，长 1.5 ~ 2.3 cm，裂片长为全长的 1/3；花柱常稍长于花冠，稀较短。蒴果椭圆状球形，长 0.6 ~ 1 cm。

生境分布

生于低山草丛中和岩石缝中。德兴各地均有零星分布。

资源情况

野生资源较少。药材来源于野生。

| 采收加工 | 春、秋季采挖，除去须根，洗后趁鲜用竹片刮去粗皮，洗净，干燥。

| 药材性状 | 本品呈圆锥形或圆柱形，略弯曲，长 7 ~ 27 cm，直径 0.8 ~ 3 cm。表面黄白色或淡棕黄色，凹陷处常有残留粗皮，上部多有深陷横纹，呈断续的环状，下部有纵纹和纵沟。先端具 1 或 2 根茎。体轻，质松泡，易折断，断面不平坦，黄白色，多裂隙。气微，味微甘。

| 功能主治 | 甘，微寒。归肺、胃经。养阴清肺，益胃生津，化痰，益气。用于肺热燥咳，阴虚劳嗽，干咳痰黏，胃阴不足，食少呕吐，气阴不足，烦热口干。

| 用法用量 | 内服煎汤，9 ~ 15 g，鲜品 15 ~ 30 g；或入丸、散剂。不宜与藜芦同用。

| 附 注 | 本种异名：*Adenophora rotundifolia* H. Lévl.、*Adenophora argyi* H. Lévl.、*Adenophora axilliflora* Borbás、*Adenophora stricta* Miq. var. *qinglongshanica* P. F. Tu et G. J. Xu、*Adenophora stricta* Miq. var. *nanjingensis* P. F. Tu et G. J. Xu。

药材南沙参，为本种的干燥根，《中华人民共和国药典》（1963 年版至 2020 年版）、《新疆维吾尔自治区药品标准·第二册》（1980 年版）、《贵州省中药材标准规格·上集》（1965 年版）等中有收载。文献记载的南沙参的基原还包括轮叶沙参 *Adenophora tetraphylla* (Thunb.) Fisch.［《中和人民共和国药典》（1963 年版至 2020 年版）］。

桔梗科 Campanulaceae 沙参属 Adenophora

轮叶沙参

Adenophora tetraphylla (Thunb.) Fisch.

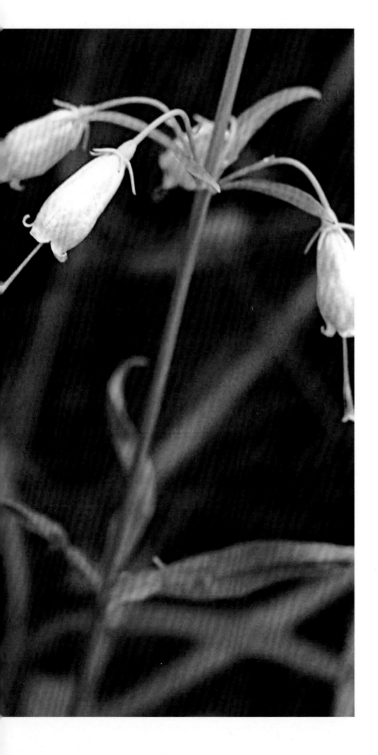

| 药 材 名 |

沙参（药用部位：根）。

| 形态特征 |

多年生草本，有白色乳汁。根胡萝卜形，黄褐色，有横纹。茎高 60 ~ 90 cm，无毛或近无毛，在花序之下不分枝。茎生叶 4 ~ 6 轮生，无柄或有不明显的柄；叶片卵形、椭圆状卵形、狭倒卵形或披针形，长达 6 cm，宽达 2.5 cm，边缘有锯齿，两面有疏短柔毛。花序圆锥状，长达 35 cm，无毛，分枝轮生；花下垂；花萼无毛，裂片 5，钻形，长 0.12 ~ 0.2 cm；花冠蓝色，口部微缩成坛状，长 0.6 ~ 0.8 cm，无毛，5 浅裂；雄蕊 5，常稍伸出；花柱伸出。蒴果倒卵球形，长约 0.5 cm。

| 生境分布 |

生于草地和灌丛中。分布于德兴大茅山、三清山北麓等。

| 资源情况 |

野生资源较少。药材来源于野生。

| 采收加工 | 春、秋季采挖，除去须根，洗后趁鲜用竹片刮去粗皮，洗净，干燥。

| 药材性状 | 本品呈圆锥形或圆柱形，略弯曲，长 7 ~ 27 cm，直径 0.8 ~ 3 cm。表面黄白色或淡棕黄色，凹陷处常有残留粗皮，上部多有深陷横纹，呈断续的环状，下部有纵纹和纵沟。先端具 1 或 2 根茎。体轻，质松泡，易折断，断面不平坦，黄白色，多裂隙。气微，味微甘。

| 功能主治 | 甘，微寒。归肺、胃经。养阴清肺，益胃生津，化痰，益气。用于肺热燥咳，阴虚劳嗽，干咳痰黏，胃阴不足，食少呕吐，气阴不足，烦热口干。

| 用法用量 | 内服煎汤，9 ~ 15 g，鲜品 15 ~ 30 g；或入丸、散剂。不宜与藜芦同用。

| 附　注 | 本种异名：*Campanula tetraphylla* Thunb.、*Campanula triphylla* Thunb.、*Campanula verticillata* Pall.、*Adenophora verticillata* Fisch.、*Adenophora triphylla* (Thunb.) A. DC.、*Adenophora radiatifolia* Nakai、*Adenophora obtusifolia* Merr.。

药材南沙参，为本种的干燥根，《中华人民共和国药典》（1963 年版至 2020 年版）、《新疆维吾尔自治区药品标准·第二册》（1980 年版）、《贵州省中药材标准规格·上集》（1965 年版）等中有收载。

本种的根可炖汤。

桔梗科 Campanulaceae 沙参属 Adenophora

荠苨

Adenophora trachelioides Maxim.

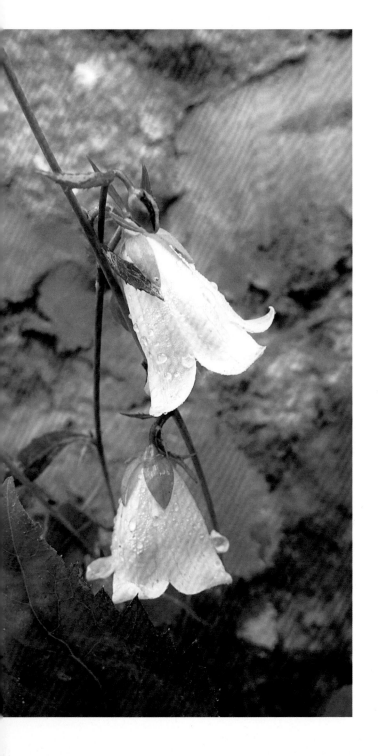

| 药 材 名 |

荠苨（药用部位：根）、荠苨苗（药用部位：苗叶）。

| 形态特征 |

多年生草本，有白色乳汁。茎高 70 ~ 100 cm，无毛。叶互生，有柄；叶片心状卵形或三角状卵形，长 4 ~ 12 cm，宽 2.5 ~ 7.5 cm，边缘有不整齐的牙齿，两面疏生短毛或近无毛；叶柄长 1.4 ~ 4.5 cm。圆锥花序长达 35 cm，无毛，分枝近平展；花萼无毛，裂片 5，三角状披针形，长 0.7 ~ 0.85 cm，在结果时长达 0.9 ~ 1.2 cm；花冠蓝色，钟状，长约 2.2 cm，5 浅裂；雄蕊 5；花柱与花冠近等长。

| 生境分布 |

生于山坡草地或林缘。分布于德兴大茅山、三清山北麓等。

| 资源情况 |

野生资源较少。药材来源于野生。

| 采收加工 |

荠苨： 春季采挖，除去茎叶，洗净，晒干。

荠苨苗：春季苗出时采收，鲜用。

| **药材性状** | 荠苨：本品呈圆柱形或圆锥形，常切成圆形或类圆形的厚片。切面黄白色，有不规则裂隙，呈花纹状，皱缩。体轻，质松泡。无臭，味微甜。

| **功能主治** | 荠苨：甘，寒。归肺、脾经。润燥化痰，清热解毒。用于肺燥咳嗽，咽喉肿痛，消渴，疔痈疮毒，药物中毒。

荠苨苗：甘、苦，寒。止咳化痰。用于肺燥咳嗽。

| **用法用量** | 荠苨：内服煎汤，5～10 g。外用适量，捣敷。

荠苨苗：内服煎汤，3～9 g。

| **附　　注** | 本种异名：*Adenophora isabellae* Hemsl.、*Adenophora trachelioides* Maxim. f. *puberula* A. I. Baranov、*Adenophora trachelioides* Maxim. var. *cordatifolia* Debeaux、*Adenophora remotiflora* (Sieb. et Zucc.) Miq. var. *cordatifolia* (Debeaux) Zahlbruckner。

本种的根可炖汤。

桔梗科 Campanulaceae 金钱豹属 Campanumoea

金钱豹 *Campanumoea javanica* Bl.

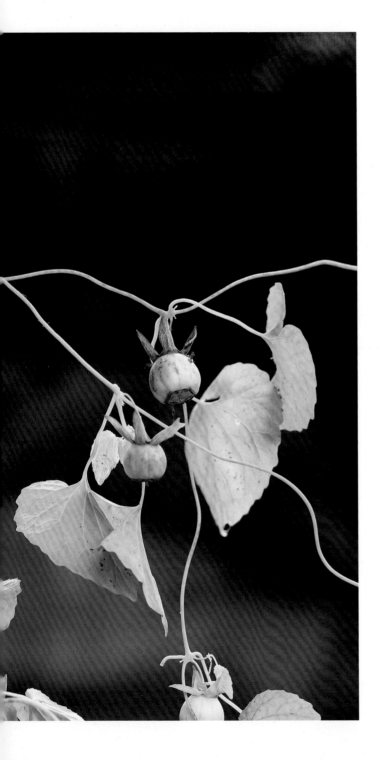

| 药 材 名 |

土党参（药用部位：根。别名：白云参）。

| 形态特征 |

多年生草质缠绕藤本。茎无毛，多分枝。叶对生或互生，无毛，有长柄；叶片长 2.8 ~ 7 cm，宽 1.5 ~ 5.8 cm，边缘有浅钝齿；叶柄长 1.4 ~ 4.8 cm。花单朵腋生；花萼下位，无毛，5 裂至近基部，裂片三角状披针形，长 0.9 ~ 1.5 cm；花冠上位，外面淡黄绿色，内面下部紫色，钟状，长 2 ~ 2.5 cm，5 裂至近中部，裂片卵状三角形；雄蕊 5，花药条形，花丝狭条形，基部变宽；花柱无毛，柱头球形。浆果近球形，黑紫色，直径约 2 cm。

| 生境分布 |

生于灌丛及疏林中。德兴各地均有分布。

| 资源情况 |

野生资源一般。药材来源于野生。

| 采收加工 |

秋、冬季采挖，除去杂质，洗净，干燥。

| 药材性状 | 本品呈圆柱形，少分枝，扭曲不直，长 10 ~ 25 cm，直径 0.5 ~ 1.5 cm。顶部有密集的点状茎痕。表面灰黄色，全体具纵皱纹，质硬而脆，易折断。断面较平坦，可见明显的形成层。木部黄色，木化程度较高。气微，味淡而微甜。

| 功能主治 | 甘，平。归脾、肺经。健脾益气，补肺止咳，下乳。用于虚劳内伤，气虚乏力，心悸，多汗，脾虚泄泻，带下，乳汁稀少，疳积，遗尿，肺虚咳嗽。

| 用法用量 | 内服煎汤，9 ~ 15 g，鲜品 15 ~ 30 g。外用适量，鲜品捣敷。

| 附　注 | 本种异名：*Campanula javanica* (Blume) D. Dietrich、*Campanumoea cordata* (Hasskarl) Miquel、*Campanumoea labordei* H. Léveillé、*Codonopsis cordifolia* Komarov、*Codonopsis javanica* (Blume) J. D. Hooker & Thomson。

药材土党参，为本种的干燥根，《中华人民共和国药典》（1977 年版）、《贵州省中药材质量标准》（1988 年版）、《贵州省中药材、民族药材质量标准》（2003 年版）中有收载；《江西省中药材标准》（2014 年版）以"白云参"之名收载之。

本种的根可炖汤。

桔梗科 Campanulaceae 党参属 Codonopsis

羊乳
Codonopsis lanceolata (Sieb. et Zucc.) Trautv.

| 药 材 名 | 山海螺（药用部位：根。别名：四叶参、党参、羊奶参）。

| 形态特征 | 多年生草质缠绕藤本，有白色乳汁。根圆锥形或纺锤形，有少数须根。茎无毛，有多数短分枝。在主茎上的叶互生，小，菱状狭卵形，长达 2.4 cm，宽达 0.5 cm；在分枝先端的叶 3 ~ 4 近轮生，有短柄，菱状卵形或狭卵形，长 3 ~ 9 cm，宽 1.3 ~ 4.4 cm。花通常 1 生于分枝先端；萼筒长约 0.5 cm，裂片 5，卵状三角形，长 1.3 ~ 1.6 cm；花冠黄绿色带紫色或紫色，宽钟状，长 2 ~ 3 cm，5 浅裂；雄蕊 5，长约 1 cm；柱头 3 裂。蒴果有宿存花萼，上部 3 瓣裂；种子有翅。

| 生境分布 | 生于山野沟洼潮湿处及灌丛中。德兴各地均有分布。

| 资源情况 | 野生资源较丰富。药材来源于野生。

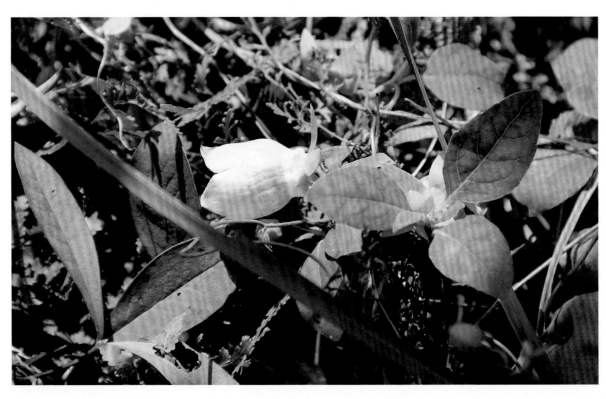

| 采收加工 | 春、秋季采挖,除去泥沙、须根,干燥;或切成片,干燥。

| 药材性状 | 本品呈圆锥形或纺锤形,长 15～30 cm,先端有细而长的芦头,具较密的环纹。主根较长,扭曲不直,表面土黄色,上部有环纹,下部有纵纹。质硬而脆,断面略平坦,形成层环明显,木部黄色。气特异,味苦、微辣。

| 功能主治 | 甘、辛,平。归脾、肺经。补血通乳,清热解毒,消肿排脓。用于病后体虚,乳汁不足,痈肿疮毒,乳腺炎。

| 用法用量 | 内服煎汤,15～60 g,鲜品 45～120 g。外用适量,鲜品捣敷。

| 附　注 | 本种异名:*Codonopsis bodinieri* H. Lévl.、*Glossocomia lanceolata* Regel、*Glossocomia hortensis* Rupr.、*Glossocomia lanceolata* (Siebold & Zuccarini) Maximowicz、*Campanumoea lanceolata* Siebold et Zucc.。

药材山海螺,为本种的干燥根,《广东省中药材标准》(2019 年版)中有收载;《中华人民共和国药典》(1977 年版)、《湖北省中药材质量标准》(2009 年版、2018 年版)、《北京市中药材标准》(1998 年版)以"四叶参"之名收载之,《广西中药材标准》(1990 年版)以"奶参"之名收载之,《上海市中药材标准》(1994 年版)以"羊乳根"之名收载之。

本种的根可炖汤。

本种的 IUCN 评估等级为 LC 级。本种为北京市 Ⅱ 级保护植物、吉林省 Ⅲ 级保护植物、河北省保护植物。

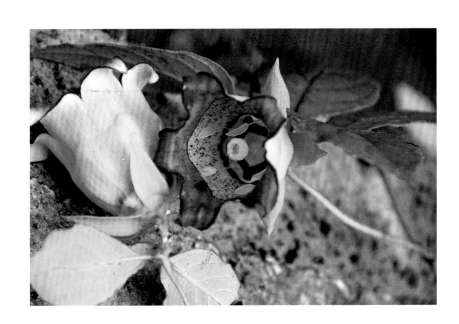

桔梗科 Campanulaceae 半边莲属 Lobelia

半边莲 Lobelia chinensis Lour.

| **药 材 名** | 半边莲（药用部位：全草。别名：鱼尾花、半边花）。 |

| **形态特征** | 多年生草本，有白色乳汁。茎平卧，在节上生根，分枝直立，高 6 ~ 15 cm，无毛。叶无柄或近无柄，狭披针形或条形，长 0.8 ~ 2.5 cm，宽 0.2 ~ 0.6 cm，先端急尖，全缘或有波状小齿，无毛。花通常 1 生于分枝上部叶腋；花梗长 1.2 ~ 1.8 cm，无小苞片；花萼无毛，裂片 5，狭三角形，长 0.3 ~ 0.6 cm；花冠粉红色，近二唇形，长约 1.2 cm，裂片 5，无毛；雄蕊 5，长约 0.8 cm。 |

| **生境分布** | 生于水田边、沟边及潮湿草地上。德兴各地均有分布。 |

| **资源情况** | 野生资源丰富。药材来源于野生。 |

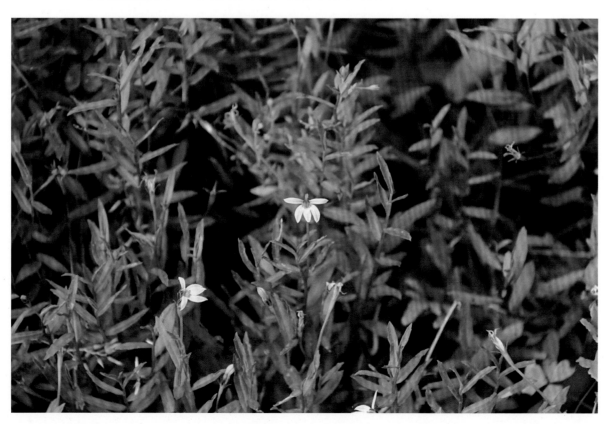

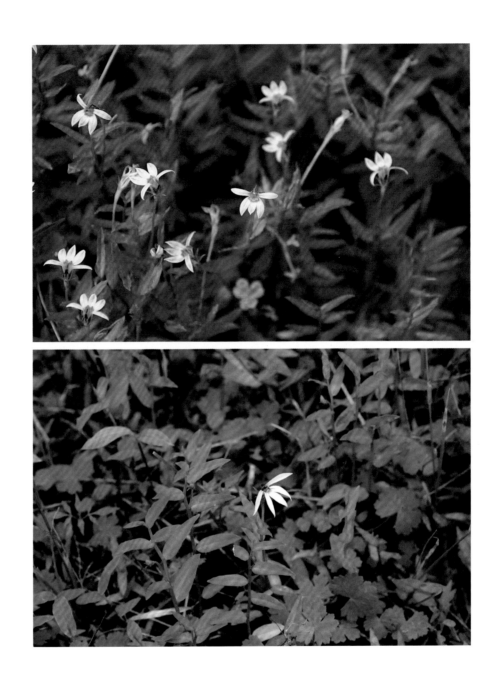

| 采收加工 | 夏季采收，选晴天，连根拔起，除去泥沙，洗净，晒干；或鲜用，随采随用。

| 药材性状 | 本品常缠结成团。根茎极短，直径 0.1 ~ 0.2 cm；表面淡棕黄色，平滑或有细纵纹。根细小，黄色，侧生纤细须根。茎细长，有分枝，灰绿色，节明显，有的可见附生的细根。叶互生，无柄，叶片多皱缩，绿褐色，展平后呈狭披针形，长 0.8 ~ 2.5 cm，宽 0.2 ~ 0.6 cm，边缘具疏而浅的齿或全缘。花梗细长，花小，单生于叶腋；花冠基部筒状，上部 5 裂，偏向一边，浅紫红色，花冠筒内有白色茸毛。气微特异，味微甘而辛。

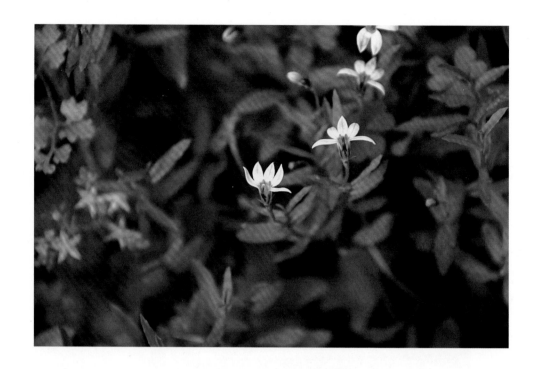

| 功能主治 | 辛，平。归心、小肠、肺经。清热解毒，利尿消肿。用于痈肿疔疮，蛇虫咬伤，鼓胀水肿，湿热黄疸，湿疹湿疮。

| 用法用量 | 内服煎汤，9～15 g；或捣汁；虚证水肿者禁服，脾胃虚寒者慎用。外用适量，捣敷；或捣汁调涂。

| 附　　方 | （1）治疔疮、肿毒：鲜半边莲适量，加食盐数粒，捣敷患处，敷后有黄水渗出，渐愈。

（2）治时行赤眼或起星翳：①将鲜半边莲洗净，揉碎作一小丸，塞入鼻腔，患左眼塞右鼻，患右眼塞左鼻，3小时换1次。②鲜半边莲适量，捣敷眼皮上，用纱布盖护，每日换2次。

（3）治喉蛾：鲜半边莲如鸡蛋大一团，放在瓷碗内，加好烧酒90 g，同擂极烂，绞取药汁，分3次口含，每次含10～20分钟吐出。

（4）治跌打扭伤肿痛：半边莲500 g，清水1 500 g，煎至剩一半，过滤，药渣加水1 500 g，再煎至剩一半，过滤，将两次滤液混合，用慢火浓缩成500 g，装瓶备用，用时将药棉放在药液中浸透，取出贴于患处。

（5）治黄疸、水肿、小便不利：半边莲30 g，白茅根30 g，煎汤，分2次用白糖调服。［方（1）～（5）出自《江西民间草药验方》］

（6）治肾炎：半边莲60 g，六月雪根、虎刺根、乌豆各30 g，煎汤服，忌盐，每日1剂。（《江西草药》）

| 附　注 | 本种异名：*Rapuntium caespitosum* C. Presl、*Rapuntium radicans* C. Presl、*Rapuntium chinensis* C. Presl、*Rapuntium campanuloides* C. Presl、*Pratia radicans* (Thunb.) G. Don、*Pratia thunbergii* G. Don、*Lobelia radicans* Thunb.。

药材半边莲，为本种的全草，《中华人民共和国药典》（1963 年版至 2020 年版）、《新疆维吾尔自治区药品标准·第二册》（1980 年版）中有收载。

桔梗
Platycodon grandiflorus (Jacq.) A. DC.

| 药 材 名 | 桔梗（药用部位：根）。

| 形态特征 | 多年生草本，有白色乳汁。根胡萝卜形，长达 20 cm，皮黄褐色。茎高 40 ~ 120 cm，无毛，通常不分枝或有时分枝。三叶轮生、对生或互生，无柄或有极短柄；叶片卵形至披针形，长 2 ~ 7 cm，宽 0.5 ~ 3.2 cm，先端尖锐，基部宽楔形，边缘有尖锯齿，下面被白粉。花 1 至数朵生于茎或分枝先端；花萼无毛，有白粉，裂片 5，三角形至狭三角形，长 0.2 ~ 0.8 cm；花冠蓝紫色，宽钟状，直径 4 ~ 6.5 cm，长 2.5 ~ 4.5 cm，5 浅裂；雄蕊 5；花柱 5 裂。蒴果倒卵圆形，顶部 5 瓣裂。

| 生境分布 | 生于阳处草丛、灌丛中，少生于林下。分布于德兴大茅山及新

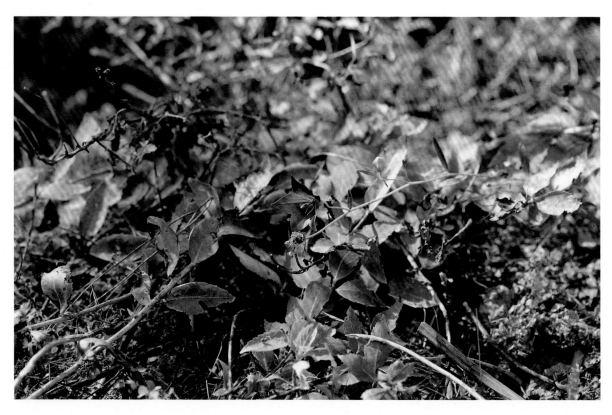

岗山、李宅等。

| **资源情况** | 野生资源较少。药材来源于野生。

| **采收加工** | 春、秋季采挖，洗净，除去须根，趁鲜剥去外皮或不去外皮，干燥。

| **药材性状** | 本品呈圆柱形或略呈纺锤形，下部渐细，有的有分枝，略扭曲，长 7 ~ 20 cm，直径 0.7 ~ 2 cm。表面淡黄白色至黄色，不去外皮者表面黄棕色至灰棕色，具纵扭皱沟，并有横长的皮孔样斑痕及支根痕，上部有横纹。有的先端有较短的根茎或不明显，其上有数个半月形茎痕。质脆，断面不平坦，形成层环，棕色，皮部黄白色，有裂隙，木部淡黄色。气微，味微甜后苦。

| **功能主治** | 苦、辛，平。归肺经。宣肺，利咽，祛痰，排脓。用于咳嗽痰多，胸闷不畅，咽痛音哑，肺痈吐脓。

| **用法用量** | 内服煎汤，3 ~ 10 g；或入丸、散剂。外用适量，烧灰研末敷。

| **附　　方** | （1）治感冒咳嗽：桔梗 9 g，防风 9 g，白芷 6 g，天冬 9 g，煎汤服。
（2）治支气管哮喘：桔梗 9 g，鱼腥草 30 g，煎汤服。
（3）治劳伤胸痛：桔梗 9 g，广木香 4.5 g，陈皮 9 g，香附 9 g，当归 15 g，煎汤服。［方（1）~（3）出自《草药手册》（江西）］

| **附　　注** | 本种异名：*Platycodon autumnalis* Decne.、*Platycodon glaucus* Nakai、*Platycodon chinensis* Lindl. et Paxton、*Platycodon grandiflorus* (Jacq.) A. DC. var. *glaucus* Sieb. et Zucc.、*Platycodon sinensis* Lemaire。
药材桔梗，为本种的干燥根，《中华人民共和国药典》（1963 年版至 2020 年版）、《贵州省中药材标准规格·上集》（1965 年版）、《中华人民共和国卫生部药品标准》（1963 年版）、《内蒙古蒙药材标准》（1986 年版）、《新疆维吾尔自治区药品标准·第二册》（1980 年版）等中有收载。
《中华人民共和国药典》规定，按干燥品计算，桔梗含桔梗皂苷 D（$C_{57}H_{92}O_{28}$）不得少于 0.10%。
本种的幼嫩根可作泡菜食用。

桔梗科 Campanulaceae 蓝花参属 Wahlenbergia

蓝花参
Wahlenbergia marginata (Thunb.) A. DC.

| 药材名 | 兰花参（药用部位：全草或根）。

| 形态特征 | 多年生草本。根细长，长达 10 cm。茎常自基部分枝，近直立，通常渐升，长 8 ~ 35 cm，有长分枝，无毛或下部疏生短毛。叶互生，无柄，条形、披针形、狭倒披针形或匙形，长 1 ~ 3 cm，边全缘或呈浅波状，上面有稀疏短毛或近无毛，下面有疏柔毛，侧脉不明显。花 1 至数朵生于茎或分枝先端，有细长梗；花萼无毛，裂片 5，狭三角形，长 0.1 ~ 0.35 cm；花冠蓝色，宽钟状，长达 0.5 cm，5 裂至中部或稍过，裂片卵形；雄蕊 5，花丝上部丝形，下部变宽，边缘有柔毛；花柱 3 裂。蒴果倒圆锥形，顶部呈 3 瓣裂开。

| 生境分布 | 生于低海拔的田边、路边和荒地中，有时生于山坡或沟边。德兴各

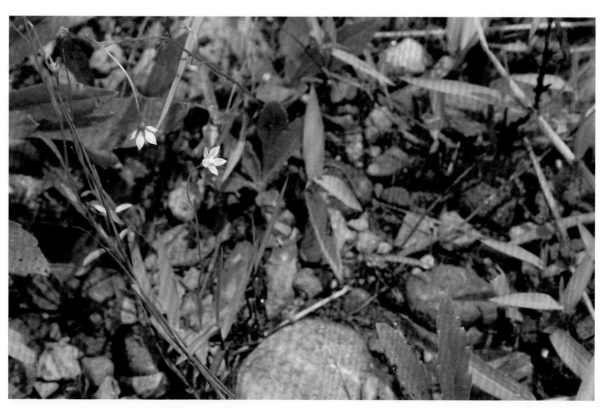

地均有分布。

| 资源情况 | 野生资源丰富。药材来源于野生。

| 采收加工 | 夏、秋季采收，洗净，鲜用或晒干。

| 药材性状 | 本品全草长 10 ~ 30 cm。根细长，稍扭曲，有的有分枝，长 4 ~ 8 cm，直径 0.3 ~ 0.5 cm。表面棕褐色或淡棕黄色，具细纵纹，断面黄白色。茎丛生，纤细。叶互生；无柄；叶片多皱缩，展平后呈条形或倒披针状匙形，长 1 ~ 3 cm，宽 0.2 ~ 0.4 cm；灰绿色或棕绿色。花单生于枝顶，浅蓝紫色。蒴果圆锥形，长约 0.5 cm；种子多数，细小。气微，味微甜，嚼之有豆腥气。

| 功能主治 | 甘、微苦，平。归脾、肺经。益气健脾，止咳祛痰，止血。用于虚损劳伤，自汗，盗汗，疳积，带下，感冒，咳嗽，衄血，疟疾，瘰疬。

| 用法用量 | 内服煎汤，15 ~ 30 g，鲜品 30 ~ 60 g。外用适量，捣敷。

| 附 注 | 本种异名：*Wahlenbergia agrestis* A. DC.、*Wahlenbergia lavandulifolia* A. DC.、*Wahlenbergia indica* A. DC.、*Wahlenbergia dehiscens* A. DC.、*Wahlenbergia gracilis* (G. Forst.) A. DC. var. *misera* Hemsley、*Campanula grestis* Wall.、*Campanula lavandulifolia* Reinw. ex Blume。

药材蓝花参，为本种的干燥全草，《中华人民共和国药典》（1977 年版）、《福建省中药材标准（试行稿）·第一批》（1990 年版）、《福建省中药材标准》（2006 年版）、《云南省药品标准》（1974 年版、1996 年版）、《贵州省中药材、民族药材质量标准》（2003 年版）、《云南省中药材标准·第六册·彝族药（Ⅲ）》（2005 年版）中有收载。